临床骨科疾病诊治技术

主编◎ 路聊东　等

吉林科学技术出版社

图书在版编目（CIP）数据

临床骨科疾病诊治技术 / 路聊东等主编. -- 长春：
吉林科学技术出版社，2022.3
ISBN 978-7-5578-9501-3

Ⅰ. ①临… Ⅱ. ①路… Ⅲ. ①骨疾病-诊疗 Ⅳ.
①R681

中国版本图书馆CIP数据核字(2022)第115941号

临床骨科疾病诊治技术

主　　编　路聊东等
出 版 人　宛　霞
责任编辑　史明忠
封面设计　山东道克图文快印有限公司
制　　版　山东道克图文快印有限公司
幅面尺寸　185mm×260mm
字　　数　524 千字
印　　张　22.25
印　　数　1-1500 册
版　　次　2022年3月第1版
印　　次　2023年3月第1次印刷

出　　版　吉林科学技术出版社
发　　行　吉林科学技术出版社
地　　址　长春市福祉大路5788号
邮　　编　130118
发行部电话/传真　0431-81629529 81629530 81629531
　　　　　　　　　81629532 81629533 81629534
储运部电话　0431-86059116
编辑部电话　0431-81629518
印　　刷　三河市嵩川印刷有限公司

书　　号　ISBN 978-7-5578-9501-3
定　　价　158.00元

前　言

近年来，骨科学的理论和技术已取得了前所未有的发展，对指导诊断、治疗骨科疾病发挥了重要作用。由于学术交流的频繁和深入，在骨科领域内，不仅治疗方法多种多样，而且治疗原则和学术思想也有不同程度的改变。

本书不仅对骨科学基本理论、治疗技术进行了系统的阐述，还着重对上肢损伤与脱位、下肢骨折与损伤、关节损伤与脱位、脊柱脊髓损伤、骨与关节结核、骨肿瘤、骨与关节感染、骨软骨疾患、运动系统畸形、老年脊柱疾病、小儿骨折与脱位等进行了全面的介绍，并在其中融入了作者大量的宝贵临床经验，因而具有较强的实用性；同时，笔者除了对骨科临床和科研进行总结以外，还广泛吸收了国外最新进展的骨科理论，使此书达到了较高的水平。所以，此书既可以作为广大骨科医生，特别是青年医生的临床工作实用工具书，又可以作为全面了解现代骨科理论的较好参考书。

在编写过程中，由于时间和篇幅有限，难免存在疏漏和不足之处，望广大读者提出宝贵的意见和建议，以便日臻完善，谢谢。

编　者

目　　录

第一章　骨科基础知识

第一节　骨与关节的解剖

一、骨骼

骨骼根据胚胎发生形成过程的不同,可分为软骨内化骨和膜内化骨两型,解剖学上其各具特点,且与某些疾病的发生有密切关系。

(一)骨骼的解剖

1.软骨内化骨

此类骨骼在发生过程中,先经软骨阶段,然后由此发生骨化中心进行骨化,形成骨骼。此类骨骼依其形状可分为长骨、短骨、扁平骨及不规则骨,组成骨骼系统的大部分,包括除锁骨以外的躯干及四肢骨髓、筛骨、下鼻甲、枕骨(顶间部除外)、蝶骨(大翼及翼板除外)、颞骨的岩部和乳突部及茎突等。其中全部由软骨发生而成的骨骼有跗骨及腕骨、长骨骨髓、胸骨及脊椎体。先由软骨发生骨化中心,再由骨膜生成的骨鞘包绕而成的骨骼有长骨骨干、肩胛骨及髂骨。软骨内化骨除某些不规则骨外,均有原发及继发骨化中心。

2.膜内化骨

膜内化骨系先形成一膜,而后骨化。根据发育情况又分为 2 类。单纯的膜内化骨有颅顶及颅侧与面部诸骨,包括顶骨、额骨、上部面骨、颞骨鳞部、鼓部、蝶骨翼突和大翼、枕骨枕鳞的上部,均系直接形成骨骼。锁骨及下颌骨亦属膜内化骨,其生长发育有赖于后期继发软骨的作用。

3.生长发育未完成前的长骨的组成

(1)骨干:覆盖有骨膜,其外为骨皮质层,内为髓腔。

(2)骨骺:长骨每端至少有一骨骺,且常有多个。骨端之一骨骺为关节软骨包盖,全部或一部位于关节囊内。

(3)骺软骨:为界于骨骺与骨干骺端之间的软骨板,有生长能力,骨骼由此生长髓线处骨膜下陷;关节囊与骨膜合并;肌腱止于干髓端。

(4)干骺端:为骨干接近骨骺的部分,血管丰富,但较骨干他处软弱。

(5)骨膜:分为 2 层,内层附丽于骺线,继续越过骨骺,与关节软骨相混杂;外层与关节囊相延续。两层骨膜深部如有感染,脓液不易延及骨骺某些关节关节囊的反折部分附丽于骺线远侧的干髓端,感染则可以由干骺端处扩散至富有血管的关节腔骨膜,协同向骨骼供血,且有成骨作用,使骨骼增粗。

4.生长已完成的长骨的组成

长骨生长完成后,各部均已连接,成为实质的骨性结构,即不再分为骨骺、干骺端及骺软骨。骨骼有坚硬性及韧性,含有约 1/3 有机物质,包括大量钙质,由胶原纤维交织而成。且不同于透明软骨,其含有血液,修复能力强,承重能力也大,可承受高达 320kg/cm^2 的压力。

(二)骨骼的病理解剖

骨骼疾病及肿瘤常好发于一定的解剖部位,有的侵及膜内化骨,有的侵及软骨内化骨。

1.膜内化骨

此类骨骼的形状虽不一,其骨化则多较简单,仅有一两个骨化中心,不负重,再生能力一般较差。如颅骨几乎无再生能力,损伤或病变后的缺损,如不植骨或用生物材料修补,即永留缺损。下颌骨的再生能力较强,因其不是单纯的膜内化骨。在一些病例中,软骨发育不全常无膜内化骨的病变,颅锁发育不全和骨性狮面仅侵及膜内化骨;急性化脓性骨髓炎也可侵及但较少见;结核等特殊感染及象牙质骨瘤也易侵及膜内化骨。

2.软骨内化骨

(1)先天性疾病:多数先天性外生骨疣(骨干性续连症)常发生在长骨干骺端,其中心为软骨内化骨,外被一层由骨膜生成的骨骼。软骨发育不全仅侵及软骨内化骨。

(2)创伤:骨骺分离实际是一种骨折,经干骺的邻骺软骨部分分离。如在成人足以引起脱位的暴力加诸儿童时,骺软骨则可随同其附着的骨骺发生移位。如不予整复或复位不佳,均可影响骨骼的生长发育。

(3)感染:急性骨髓炎多见于儿童,易波及长骨。病变先侵及干骺端,此处血液供给丰富,骨板软弱。遭受轻微外伤后,如伴发菌血症,可形成急性骨脓肿。骨骼是无避让余地的组织,炎症得以蔓延并扩散,使骨骼坏死。如延误或治疗不彻底,病变进展,形成死骨,即成慢性病,经久不愈。结核病变也多发生在长骨干骺端,进而可以扩散进入关节。

由于血液供给分布的不同,结核及梅毒性病变发生在较短长骨及短骨(掌指骨)时,多位于骨干中段而不是两端。脊椎结核的病变起始部分也因年龄而有所不同,儿童多起自有中心动脉的椎体或椎体上下骨骺紧邻软骨板的深面;成人的椎体中心动脉多已闭塞,病变起自前纵韧带深面,该处有供给椎体前部的血管进入。

骨髓抗感染力较强,一般很少发生感染。干骺端可部分或全部位于关节囊内。故感染可以相互扩散。

(4)各种骨肿瘤的生长常有一定的好发部位:肾、甲状腺、乳腺或前列腺的恶性肿瘤常转移至骨骼,多发于骨干中段邻近滋养血管进入处。骨膜纤维肉瘤则来自骨膜或邻近筋膜,多位于骨端,但也见于其他部位。良性成骨性肿瘤如外生骨疣多自长骨干骺端部长出,由于骨骼向两端生长,故骨疣尖端多指向骨干。内生软骨瘤则常位于骨端。恶性成骨性肿瘤位于长骨两端,破坏骨干,但不使骨骼膨胀。炎性肿瘤如纤维囊性骨炎,多位于长骨或短骨的干骺端,临床上不易与巨细胞瘤区分,一般发病年龄为 10~20 岁。单个肿瘤常侵及掌、跖或指(趾)骨,在青年或较大儿童则侵及指骨,易引起病理性骨折。巨细胞瘤多见于长骨两端或下颌骨,发病年龄为20~30 岁,肿瘤可使骨骼膨胀变形,将骨膜向外推,也可发生恶变。血管瘤无一定的发病部位。内皮细胞瘤侵及长骨干的大部分,亦可侵及小骨及颅骨。骨髓瘤则为多发性,侵及肋骨、脊柱骨及颅骨。

（三）骨骼的骨化

胚胎早期全身骨骼并非骨组织构成，随胚胎成长，各主要长骨逐渐由骨组织替代，此即骨化。长骨的骨化大都起始于长骨中段，首先呈现骨化的区域即为原发骨化中心。长骨两端骨骺所发生的继发骨化中心的显露时间因骨不同而有所差异。骨骺全部骨化后，长骨骨干与骨端形成一完整的骨，发育方停止。

除颅骨的一部分及锁骨外，全身骨骼都经过一个软骨阶段。长骨骨化约开始于胚胎第6～7周并适时闭合。骨化有2种形式，即为软骨内骨化与膜内骨化。长骨骨干的骨化兼有此两种形式。一般骨化可分为以下7期：

1.胚胎早期肢体长轴上中胚叶组织凝缩成一长索，依未来的骨骼结构分段，在未来的关节处形成较透明区。

2.各段形成未来骨骼形状的透明软骨。

3.在透明软骨中心（原发骨化中心），细胞增大，排成长列，细胞四周钙质沉着，形成钙化软骨，向两端伸展。

4.软骨膜中的成骨细胞包绕软骨后，生出新骨，是伪膜内骨化。

5.骨膜内血管伸入钙化软骨，暂时形成骨松质，而后生成骨髓，延及骨的两端。

6.出生后，在一端或两端的软骨中心（继发骨化中心）内再行骨化。形成骨骺（压力骺），与骨干之间遗留有骨骺板，形成软骨接合。末端则被关节软骨包盖，终生存在，在骺干尚未连合时，如遭受暴力，可发生骨骺分离。

7.骨生长至成人时期，骨骺板即行骨化，形成骨性接合。在观察骨骼X线片时，如了解各骨骺接合的时期，则不致误认透光的骺线为骨折。

（四）骨龄

骨龄指骨骼化骨核的出现与愈合时间同实际年龄的关系。骨骼愈合先是骺线变窄和钙化带变模糊，继而骨纹通过，最后钙化带消失，骨发育终止。周身骨骼的化骨核出现与愈合有一定规律，一般女性发育比男性早1～3年；因个体不同而有所差别，但正常范围约在2年左右；出现较早的化骨核即其出现的年龄正常范围较小，适于作骨发育的标志；化骨核出现早的骨骼愈合晚，出现晚的骨骼愈合早。

临床上，骨龄可用来推断骨发育是否正常，并根据年龄与骨的情况来判断骨发育的异常程度。一般适用于7岁以下儿童。应用时，根据实际年龄以查对某些化骨核的出现和愈合时间，有助于诊断。

（五）骨的血液供给

骨骼的血液供给根据骨骼类型不同而有所不同，个别骨骼的血液供给各有特点。各型骨骼的血液供给均有其标准方式，现分述长骨、短骨、扁平骨、脊椎骨及肋骨的血液供给来自以下三个方面：①骨端、骨骺和干骺端的血管；②进入骨干的营养动脉（常有1～2条）；③骨膜的血管。

1.长骨

两端的血供，由周围小孔进入骨骺参与干骺端的血液供给。这些小动脉分支进入骺，形成动脉弓，产生一密集的交锁网状结构。这些小血管进入软骨下区时，血管口径进行性变小，形成终末小血管样。骨干与干骺端小动脉和骨髓营养动脉的终末支形成吻合,供血占整个骨血运的 20%～40%。

2.短骨血液供应

关节突关节的血液供应来自腰动脉,走行至椎弓峡部附近穿入椎板。

3.扁平骨

肩胛骨及髂骨等扁平骨都有 1 个或数个滋养血管,进入骨后分支至各部。来自骨膜的血液供给也很丰富而且重要。

4.脊椎骨

幼年脊椎骨的血液主要由进入椎体的血管(中心血管)供给。成年后,中心血管多发生退变或消失,血液供给即有赖于骨膜。故脊椎结核病变在幼儿多为中心型,侵及椎体,成人则多为边缘骨膜型,侵及椎间隙及相邻椎体部分。寰椎无椎体,仅在每一横突根部有一血管进入,无其他血管。

5.肋骨

每一根肋骨各有一滋养血管,于结节远侧进入骨骼,然后向前走行,直达肋骨内侧端,肋骨骨膜血管也参与骨骼的血液供给。上述各型骨骼的血液供给形式为一般所公认,但也有学者认为骨干血管实为终动脉,各邻近区域间的终动脉相互很少吻合,且骨干血管与骨髓血管间亦无吻合,故干骺端病变的发生主要为梗死引起。

6.若干骨骼的血液供给

骨骼的血液供给多较丰富,再生力亦强,但某些骨骼或骨骼的某部分,如腕舟骨、股骨头颈、胫骨下 1/3 段等,由于血液供给的特点,在损伤后,常导致不良愈合,应予以注意。

(1)股骨头及颈:股骨头及颈的血液供给来自圆韧带、经关节囊及其反折部进入的关节囊血管和粗隆部肌肉附丽处的血管,关节滑液也可供给营养。

成年后,股骨头韧带内的中心血管可能变性消失,因此,越靠近股骨头处其血液供给越少,一是因创伤引起骨折、脱位或股骨头骺滑脱时,易引起循环障碍,发生骨折不愈合,股骨头无菌性坏死或股骨颈被吸收等。

(2)胫骨:胫骨的滋养血管由中段进入骨干,当胫骨下 1/3 骨折时,由于血管被阻断,本身又少肌肉软组织附丽,常使发生骨折延迟愈合或不愈合。

(3)距骨:距骨的主要血液供给来自其颈部,经踝关节关节囊前部进入。若干小血管则自骨间韧带进入。如颈部骨折或距下脱位伤及蹠侧血管,血液仍可从背侧及后部血管供给,而无影响。但如骨折合并距骨体向后脱位,伤及所有附丽于距骨体的关节囊时,则后半距骨将发生无菌坏死。如经正复,愈合也迟缓。

(4)肱骨外髁:肱骨外髁处有前臂伸肌附丽,其血液供给主要来自关节囊、韧带及肌肉等附丽的软组织。如发生骨折,肱骨外髁因肌肉作用可发生不同程度的旋转移位;开放复位时,如剥离过多,影响血液供给,则可以发生无菌坏死。

(5)腕舟骨:腕舟骨血管分布于骨的全部,但约 1/3 无血管直接进入近极,而由远侧进入后延向近侧,或在腰部有 1～2 小支进入。因此,不同的血管分布即引起各部位骨折后不同的后果。

(六)正常变异及误诊

X线检查主要是用于识别所发现的现象是正常还是病态。生长期的骨骼形状不同,解剖变异亦多,有时与病变的破坏或增生的征象极为相似,同一病变在不同部位表现可完全不同。因此,认识骨的正常变异对诊断有重要意义,否则各部子骨、副骨、不连接的化骨核或正常化骨核均可误以为病变。组织或器官的重选阴影等所产生的假象,也常引起误诊,均应予以注意。

1.正常解剖变异一般有以下各种情况

(1)正常结构可误认为病态。例如桡骨结节处的骨质较疏松,与桡骨干对比,每显圆形疏松区,不能误认为空洞破坏。

(2)正常变异如肱骨下端可因发育异常,存在滑车上孔,形成空洞,不能误认为空洞缺损。

(3)骨骼的正常解剖可因年龄不同而有明显差别,骨化中心的出现早晚不一,且早期可有分节或呈颗粒状,而非无菌性坏死。

(4)各种副骨与子骨均有存在,属正常或正常变异。

(5)正常X线投影因各部位而需一定的照射体位,如方向有所不同,可以改变其显示的连属。

(6)软组织的阴影可以重叠,例如肠内气体、淋巴结钙化等。骨骼上肌肉止端处亦因肌肉作用而显示骨皮质增厚。滋养血管进入处显示空隙。此均属正常,不应误为病变。

(7)其他如骨骺线、二分骨、永久性骨骺等不应误认为骨折;正常骨干部出现的与髓板平行的致密线即"生长线",不能误认为慢性铅中毒;不能误认为死骨等。

2.从显示的相似的正常阴影来分析

也应有所识别,避免误诊。

(1)与骨破坏及骨质缺损相似的正常影像:①局部海绵骨较多,相应的骨皮质变薄,X线片显示类似骨质破坏或囊变的影像。常见于肱骨大结节、肱骨内旋位结节间沟、尺骨近侧及桡骨粗隆、桡骨远端、股骨小粗隆区(侧位)、膝部(侧位)股骨髁间窝、胫骨近端、腓骨近端、腓骨远端、跟骨等处。②骨皮质极薄或阙如,显示大片透明区,易误为骨质破坏。常见部位有肩胛骨体部、尺骨鹰嘴窝、髂骨体部。③气体影像与骨骼相重叠,似骨质破坏。如髂骨体部往往与肠腔气体相重叠,易误认为骨质破坏。如辨认不清,宜洗肠后检查。④发育性骨质缺损。此非病理性,可见于锁骨菱形窝(或切迹1~1.5cm,半圆形切迹,为肋锁韧带或菱形韧带附着点)、骶骨下切迹、骶髂关节旁沟(为骶髂韧带附丽处)、股骨下端。

(2)与囊性变相似的正常影像:四肢骨中出现的小囊性阴影,可能是正常或正常变异,易误诊。常见的有锁骨上孔、骨滋养血管入口、软骨岛、股骨头圆韧带窝(股骨头外旋位投照,圆韧带窝与投照方向一致,显示圆形密度减低区)、骨的囊样区(股骨下干骺端、腕跗骨)、股骨髁间血管沟。

(3)与边缘性骨质破坏相似的正常影像:肌肉附丽处骨皮质外缘粗糙不规则,很像骨质边缘破坏。常见于肱骨内外髁、耻骨体内侧、坐骨下支外侧、股骨干近端、股骨内外髁、指(趾)骨。儿童髋臼2~4岁时较不规则,10岁以后逐渐整齐。

(4)与骨质增生相似的正常影像:①四肢长骨骨嵴较多,切线位投照可显示局限性骨皮质增厚,可见于股骨下后、胫骨上外及小腿骨间。②肱骨上端外旋位投照,结节间沟两侧骨嵴相重叠,与骨皮质增厚相似。③由于负重,管状骨一侧可出现代偿性骨皮质增厚。可见于扁平足、膝内翻。④肌腱及韧带附丽处由于钙化或骨化形成条状阴影,似增生或骨膜反应。可见于肱骨内外上髁、尺骨鹰嘴、髌骨、胫骨结节前上方、跖骨间、腰骶关节等处。

(5)与骨折相似的正常影像:①骨骺化骨核易误认为骨折。②骨骺板与投照方向不一致,可出现2条线状透明区,易误认为骨折。常见于肩、腕、踝关节。③子骨、副骨、永久性骨骺可误认为骨折,此类小骨边缘光滑,四面有骨皮质包绕,多数呈对称性生长。子骨多见于关节附近肌腱处,副骨多见于手足,永久性骨需见于椎体。④两骨如影像重叠,可见到一条线形密度减低区,不能误认为骨折。⑤软组织与骨骼影像相重叠,易与骨折相混淆,但此影像延续于骨骼之外,可以区分。⑥管状骨的血管沟,由于投照方向不同,可显示为小圆形透明区或线行密度减低区,前者似囊变,后者似骨折。扁平骨的血管沟则呈放射状或Y形密度减低区。血管沟的走行柔和,边界不锐利,可与骨折区别。⑦异物影重叠也类似于骨折,可见于甲垢、药物、胶布。⑧子骨或骨骺二分或三分骨,形态似骨折。

(6)与骨髓损伤、感染和无菌坏死相似的正常影像:正常骨髓可有不规则外缘、化骨核碎裂、致密变,此与外伤、感染或骨髓炎易混淆,应予以区分。

(7)骨骺外形的正常变异:包括钩状突起、切迹、凹陷、增生、曲度改变等。

二、关节

(一)分类

2个或2个以上的骨相连接,称为关节。按其活动范围,分为不动关节、少动关节和能动关节。亦可从其所处结构位置考虑,分为颅型(不动或暂时关节)、椎型(少动或稳定关节)和肢型(能动、不稳定或滑膜关节)。

1.不动关节

此系缝、软骨结合或软骨连接,不能活动,只具有关节形式,非真正的关节。

(1)缝:膜内化骨相连,间以骨膜,包括锯状缝、鳞顶缝及直缝。

(2)嵌合:形似钉子插入一陷窝中,如牙根嵌入牙槽。

(3)软骨连结:软骨内化骨相连,间以软骨板。

2.少动关节

活动度小,主要在于坚韧和稳定。

(1)联合:如椎间盘。

(2)韧带连结:如骶髂关节。

3.能动关节

活动度大,体内大部分关节属于此类。

(1)摩动关节:如跗骨、腕骨间关节。

(2)屈成关节:只能作单相活动,如肘的肱尺关节。

(3)车轴关节:关节作车轴状旋转,如肘的尺桡关节。

(4)髁状关节:如腕关节,一凸面对一凹面,能屈伸、外展内收及环行,不能旋转。

(5)鞍状关节:两骨的关节面均呈鞍状,互为关节头和关节窝。

(6)杵臼关节:圆形骨端包含在另一骨凹窝内,能做多相活动,如髋、肩关节。

（二）各类关节的构成

1.不动关节

骨缝与嵌合的骨骼间由结缔组织相连，软骨结合的骨骼间则由透明软骨相连。

（1）缝：两骨之间有缝膜，外有骨膜。内与硬脑膜外层相连。此膜骨化直至骨骼完全融合为止，形成不动关节。根据形状可分为锯状缝，呈锯齿状，如顶间缝；鳞顶缝，边缘重叠，如顶骨与颞骨鳞部间隙；直缝，为两扁平骨相连接，如两上颌骨间缝。

（2）嵌合形似钉子插入一陷窝中，齿根嵌入齿槽中即为仅有的举例。

（3）软骨连结：骨骼间由软骨相连系暂时性关节，软骨终将骨化，如长骨的骨骺。幼儿枕骨与蝶骨斜坡间的连接也属软骨结合，骨化完成后，即成不动关节。

2.少动关节

（1）韧带连结：骨骼间由骨间韧带连接，如下胫腓关节。

（2）联合：骨端盖有关节软骨，由扁平的纤维软骨板相连。如脊椎骨间的椎间盘及耻骨联合。

3.能动关节

两骨端皆盖有关节软骨，由一纤维性关节囊相连，此囊且与骨膜相延续，此类关节因有韧带而增强。关节囊内面及所有关节内结构无软骨盖被者均被以滑膜，可分泌滑液。

（1）摩动关节：骨骼由扁平骨面相接触，仅容许单纯的滑动，如腕骨间关节。

（2）屈成关节：绕一横轴运动，如肱骨尺骨间关节。

（3）车轴关节：一轴状突在一环内转动，如上尺桡关节及枢椎齿突与环椎间关节。

（4）髁状关节：一髁状突位于一椭圆形窝内形成关节，可容屈伸，内收外展及环形运动，但无绕一中轴的转动，如腕关节。

（5）鞍状关节：接触面各有凸凹，运动范围与髁状关节同，如拇指腕掌关节。

（6）杵臼关节：一球状头伸入一杯状凹窝内，可绕一中轴向各方运动。如髋及肩关节。

（三）关节囊

关节囊包绕整个关节。其结构分为2层，外层纤维层由致密的纤维组织构成，并由韧带和关节周围组织加强；内层滑膜层由一种疏松的结缔组织组成，能分泌滑液，润滑关节，也具有营养关节软骨面的作用。滑膜还有潜在的造骨作用，故在关节内可以发生骨软骨瘤病。

某些关节，如膝、肩关节，在最易受到摩擦的部位附有滑膜囊，囊内含有少量滑液，并与关节腔沟通。

（四）关节内结构

某些关节内可有以下结构。

1.关节软骨盘

（1）关节盘的发生：胚胎早期肢体呈一腊肠状突出，其外层来自外胚层，中层为一片均匀的中胚层组织。随后，此中胚层组织绕肢体长轴凝缩而成一个与轴线平行的嵴，终至成为肢体骨骼。在末节的关节处，此嵴变性，两端间内纤维膜相连，并为其包绕。骨膜及关节囊由此纤维膜形成，二者互相延续。如发生的关节具有关节盘者，则嵴的一部分仍存在于关节线上。

（2）分类：①关节盘：完全关节盘如下颌关节、胸锁关节及尺骨远端与腕骨间关节中的三角软骨关节盘。不完全关节盘则如肩锁关节中的软骨盘。②关节半月板:如膝关节的半月板软骨。③关节盂缘:如肩胛骨的关节盂及髋臼,都藉一纤维软骨环而加强关节。

(3)关节盘的功用:①有缓冲作用,可以消减冲击力量。②使所参与构成的关节更为协调。③可以增强关节,成为副韧带之一。

2.韧带

越过关节使关节面紧贴的韧带有髋关节内的圆韧带,膝关节内的十字韧带和第7至第9肋骨头的关节内韧带,肋软骨与胸骨组成的关节处亦可存在。

(五)关节功能位

关节因其结构不同,运动范围有一定的限度,并无一定的功能位置。但如因伤病或其他原因,需固定关节或发生强直,则须维持关节于其最大功能位置,以保持关节强直时仍有一定的功能。各关节的功能位置因年龄、性别、职业及邻近关节功能情况等因素而有所不同。肢体肌的近端附着为肌起端,远端附着为止端。肌的肉性部分为肌腹,纤维性部分为腱或腱膜。肉性部分可以收缩,血管丰富,能抗感染,但不能耐受压力或摩擦。腱则无弹性,血管少,适于耐受压力。但由于血液供给少,感染时易坏死。在邻近骨、韧带、腱或其他硬结构处,肉性纤维总是被腱代替。

腱很强韧,据估计腱的横切面积若为 $1cm^2$,则能支持 $705\sim1309kg$ 重量。

肉性纤维的排列可能与肌的长轴平行、倾斜如羽状或放射状似扇形排列,此可影响其功能。平行排列的纤维长,数目较少,作用时可以举起较小的重量经过较长的距离。多数肌的一端或两端有短腱或腱膜,此类包括成带状或扁形的肌,如胸锁乳突肌、菱形肌、腹直肌、臀大肌及缝匠肌。也可包括梭形肌,其一端或两端有腱,如肱二头肌、半腱肌及桡侧腕屈肌。

斜形排列的肌因似鸟羽状肌,肉性纤维成羽状,腱如羽柄,均止于腱。其纤维短且数目很少。作用时,能举起大重量经过较短距离。半羽肌的肉性纤维具有一线状或较狭窄的起端,如伸趾长肌及第三腓骨肌。羽状肌的肉性纤维起于一宽而长的面,如腓骨长肌及躅长屈肌。多羽肌则有纤维性纵隔伸入肌的起止端,如三角肌及肩胛下肌。环羽肌的纤维伸入肌内的腱集中,如胫前肌。

放射状、三角形或扇形面其肉性纤维自广阔的起端集中到一尖端,尖的横切面积远比起端小,故为纤维性,如胸小肌、颞肌及臀中肌。

(六)肌肉的作用

肌肉借收缩活动而运动,其作用正如各类杠杆,亦可分为以下3种类型:

第一式杠杆即平衡杠杆。此型杠杆的支点在重点与力点之间。例如头颅的重心落于寰枕关节的前面(重点),为了保持两眼向前水平姿势,以寰枕关节为支点,颈部肌肉牵引其颅骨上附着点(力点),以保持一定的紧张度。

第二式杠杆即速度杠杆。此型杠杆的力点在支点与重点之间。如屈肘关节时,以肘关节为支点,抵止于桡骨结节上的肱二头肌(力点)及其协同肌将前臂提起,而重点落于手上。此种杠杆负担重量不大,但其重量在单位时间内的运动距离很大。

第三式杠杆即为力杠杆。此型杠杆的重点在支点与力点之间。足的运动即为典型形式。当抵止于跟骨结节的肌肉牵引跟骨(力点),使之提起时,躅骨小头形成支点,身体重力集中落于距骨之上(重点)。此种杠杆能负担很大重量,但重点在单位时间内的运动距离较小。

如单纯就某一关节而言,由于在活动中,不同的姿势可以构成不同形式的杠杆作用。肌肉动作常为非单一性,由于肌肉活动时,肌肉作用的不同,又可分为主动肌、拮抗肌、固定肌及协同肌4类。主动肌借主动收缩而产生需要的运动。拮抗肌借主动弛缓使运动平稳、并节制活动不成为急跳或痉挛性活动,如主动肌跨过两个以上关节时,协同肌即稳定中间的关节,固定肌则稳定躯干或肢体更近侧的部分。

虽然,同一肌在不同环境下可以作为主动肌、拮抗肌、协同肌或固定肌。例如尺侧腕屈肌在屈及内收腕时的作用为主动肌;如在固定豌豆骨使小指外展活动时,则为固定肌;在抗拒被动的伸腕时,作用为拮抗肌;在辅助伸指时,则为协同肌。故在检查时应注意,在某种情况时,肌肉只能表现某一种作用,而不能有其他动作。

第二节　骨组织生理学

一、血液与骨的物质交换径路

骨骼有丰富的血液循环。尽管不同部位的骨血液供应不尽相同,但是血液与骨之间的交换径路精细的遍布于各个部位的骨内。长骨有滋养动脉、干骺端动脉、骺动脉穿过骨皮质进入骨内。滋养动脉是长骨的主要动脉,通过滋养孔进入髓腔,分为升支和降支达骨端,于干骺端动脉和骨膜动脉吻合,形成髓腔动脉系统,并有离中性血流供应皮骨。骨膜血管供应骨皮质的外1/3部分。骨膜深处的动脉吻合成网发出分支进入骨皮质。上述动脉均有静脉伴行。不规则骨、扁平骨和短骨的血液供应也来自骨膜动脉或滋养动脉。骨皮质内血管有许多分支分别进入哈弗管。哈弗管中的血管和骨髓腔中的血液分别与骨表面上的细胞进行物质交换。骨表面的骨细胞通过胞质突与同一个骨结构单位中的骨细胞彼此进行着不停顿的物质交换,从而使骨组织(细胞与基质)进行着正常的代谢活动。当人们饱食之后,大量的钙质经肠道吸收进入血液。血钙必须保持在比较恒定的水平。血液中多余的钙质一部分经肾排泄,一部分经骨细胞存入骨液及骨基质内。当夜间饥饿时,骨基质及骨液中的钙质通过骨细胞进入血液,以维持血钙的稳定。骨与血液间的这种交换是很快的,称为血钙的迅速调节机制。

二、骨吸收与骨形成

(一)骨的构型

破骨细胞吸收骨质,成骨细胞形成新骨是两种细胞的基本功能。然而在不同的生理状态时它们的活动方式则不相同。在骨的发生、生长及骨病损的修复时期,成骨细胞和破骨细胞可以单独地出现在某些部位。例如,长骨的骨折成角畸形愈合,由于应力的刺激在凸侧出现破骨细胞将承载所不需要的骨质吸收;在凹侧出现成骨细胞形成新骨以适应生物力学的需要,骨细胞的这种活动方式称为构型。在骨的发生过程中,膜内化骨即骨原细胞分化为成骨细胞,分泌骨基质并矿化,形成编织骨。此时则为成骨细胞单独地活动。编织骨中出现破骨细胞,将编织骨吸收,在吸收陷窝表面上出现成骨细胞、形成板层骨,这一过程为两种细胞耦联的活动,称骨重建。在骨发生、生长与骨折修复过程中,骨的生长、构型、重建三种活动方式同时在不同部位进行着。生长指骨量的增加与积累,重建指骨质的更新,构型则指形态的塑造,破骨细胞将不适用的骨质吸收,而成骨细胞在局部应力需要的部位制造新骨。很显然,三个概念均指骨细胞不同的活动方式与结果。任何不利因素影响其中任何一种活动方式正常进行,必将导致相关的骨疾病。成年期骨的生长与构型活动即基本消失,而骨的重建活动则终身不停。

(二)骨重建与骨转换

骨在发育成熟之后的生理状态之下,骨内的破骨细胞与成骨细胞不再发生单独的活动。它们总在一个重建单位(BRU)中以一种耦联的方式活动。一批破骨细胞形成并附着于骨的表面上,吸收一定数量的骨质,形成一个吸收陷窝,也叫郝氏陷窝,破骨细胞即消失;成骨细胞出现在吸收表面上,并制造新骨,此时的骨表面称为形成表面,当吸收陷窝被填平时,成骨细胞变为梭形,失去成骨活性,贴附于表面上,称为衬托细胞。这一过程称为骨重建过程。它系多种细胞在骨表面的某一个部位的活动过程,称为基本的多细胞单位(BMU),也叫骨重建单位(BRU)。这一过程的结果使一部分骨质得以更新,称为骨转换,并形成一个新的基本结构单位(BSU),也叫骨结构单位。

骨重建发生在骨内膜表面,骨小梁表面,哈弗管表面及骨外膜表面上。生理状态下骨内膜及骨小梁表面积的 $10\%\sim20\%$ 进行着重建活动。据推算每一瞬间骨内的表面上有 $10^5\sim10^6$ 个 BRU 在活动着。每个 BRU 都遵循特有的生理机制发生、进行和结束。破骨细胞形成、募集并贴附于骨表面,标志着一个 BRU 的开始,称为它的激活期,破骨细胞吸收一定量骨质而消失,为吸收期,正常人体的吸收期约为 1 个月。在成骨细胞出现之前与吸收期终止之间的一段时间称为逆转期,目前对转换期的生理有许多研究。当成骨细胞出现在吸收陷窝表面上至陷窝被新骨填平,成骨细胞变为衬托细胞之间的时间称为形成期,正常人为 $3\sim4$ 个月。BRU 一旦激活,则依照上述顺序进行至完成,不可能中止,其顺序也不可能颠倒。一般而言,吸收与形成的骨量大致相当。

一生中骨质需要不断地更新,研究表明每个骨结构单位约 3 年更新一次,BRU 为实现更新的唯一方式。由于不断地载荷,骨内经常发生着微细损伤,它可以激活 BRU,进而实现微细修复(生理情况下微细损伤与微细修复呈平衡状态)。

当两者失衡,前者多于后者时则为病理状态。所谓应力骨折则是后者衰竭,前者积累的结果。

每单位时间内(一般以每年为单位)被激活的 BRU 数量称为激活率。激活率高低代表组织水平,乃至器官水平上的骨转换能力的高低。骨重建生理学研究阐明了 BRU 的过程,然而对其调节机制尚未完全清楚。破骨细胞、成骨细胞的形成、数量,每个细胞的生理活性,破骨细胞的消失,成骨细胞的相继出现,它们之间的偶联机制以及每个时相的长短等无疑为 BRU 过程的重要环节。BRU 的正常进行是维持骨结构与功能完整性的必要条件,而它的异常则是某些骨疾病的病理基础。甲状旁腺功能亢进症时,由于体内甲状旁腺素(PTH)过高,刺激 BRU 激活率及破骨细胞功能,出现骨质疏松,此时 BRU 中的成骨细胞制造的新骨为编织骨,所以它被称为纤维囊性骨炎。绝经后快速骨丢失则是因为雌激素水平下降,骨的 BRU 激活升高而出现高转换及重建负平衡(吸收骨量大于形成)的结果。降钙素、二磷酸盐之类药物具有抑制 BRU 激活和破骨细胞吸收活性的作用,可以暂时地降低骨转换,减缓骨量丢失,但是它们对 BRU 过程的调节作用尚未肯定。目前已知某些细胞因子对局部的骨吸收和骨形成有密切关系,但是它们怎样参与重建过程调控还不清楚。

第三节　骨的生物力学

人体、人体与人群、人体与环境构成有机的、多层次、多结构、多序列的整体,一切均在运动中,都由力引起包括为生物利用或对生物有损的环境力,也包括生物自身所产生的主动力,正常生活或病态可产生不同形式的主动力,其联合作用均影响生理和病理状态并决定生物的运动。通过研究人体有关于此的力学原理(包括静力学、动力学和运动学),从而正确认识人体对解决医学中问题、分析阐明人体结构传导活动、关节应力传导、受伤机制、磨损退变,有关治疗(如手法、牵引、整矫、重建)和康复(理疗、体疗、支具)等均有重大意义。

一、人体静力学

(一)静力平衡

人体静力学研究其受力状态和力学病理以及恢复生物力学平衡原理,Wolff 早就提出"骨的功能性适应"定律,即功能决定其形状、阐明骨小梁按应力作用方向排列。以髋关节为例,根据杠杆平衡及力平衡原则,髋即为一杠杆系统,股骨头为杠杆系统中的球形支点,因此髋的静力平衡条件是在任何方向上的合力为零,绕任何轴上的力矩和也为零。

一般认为站立位人体重心位于第 2 骶椎前方,人体中线矢状面至股骨头旋转中心的距离为 8.5～10cm。在垂直方向上,人体重心在髋关节上 3cm 处,人体保持正常姿势时,重心与双侧髋关节的共同轴线在同一冠状面上,下肢重心则位于膝部稍高处。一般来说,缓慢步行时,一条腿所承受的负载力,可以看成是静止状态。

在髋关节病变情况下,要减小髋关节的静力负荷,必须缓慢步行并将身体倾向患侧,这种步态称为疼痛性跛行。此可减小由于体重造成的力矩,从而减小为平衡躯干所产生的肌肉拉力,使髋关节承受较小的负载力。另外,在患髋对侧应用单拐或手杖,也可有效地减轻患髋承受的压力。

双足站立位时,体重随髋关节运动状态的不同而各异,髋关节受力时,体重可区分为头颈部、躯干、左上肢、右上肢、左下肢及右下肢等 6 部分,其相应的人体重心为 S_6,单腿负重重心为 S_5,双下肢负重为 S_4。

S_4 在冠状面上位于双侧髋关节共同轴线的上方,人体重心通过骨盆中心线垂直向下,重力传递至髋关节,每个髋关节约承受全部体重的 1/3,亦即髋关节以上体重的 1/2,此即髋部股骨头的负载力。如骨盆带肌肉发挥作用,股骨头上负载力可能减小一些。但在髋关节上仍产生力矩,由股骨头来负担。如重心发生偏移,就会出现不平衡,使关节负载力明显增大。

人体质量由躯干、头、两上肢共 4 个部分的质量和组成;Pauwels 称之为 G_4,G_4 有相应的重力中心 S_4。

单足站立位时:髋关节为多轴性杆臼关节,外力不只作用于一个平面,为了便于探讨,假定人体重心与负重的髋关节中心位于同一冠状面,据以推算出在冠状面上作用于髋关节的各种外力。利用力的合成与分解以及杠杆平衡原理,可算出作用于股骨头上合力及髋外展肌力的量值。而合力的大小又取决于髋外展肌力、骨盆平衡、人体重心与重力臂及下肢长度和姿势。

骨盆平衡是维持人体姿势和髋关节平衡的基础。其力学意义为:

1.稳定人体重心

人体重心是人体各部分总合力的集中点。在不负重情况下,重心位于人体中线矢状面上第2骶椎前方7cm处,S在骨盆附近。人体外表形态基本对称,但由于各器官部位和重量不同,左右两半的重量也不相等,约相差0.5kg。因此人体重心常在正中稍偏右。不同的姿势下重心也会相应地移动,以获得平衡。

2.稳定站立平衡

双足站立,两侧髂骨和髂前上棘等高,重心线落在双足组成的支持面内;不会跌倒,左右侧弯时,重心线落在支持面外,重力将产生净力矩,就可能跌倒。单足站立,重心向负重侧移位,骨盆倾斜,重心线可落在该足的支持面内,人体仍处于平衡状态。支持面越大,平衡就越稳定,故双足站立比单足站立稳定。除增大支持面外,降低重心也能增加稳定性。

人体正常直立姿势是寰枕关节、肩关节、髋关节、膝关节和踝关节的横轴都在一垂直的平面上,此时,骨盆入口平面与水平面(即耻骨联合与骶骨岬联线)形成30°。如此角>30°,即为骨盆前倾,<30°为骨盆后倾。骨盆倾角的增减,直接影响脊柱矢状面的应力线。

骨盆平衡受一系列拮抗肌的交互作用,各轴位的拮抗肌对骨盆平衡的影响也不相同。

(二)静力性畸形

正常人体多种力均处于平衡,因此才能获得静力平衡,减少力学病理的发生。若一旦由于伤病,结构改变或其他因素,诸多体态异常(肥胖型)、姿势性、神经性(儿麻、周围神经伤)、先天性(髋脱位、髋内翻、畸形足)、特发性(脊柱侧凸)畸形(肢体短缩、骨折畸形愈合)等病变,使受力不均,均可引发静力性畸形和力学病理,出现软组织劳损和骨关节改变,明显畸形虽然不易被遗漏,但隐匿的静力性畸形如手足即可引发腰腿痛,则易被忽略,应引起重视,避免误诊或漏诊。

二、步态

(一)步态分析

步行时,一侧足跟着地至该足跟再次着地称为一个步态周期。一个步态周期对某一指定下肢要经历踏地负重和离地摆动两个时期,足触地时称为负重期,足离地时称为摆动期。负重期在时间上占步态周期的61.5%,摆动期占38.5%。当一侧下肢进入负重后期时,另侧下肢亦着地。在前一肢体尚未离地之前,两侧下肢同时负重,即双足着地,称为双下肢负重期,占步态周期的11.4%。

根据研究(Fischer),每个步态周期由31个步相组成。其中第12~22步相为单腿负重期步相,其余为摆动期和双下肢负重期步相。根据步态周期的8个临界点,又可将步态周期分为7个亚期。以右下肢为例,各期依次为:

右足跟触地(第一临界点)至足放平(第二临界点)为跟着地期,此期右下肢开始承受不断增加的身体重量。

右足放平至足跟离地(第三临界点)为站立中期,亦称抑制期。此期全足接触地面,人体在右下肢的支撑下不断向前移动。

右足跟离地至右膝关节开始增加屈曲度,足球部离地(第四临界点)为推进期。略先于右膝增加屈曲度。此时,对侧足跟触地,而开始了双足负重期,体重由双下肢承载,并由右下肢逐渐向左下肢转移。

双足站立期持续到右足趾离地(第五临界点)为止,人体在此期内前进速度最快,称加速期。

右足趾于足态周期的 61.5% 时离地,开始了右下肢摆动期。至周期的 77% 时,膝关节达最大屈曲(第六临界点)时,称足上提期即摆动前期。髋、膝关节在此期内不断增加屈曲角度,使足呈弧形上提,随后膝、踝关节屈曲度不断减小,而髋关节不断增加屈曲,使右下肢在足底与地面尽可能平行的情况下向前摆,称足平摆期,即摆动中期。此期在步行周期的 92% 时,髋关节达最大屈曲度(第七临界点)而结束。此时右下肢因重力与肌肉作用摆动减缓,并逐渐停止,称摆动后期或足下落期。最后,右足跟触地(第八临界点)时,结束整个步态周期。

研究人体运动,常以步态为对象,以重心为基点。正常步态时,人体躯干的侧弯、手臂的摆动和头部的活动都起重要作用,这种作用一般对重心的轨迹影响较小。因此,对步态周期的研究往往着重于脐以下关节的运动,特别是在平地常速行走时,在矢状面上对髋、膝、踝关节角度变化的研究,而这些关节在冠状面上的角度变化以及骨盆的变化则需要进一步分析计算。

行走时,人们总是根据自身条件和习惯,采用最省力最稳定和最自然的姿势,由一处转动到另一处,各人身体条件和习惯不同,步态各异,不可能有两个人的步态完全相同,步态分析中,各人各关节在各步相和分期中的角度差异很大,但在常速步行时,各步相和周期所占的时间、各关节活动的趋向和峰值出现的时间却相当接近。假设直线常速行走每分钟平均102步,共 51 个周期,下肢各关节以直立位作 0°位(髋伸直,膝伸直,踝90°),关节屈曲方向为正,伸直方向为 0,过伸方向为负,观察步态周期中髋、膝与踝关节在矢状面上的活动幅度来描绘角度—时间曲线和角度—角度曲线,从而可以分析正常曲线与步态周期各阶段的关系。

(二)异常步态

异常步态包括一般跛行和间歇性跛行,其病因多种多样,可据以分析帮助诊断,提示治疗。

三、诊治中的力学作用

(一)骨折力学原理

骨折由应力与机械能分布不匀引起,如弯曲或扭转,张力侧有最大应力,易折断,施加弯应力引致横折,扭转力则呈螺旋形折裂。在应力集中点张应力可以很高,只要有小的负荷就能发生骨折。内固定则有应力遮挡作用,可影响骨折愈合。固定物将承受的张应力变为受弯曲的应力,就不可避免地发生疲劳性骨折,故一般在骨折愈合后,最好取除内固定物。骨折内固定还应保证骨折端张应力加压,防旋转以促进愈合,此在张力带钢丝固定更显示其优越性。应用植骨也应放在张力侧或近中心轴,才能保证良好效果。

关节置换并不是解剖上的复原,而是仿生学制品,但要求其材料和设计符合生物力学要求,合理分配应力,才能保证疗效。

（二）骨性关节炎的力学病理

以髋关节骨关节炎为例可以说明其力学病理包括力 S 产生骨赘，力 P 产生假性骨囊肿。

1.骨赘

（1）发生部位：在髋关节骨性关节炎的 X 线平片上可以清楚地显示出髋臼和股骨头的受力图像，基本可确定 6 个易发生骨赘的主要部位。位于股骨头部的有 3 个：①上颈部骨赘：开始为一边缘骨赘；②头垂骨赘：包括头凹及头下缘骨赘；③下颈部骨赘：力 S 出现，促使下颈部骨赘肥大。位于髋臼部的有 3 个：顶部骨赘；幂部骨赘；底部骨赘。这些骨赘都有丰富的血管组织，如经适当手术处理，短期内可能促使关节软骨再生或关节愈合。长时间内，骨性关节炎也可能自然愈合。

（2）骨赘形成机制：骨赘形成主要是骨骼塑性变形和软组织牵拉的结果。前者包括股骨头和髋臼的塑变畸形；后者包括圆韧带及其滑膜、关节囊及其滑膜及覆盖股骨颈的滑膜，均有一定的张力。

1）股骨头和髋臼的塑变畸形主要为张应力的应用。

股骨头塑变畸形：假设股骨头作为一弹性半球体被包在一非弹性的髋臼内，合力 R 通过旋转中心 CR 时，在髋臼和股骨头上将产生平均分布的应力和应变，如半球状头外移位，合力 R 作用在一个缩小的表面上，压力就不再是平均分布，而是集中在缩小的负重表面上。在此表面上单位面积压力升高，较高的张应力和张应变即出现在股骨头上。半球状头丧失了它的球形而变得扁平，并向周围扩张呈椭圆状，这种扩张即是股骨头部骨赘产生的开始。

髋臼塑变畸形：在正常解剖形态的髋臼上，应力 R1 引起股骨头承受的压力是平均分布的。压力引起髋臼负重面内侧的压应力和压应变，和髋臼负重面外侧的张应力和张应变。但在骨性关节炎，髋臼内张应力和张应变不再是平均分布。由于股骨头向外滑动的结果，可引起整个髋臼的张应力和张应变的改变。尤其是髋臼外侧部分张应力作用，产生显著的磨损和增生。张应力并促进髋臼向周围扩张，使髋臼丧失它的球凹形态和水平位，而变成扁平状和倾斜位。这种扩张是髋臼周围产生骨赘的开始。

2）韧带、关节囊及其滑膜的张力。

①股骨头韧带及其滑膜的张力：股骨头韧带被认为是耻骨肌腱的残余部分，是一个萎缩退化的结构，无任何明显功能。但其在头凹骨赘和幂骨赘的形成过程中，具有重要作用。

因为力 S 的作用使股骨头向外、向上和向前滑动，股骨头韧带和两个附着点之间的距离（头凹－臼切迹）增大，并受到牵拉，股骨头被迫外旋，覆盖在股骨头韧带上的滑膜也变得紧张，并逐渐地从头凹周围的上下附丽点自行分离。圆韧带及其滑膜附丽点的张力对骨赘形成是一个刺激因素，结果是骨赘在头凹周围出现。

圆韧带及其滑膜附丽的另一端是在髋臼内半月切迹内侧，由于力 S 的牵拉变得紧张，经过覆盖在臼窝底部滑膜的骨化作用而形成幂骨赘。因此，骨赘是覆盖在髋臼窝底部滑膜的张力作用的结果。此滑膜是圆韧带滑膜的延续部分。

②关节囊及其滑膜和股骨颈滑膜的张力。

前上区：臼顶和股骨颈上部，由于力 S 的作用被推离，距离增加，关节囊及其滑膜以及股骨颈前上部覆盖的滑膜被牵拉，经骨化作用而出现两类骨赘。臼顶骨赘在髋臼上缘；上颈部骨赘在股骨颈的前上方形成一上缘骨赘。

后下区：由于力 S 的作用，Adam 弧和横切迹韧带之间距离增加，因此关节囊及其滑膜与覆盖在股骨颈后下方的滑膜均被牵拉，经骨化后可出现 2 种骨赘。

臼底骨赘：位于髋臼下部周围。

下颈部骨赘：围绕股骨头后下方周围，形成一下缘骨赘。

③关节囊及滑膜由于张力作用，关节囊增厚，滑膜增生呈绒毛状，关节液增多，软骨细屑可形成游离体。关节囊及滑膜肥厚的改变，既限制了髋关节的活动度，又会引起疼痛，严重影响工作和生活。

（3）骨赘的凝聚方式：头凹部骨赘常和头下缘骨赘融合，形成一个较大骨赘，覆盖在头的后下表面，由于其形态特点，称为头垂骨赘。

下颈部骨赘沿着 Adam 弧伸延，并覆盖在弧的表面，其骨小梁呈纵形方向。骨化作用由于力 S 使股骨头下后部分滑膜分离而产生，骨化的方向则受力 P＞力 S 的影响。

Amantinis（1888）曾发现正常股骨颈后下方滑膜缘有一翘起，称之为耻骨陷凹皱襞。Testut（1923）并认为此皱襞保留有一直径约 1.5mm 的动脉。经放射线学研究，认为下颈部骨赘方向可能是从此皱襞起源发生。

如髋臼倾角继续增大，力 S＞力 P，象鼻骨赘即从下颈部骨赘改建塑造出来，粗大的下颈部骨赘即类似一个象鼻。此粗大的新生骨赘是滑膜过度被牵拉的结果，其骨小梁的方向是水平的，并与占优势的力 S 的方向一致。当象鼻骨赘与头垂骨赘融合，即形成一假股骨头，形成巨头，但在个别情况下，巨头也可以由上颈部骨赘和头上缘骨赘融合形成肥大的骨赘。此骨赘可与一巨大臼顶骨赘相对立，均能增加髋关节的负重关节面。

幂骨赘与臼底骨赘相融合，也可形成成一巨大骨赘，壮如磨牙，故称为磨牙骨赘。此骨赘可以增宽臼窝的下部，也是髋关节对外力的一种代偿作用。代偿的结果即为骨赘形成，而骨赘严重地限制了关节的活动度，影响患者的日常生活。

（4）骨赘的疲劳性骨折：当力 S 引起的张力在股骨头韧带和关节囊上过度增大时，骨赘可以发生疲劳性骨折，常见于头垂和象鼻骨赘。如髋关节倾角过大，上方关节囊张力过大，臼顶骨赘也可能出现疲劳性骨折。因此，如利用数学分析方法，选择适当手术，解除力 S，是可以促使疲劳性骨折获得愈合的。

（5）骨赘的临床意义：①在施用外翻截骨术之前，研究 X 线片上骨赘的形态是很重要的。根据骨赘形态可能分析出髋关节骨性关节炎的不同时期，髋关节受力的性质、大小、方向以及骨骼的塑变畸形等。②为了明确骨赘形成的机制，弄清 X 线片上髋关节骨性关节炎的进程是有益的，它表示出一个实际的压力图像。③在髋关节骨性关节炎的 CS 应力中心负荷较高压力，股骨头骨囊肿并不是不常见的，应有所了解。

2.骨囊变（假性骨囊肿）

根据髋关节骨性关节炎的病理学知识，了解变性的软骨面因软化、破碎和脱落而消失，软骨下骨板暴露，冉受到反复的压力冲击，出现反应性骨，呈象牙质外观。象牙骨板有许多裂孔，关节运动的压力波可通过裂孔传导至骨端松质骨的髓腔内，使其中的骨小梁因受压而被吸收萎缩，此时在 X 线片上则呈囊肿样改变。囊肿内容物为关节液、纤维组织或纤维软骨组织。

(1)这种假性骨囊肿的形成与骨性关节炎的生物力学改变又是什么关系呢？经过Bombelli 的大量研究,得出以下一些认识:

1)应力中心 CS(即每一个球形扇体的重量中心)是一个负荷最大应力的点。在椭圆形股骨头,应力中心是不断地在变化,每一个应力点都遭受到压力,当应力中心数目减少时,每一应力点的负荷量增加。

2)应力中心 CS 位于较大骨囊肿的中心,股骨头上外侧可见到两个骨囊肿,髋臼上外侧有一个骨囊肿,囊壁都有硬化带。

3)当骨骼的应力中心 CS 不再能支持负荷时,遂出现骨塌陷和骨囊肿。

4)巨大的髋关节功能活动,可导致应力中心 CS 的微细骨小梁骨折,并增加破骨能力,出现假性囊肿。

5)因此,骨囊变是应力中心 CS 点遭受过度的应力和应变的结果,应力中心 CS 点常常局限在一非常有限的畸形的股骨头的区域内。所谓"压力波"应是力 P 分布在扁平股骨头上每个扇体应力中心 CS 上的一种应力,这种应力的位置随应力中心 CS 的不断变化而改变。

6)骨囊肿是力 P 压缩的结果,但力 S 也发挥作用。因力 S 把股骨头推出髋臼以后,股骨头负重关节面减小,扇体数目也减小,应力中心 CS 随之减小,且应力中心 CS 位置偏外侧,是遭受压力最大的部位,导致每个应力中心遭受压力增加。因此,手术纠正力 S 的存在,囊肿就会消失。

(2)髋关节的病理效应与生物力学作用是密切相关的,其要点如下:

1)平衡学说是研究髋关节生物力学的基本理论,生物力学平衡障碍是髋关节骨性关节炎的发病基础。这种平衡表现在骨与软骨组织抵抗力和关节压力两者之间,可能由于生物学分量或力学分量的变化而发生障碍。一般认为,生物力学平衡障碍是指关节的压力超过了组织的抵抗力,其生物学效应是骨赘、囊变和塌陷的出现。生物力学的平衡障碍常有下述两种因素:①骨与软骨组织的功能不全,使关节对负载的抵抗力下降。无论在先天性或后天性的软骨变性或病变,即使在正常值的关节压力下,都可能发生典型的骨性关节炎的病理变化。②关节不一致,关节面不适合,关节压力集中在关节面的微小部位,使关节压力值增大,甚至超过其生理限度,从而引起病变。此在原发性或继发性股骨头半脱位时,即较为明显,关节压力值可增加许多倍。

上述生物力学平衡障碍的两种原因以各种不同比例相互作用,促进病变的发生和发展。但关节压力值常起主要作用。平衡障碍时,生物力学分量的强度各病例间均有相当大的差异,也不能准确地测量,对治疗的反应可能没有效果。但力学分量则可以准确测量,臼顶软骨下密度和形态反映了关节压力的量值和分布。因此,应用适当手术使关节压力降低到正常值以下,对治疗是有决定意义的。

2)理解应力值也很重要:应力值不仅取决于压力值,也取决于传递负载表面的面积。负载表面面积缩小,应力集中,导致关节病变。髋臼骨密度的轮廓代表了骨应力图像,按照骨形成定律,在生理范围内,骨凝集和骨应力成比例,不同类型的骨应力,髋臼顶部骨密度的轮廓也各异。

生理应力:髋关节头臼软骨的联合作用,使关节压力平均分布在关节面上,压缩应力在臼顶分布均匀,量值一致,臼顶骨密度呈眼眉状。

应力集中:在股骨头半脱位时,关节受力集中在髋臼边缘,臼缘呈现三角形、楔形骨密度增高轮廓。

应力突出:关节压力向臼的中心突出,在髋臼深层出现三角形骨致密轮廓。

峰应力:假若头臼只有一层软骨,关节压力值在中心位最高,在周围逐渐变低,臼顶呈现峰状隆凸骨致密轮廓。

根据关节实验模型所描述的理论应力图,与其相对应的 X 线片所表现的臼顶骨密度阴影相一致,因此用臼顶骨密度的轮廓可以直接测绘出关节压力的量值和分布图,此对力学探索和临床应用均有意义。

3)髋关节过载的病理效应是塌陷、囊变和骨赘形成,超过组织抵抗力的关节压力可引起典型的髋关节病理改变。过载即为一种病理性关节压力,可引起两种不同的关节病变,即高压区和低压区的改变,二者有显著的差异。

在超限负荷区即高压区,关节软骨、纤维软骨以及胶原纤维组织消失,应力超过骨与软骨组织的耐受强度,骨吸收代替了骨凝集,并出现大小不等的假性囊肿,退变和增生同时进行,软骨破坏和囊变同时存在,使骨关节发生塌陷和硬化。此种骨硬化是一种功能性适应,臼顶三角形致密性阴影即为功能性适应的一种效应。在无负荷区即低压区,则有过多的骨赘形成,在塌陷改建活跃的负重区旁侧,骨组织发生塑变畸形和骨化作用,形成巨大的软骨骨赘。在骨性关节炎早期,股骨头塑变和股骨头韧带被牵拉,头凹骨赘最先发生,并逐渐增大凝集成头垂骨赘。

4)关节软骨的功能是分布和扩散关节压力:关节软骨对关节压力值的分布起着决定性的作用。正常关节压力值的平均分布必须在合力 R 穿过股骨头旋转中心和头臼两层软骨的联合扩散作用下才得以实现。一旦关节压力有病理性的分布,臼顶软骨下骨密度的轮廓可准确地反映出骨应力的状态和软骨的功能状态。假若髋关节的 X 线片显示正常,两层软骨显示臼顶峰状隆凸曲线,即与只有一层软骨存在时的应力图一样。此峰状隆凸的曲线表明关节软骨功能衰竭,从而丧失了平均分布关节压力的能力。因此,软骨下骨密度增高的轮廓代表髋关节骨性关节炎的早期改变,很有临床意义。

第二章　骨科物理学检查

第一节　骨科各部位检查

一、肩关节检查

(一)望诊

双肩对比,观察肩部与肩胛骨的高度和外形。

(二)触诊

除注意疼痛与肿块外,还要检查有无畸形、骨擦感、关节稳定(包括盂肱关节、肩锁关节和胸锁关节)、肩三角(肩胛喙突端、肩峰、肱骨大结节)的位置关系等。

(三)动诊

正常情况下肩关节运动是一种联合运动,但当某一关节僵直时,其他关节常能代偿,因而要注意鉴别。检查肩关节活动,应按以下六种方式进行:

1.前屈与后伸。

2.内收与外展。

3.上举。

4.水平位内收与外展。

5.内旋与外旋。

6.水平位旋前与旋后。

(四)量诊

与上述检查同时进行。当肩关节脱位时,肩峰至肱骨外上髁的距离将缩短。

(五)特殊试验

1.Dugas 征

患者能用手摸到对侧肩部,且肘部能够贴到胸壁为阴性;若不能则为阳性,表明肩关节有脱位。

2.Speed 征和 Yergason 征

即肱二头肌长腱阻抗试验。前者为前臂旋后,前屈肩 90°,伸肘位,阻抗位屈肘,出现肩痛为阳性;后者为屈肘 90°,阻抗屈肘时肩痛为阳性。提示肱二头肌腱鞘炎。

3.Impingement 征

即前屈上举征。医生以手下压患侧肩胛骨并于中立位前举、上举,肩袖的大结节附着点撞击肩峰的前缘,肩痛为阳性,多见于撞击综合征。

4.前屈内旋试验

将患肩前屈 90°,屈肘 90°用力内旋肩,使肩袖病变撞击喙峰韧带,产生肩痛为阳性,多见于撞击综合征。

5.Apprehension 试验

即惧痛试验。患者放在外展外旋(投掷)位,医生推肱骨头向前与前关节囊相压撞,患者有病变时剧痛,突感无力,不能活动,提示肩关节前方不稳。

6.肩关节稳定试验

弯腰垂臂位或仰卧位,被动向前方推压肱骨头或向后推肱骨头或向下牵拉肱骨头,可试验出肩前方不稳,后方不稳或下方不稳。

肘关节包括肱尺关节、肱桡关节、上尺桡关节三个关节,除具有屈伸活动功能外,还有前臂的旋转功能。

二、肘关节检查

(一)视诊

正常肘关节完全伸直时,肱骨内、外上髁和鹰嘴突在同一直线上;肘关节完全屈曲时,这三个骨突构成一等腰三角形(又称为肘后三角)。肘关节脱位时,三点关系发生改变;肱骨髁上骨折时,此三点关系不变。前臂充分旋后时,上臂与前臂之间有 $5°\sim15°$ 外翻角,又称提携角。该角度减小时称为肘内翻,增大时称为肘外翻。肘关节伸直时,鹰嘴的桡侧有一小凹陷,为肱桡关节部位。桡骨头骨折或肘关节肿胀时此凹陷消失,并伴有压痛感。桡骨头脱位在此部位可见到异常骨突,旋转前臂时可触到突出的桡骨头转动。肘关节积液或积血时,从后面观察患者屈肘,可见鹰嘴之上肱三头肌腱的两侧胀满。肿胀严重者,如化脓性或结核性关节炎时,肘关节成梭形。

(二)触诊

肱骨干可在肱二头肌与肱三头肌之间触知。肱骨内、外上髁和尺骨鹰嘴位置表浅容易触知。肘部慢性劳损常见的部位在肱骨内外上髁处。外上髁处为伸肌总腱的起点,肱骨外上髁炎时,局部有明显压痛感。肱骨内上髁后方尺神经沟内可触及尺神经干,应注意神经干的粗细、柔软性、有无异常触电感。

(三)动诊和量诊

肘关节屈伸运动通常以完全伸直为中立位 $0°$。活动范围:屈曲 $135°\sim150°$,伸 $0°$,可有 $5°\sim10°$ 过伸。肘关节的屈伸活动幅度取决于关节面的角度和周围软组织的制约作用的强弱。在肘关节完全伸直位时,因侧副韧带被拉紧,不可能有侧方运动,如果出现异常的侧方运动,则提示侧副韧带断裂或内、外上髁骨折。

(四)特殊检查

1.米尔征

患者肘部伸直,腕部屈曲,将前臂旋前时,肱骨外上髁部疼痛为阳性,常见于肱骨外上髁炎(或称网球肘)。

2.肘伸直外翻挤压试验

如有疼痛,则为阳性,见于桡骨小头骨折。

三、腕关节检查

腕关节是前臂与手之间的移行区,包括桡尺骨远端、腕骨掌骨基底、桡腕关节、腕中关节、腕掌关节及有关的软组织。前臂的肌腱及腱鞘均经过腕部。这些结构被坚实的深筋膜包被与腕骨保持密切的联系,使腕部保持有力并容许广泛的运动以适应手的多种复杂功能。

(一)视诊

微屈腕时,腕前区有2~3条腕前皮肤横纹。用力屈腕时,由于肌腱收缩,掌侧有三条明显的纵行皮肤隆起,中央为掌长肌腱,桡侧为桡侧腕屈肌腱,尺侧为尺侧腕屈肌腱。桡侧腕屈肌腱的外侧是扪桡动脉的常见位置,皮下脂肪少的人可见桡动脉搏动。解剖学"鼻烟窝"是腕背侧的明显标志,它由拇长展肌和拇短伸肌腱、拇长伸肌腱围成,其底由舟骨、大多角骨、桡骨茎突和桡侧腕长、短伸肌组成。其深部是舟骨,舟骨骨折时该窝肿胀。腕关节结核和类风湿关节炎表现为全关节肿胀。腕背皮下半球形肿物多为腱鞘囊肿。月骨脱位后腕背或掌侧肿胀,握拳时可见第3掌骨头向近侧回缩(正常时较突出)。

(二)触诊

舟骨骨折时"鼻烟窝"有压痛感。正常时,桡骨茎突比尺骨茎突低1cm;当桡骨远端骨折时,这种关系有所改变。腱鞘囊肿常发生于手腕背部,为圆形、质韧、囊性感明显的肿物。疑有舟骨或月骨病变时,让患者半握拳尺偏,叩击第3掌骨头时腕部近中线处疼痛。

(三)动诊和量诊

通常以掌骨与前臂纵轴成一直线为腕关节中立位0°。正常活动范围:背伸35°~60°,掌屈50°~60°,桡偏25°~30°,尺偏30°~40°。腕关节的正常运动对手的活动有重要意义,因此其功能障碍有可能影响到手的功能,利用合掌法容易查出其轻微异常。

(四)特殊检查

1.握拳尺偏试验

患者拇指握于掌心,使腕关节被动尺偏,桡骨茎突处疼痛为阳性,为桡骨茎突狭窄性腱鞘炎的典型体征。

2.腕关节尺侧挤压试验

腕关节中立位,使之被动向尺侧偏并挤压,下尺桡关节疼痛为阳性,多见于腕三角软骨损伤或尺骨茎突骨折。

3.屈腕试验(Phalen征)

两肘置于检查台面,使上臂上举与台面垂直,两腕同时屈曲90°。如在一分钟之内出现手部正中神经支配区内感觉异常、麻木,则为腕管综合征。

四、髋关节检查

(一)望诊

首先检查站立姿势和步态,从前、后和侧方双侧对比观察有无肿胀、肌萎缩和畸形,观察下肢长度以及大粗隆高度、臀沟、膝和足的位置。

(二)触诊

检查压痛、叩痛(直接和间接)以及肿胀和肌痉挛。

(三)动诊

检查屈、伸、外展、内收、外旋、内旋情况。在检查外展、内收、外旋和内旋时,应保持骨盆稳定,以消除腰椎的代偿活动。

（四）量诊

除了测量下肢的长度和周径外，还有一些特殊的髋关节测量方法，两侧进行对比。

（五）特殊试验

1.Patrick 试验

也称"4"字试验或髋外展外旋试验。主要检查髋关节的旋转是否受限。

2.Thomas 征

也称髋屈曲畸形试验。是通过消除腰椎前凸而使髋屈曲畸形表现出来。

（1）试验前，腰椎有代偿性前凸，因此患髋可伸直。

（2）把健髋屈曲后，腰椎代偿性前凸被纠正，患髋的屈曲畸形就会出现，虚线的角度即患髋屈曲畸形的角度。

3.Yount 征

如 Thomas 征阳性时，将患髋外展到一定角度时屈曲畸形消失，可以直伸，即为 Yount 阳性，说明有髂胫束挛缩。

4.单腿站立试验

正常人单腿站立时，对侧的臀褶或髂嵴均上提即为阴性，如臀褶或髂嵴下降即为阳性。阳性多见于髋关节脱位、股骨颈骨折、臀中肌麻痹。

5.Allis 征

仰卧，双髋与膝及踝屈曲并列于床上，观察双膝的高度差，从床头侧可对比两大腿的长度。

6.Ober 试验

右侧卧位，右髋、膝充分屈曲。左膝屈成直角并使髋完全伸直位内收大腿。正常时左膝可触到床面。如不能内收或内收时引起腰椎向左侧凸（向上凸）即为阳性，提示为髂胫束挛缩。

五、膝关节检查

膝关节是人体最复杂的关节，解剖学上被列为屈成关节。主要功能为屈伸活动，膝部内外侧韧带、关节囊、半月板和周围的软组织可保持其稳定。

（一）视诊

视诊需观察畸形、萎缩、肿胀、有无肿块等情况，检查时患者首先呈立正姿势站立。正常时，两膝和两踝应能同时并拢且互相接触，若两踝能并拢而两膝不能互相接触则为膝内翻，又称为"O 形腿"。若两膝并拢而两踝不能接触，则为膝外翻，又称为"X 形腿"。膝内、外翻是指远侧肢体的指向。在伸膝位，髌韧带两侧稍凹陷。有关节积液或滑膜增厚时，凹陷消失。比较两侧股四头肌有无萎缩，早期萎缩可见内侧头稍平坦，用软尺测量更为准确。

（二）触诊

触诊的顺序为先检查前侧，如股四头肌、髌骨、髌腱和胫骨结节之间的关系等，然后再俯卧位检查膝后侧，在屈曲位检查腘窝、外侧的股二头肌、内侧的半腱肌半膜肌有无压痛或挛缩。

髌骨前方出现囊性肿物，多为髌前滑囊炎。膝前外侧有囊性肿物，多为半月板囊肿；膝后部的肿物，多为腘窝囊肿。考虑膝关节积血或积液，可行浮髌试验。膝关节表面软组织较少，压痛点的位置往往就是病灶的位置，所以，检查压痛点对定位诊断有很大的帮助。髌骨下缘的平面正是关节间隙，关节间隙的压痛点可以考虑是半月板的损伤处或有骨赘之处。

内侧副韧带的压痛点往往不在关节间隙,而在股骨内髁结节处;外侧副韧带的压痛点在腓骨小头上方。髌骨上方的压痛点代表髌上囊的病灶。另外,膝关节的疼痛,要注意检查髋关节,因为髋关节疾病可刺激闭孔神经,引起膝关节牵涉痛。如果膝关节持续性疼痛、进行性加重,可考虑股骨下端和胫骨上端肿瘤的可能性。

(三)动诊和量诊

膝伸直为中立位 0°。正常活动范围:屈 120°～150°,伸 0°,过伸 5°～10°。屈膝 90° 位,小腿内旋 10°,外旋 20°。膝关节伸直时产生疼痛的原因,是由于肌肉和韧带紧张,导致关节面的压力加大所致,可考虑为关节面负重部位的病变。如果最大屈曲时有胀痛感,可推测是由于股四头肌的紧张,髌上滑囊内的压力增高和肿胀的滑膜被挤压而引起的,这是关节内有积液的表现。总之,一般情况下,伸直痛是关节面的病变,屈曲痛是膝关节水肿或滑膜炎的表现。

当膝关节处于向外翻的压力下,并做膝关节屈曲动作时,若产生外侧疼痛,则说明股骨外髁和外侧半月板有病变;反之,内翻同时有屈曲疼痛者,病变在股骨内髁或内侧半月板。

(四)特殊检查

1.侧方应力试验

患者仰卧位,将膝关节置于完全伸直位,分别做膝关节的被动外翻和内翻检查,与健侧对比。若超出正常外翻或内翻范围,则为阳性,说明有内侧或外侧副韧带损伤。

2.抽屉试验

患者仰卧,屈膝 90°,检查者肘放在患侧足背上(固定),双手握住小腿上段,向后推,再向前拉。前交叉韧带断裂时,可向前拉 0.5cm 以上;后交叉韧带断裂者可向后推 0.5cm 以上。将膝置于屈曲 10°～15° 进行试验(又称莱切曼试验),则可增加本试验的阳性率,有利于判断前交叉韧带的前内束或后外束有无损伤。

3.麦氏征

患者仰卧位,检查者一手按住患膝,另一手握住踝部,膝完全屈曲,足踝抵住臀部,然后将小腿极度外展外旋或内收内旋,在保持这种应力的情况下,逐渐伸直,在伸直过程中若能听到或感到弹响,或出现疼痛为阳性,说明半月板有病变。

4.浮髌试验

患者仰卧位,伸膝,放松股四头肌,检查者的一手放在髌骨近侧,将髌上囊的液体挤向关节腔,同时另一手示、中指急速下压。若感到髌骨碰击股骨髁部时,为浮髌试验阳性。中等量(50mL)以上积液时,浮髌试验才呈阳性。

六、踝关节与足部检查

踝关节属于屈戍关节,其主要功能是负重,运动功能主要限于屈伸,可有部分内外翻运动。与其他负重关节相比,踝关节活动范围小,但更为稳定。其周围多为韧带附着,有数条较强壮的肌腱。由于其主要承担较大的负重功能,故扭伤发病率较高。足弓由骨和关节形成内纵弓、外纵弓及前部的横弓,是维持身体平衡的重要结构。足弓还具有吸收震荡,负重完成行走、跑跳动作等功能。

(一)视诊

观察双足大小和外形是否正常、一致。足先、后天性畸形很多,常见的有马蹄内翻足、高弓足、平足、拇外翻等,脚印对检查足弓、足的负重点及足的宽度均有重要意义。外伤时,踝及足均有明显肿胀。

(二)触诊

触诊时,主要注意疼痛的部位、性质,肿物的大小、质地。注意检查足背动脉,以了解足和下肢的血循环状态。一般可在足背第 1、2 跖骨之间触及其搏动。足背的软组织较薄,根据压痛点的位置,可估计疼痛位于某一骨骼、关节、肌腱和韧带。然后再根据自动和被动运动所引起的疼痛,就可以推测病变的部位。例如,跟痛症多在足跟跟骨前下方偏内侧,相当于跖腱膜附着于跟骨的结节部。踝内翻时踝疼痛,而外翻时没有疼痛感,压痛点在外踝,则推断病变在外踝的韧带上。

(三)动诊和量诊

踝关节中立位是小腿与足外缘垂直,正常活动范围:背屈 20°～30°,跖屈 40°～50°。足内、外翻活动主要在胫距关节;内收、外展在距跗和距间关节,范围很小。跖趾关节的中立位为足与地面平行。正常活动范围:背屈 30°～40°,跖屈 30°～40°。

七、脊柱及骨盆的检查

(一)望诊

站立位从正面、后面和侧面观察躯干的皮肤情况、脊柱的生理弧度(颈椎前凸、胸椎后凸、腰椎前凸、骶椎后凸)、对称性(双肩、骨盆、中垂线)、各种畸形以及肌肉痉挛等。

(二)触诊

逐节触摸、按压或叩击棘突、椎旁(横突、软组织等)、骶髂关节,观察有无包块、压痛感、深压痛感、痉挛等。

(三)动诊

主要检查颈椎和腰椎的活动度,包括前屈、后伸、侧屈和旋转。

(四)量诊

测量颈部长度(头部中立位,颏至胸骨颈静脉切迹的距离);测量胸椎长度(C_7 至 T_{12} 棘突之间的距离),动态观察时前屈可比后伸增加 4～6cm;测量 C_7～S_1 距离,正常前屈时长度可增加 15cm。

(五)特殊试验

1.弯腰试验:患者双臂伸直对掌自然下垂、低头弯腰,检查者从患者头侧切线位观察背部,如有脊柱侧凸畸形则出现一侧隆起(剃刀背)即为阳性。

2.髋关节过伸试验:俯卧,检查者一手压住骶部,一手将病侧膝关节屈至 90°,握住踝部,向上提起,使髋过伸,此时骶髂关节也出现扭动,如出现疼痛则为阳性,提示存在髋关节或骶髂关节病变。

3.拾物试验:对于儿童,在地上放一玩具,嘱其去拣拾。如骶棘肌有痉挛,则出现阳性,即患儿不是弯腰去拾,而是屈髋、屈膝、直背,小心翼翼,一手撑在膝上作为支持。

4.侧膝的外侧,向健侧推去,如出现疼痛则为阳性,表示骶髂关节有病变。

5.骶髂关节扭转试验(Gaenslen 征):仰卧,患者双手抱住健侧髋、膝,使之屈曲,患侧大腿垂于床沿外,检查者一手按住健膝,一手压患膝,使大腿后伸扭转骶髂关节,骶髂关节痛者为阳性。

6.骨盆分离或挤压试验:患者仰卧,检查者双手将两侧髂棘用力向外下方挤压,称骨盆分离试验。反之,双手将两髂骨翼向中心相对挤压,称为骨盆挤压试验。能诱发疼痛者为阳性,提示骨盆环骨折。

第二节 骨科神经系统检查

一、桡神经检查

桡神经发自臂丛后束,为臂丛神经最大的一支,在肘关节水平分为深、浅两支。根据损伤水平及深、浅支受累不同,其表现亦不同,是上肢手术中最易损伤的神经之一。在肘关节以上损伤时,会出现垂腕畸形,手背"虎口"区皮肤麻木,掌指关节不能伸直。在肘关节以下,桡神经深支损伤时,因桡侧腕长伸肌功能存在,所以无垂腕畸形。单纯浅支损伤可发生于前臂下1/3,仅拇指背侧及手桡侧感觉障碍。

二、正中神经检查

损伤多发生于肘部和腕部,主要表现为损伤后,不能用拇指和示指捡起一根细针。感觉分布于第一至三指和第四指桡侧掌面皮肤和相应手掌皮肤。对于新鲜损伤,以测试拇短展肌的功能为主,如果肘窝以上损伤,这表现为示指缺乏屈曲功能;对于陈旧损伤,则表现为大鱼际肌萎缩,如果肘窝以上损伤,则示指丧失屈曲功能、指萎缩、指甲弯曲。

三、尺神经

尺神经发自臂丛内侧束,在肘关节以下发出的分支支配尺侧腕屈肌和指深屈肌尺侧半;在腕以下的分支支配骨间肌,如小鱼际,拇收肌,第3、4蚓状肌。尺神经在腕部损伤后,上述肌麻痹。查 Froment 征可知有无拇收肌瘫痪。肘部尺神经损伤,尺侧腕屈肌瘫痪(患者抗阻力屈腕时,在腕部掌尺侧摸不到)。陈旧损伤则会出现典型的"爪形手(claw fingers)":小鱼际和骨间肌萎缩(其中第一骨间背侧肌萎缩出现最早且最明显),小指和无名指指间关节屈曲,掌指关节过伸。

四、坐骨神经

坐骨神经损伤后,下肢后侧,小腿前外侧、足底和足背外侧皮肤感觉障碍,不能屈伸足踝各关节。损伤平面高者尚不能主动屈膝。

五、腓总神经

损伤后主要表现为足下垂和内翻畸形,小腿外侧和足背皮肤感觉减退或消失。

六、股神经

损伤后主要表现为股四头肌力下降和大腿前方皮肤感觉减退或消失。股神经牵拉试验阳性。

第三章　骨科影像学检查

第一节　骨科 X 线检查

一、X 线检查在骨科诊断中的应用

骨科 X 线常规检查是最基本、传统的检查方法。骨组织是人体的硬组织,含钙量多,密度高,X 线不易透过,骨与周围软组织、松质骨与皮质骨的鲜明对比,构成了 X 线检查诊断骨科疾病的基础。X 线检查能对大部分骨关节损伤和疾病做出诊断,不仅可以了解骨与关节疾病的部位、范围、性质、程度及与周围软组织的关系,为治疗提供参考,还可以在治疗过程中指导骨折脱位的整复及疗效的观察等。X 线检查还可以观察骨骼的生长发育和受营养代谢的影响。但细致的变化或密度接近的结构、肌腱和韧带等软组织,X 线片显影不佳,需要辅助特殊检查。平片显示在骨皮质、骨小梁的细节方面和显示病灶空间定位整体轮廓方面优于 CT 和 MRI,所以对骨折的显示最好。但 X 线片必须有骨结构遭到破坏,消失或中断时才能发现病变,所以有时早期诊断有困难。如急性化脓性骨髓炎、早期股骨头坏死、类风湿性关节炎早期病变等。由于 X 线检查对骨与关节疾病的诊治作用很大,所以骨科医师必须熟练掌握 X 线检查的理论知识和 X 线片的阅读方法。

二、常用检查方法

(一)透视

用于观察四肢骨折、复位或软组织异物的定位。但荧光影像不够清晰,细微病变和较厚部位难以显示清楚,不能对比和保留记录,对患者和医生都有辐射损伤。

(二)常规 X 线摄片

X 线摄片几乎适用于所有的骨与关节疾病。应根据患者的症状和体征决定检查部位、范围和投射要求。X 线片可以保存,可用以诊断、对比、观察疗效和随访。

(三)体层摄影

利用特殊装置专照某一体层的影像,使其显示清晰,可避免一般平片多层影像重叠混淆。主要用于观察早期炎症、肿瘤的骨质破坏、深部骨折、病灶死骨等。

(四)放大摄影

利用高性能 X 线机增大胶片和调整投射部位的距离做几何学放大,用于观察细微的骨小梁、皮质等结构改变。

(五)造影检查

包括血管造影、关节造影、脊髓造影以及窦道和瘘管造影。血管造影用于血管疾患的诊断、骨肿瘤的显示、骨肿瘤良恶性的鉴别、肿瘤介入治疗等。关节造影用于了解四肢大关节的关节软骨、软骨板或韧带及关节结构的情况。多采用双重对比造影,用于诊断膝关节半月板损

伤。但 MRI 可以清楚、全面和无创地显示关节结构,故可取代关节造影。

三、X 线片的阅读

阅读和分析 X 线片需要一定的技能,应遵循如下原则:

(一)X 线片质量的评价

首先,根据临床所见判断拍摄部位、位置、影像清晰度和对比度是否达到要求。黑白对比应清晰,骨小梁、软组织的纹理要清晰。

(二)根据密度对比

一般根据气体、脂肪、肌肉、骨骼和异物五种不同密度进行比较和分析。如膝关节积液,髌下脂肪垫阴影则消失;肢体组织显示有气体则可能为开放性损伤、手术后、皮下气肿或气性坏疽等。

(三)骨骼的形态及大小比例

读片要有系统性并按一定程序进行,如由外向内、由上向下、由软组织到骨关节等。依次检查每一骨和关节的改变。应掌握骨骼正常形态的轮廓、排列。

(四)骨结构

对于骨关节结构的改变应注意密度的改变、溶骨与成骨的改变。注意骨膜、骨皮质和骨松质。如有病变还需注意病变的部位、数量等。

(五)关节及关节周围软组织

关节面透明软骨不显影、骨关节周围软组织显影不明显,但可以通过关节间隙判断软骨及关节腔的情况,通过软组织显影判断关节囊是否肿胀等。

(六)特殊部位及患者

对于儿童 X 线片的阅读,应注意骨髓出现的年龄及次序等。对于脊柱 X 线片的阅读,正位片要注意椎体的形态、椎弓根的厚度、椎弓根的距离以及有无侧弯等,侧位片应注意排列弧度、椎体有无变形、密度变化等。

四、正常 X 线表现

在 X 线诊断中,没有正常结构的概念,就不能辨别异常。X 线解剖是以人体解剖学作为基础的,但是,两者并不完全一致,因为 X 线具有穿透性,在 X 线片上的阴影乃是各部分阴影的总和。例如,在股骨 X 线片上可以显示致密的管状骨影,但它不仅代表股骨,还有股骨周围的肌肉、皮下组织及皮肤等。

人体骨骼因形状不同而分为长骨、短骨、扁骨和不规则骨四类。正常骨骼的结构每时每刻都处在发展变化之中,其 X 线表现也有所不同。全身骨骼数目甚多,因篇幅有限,不能一一介绍。现以长骨、四肢关节、脊柱及头颅的正常 X 线解剖为代表,分述如下。

(一)骨的结构与发育

1.骨的结构

骨由骨细胞、骨基质、矿物盐和纤维构成。骨的细胞分类包括成骨细胞、骨细胞和破骨细胞。骨细胞埋置于骨基质中。骨基质为有机的胶原纤维,有矿物盐沉积。因此,X 线片上呈高密度显影。

骨质按其结构分为密质骨和松质骨两种。长骨的骨皮质和骨的内外板为密质骨,主要由多数哈氏系统组成。哈氏系统包括哈氏管和以哈氏管为中心的多层环形同心板层骨。密质骨由于骨结构密实,X线片显影密度高而均匀。松质骨由多数骨小梁组成,骨小梁自骨皮质向骨髓腔延伸,互相连接形成海绵状,骨小梁间充以骨髓。松质骨X线显影密度低于密质骨,且可见多数骨小梁交叉排列。

2.骨的发育

骨的发育包括骨化与生长,在胚胎期即开始进行。骨化有两种形式,一种为膜化骨,包括颅盖诸骨和面骨。膜化骨由间充质细胞演变为成纤维细胞,形成结缔组织膜,在膜的一定部位开始骨化,成为骨化中心,再逐步扩大,完成骨的发育。另一种为软骨内化骨,躯干及四肢骨和颅底骨与筛骨均属于软骨内化骨。软骨内化骨由间充质细胞演变为软骨,已具有成年骨的形态,即软骨雏型,为软骨原基。在软骨原基中心的软骨细胞肥大,基质钙化,软骨膜血管侵入软骨细胞囊中,由成骨细胞的成骨活动而成骨,形成原始骨化中心。以后,还会出现继发骨化中心。骨化中心不断扩大,最后全部骨化,从而完成骨骼的发育。锁骨及下颌骨则兼有两种形式的骨化。

骨骼在发育生长过程中不断增大,根据生理功能的需要,通过破骨细胞的骨质吸收活动而改建塑型。骨质的吸收过程称为破骨。骨髓腔的形成就是在骨发育过程中骨皮质内面骨吸收所造成的。骨骼的发育、发展主要是以成骨和破骨的形式进行的。

3.影响骨发育的因素

骨组织的生长必须具备两个条件,即由成骨细胞作用形成细胞外的有机质,骨细胞埋置于其中,形成骨样组织。二是矿物盐在骨样组织上的沉积。与此同时,还由破骨细胞作用进行骨吸收。如此,以维持正常骨组织代谢的平衡。如果成骨细胞活动、矿物盐沉积和破骨细胞任何一种发生变化。都将影响骨骼的发育。其中与之关系密切的有钙磷代谢,内分泌和维生素等。

(二)长骨

1.小儿骨骼

长骨是软骨雏型经骨化形成的,一般有3个以上的骨化中心,一个在骨干,另外的在两端。前者为原始或一次骨化中心,后者为继发或二次骨化中心。原始骨化中心在胚胎第5周后在骨干中央发生,骨化迅速进行。出生时,长骨骨干已大部骨化,只有两端仍为软骨,即骺软骨。因此,小儿长骨的主要特点是骺软骨,且未完全骨化。可分为骨干、干骺端、骺及骺板等部分。

(1)骨干:管状骨周围由密质骨构成,为骨皮质,含钙多,X线表现为密度均匀致密影,外缘清楚,在骨干中部最厚,越近两端越薄。骨干中央为骨髓腔,含造血组织和脂肪组织,X线表现为由骨干皮质包绕的无结构的半透明区。骨皮质外面和里面(除关节囊内部分以外)均覆有骨膜,前者为骨外膜,后者为骨内膜。骨膜为软组织,X线片上不能显影。

(2)干骺端:为骨干两端的较粗大部分,由松质骨形成,骨小梁彼此交叉呈海绵状,周边为薄的骨皮质。顶端为一横行薄层致密带影,为干骺端的临时钙化带,是骺软板软骨干骺端末端软骨基质钙化,经软骨内成骨即被骨组织代替,形成骨小梁,经改建塑型变为干骺端松质骨结构。此临时钙化带随着软骨内成骨而不断向骨骺侧移动,骨即不断增长。骨干与干骺端间无清楚的分界线。

(3)骺:为长骨未完成发育的一端。在胎儿及儿童时期多为软骨,即骺软骨,X线片上不显影。骺软骨有骨化功能。在骨化初期于骺软骨中出现一个或几个二次骨化中心。X线片表现为小点状骨性致密影。骺软骨不断增大,其中的二次骨化中心也不断由于骨化而增大,形成松质骨,边缘由不规则变为光整。

(4)骺板(骺盘):当骺与干骺端不断骨化,二者之间的软骨逐渐变薄而呈板状时,则称为骺板。因为骺板是软骨,X线片上呈横行半透明线,居骺与干骺端之间,称之为骺线。骺板不断变薄,最后消失,即骺与骨干结合,完成骨的发育。X线片表现为骺线消失。

2.骨龄

在骨的发育过程中,每一个骨骼的骺软骨内二次骨化中心出现时的年龄和骺与干骺端完全结合,即骺线完全消失时的年龄,就是骨龄。根据正常男女人体各骨骨化中心的出现和骺与干骺端结合时期的差别范围可制订一个正常骨龄标准,用这个方法可以骨龄标准为参考估计骨的发育情况,用这个方法估计骨的发育情况即骨龄判断,虽不够准确,但较简便易行,为较多人采用。也有人根据儿童年龄增长而出现的骺有规律性的X线变化来判断骨龄,这个方法比较准确,但因程序比较复杂,应用较少。

测量骨龄是了解被检查者实际骨发育的年龄,并与正常儿童骨龄标准相比。如骨龄与被检查者实际年龄不符,且相差超出一定范围,常提示骨发育过早或过晚,对诊断内分泌疾病有一定的价值。

骨龄是判断骨骼发育的参考资料之一。但因种族、地区及性别而有所不同,正常标准还有一个范围。所以在应用骨龄时,也须考虑到这些因素。

3.成年骨骼

成年骨骼的外形与小儿骨骼相似,但骨发育完全。骺与干骺端结合,骺线消失。只有骨干和由骨松质构成的骨端。骨端有一薄层壳状骨板为骨性关节面。表层光滑。其外方覆盖的一层软骨,即关节软骨,X线上不能显示。成年长骨骨皮质较厚,密度高。骨端各部位所承受重力、肌肉张力以及功能活动不同,其骨小梁分布的比例和排列方向也不同。此外,靠近关节附近,还常有光滑的籽骨附于骨骼附近的肌腱中。位置与数目正常时也有所差异。以手及足部较为多见。

在分析长骨的X线表现时,可以按照软组织、骨膜、骨皮质、骨松质及骨髓腔等横向顺序和骨骺、骨骺板、干骺端及骨干等纵向顺序进行观察。

(1)软组织:包括皮肤、皮下脂肪、肌肉及肌腱等。在优质的X线片上,正常时因有脂肪组织衬托而显示层次分明,界限清楚。

(2)骨膜:分为外骨膜和内骨膜(骨髓膜)。除关节端外,骨的表面均有外骨膜覆盖。内骨膜衬垫在骨髓腔里面。骨膜由纤维层和细胞层组成。正常骨膜与骨周围软组织密度相同,在X线片上不显影。

(3)骨皮质:由密质骨组成。密度最大,除肌肉或肌腱附着处可稍粗糙外,表面光滑,里面较毛糙,中部最厚,越向两端则越薄。有时在骨皮内可见一条光滑整齐的斜形透光线影,为骨的营养血管沟,不可误认为骨折线。

(4)骨松质:由粗细不等的骨小梁及骨髓间隙构成。主要分布于长骨的骨端、椎体、扁骨及不规则形骨的内部。X线片显影时为清楚的细条状骨纹理,交织排列如海绵状。

（5）骨髓腔：位于骨干的中央，包括内脂肪和造血组织。因周围有骨皮质重叠，常显示界限不太清楚，密度较低的透光影。

（6）骨骺：位于长骨的两端。在胎儿及婴幼儿多为软骨，随着年龄增长而逐渐骨化，出现继发性骨化中心或骨核。骨核初期为一个或多个点状致密影，逐渐增大，边缘可稍不规则，最后与干骺端融合。

（7）骨骺板：是骨骺与干骺端之间的软骨（解剖学上称为骺盘或软骨盘）。在幼儿长骨X线片上表现为较宽的横行透光带，随着年龄增长而逐渐变窄，形成一条透光线，X线学上称它为骺线，应注意与骨折线相鉴别。最后，骨骺与干骺端进行骨性联结形成骨端，长骨停止生长，骨骺线随之消失，有时残留一条致密线痕迹。

（8）干骺端：是骨干两端较宽大的部分。此处骨骼生长最为活跃，是由骨松质构成的，含有丰富的弯曲的微血管祥，血流缓慢，是某些骨病的好发部位。

（9）骨干：是长骨的骨体，呈长管状，中间稍窄，向两端逐渐增宽。

（10）籽骨与副骨：是四肢骨骼常见的解剖变异。籽骨是附着于骨骼附近肌腱中的骨块，多见于掌、指骨及趾骨附近。副骨是某一骨的多个骨化中心在发育过程中未融合的结果。它们的特点是有一定解剖部位、常显双侧对称、轮廓圆滑，应注意与骨碎及骨髓分离、鉴别。

（三）四肢关节

四肢关节包括骨端、关节骨和关节囊。

关节有两个或两个以上的骨端。每个骨端的骨性关节上面覆盖的关节软骨为透明软骨，表面光滑，具有强弹性，在功能范围内滑动自如，并能承受重力，对骨性关节面的骨质有保护作用。但关节软骨不能再生，一旦破坏或退行性变，活动时就会产生摩擦，随后为纤维组织所覆盖，关节囊由外层致密的结缔组织和内层较薄的滑膜所组成。滑膜可分泌少量的关节滑液。

X线片上，由于软骨、关节囊都是软组织密度，不能显示，所以，相对骨端之骨性关节面间呈半透明间隙，称之为关节间隙。因此，X线所见关节间隙包括了关节软骨及其间的真正微小间隙和少量滑液。两个相对骨端的骨性关节面光滑整齐，相距匀称，间隙清晰，宽度均匀。关节间隙的宽度因部位和年龄而异。

新生儿的关节间隙，由于骨端有骺软骨，骨化中心尚未出现或很小，而显得很宽，随着年龄增长，骺逐渐增大，则间隙逐渐变窄，待骨骼发育完成，则成为成年人的宽度。

（四）脊柱

脊柱由脊椎和其间的椎间盘所组成。

一般，颈椎7个，胸椎12个，腰椎5个，骶椎5个和尾椎4个。颈、胸、腰椎各脊椎间都可活动，而骶椎与尾椎则分别连成骶骨和尾骨。除颈椎1～2外，每个脊椎分为椎体及椎弓两部分。椎弓由椎弓根、椎弓板、棘突、横突和关节突组成。同侧上下两个关节突组成脊椎小关节，包括关节软骨和关节囊。

脊椎顺列曲度在婴儿时只有一个后突的曲度。能站立时，脊柱即显示四个弯曲，近于成年的曲度。成年时，颈椎段前突；胸椎段后突，以胸椎7明显；腰椎段前突，以腰椎4明显；骶骨及尾骨则明显后突，尤以女性为甚。

成年人脊椎椎体呈短的圆柱状，上下面平直。椎弓由两个椎弓根和两侧椎弓板构成，椎弓板生方联合成棘突。在每侧椎弓都附有一个横突及上、下关节突。各个椎体与椎弓围成椎管，容纳脊髓。椎间盘居椎体之间，在椎体上下面附有一层纤维软骨板，类似于长骨骨端的关节软骨，椎间盘中心包含一个胶样、富有弹性的髓核，类似于关节腔，其周围为一纤维环包绕，类似于一关节囊。椎间盘弹性强，有缓冲压力，保护椎体和支持脊椎活动的作用。

在正位片上，椎体呈长方形，从上向下依次增大，主要由松质骨构成，纵行骨小梁比横行骨小梁明显，周围为一层致密的骨皮质，密度均匀，轮廓光滑。椎体两侧有横突影。在横突内侧可见椭圆形环状致密影，为椎弓根横断面影像，称之为椎弓环。在椎弓根的上下方为上下关节突的影像。椎弓板由椎弓由椎弓向后内延续，于中线联合成棘突，投影于椎体中央的偏下方，呈尖向上类三角形的线状致密影，大小与形状有所不同。

在侧位片上，椎体也呈长方形，其上下缘与后缘成直角。椎弓居其后方。在椎体后方的椎管显示为纵行的半透明区。椎弓板位于椎弓根与棘突之间。棘突在上胸段斜向后下方，不易观察，于腰段则向后突，易于显示。上下节突分别起于椎弓根与弓板连接之上、下方，下关节突在下个脊椎上关节突的后方，以保持脊椎的稳定，不向前滑。脊椎小关节间隙呈匀称的半透明影。颈、胸椎小关节侧位清楚，腰椎正位清楚。椎间盘的纤维软骨板、髓核及周围的纤维环系软组织密度，故呈宽度匀称的横行半透明影，称之为椎间隙。椎间孔居相邻椎弓、椎体、关节突及椎间盘之间，呈半透明影，颈椎斜位显示清楚，胸、腰椎侧位清楚，呈类圆形。

(五)头颅

为了系统分析头颅平片，应按以下顺序，逐项观察。

1.头颅

它由额骨、顶骨、颞骨及枕骨组成。

(1)头皮：在常规 X 线片上呈密度和厚度一致的淡影。头皮内若有金属异物和软组织肿块均可显影。

(2)颅板：成年人颅骨可分为内、外板板障。骨板相当于长骨的骨皮质。外板较内板厚，厚度约为 1～2mm。板障为松质骨，居内、外板之间，呈颗粒状，厚度变异大，厚者可达 2～3cm。婴儿板障尚未发育，老年人板障则因骨化，分层皆不清。

(3)颅缝：为两块颅骨衔接处，呈锯齿状。额、顶骨间为冠状缝，顶、枕骨间为人字缝，都可在侧位片中显示清楚。颞、顶间为鳞状缝，侧位片中能见度较差。颅缝间多余的骨块，为缝间骨，多见于人字缝，不可误认为骨折。颅缝宽度不超过 2mm，随年龄增长而逐渐变窄。冠状缝、人字缝和矢字缝约 30 岁时闭合。

(4)脑回压迹：是脑回在颅骨内板上压紧形成的边缘不清的凹陷，X 线表现为圆形或卵圆形的透光影，形如手指印，故又名为指状压迹。

(5)血管压迹：①脑膜中动脉压迹：是脑膜中动脉压迫内板形成的树枝状沟槽，X 线表现为较清晰的条状透光影。主干由蝶骨嵴外端向上行于冠状缝之后，分支渐细，呈枯树枝状，边缘清楚，后支较细，由颞骨鳞部内面向后呈平直走行。②板障静脉压迹：位于板障内故得名。多见于额及顶部，轮廓不如动脉压迹清楚，数目多少、走向及粗细变异较大，可互相吻合呈星芒状。③静脉窦压迹：在侧位片上，常可见横窦及与其相连续的乙状窦压迹，呈边缘不清楚的窄条状透光带由枕内粗隆沿枕骨前行抵达岩骨后转向下。④蛛网膜粒压迹：多位于矢状缝两旁，

X线片表现为边缘清楚的小圆形透光区,直径约0.5cm。

2.蝶鞍

是观察头颅平片的重点。因它位于颅底部的中央,无论鞍内或蝶鞍附近或离其较远的颅内占位性病变常直接地或间接地受影响,并发生相应的骨质改变。

(1)结构:蝶鞍前方以鞍结节及向下延续的前壁为界,鞍结节两侧的蝶骨小翼对称地向内后方的骨性隆起为前床突。鞍背为蝶鞍后界,其前缘的外上角有后床突指向外方。蝶鞍与其下方的蝶窦隔以鞍底。鞍底为一薄层密质骨,轮廓清楚,侧位片中平直或轻度凹陷。正位片中平直或轻度凹陷。正位片上可见鞍底轻度隆凸、平直或轻度向下凹陷。部分鞍底左右不对称,一侧稍高于对侧而呈一斜坡。

(2)大小:前后壁间最大距离为前后径,约8~16mm(平均11.5mm);前后床突间联线至鞍底间最大垂直距离为深径,约7~14mm(平均9.5mm)。

(3)形状:有椭圆形、圆形和扁平形三种。成人大多为椭圆形,小儿以圆形占多数。

3.颅内生理性钙化

正常情况下,颅内某些结构可以钙化,但无病理意义,故称为生理性钙化。

(1)松果体钙化:其大小和形状差别相当悬殊,小者如针尖,大者不超过1cm,位置较恒定。侧位片上简略的定位方法为:①鞍部顶端向后及上方各3cm;②外耳道中点上方4cm及后方1cm。在正位片上居中线。

(2)脉络丛钙化:X线片上表现为一小团钙化点,位于松果体的后及下方各2cm处,常左右同时钙化。在正位片上居中线两旁。

(3)大脑镰钙化:常位于大脑镰的前部,向上延至矢状窦,正位片上表现为中线上的一条致密影。

(4)床突间韧带钙化:表现为前、后床突间韧带钙化,形成所谓"桥式蝶鞍"或"封闭蝶鞍"。

4.岩骨尖部及内耳道

在正位片上投影于两侧眼眶内,内耳道左右大致对称,大小相差一般不超过2mm,上下缘清晰,可互相平行或中段稍宽。其宽径为5~8mm,平均为5.0mm。

(六)气脑及脑室造影正常表现

以脑室造影为例,对其正常表现加以描述。

1.侧脑室位于大脑半球内。它分为前角、体部、三角区、后角和下角五部分。在侧位片上,五部分均可显示。在前后位片上,两侧脑室前角与体前部影像重叠,居中线两旁,略呈矩形,两侧对称。中间的纵行线状致密影为透明中隔。在后前位片上,因两侧脑室体部皆逐渐向外下行,与下角相联,而形成骑跨中线的八字形,后角影常呈一类圆形低密度区与上述部分重叠。

2.三脑室位于两丘脑之间。在侧位片上,它显影浅淡,呈一不规则的四边形。上下两缘较长而光滑,呈弓状上突。前后两缘较短而不平整。前上缘有视隐窝及漏斗隐窝。后缘有松果体及其上隐窝。前上方有室间孔与侧脑室相通,后下端与中脑导水管相接。近脑室中心有类圆形致密影为中间块。前后位片上,呈窄带状,居于中线,在透明中隔下方。后前位片上,呈带状,较宽短,亦位于中线。

3.中脑导水管在中脑内,偏居背侧。其腹侧为大脑脚,背侧为四叠体。在侧位片上,呈细管状弓向背侧,向下与四脑室相连。在后前位片上呈管状,位于中线,在前后位片上多不显影。

4.四脑室在侧位片上,呈三角形,底在前,顶向后上,在后前位片上,呈菱形,位于中线。

5.脑池与脑沟脑池为扩大的蛛网膜下隙,位置恒定,形状各异,个体间差异大。脑沟呈窄带状,宽约1～3mm。

(七)颈内动脉造影正常表现

颈内动脉进颅后向上前行,在鞍背处转向前,进入海绵窦。在前床突附近向后上做S状弯曲绕行,通常称此为虹吸。于前床突内侧穿过硬脑膜后,形成颈内动脉床突上段,向外上行约1cm后分为大脑前动脉和大脑中动脉。颈内动脉虹吸部先后分出眼动脉、后交通支及脉络膜前动脉。

大脑前动脉向前内行达大脑纵裂处即转向上行于大脑半球内侧面,达胼胝嘴后即行于胼胝沟内,改称为胼周动脉,沿胼胝体后行。胼周于前端分出胼缘动脉,居于扣带沟内。大脑前动脉上行段向前发出一小支,分布于额叶内侧面为额极动脉。

大脑中动脉分出后,先于额叶下面与颞极间的侧裂池内,向外行,然后转向外上,进入外侧裂,故称之微侧裂段。它沿此裂向后上行,先后分出额顶叶支、顶后支、角回支和颞后支,分布于大脑半球前2/3的凸面。各分支位置较恒定,在侧位片上,大都能识别。

脑血管造影侧裂三角及侧裂点:大脑中动脉位于脑岛前下缘,距内板2～3cm处向后上弯曲进入外侧苏氏裂,称为侧裂段,由一主干或2～3分支构成。脑岛位于外侧裂深处,略呈三角形,上缘水平。侧裂段后上行于脑岛时分出5～8支额顶升动脉,最前一支垂直向上形成侧裂三角前缘,其他支斜向上呈扇形,抵脑岛上缘后折返并由外侧裂穿出脑表。在侧位片上,折返段血管走行方向与X线照射方向一致而形成浓点。

各浓点的连线多呈直线或凹面向下的弧形,最后一浓点为侧裂段折转出裂所致,称之为侧裂点,距颅骨内板3.0～4.3cm。由人字缝尖以上2cm至前床突尖端的联线为为床顶线,侧裂段位于该线上及下各1cm的范围内。侧裂三角在侧位片中位于大脑半球的中部,可根据它的移位及变形推断显影上占位病变的部位。

在正位片上,大脑前动脉居中线,大脑中动脉则居外方。此两大分支与颈内动脉形成"T"字形,它们各自的分支互相重叠而不易辨认。

正常的脑动脉随脑回及脑沟而起伏,因而呈柔软弯曲状,管径自根部至远端渐次变细,外形光滑。

(八)脊髓造影的正常表现

在正位片上,碘油呈柱状不透光影,位于椎管中央,其宽度比椎管略小,油椎两侧密度更高,中间密度较低呈相对条状透光影,前者为蛛网膜下隙,后者为脊髓。在脊髓圆椎以下,油柱密度均匀。脊神经根伸向鞘膜管的部分呈小三角形突起,两侧对称,称为神经鞘袖。

在侧位片上,造影齐呈柱状,前缘比较光滑,仅相当于椎间盘的部位轻微凹陷,后缘因解剖学的毗邻结构关系,显得不太光整。通常其侧位垂直投照片,如果造影剂量少并不能显示真正的脊髓前后缘情况,只有采用俯卧位水平投照,才能真正分别显示脊髓前、后缘情况。

(九)鼻旁窦及乳突

1.正常鼻旁窦

为鼻腔周围颅面骨中的含气空腔,共四对即上颌窦、额窦、筛窦及蝶窦,它们的内壁上皆衬有黏膜,它们各有一定的部位,形状及出口。

鼻旁窦的 X 线检查方法有平片、断层摄影及造影检查。其中平片是最基本的方法。因鼻旁窦居于面部及鼻腔左右两侧互相重叠,需采用不同照射位置。目前多采用华氏位(Water),也称为鼻颏位。投照时患者取坐位或俯卧位,颏部置于台面中线,头略仰,使鼻尖距片匣约2cm,听眦线与台面呈 37°角。X 线中心垂直射于底片上。

上颌窦:位于鼻腔两侧,为倒置的三角形透光区,左右大致,骨壁清楚,黏膜可不显影或为沿窦壁厚度不超过 1mm 的软组织影。

额窦:位于两眼眶的内上方,左右各一,不一定对称,正常额窦气化程度差异大,气化良好的额窦略呈花瓣状。

筛窦:位于鼻腔和两眼眶间的小蜂窝状影,为筛窦前群。筛窦后群在此位置中位于眼眶内下方并与鼻腔侧壁重叠,不易观察。

蝶窦:因与上、下颌骨重叠而不易观察,常取颏顶位检查。

2.乳突侧位摄片法及其正常表现

乳突是颞骨的一部分,和中耳之间有鼓窦相通。鼓窦在中耳的后上方,大小约 1cm 左右的腔隙。乳突位于鼓窦之后,为一些有规律的蜂窝样气房。它们的内面都衬有一层黏膜。当乳突体积小,结构比较复杂,与周围多种结构重叠,故需多个检查位置。常用的乳突侧位像之一为劳氏位,即双 15°位。摄片时使患侧贴 X 线片匣,X 线中心线向面及向足各倾斜 15°,并经健侧外耳道后及上方各 6cm 处射向片匣中心。

正常影像:

(1)岩骨呈三角形密影,中间稍偏前可见内、外耳道重叠所致的双环影。

(2)颞颌关节位于外耳道之前。

(3)鼓窦位于外耳道后上方约 1cm。

(4)岩骨后缘有乙状窦压迹形成从后向前下行的带状淡影。

(5)岩骨上缘密影包括鼓室(即中耳)盖。

(6)乳突气房发达者为气化型,气化差者如颅骨板障者为板障型,介于两者之间者为混合型。

五、基本病变 X 线表现

骨关节疾病的病理变化及其 X 线表现多种多样,但大多包括下列一些基本病变。了解基本病变的病理变化及其 X 线表现,对诊断骨关节疾病是非常重要的。实际工作中就是通过观察这些 X 线的变化,加以综合分析,并做出诊断。

(一)骨骼的基本病变

1.骨质疏松

骨质疏松是指一定单位体积内正常钙化的骨组织减少,即骨组织的有机成分和钙盐都减少,但 1g 骨内有的机成分和钙盐含量比例仍正常。骨在骨质上正常,化学成分不变。组织学变化是骨皮质变薄,哈氏管扩大和骨小梁减少。

骨质疏松的 X 线表现主要是骨密度减低。在长骨骨质疏松的 X 线片可见骨小梁变细、减少、间隙增宽,骨皮质出现分层和变薄现象。在脊椎,椎体内结构呈纵形条纹,周围骨皮质变薄,严重时,椎体内结构消失。椎体变扁,其上下缘内凹,而椎间隙增宽,呈梭形,致椎体呈鱼脊椎状。疏松的骨骼易发生骨折。椎体有时可压缩呈楔状。

骨质疏松常见于多种疾病。广泛性骨质疏松主要是由于成骨减少。老年、绝经期后妇女、营养不良、代谢或内分泌障碍都可引起骨质疏松。局限性骨质疏松多见于废用,如骨折后、感染、恶性骨肿瘤等和因关节活动障碍而继发骨质疏松。只根据骨质疏松结果,难于对病因做出诊断。

2.骨质软化

骨质软化是指一定单位体积内骨组织有机成分正常,而矿物质含量减少。因此,1g 骨内的钙盐含量降低,骨则发生软化。组织学上显示骨样组织钙化不足,常见骨小梁中央部分钙化,而外面围以一层未钙化的骨样组织。

佝偻病骨质普遍密度减低,骨皮质薄,边缘不清,骨小梁模糊,骨变弯、变形。干骺端宽大呈杯口状变形,骺与干骺端距离增宽。骺边缘模糊骨质软化的 X 线表现主要是由于骨内钙盐减少而引起的骨密度减低,以腰椎和骨盆最为明显。与骨质疏松不同的是骨小梁和骨皮质边缘模糊,系因骨组织内含有大量未经钙化的骨样组织所致。由于骨质软化,承重骨骼常发生各种变形。此外,还可见假骨折线,表现为宽约 1~2mm 的光滑透明线,与骨皮质垂直,边缘稍致密,好发于耻骨支、肱骨、股骨上段和胫骨等。

在成骨过程中,骨样组织的钙盐沉积发生障碍,即可引起骨质软化。造成钙盐沉积不足的原因可以是维生素 D 缺乏,肠道吸收功能减退,肾排泄钙磷过多和碱性磷酸酶活性降低。骨质软化系全身性骨病,常见者发生于生长期,为佝偻病,于成年则为骨软化症。亦可见于其他代谢性和氟中毒骨疾患。

3.骨质破坏

骨质破坏是局部骨质为病理组织所代替而造成的骨组织消失。可以由病理组织本身或由它引起破骨细胞生成及其活动增强所致。骨松质或骨皮质均可发生破坏。

骨质破坏的 X 线表现是骨质局限性密度减低,骨小梁稀疏或形成骨质缺损,其中全无骨质结构。骨皮质破坏,在早期发生于哈氏管周围,X 线上呈筛孔状,骨皮质表层的破坏,则呈虫蚀状。

胫骨近端骨干骨转移瘤所致的类圆形骨质破坏,可见局限性密度减低,形成缺损,其中无骨质结构,边缘较清楚。邻近无骨质增生,也无骨膜反应,骨质破坏见于炎症、肉芽肿、肿瘤或瘤样病变。不同病因造成的骨质破坏,在 X 线表现上虽无特征,但由于病变的性质、发展的快慢和邻近骨质的反应性改变等,又形成它们各自的一些特点。如在炎症的急性期或恶性肿瘤,骨质破坏常较迅速,轮廓多不规则,边界模糊。而炎症的慢性期或良性骨肿瘤,则骨质破坏进展缓慢,边界清楚,有时还可见一致密带状影围绕,且可使局部骨骼轮廓膨胀等。骨质破坏是骨骼疾病的重要 X 线征,观察破坏区的部位、数目、大小、形状、边界和邻近骨质、骨膜、软组织的反应等,进行综合分析,对病因诊断有较大的帮助。

4.骨质增生硬化

骨质增生硬化是一定单位体积内骨量的增多。组织学上可见骨皮质增厚、骨小梁增粗增多,这是成骨增多或破骨减少或两者同时存在所致。大多为因病变影响成骨细胞活动所造成,属于机体代偿性反应,少数是因病变本身成骨,如肿瘤细胞成骨。

骨质增生硬化的X线表现是骨质密度的增高,伴有或不伴有骨骼的增大。骨小梁增粗、增多、密集,骨皮质增厚、致密。不明显者,则难于分清骨皮质与骨松质。发生于长骨可见骨干粗大,骨髓腔变窄或消失。

骨质增生硬化见于多种疾病。多数是局限性骨增生,常见于慢性炎症、外伤和某些原发良性骨肿瘤、骨肉瘤或成骨性转移瘤。少数为普遍性骨增生,骨皮质与骨松质多同时受累,常见于某些代谢或内分泌障碍如甲状旁腺功能低下或中毒性疾病,如氟中毒。

骨膜增生的X线表现在早期是一段长短不定、与骨皮质平行的细线状致密影,同骨皮质间可见1~2mm宽的透亮间隙。继而骨膜新生骨增厚。由于新生骨小梁排列形式不同而表现亦异。常见的有与骨皮质面平行排列的线状、层状或花边状骨膜反应。骨膜增生的厚度与范围同发生的部位、病变性质和发展阶段有关。长骨的骨干一般比较明显。炎症者较广泛,而肿瘤则较局限。随着病变的好转与痊愈,骨膜增生可变得致密,逐渐与骨皮质融合,表现为皮质增厚。痊愈后,骨膜新生骨还可逐渐被吸收。在恶性骨肿瘤,骨膜增生可受肿瘤侵蚀而被破坏。

全骨膜增生多见于炎症、肿瘤、外伤、骨膜下出血等。只根据骨膜增生的形态,不能确定病变的性质,需结合其他临床表现才能做出判断。

5.骨内与软骨内钙化

原发于骨的软骨类肿瘤可出现肿瘤软骨内钙化;骨栓塞所致骨质坏死可出现骨髓内钙化;少数关节软骨或椎间盘软骨退行性变也可出现软骨钙化。X线上表现为颗粒状或小环状无结构的致密影,分布较局限。

6.骨质坏死

骨质坏死是骨组织局部代谢的停止,坏死的骨质称为死骨。形成死骨的原因主要是血液供应的中断。组织学上是骨细胞死亡、消失和骨髓液化、萎缩。在早期骨小梁和钙质含量无任何变化,此时X线上也无异常表现。当血管丰富的肉芽组织长向死骨,则出现破骨细胞对死骨的吸收和成骨细胞的新骨生成。这一过程延续时间很长。死骨的X线表现是骨质局限性密度增高,其原因:一是死骨骨小梁表面有新骨形成,骨小梁增粗,骨髓内亦有新骨形成即绝对密度增高。二是死骨周围骨质被吸收,或在肉芽、脓液包绕衬托下,死骨亦显示为相对高密度。死骨的形态因疾病的发展阶段而不同,随时间而渐被吸收。恶性骨肿瘤内的残留骨有时为死骨,有时为活骨。

7.矿物质沉积

铅、磷、铋等进入体内,大部分沉积于骨内,在生长期主要沉积于生长较快的干骺端。X线表现为多条横行相互平行的致密带,厚薄不一。于成年则不易显示。

氟进入人体过多,可激起成骨活跃,使骨量增多。亦可引起破骨活动增加,骨样组织增多,发生骨质疏松或软化。氟与骨基质中钙质结合称为氟骨症。骨质结构变化以躯干骨为明显,有的X线表现为骨小梁粗糙、紊乱,而骨密度增高。

8.骨骼变形

骨骼变形与骨骼大小改变并存,可累及一骨、多骨或全身骨骼。局部病变或全身性疾病均可引起。如骨肿瘤可使骨局部膨大、变形;发育畸形使一侧骨骼增大;脑垂体功亢进使全身骨骼增大;骨软化症和成骨不全使全身骨骼变形。

9.周围软组织病变

骨骼 X 线片上可看到肌肉、肌间隙和皮下脂肪层等影像。外伤和感染引起软组织肿胀时,X 线表现为局部软组织肿胀,密度增高,软组织的正常层次模糊不清。开放性损伤、厌氧杆菌感染、于皮下或肌纤维间可见气体。软组织肿瘤或恶性骨肿瘤侵犯软组织,可见软组织肿块影。肢体运动长期受限,可见肢体变细、肌肉萎缩变薄。先天性骨疾病可引起全身肌肉发育不良。外伤后发生骨化肌炎,可见软组织内钙化和骨化。

(二)关节的基本病变

1.关节肿胀

关节肿胀常由于关节积液或关节囊及其周围软组织充血、水肿、出血和炎症所致。X 线表现都是关节周围软组织肿胀、密度增高,难于区别,大量关节积液可见关节间隙增宽。常见于炎症、外伤和出血性疾病。

2.关节破坏

关节破坏是关节软骨及其下方的骨性关节面骨质为病理组织所侵犯、代替所致。其 X 线表现是当破坏只累及关节软骨时,仅见关节间隙变窄,在累及关节面骨质时,则出现相应区域的骨破坏和缺损。关节间隙变窄和骨破坏程度不同。严重时可引起关节半脱位和变形。

关节破坏是诊断关节疾病的重要依据。破坏的部位与进程因疾病而异。急性化脓性关节炎,软骨破坏开始于关节持重面或从关节边缘侵及软骨下骨质,软骨与骨破坏范围有时十分广泛。关节滑膜结核,软骨破坏开始于边缘,逐渐累及骨质,表现为边缘部分的虫蚀状破坏。类风湿性关节炎到晚期才引起关节破坏,也是从边缘开始,多呈小囊状。

3.关节退行性变

关节退行性变早期改变开始于软骨,为缓慢发生软骨变性、坏死和溶解,骨板被吸收并逐渐为纤维组织或纤维软骨所代替,广泛软骨坏死可引起关节间隙狭窄。继而造成骨性关节面骨质增生硬化,并于骨缘形成骨赘,关节囊肥厚、韧带骨化。

关节退行性变的早期 X 线表现主要是骨性关节面模糊、中断、消失。中晚期表现为关节间隙狭窄、软骨下骨质囊变和骨性关节面边缘骨赘形成,不发生明显的骨质破坏,一般无骨质疏松。

这种变化多见于老年人,以承受体重的脊柱和髋、膝关节最为明显,是组织衰退的表现。此外,也常见于运动员和搬运工人,由于慢性创伤和长期承重所致。不少职业病和地方病可引起继发性关节退行性变。

4.关节强直

可分为骨性与纤维性两种。骨性强直是关节明显破坏后,关节骨端由骨组织所连接。X 线表现为关节间隙明显变窄或消失,并有骨小梁通过关节连接两侧骨端。多见于急性化脓性关节炎愈合后。

纤维性强直也是关节破坏的后果。虽然关节活动消失,但 X 线上仍可见狭窄的关节间隙,且无骨小梁贯穿。常见于关节结核。诊断需结合临床,不能单凭 X 线确诊。

5.关节脱位

关节脱位是组成关节骨骼的脱离、错位。有完全脱位和半脱位两种。

关节脱位多为外伤性，也有先天性或病理性。任何关节疾病造成关节破坏后都能发生关节脱位。

(三)头颅异常表现

1.颅内压增加

颅骨为一坚硬外壳，容量有限。某些颅内疾病，例如脑瘤或脑积水，使颅内容物增多，则压力增高，进而引起一系列颅骨的改变。一般持续3~6个月即可出现X线变化，主要表现如下：

(1)蝶鞍改变：系成年患者颅内压增加的重要表现。早期改变为后床突及鞍背骨质被吸收，密度减低和轮廓模糊。进一步发展可见鞍底因骨质吸收而密度减低和轮廓模糊。鞍内病变可使蝶鞍增大，前后径及深径都增加，与颅内压增加引起的蝶鞍改变不同。

(2)颅缝分离：系儿童患者颅内压增加的重要表现。由于儿童的颅缝尚未骨化，所以当颅内压增加时即可分离。

(3)颅骨变薄、脑回压迹增多及加深，这是颅骨受压吸收的表现。

2.颅内占位性病变

(1)平片表现：颅内占位性病变，如肿瘤及血肿等，可依它们占据的位置、大小、发展速度及内部结构(如钙化)不同，出现多样化的X线表现。

1)颅内压增加征象：无论哪一种占位性病变都会使颅内压力有不同程度的增加，常以蝶鞍变化出现较早，其变化如上述。

2)肿瘤钙化：颅内肿瘤因坏死、出血，较易发生钙化，囊壁及血管也可发生部分钙化。钙化不能表示肿瘤的大小，因不是瘤块整体钙化，故多数只能表示肿瘤的所在部位，例如颅咽管瘤。

3)局限性骨质改变：邻近颅骨的肿瘤可引起骨质增生，骨板变薄或骨质破坏。常见于大脑凸面脑膜瘤和胶质瘤。根据骨质改变可进行定位诊断。

4)血管压迹改变：由于肿瘤的血液供给丰富，可见局部血管压迹增多和增粗，常见于脑膜瘤。

5)生理性钙化移位：松果体位于中线，其钙化可被一侧占位性病变推向健侧。

(2)脑室造影改变。

1)凡位于一侧大脑半球的肿瘤，常使脑室系统中线结构(透明中隔，三脑室及导水管)向对侧移位。对侧侧脑室扩大。根据肿瘤所在部位，患侧侧脑室可发生不同形式的压缩变窄和移位，甚至完全闭塞。贴近脑室的肿瘤早期即可使脑室发生局部受压变形。

2)第三脑室、中脑及松果体肿瘤的主要改变为两侧脑室发生对称性扩大，移位不显著，同时有全部或部分第三脑室狭窄变形。

3)后颅凹肿瘤除使两侧脑室对称性扩大外，第三脑室也扩大，中脑导水管及第四脑室可发生移位、变形或闭塞等。

必须指出，个别颅内肿瘤病例，气脑造影可示脑室正常，无移位或变形，系大脑广泛浸润型脑胶质瘤。

(3)脑血管造影改变。

1)颅内肿瘤在脑血管造影上的主要改变有两个：一个是血管移位，另一个是病理血管及肿瘤的血液循环。故脑血管造影,不仅能借以确定肿瘤位置,还可为确定肿瘤的性质提供线索。

颅内肿瘤推挤邻近的脑和血管,使血管发生移位、靠拢或分开、牵直或迂曲,因而可根据其改变情况进行定位。例如在正位片上,若大脑前动脉向对侧移位,则说明该侧大脑半球有肿瘤。在脑血管造影正位片上,因占位性病变位置不同,引起大脑前动脉侧移位的形态亦异。可出现一些特殊的X线征象,有助于定位。例如大脑镰征:当占位性病变位于额叶后部或顶部矢状窦旁或大脑凸面偏上时,大脑前动脉的远段因大脑镰的阻挡而无移位或轻度向健侧移位,其近段于大脑镰游离缘平面则向健侧急剧转折,形如钩状,称为大脑镰征阳性。

如占位性病变位于大脑镰或其旁侧,大脑前动脉近、远段同时向健侧呈圆弧形移位,无钩形,称为大脑镰征阴性。额极征大脑前动脉向对侧移位,如于额极或胼缘动脉分支处屈曲成角,指向患侧,称为额极征阳性。这是由于额极或胼缘动脉的牵拉作用所致,多见于顶颞部较大占位性病变。若额极或胼缘动脉失去牵拉作用,额极或胼缘动脉可与大脑前动脉一起移向健侧,分支处呈十分光滑的弧形,称为额极征阴性,多见于额叶前部占位性病变。又如在侧位片上,胼周动脉及胼缘动脉下移、牵直,说明肿瘤在额叶或顶叶矢旁区;大脑中动脉侧裂段上移,分支集拢,说明肿瘤在颞区,若该段下移,则说明肿瘤在额叶或顶叶。

根据肿瘤血管的形态、分布范围、循环速度和动脉的来源等,可以判断肿瘤的性质。如脑膜瘤可见供养动脉来自该侧颈外动脉,肿瘤内动脉呈放射状或栅栏状排列,持续显影时间较长;恶性胶质瘤的肿瘤内循环常表现为排列杂乱、粗细不等的血管,可见引流静脉早期显影等。

2)颅内血肿属占位性病变。脑血管造影表现以血管移位为主,常见大脑前动脉向对侧移位。脑外血肿除发现有血管移位外,还可见脑表面的血管与颅骨内板间有无血管区出现。脑内血肿的造影表现与脑瘤的占位效应相似。

(四)椎管内占位性病变

椎管内肿瘤的种类很多。临床上根据肿瘤的生长部位分为髓内肿瘤和髓外肿瘤两大类,后者又可分为硬膜内肿瘤和硬膜外肿瘤。

1.平片表现

肿瘤所在平面的椎弓根内缘变平、凹陷、变窄或消失,椎弓根间距离增大和椎体后缘凹陷以及椎间孔增大、局部骨质破坏、钙斑和椎旁软组织块影等。

2.脊髓造影表现

根据梗阻面的形态可确定肿瘤的部位。

(1)脊髓外硬脊膜内肿瘤:梗阻面呈杯口状,脊髓受压移位。

(2)硬脊膜外肿瘤:梗阻面呈梳齿状,一侧油柱边缘受压变平,脊髓移位较轻。

(3)脊髓内肿瘤:脊髓局部膨大呈梭形,无移位。

(五)鼻旁窦异常表现

1.窦腔混浊、密度增高

可因鼻旁窦黏膜充血、水肿或增厚;或窦腔内有渗出液、腔液或血液软组织肿块所致。窦壁骨质增厚及其周围软组织肿胀,也可出现窦腔密度增高。如一侧鼻旁窦发育不良,则该侧窦壁较厚,窦腔透光度减低,勿误认为病变。

2.黏膜增厚

急性炎症时黏膜充血水肿,或慢性炎症黏膜纤维增生时,可见与窦壁平行的环形软组织影。若黏膜肥厚凹凸不平,常为过敏反应性改变。

3.窦腔内软组织块影

炎性息肉常为多发,亦可单发,呈半圆形或分叶状软组织块影,与窦壁相连。单发时边缘光滑的软组织块影,位于上颌窦下壁,多为黏膜下囊肿。边缘不规则的软组织肿块影多为肿瘤所致。

4.窦壁骨破坏

多为恶性肿瘤所致。呈侵蚀性破坏,边缘不规则。

(六)乳突异常表现

1.乳突气房消失

急性炎症因乳突气房黏膜肿胀,气体吸收及炎性渗出,使乳突气房呈云雾状密度增高或因气房间隔骨吸收而变得模糊。慢性炎症时,则逐渐出现反应性骨增生,表现为密度增高,看不清乳突气房的结构。

2.肉芽组织及胆脂瘤形成

慢性炎症时,有肉芽组织增生,可使上鼓室、鼓窦入口及鼓窦轻度扩大,边缘多不清楚。胆脂瘤并非真正的肿瘤,实为脱落上皮积聚堆成的团块,呈灰白色,表面有光滑的上皮囊膜,胆脂瘤好发于上鼓室、鼓窦入口及鼓窦区,易引起颅内并发症,应及早诊断与治疗,因胆脂瘤生长缓慢,且有包膜的炎性肿块,使其周围骨壁发生骨增生,从而在 X 线片上表现为形成边界清楚,光滑整齐的透光区,周围有致密硬化缘围绕。肉芽组织与胆脂瘤两者有所不同,典型者容易区别,不典型者应结合病史等资料,全面考虑。

六、骨与关节疾病 X 线表现与诊断

骨与关节外伤无论在平时或战时 X 线检查都是不可缺少的检查手段。它不仅可发现骨折、脱位、感染及异物存留,而且还可提供有效地处理及了解病变发展的客观资料。

(一)骨与关节外伤

骨与关节外伤要进行 X 线检查,其目的是:①明确有无骨折或脱位;②了解骨折和脱位的详情;③在透视监视下行复位治疗;④复位固定后摄片,复查复位情况;⑤定期复查观察愈合过程和有无并发症;⑥轻微外伤引起的骨折,可用于判断是否为病理性骨折。

1.骨折

骨折以长骨骨折和脊椎骨折最为常见,此外还有颅骨骨折。

(1)长骨骨折。

1)骨折的基本 X 线表现:骨折是骨骼发生断裂,骨的连续性中断。骨髓分离也属于骨折。骨折断裂多为不整齐的断面,X 线片上呈不规则的透明线,称为骨折线,于骨皮质显示清楚整齐,在骨松质则表现为骨小梁中断、扭曲、错位。骨干骨折线应同骨滋养动脉管影区别,干骺端的骨折则需同骺线区别。当中心 X 线通过骨折断面时,则骨折线显示清楚,否则可显示不清,甚至难于发现。严重骨折时骨骼常弯曲、变形。嵌入性或压缩性骨折骨小梁紊乱,甚至骨密度增高,而看不到骨折线。

2）骨折的类型：根据骨折的程度可分为完全性和不完全性骨折。前者骨折线贯穿骨骼全径，后者则不贯穿全径。根据骨折线的形状和走向，可将骨折分为线形、星形、横行、斜行和螺旋形骨折。复杂的骨折又可按骨折线形状分为T形、Y形等。根据骨碎片情况可分为撕脱性、嵌入入性和粉碎性骨折。

3）骨折的对位与对线关系：完全性骨折，要注意骨折断端的移位。确定移位位置，在长骨以骨折近段为准，借以判断骨折远端的移位方向和程度，骨折端可发生内外或前后移位，上下断端亦可相错重叠或分离，重叠时必然有内外或前后移位。骨折端还可有成角，即两断端纵轴形成大小不等的交角。此外，骨折还可发生旋转移位，断端围绕该骨纵轴向内或向外回旋。

上述骨折断端的内外、前后和上下移位称为对位不良，而成角移位则称为对线不良。骨折的对位及对线情况与预后关系密切，故应注意观察。X线摄影需包括正、侧位，而观察旋转移位，则需包括上下两个关节。在骨折复位后复查时，应注意骨折断端的对位与对线关系。

4）骨折断端的嵌入：骨折断端可能相互嵌入，形成嵌入性骨折。临床诊断困难。X线片上并不显示透明的骨折线，反而表现为密度增加的条带状影，系因相互嵌入的骨断端重叠所致。骨皮质与骨小梁连续性消失，断裂相错。由于嵌入可引起骨骼的缩短与变形，但断端移位多不明显。嵌入性骨折以股骨、颈部发生较多，一般不难诊断。

5）儿童骨折的特点：骨折发生在儿童长骨，由于骨骺尚未与干骺端结合，外力可经过骺板达干骺端结合，外力可经过骺板达干骺端引起骨骺分离，即骺离骨折。由于骺板软骨不能显影，所以它的骨折并不能显示，X线片上只显示为骺线增宽，骺与干骺端对位异常。还可以是骺与干骺端一并撕脱。在儿童，骨骺柔韧性较大，外力不易使骨质完全断裂，仅表现为局部骨皮质和骨小梁的扭曲，而不见骨折线或只引起骨皮质发生皱折、凹陷或隆突，即青枝骨折。

6）骨折的愈合：骨折愈合是一个连续的过程，其基本过程是先形成肉芽组织，再由成骨细胞在肉芽组织上产生新骨，依靠骨痂使骨折断端连接并固定。

骨折后，断端之间、骨髓腔内和骨膜下易形成血肿。此时，X线片可见骨折线变得模糊不清。

骨折2～3天后，血肿周围有由新的毛细血管和成骨细胞组成的成骨性肉芽组织开始长入血肿内，使血肿机化，形成纤维性骨痂，但连接薄弱不能负重。在纤维性骨痂的基础上，由成骨细胞活动而形成大量骨样组织，即成为骨样骨痂，使骨折进一步得以固定。纤维性和骨样骨痂在X线上均不能显影，所以骨折线仍存在。在骨样骨痂上有矿物质沉积形成骨组织，则成为较坚实的骨性骨痂。只有骨性骨痂才能在X线上显影。随着骨性骨痂不断增多，骨折断端不再活动，即达临床愈合期。X线片上骨折区虽可见骨痂，即致密的不定型性骨质，但骨折线依然可见，断端骨密度增高。此年，骨痂范围加大，生长于骨折断端之间和骨髓腔内，使骨折联接坚实，骨折线即消失而为骨性愈合。机体为了适应负重和活动的需要，骨骼还进行再建，使承力部位骨小梁致密，不承重骨痂被吸收，而骨痂的不足之处，如弯曲、变形，则经骨膜生骨而补足，使断骨恢复正常形态，但如变形严重则不能恢复。

骨折愈合的速度同患者年龄、骨折类型与部位、营养状况和治疗方法有关。一般，儿童肌肉丰富区骨折、嵌入性骨折愈合快，而老年人关节内骨折、骨折断端移位严重、营养状态差或并发感染，则愈合慢，需所需时间较长。

7)骨折的并发症:常见的并发症如下,在治疗过程中复查时应加以注意:①骨折延迟愈合或不愈合:复位不良、固定不佳、局部血供不足、全身营养代谢障碍、肌肉嵌入断端间和并发感染等都可以引起延迟愈合或不愈合。愈合不良的 X 线表现是骨痂出现延迟、稀少或不出现,骨折线消失迟缓或长期存在。不愈合的 X 线表现是断端为骨密质封闭,致密光整,或骨折断端吸收变尖,断端间有明显的裂隙,有时可形成假关节。②骨折畸形愈合:可有成角、旋转、缩短和延长改变。轻者不影响外观与功能。③外伤后骨质疏松:骨折经固定后引起失用性骨质疏松,轻者恢复,重者则持续较久,且影响功能。④骨关节感染:见于开放性骨折或闭合性骨折手术复位后。如转为慢性,则较难治愈。⑤骨缺血性坏死:由于动脉供血中断或因反复手术复位所致。例如股骨颈骨折、股骨头坏死。⑥关节强直:多因关节周围及关节内粘连所致,X 线上关节间隙依然存在,但可见骨质疏松和软组织萎缩。⑦关节退行性变:关节内骨折或骨折畸形愈合,可引起这种改变。⑧骨化性肌炎:骨折后于软组织中形成广泛性骨化,称为异位性骨化,系发生于肌纤维之间,可引起局部疼痛和关节活动受限。异位骨化可逐渐经吸收缩小。

8)不同部位的骨折:①Colles 骨折又称伸展型桡骨远端骨折:为桡骨远端 2～3cm 以内的横行或粉碎骨折,远侧段向背侧或桡侧移位,断端向掌侧成角畸形,可伴尺骨茎突骨折。②肱骨课上骨折:多见于儿童。骨折线横过喙突窝或鹰嘴窝,远侧端多向背侧移位。③股骨颈骨折:多见于老年人。骨折可发生于股骨头下、中部或基底部。断端常有错位或嵌入。头下骨折在关节囊内,易引起关节囊的损伤,影响关节囊血管对股骨头及颈的血供,使骨折愈合缓慢,甚至发生缺血性坏死。

(2)脊椎骨折:暴力突然使脊柱过度弯曲(伸展者少见),由于外力与支重的关系而形成椎体压缩性骨折,易发生于脊柱活动较大的胸椎下段和腰椎上段。以单个椎体骨折较为多见。X 线表现为椎体压缩呈楔形,前缘骨皮质嵌压。由于断端嵌入,所以不仅不见骨折线,反而可见横形不规则线状致密带。有时,椎体前上方有分离的骨碎片。其上下椎间隙一般可保持正常。严重时常并发脊椎后突成角、侧移,甚至发生椎体错位,由于压迫脊髓而引起截瘫。常并发棘间韧带撕裂,使棘突间隙增宽,也可并发棘突撕脱骨折。横压也可发生骨折。

(3)颅骨凹陷骨折:常见于颅骨外伤,骨块入颅内。X 线片上可见颅骨的骨质缺损及骨块边缘重叠所致的条状致密影。根据切线位片可测量骨块陷入的深度。

颅骨线状骨折的骨折线需与颅缝、血管压迹相鉴别。

(4)病理性骨折:在骨骼原有病变基础上发生的骨折,称之为病理性骨折。X 线片上除见骨折征象外还可见骨的病变。

(5)应力性骨折:因长期负重或运动过度等轻微损伤累积发展为骨折时,称之为应力性骨折,又名疲劳骨折或行军骨折。由于应力作用部位不同,骨折的部位也不同。例如行军骨折常见于第二骨跖的远端,剧烈运动后可在胫骨引起骨折。X 线片上可见该处有不甚清楚的骨折线和少许骨膜反应,结合病史不难确诊。

(6)火器伤骨折:可发生在任何部位,以四肢最为多见。火器伤骨折为弹片或子弹引起的骨损伤,常将异物带入体内,容易引起继发感染及其他严重合并症。其特点为:

1)骨折类型:常为粉碎性。四肢骨折常范围大、碎骨片移位明显,可有大块骨质缺损。颅骨火器伤骨折则视弹片损伤颅骨的方式而分为非贯通伤、贯通伤、切线伤、嵌入伤及反跳伤骨折等。

2)常有金属异物存留(弹头或弹片)。

3)常并发感染:早期常为厌氧菌感染,X线片上除见骨折及金属异物外,还见软组织内有泡状及条状透光的气影,即软组织气肿。此外还可有骨及软组织化脓性感染。

2.关节脱位

关节外伤性脱位大都发生于活动范围大的关节囊和周围韧带不坚强、结构不稳定的关节。在四肢以肩和肘关节较为常见,而膝关节少见,外伤只引起其韧带撕裂。关节脱位常伴有关节囊的撕裂,有时还有骨折。成年人大关节脱位,特别是完全性脱位,征象明确,临床不难诊断,但仍需X线检查以了解脱位的情况和有无并发骨折,这对复位治疗是重要的。成人小关节脱位和骨骺未完全骨化的关节脱位,特别是不完全脱位,X线征象不明确,诊断较难,常需对照健侧进行比较,才能确诊。

各个关节的脱位由于不同关节的解剖特点和外伤的性质与方向而有一定的脱位方向。下边介绍常见的关节脱位:

(1)肩关节脱位:肩关节活动范围最大,肩胛盂浅,关节囊与韧带松弛而薄弱,易因外伤而脱位。分为肱骨头前、后脱位两种,以前脱位较为常见。肱骨头前脱位时,常同时向下移位,位于肩胛盂的下方,称为盂下脱位。也可向上移位,位于喙突下方或锁骨下分,分别称之为喙突下或锁骨下脱位。肩关节脱位常并发肱骨大结节或肱骨颈骨折。肱骨头后脱位较为少见,只有侧位才能发现肱骨头在肩胛盂的后方,正位易漏诊。

(2)肘关节脱位:较常见,多因肘关节过伸引起,常为后脱位。尺骨与桡骨端同时向肱骨后方脱位,尺骨鹰嘴半月切迹脱离肱骨滑车。少数可为侧方脱位,尺、桡骨向外侧移位。肘关节脱位常并发骨折。关节囊及韧带损伤严重时,还可并发血管及神经损伤。

(3)髋关节脱位:因强大的暴力所致。多向后上脱位,少数可向前下脱位至闭孔处。

3.椎间盘脱出

椎间盘脱出是慢性损伤的后果。外伤,特别是慢性劳损引起椎间盘纤维环破裂,髓核与纤维环可向后、向两旁或向前脱出,也可穿破椎体软骨板而突入椎体。多见于腰椎4~5和骶椎1之间,颈椎次之。向后及后外方突出可压迫脊髓或脊神经而引起症状。临床诊断不难。X线检查是为了排除其他疾病或对疑难病例进行诊断和定位。

X线平片可见:①椎间隙均匀或不对称性狭窄,特别是后宽前窄;②椎体边缘,尤其是后缘出现骨赘,系因椎间盘退行性变所致。诊断需与临床资料结合。此外,脊椎排列变直或有侧弯现象。髓核向椎体脱出称为Schmorl结节,可于椎体上或下面显示一圆形或半圆形凹陷区,其边缘在硬化线,可对称见于两个椎体的上下面,并累及几个椎体,多见于胸椎,临床上多无症状。为了明确诊断或定位,需行脊髓造影或CT或MRI检查。

(二)异物定位

异物定位对火器伤的诊断及治疗很重要。

1.正侧位法

根据正位(即前后位或后前位)观察金属异物居于内侧或外侧,以及侧位观察金属居于腹侧或背侧的情况,即可判断异物的位置和深度,最好采取透视与摄片相结合的办法以达到准确定位,同时作皮肤标记以便手术摘除。

2.插针法

多用于配合外科医师四肢软组织内的异物定位和摘除。先在透视下转动患者,找到异物距体表最近的一点,然后进行局部消毒及麻醉,再在透视下由此点将针插向异物。触及异物后,立即注入亚甲蓝,然后沿亚甲蓝方向将异物摘除。

(三)骨与关节化脓性感染

1.化脓性骨髓炎

化脓性骨髓炎常由于金黄色葡萄球菌进入骨髓所致。细菌可经:①血行感染;②附近软组织或关节直接延伸;③开放性骨折或火器伤进入。其中以血行感染最多,好发于儿童和少年,男性患者较多。长骨中以胫骨、股骨、肱骨和桡骨较为多见。其临床表现主要是:①发病急、高热和明显中毒症状;②患肢活动障碍和深部疼痛;③局部红肿和压痛。

血行感染时,细菌栓子经滋养动脉进入骨髓,广泛地侵犯骨髓和骨皮质,常较多停留于近骺软骨干骺端的骨松质部分,形成局部脓肿。因为在生长期,此区血运丰富,末梢血管呈弯曲走行,终支吻合呈网状血管窦,血流缓慢,细菌易在此处停留。脓肿虽可局限化而成为慢性骨脓肿,但病灶常蔓延发展,侵犯较广泛区域,甚至涉及整个骨干。蔓延可向:①髓腔方向直接延伸;②也可由病灶向外扩展,突破干骺端的骨皮质,在骨膜下形成脓肿,再经哈氏管进入骨髓腔。骺软骨对化脓性感染有一定的阻力,故在儿童,除少数病例外,感染一般不能穿过骺软骨而侵入关节。但在成年人,由于已无骺软骨,所以感染可侵入关节而引起化脓性关节炎。若干骺端位于关节囊内,则感染可以侵入关节。例如股骨上端骨髓炎就常累及髋关节。有时骨膜下脓肿,也可延伸入关节。根据病情发展,骨髓炎可分为急性和慢性骨髓炎。

(1)急性血源性化脓性骨髓炎:在发病后2周内,虽然临床表现明显,但骨骼可无明显变化。如周围软组织显影良好,则可见一些软组织改变:①肌肉间隙模糊或消失;②皮下组织与肌肉间的分界变模糊;③皮下脂肪层内出现致密的条纹影,靠近肌肉部分呈纵行排列,靠外侧者则呈网状。变化较为广泛,系软组织充血、水肿所致,虽无特征,但结合病史对早期诊断有一定的意义。

发病2周后可见骨骼的改变。开始在干骺端骨松质中出现局限性骨质疏松,继而形成多数分散不规则的骨质破坏区,骨小梁模糊、消失,破坏区边缘模糊。以后骨质破坏向骨干延伸,范围扩大,可达骨干2/3或全骨干。小的破坏区融合成为大的破坏区。骨皮质也遭受破坏。有时可引起病理性骨折。

由于骨膜下脓肿的刺激,骨皮质周围出现骨膜增生,表现为一层密度不高的新生骨与骨干平行,病程越长,则新生骨越明显。新生骨广泛则形成包壳。骨膜增生一般同骨的病变范围一致。

由于骨膜掀起和血栓动脉炎,使骨皮质血供发生障碍而出现骨质坏死,沿骨长轴形成长方形死骨,与周围骨质分界清楚,且密度甚高。

总之,急性血源性化脓性骨髓炎主要表现是不同范围的骨质破坏,不同程度的骨膜增生和死骨。虽然是以骨质破坏为主,但修复与骨质增生也已开始,在骨质破坏周围有骨质密度增高现象。

(2)慢性化脓性骨髓炎:是急性化脓性骨髓炎未得到及时而充分治疗的结果。临床可见排脓瘘管经久不愈或时愈时发,主要是因为脓腔或死骨的存在。X线片上可见到明显的修复,即在骨破坏周围有骨质增生硬化现象。骨膜的新生骨增厚,并同骨皮质融合,呈分层状,外缘呈花边状。因此,骨干增粗,轮廓不整,骨内膜也增生,致使骨密度明显增高,甚至使骨髓腔闭塞。虽然有骨质修复、增生,但如未痊愈,则仍可见骨质破坏和死骨。因有骨硬化,常需用过度曝光片或体层摄影才能显示。

慢性骨髓炎痊愈,则骨质破坏与死骨消失,骨质增生硬化逐渐吸收,骨髓腔沟通。如骨髓腔硬化仍不消失,虽然长期观察认为病变已静止,但当机体抵抗力降低时仍可突然复发。

由于抗生素的广泛应用,细菌毒力较低或耐药菌株的增加,典型、严重、长期不愈的慢性骨髓炎已很少见。相反,却常有多种不典型的X线表现。如感染仅限于骨膜下,则表现为骨膜增生,而无明显破坏,少数病例甚至出现似恶性骨肿瘤或其他骨疾病症状,应注意分析鉴别。

(3)外伤性化脓性骨髓炎:凡因外伤,细菌直接侵入骨内而引起的化脓性感染统称为外伤性化脓性骨髓炎。其病理变化与血源性化脓性骨髓炎相似。由于伤口的引流作用,使骨内感染不致在骨内及骨膜下广为扩散。X线片上可见病变范围小,包壳的长度及厚度都比血源性化脓性骨髓炎小,骨内的坏死及增生程度也轻。病变部位可有死骨及金属异物。

(4)慢性骨脓肿:系慢性局限性骨髓炎。大都限于长骨干骺端骨松质中。以胫骨上下端和桡骨下端较为常见。X线表现为长骨干骺端中心部位的圆形、椭圆形或不规则形骨质破坏区,边缘较整齐,周围绕以骨硬化带。破坏区中很少有死骨,多无骨膜增生,也无软组织肿胀或瘘管。

(5)硬化型骨髓炎:又称Garre骨髓炎,比较少见,特点为骨质增生硬化,骨膜与骨内膜都明显增生。局部密度很高,致使不规则的小破坏区也不能被发现。骨皮质增厚,骨髓腔变窄,骨干增粗,边缘不整。

2.化脓性关节炎

化脓性关节炎是较为严重的急性关节病,常由金黄色葡萄球菌经血液到滑膜而发病,也可因骨髓炎继发侵犯关节而致。多见于承受体重的关节,如髋和膝关节,常单发。

感染自滑膜开始,引起关节软组织肿胀和关节腔积液。急性期X线表现为关节囊肿胀和关节间隙增宽。此时化脓病变极易破坏关节囊、韧带而引起关节的半脱位或脱位,以婴儿和儿童的髋关节最为常见。构成关节的骨骼有明显的骨质疏松。

在关节内脓液中蛋白质溶解酶的作用下,关节软骨被破坏,即引起关节间隙的狭窄。由于肉芽组织的增生并侵及骨端,使关节软骨下骨质发生破坏,以承受体重的部分出现较早和明显。与关节结核发病缓慢、骨质破坏居关节面边缘不同。严重时可发生干骺端的骨髓炎。

愈合期,骨质破坏停止进行,而出现修复。病变区骨质增生硬化。骨质疏松消失。如软骨与骨质破坏不甚明显,则关节间隙可部分保留,并保留一部分功能,严重时则形成骨性强直。

(四)骨关节结核

骨关节结核是以骨质破坏和骨质疏松为主的慢性病。多发生于儿童和青年。系继发性结核病,原发病灶主要在肺部。结核杆菌经血行到骨或关节,停留在血管丰富的骨松质内,如椎体、干骺端或关节滑膜。脊椎是好发部位,其次是髋和膝等处,多为单发。临床上无急性发病历史,过程缓慢。局部可有肿、痛和功能障碍,还可有血红细胞沉降率增快等表现。

1.骺、干骺端结核

骺和干骺端是结核在长骨中的好发部位。干骺端结核病灶内的干酪坏死物可形成脓肿。X线片可见骨松质中出现一局限性类圆形、边缘较清楚的骨质破坏区,邻近无明显骨质增生现象。骨膜反应亦较轻微,这与化脓性骨髓炎显然不同。在骨质破坏区有时可见碎屑状死骨,密度不高,边缘模糊,称之为"泥沙"状死骨,也和化脓性骨髓炎明显不同。病变早期,患骨即可见骨质疏松现象。病变发展易破坏骺而侵入关节,形成关节结核。干骺端结核很少向骨干发展,但病灶可破坏骨皮质和骨膜,穿破软组织而形成瘘管,并引起继发性感染,此时则可出现骨质增生和骨膜增生。

2.骨干结核

骨干结核可发生于短骨或长骨。

(1)短骨骨干结核:多发生于5岁以下儿童的掌骨、跖骨、指或趾骨,常为多发。临床表现较少,只有局部肿胀。初期改变为骨质疏松,继而在骨内形成囊性破坏,骨皮质变薄,骨干膨胀,故又有骨囊样结核和骨"气鼓"之称。多数可见广泛平行分层状骨膜增生,使骨干增粗,呈纺锤状,表现很典型。病变很少累及关节,但有时可形成瘘管。

(2)长骨骨干结核:比较少见。慢性病程。主要表现为骨松质局限性破坏,很少骨质增生,可侵及骨皮质,且可有轻微骨膜增生。死骨少见。长骨如胫骨骨干结核的X线表现与短骨骨干结核相似。

3.关节结核

关节结核可继发于骺、干骺端结核,为骨型关节结核,也可是细菌经血行先累及滑膜,为滑膜型结核。在后期关节组织和骨质均有明显改变时,则无法分型。

(1)骨型关节结核:X线表现较为明显,即在骺、干骺端结核征象的基础上,又有关节周围软组织肿胀、关节间隙不对称性狭窄或关节骨质破坏等征象。不难诊断。

(2)滑膜型关节结核:较常见,多见于青年和成年人。大多累及一个较大关节。以髋关节和膝关节较为常见,其次为肘、腕和踝关节。

早期X线表现为关节囊和关节软组织肿胀,密度增高,关节间隙正常或增宽和骨质疏松。这些变化系因滑膜肿胀、增厚,形成肉芽组织和关节积液所致,可持续几个月到1年以上。

因X线表现无特点,诊断较难。病变发展,滑膜肉芽组织逐渐侵犯软骨和关节面,首先引起承重轻、接触面小的边缘部分,造成关节面的虫蚀状骨质破坏,主要在边缘,且上下骨面多为对称性受累。由于病变首先侵犯滑膜,关节渗出液中又常缺少蛋白质溶解酶,故关节软骨破坏出现较晚。

因此,虽然已有明显关节面骨质破坏,而关节间隙变窄则较晚,与化脓性关节炎不同。待关节软骨破坏较多时,则关节间隙变窄。此时可发生半脱位。邻近骨骼骨质疏松明显,肌肉也萎缩变细。关节周围软组织常因干酪液化而形成冷性脓肿。有时穿破关节囊,形成瘘管。如继发化脓性感染,则可引起骨质增生硬化,从而改变结核以骨质破坏为主的X线表现。晚期,病变愈合,则骨质破坏停止发展,关节面骨质边缘变得锐利。骨质疏松也逐渐消失。严重的病例,愈合后产生关节强直,多为纤维性强直,关节间隙变窄,但无骨小梁通过关节间隙。

总之,滑膜型关节结核多为慢性发展,骨质破坏一般多于关节面边缘,以后才累及承重部分。关节软骨破坏较晚,以致关节间隙变窄出现较晚,程度较轻。关节囊肿胀、密度增高,而邻近的骨骼与肌肉多有明显萎缩。这些表现与急性化脓性关节炎明显不同。

4.脊椎结核

脊椎结核是骨关节结核的最为常见者,好发于儿童和青年。以腰椎最多。病变好累及相邻的两个椎体,附件较少受累。临床上,常有脊柱活动受限,局部疼痛,冷性脓肿和窦道形成。还可发生脊柱变形和脊髓受压症状。

椎体结核主要引起骨松质的破坏。由于骨质破坏和脊柱承重的关系,椎体塌陷变扁或呈楔形。由于病变开始多累及椎体的上下缘及邻近软骨板,较早就引起软骨板破坏,而侵入椎间盘,使椎间隙变窄,甚至消失。其和椎体互相嵌入融合而难于分辨。

病变广泛,常出现后突变形。病变在破坏骨质时可产生大量干酪样物质流入脊柱周围软组织中而形成冷性脓肿。腰椎结核干酪样物质顺一侧或两侧腰大肌引流,称为腰大肌脓肿,表现为腰大肌轮廓不清或呈弧形突出。胸椎结核的脓肿在胸椎两旁,形成椎旁脓肿,表现为局限性梭形软组织肿胀,边缘清楚。在颈椎,则使咽后壁软组织增厚,并呈弧形前突,侧位上易于观察。冷性脓肿较久可有不规则性钙化。

总之,脊椎结核的主要 X 线变化是椎体骨质破坏、变形,椎间隙变窄或消失和冷性脓肿的出现。此与椎体压缩性骨折的楔状变形一般不难鉴别,后者无骨质破坏,椎间隙不变窄,更无冷性脓肿表现,而且有清楚的外伤史。

(五)骨肿瘤与肿瘤样疾病

骨肿瘤的 X 线检查在诊断中占重要地位,不仅能显示肿瘤的准确部位、大小、邻近骨骼和软组织的改变,对多数病例还能判断其为良性或恶性、原发性或转移性。这对确定治疗方案和估计预后很重要。X 线检查对骨肿瘤良恶性的判断虽然确诊率较高,但由于不同肿瘤的 X 线表现具有多样性,恒定的典型征象不多,因而确定肿瘤的组织类型仍较困难。正确的诊断有赖于临床、X 线和实验室检查的综合分析,最后还需同病理检查结合才能确定。

恶性骨肿瘤的正确诊断极为重要,早期诊断,及时治疗,可提高生存率。对骨肿瘤 X 线诊断的要求是:①判断骨骼病变是否为肿瘤;②如属于肿瘤,是良性或恶性,属于原发性还是转移性;③肿瘤的组织类型。

骨肿瘤 X 线检查需有正、侧位片,且包括病变区邻近的正常骨骼及软组织。有时要用体层摄影。为了早期诊断和鉴别诊断,还可行动脉造影。

1.良性骨肿瘤

以骨软骨瘤、骨囊肿及骨巨细胞瘤最为常见,此外还有骨瘤。

(1)骨软骨瘤:骨软骨瘤是最常见的良性骨肿瘤,系由不同成分的骨、软骨和纤维组织构成。大都附在长骨干骺端的表面,又称为孤立性骨软骨瘤或孤立性外生骨疣。只发生于软骨化骨的骨骼,多见于少年和童年、好发于股骨远端和胫骨近端,也可见于骨盆和肩胛骨。肿瘤生长慢,成年时停止生长。临床上除肿块外,一般无症状,偶可恶变,成为软骨肉瘤。多发性骨软骨瘤,虽表现与本病相似,但属于遗传性疾病。

骨软骨瘤 X 线表现特殊,易于诊断。生长于长骨者起于干骺端,邻近骺线,骨性肿块向外突起,生长方向常背向骨髓。瘤体内含骨松质或骨密质,也可混合存在。外缘为与正常骨皮质延续的一层薄的骨皮质。顶部有一层软骨覆盖,如不钙化则不显影。软骨钙化,则呈不规则形斑片状致密影。肿瘤可以细蒂或广基与骨相连。发生于肩胛骨或骨盆者形状不整,多呈菜花状。肿瘤较大可压迫邻近骨骼,而造成边缘整齐的压迹,甚至引起畸形和骨发育障碍。

(2)骨囊肿:骨囊肿为单发性病变,好发于青少年,多发于长骨干端,尤以股骨及肱骨上端。一般无症状,多因发生病理性骨折而被发现。由于长骨纵向生长,故囊肿多偏于骨干中部。囊肿内含棕色液体。外被一层纤维包膜,在骨松质内包膜周围为边缘整齐的薄层骨壁。

骨囊肿的 X 线表现为卵圆形或圆形、边界清楚的透明区,有时呈多囊状,但病变内无骨隔,只有横行的骨嵴。囊肿沿长骨纵轴发展,有时呈膨胀性破坏,骨皮质变为薄层骨壳,边缘规则,无骨膜增生。

骨囊肿易发生骨折,小囊肿可因骨折后形成骨痂而自行消失,大的囊肿也可变小。

(3)骨巨细胞瘤:骨巨细胞瘤是起于骨骼非成骨性结缔组织的骨肿瘤。由于肿瘤的主要组成细胞类似破骨细胞,故有人称之为破骨细胞瘤。肿瘤局部破坏较大,有良性、生长活跃与恶性之分,故需重视。

该肿瘤质软而脆,似肉芽组织,富含血管,易出血,有时有囊性变,内含黏液或血液。良性者邻近肿瘤的骨皮质变薄、膨胀,形成菲薄骨壳,生长活跃者可穿破骨壳而长入软组织中。肿瘤组织可突破骨皮质形成肿块。

骨巨细胞瘤以 20～40 岁患者较为常见,好发于四肢长骨,以股骨下端、胫骨上端和桡骨下端较为常见。主要临床表现为局部疼痛、肿胀和压痛。较大肿瘤可有局部皮肤发热和静脉曲张。骨巨细胞瘤的 X 线表现多较典型,常侵犯骨端,病变直达骨性关节面下。多数为偏侧性破坏,边界清楚。瘤区 X 线表现可有两种类型,较多的病例破坏区内可有数量不等、比较纤细的骨嵴。X 线上可见似有分隔成为大小不一的小房征,称为分房型。少数病例破坏区内无骨嵴,表现为单一的骨质破坏,称为溶骨型。病变局部骨骼常呈偏侧性膨大,骨皮质变薄,肿瘤明显膨胀时,周围只留一薄层骨性包壳。肿瘤内无钙化或骨化致密影,邻近无反应性骨膜增生。边缘亦无骨硬化带,如不并发骨折也不出现骨膜增生。破坏区骨性包壳不完整,并于周围软组织中出现肿块者表示肿瘤生长活跃。肿瘤边缘出现筛孔状和虫蚀状骨破坏,骨嵴残缺紊乱。侵犯软组织出现明确肿块者,则提示为恶性骨巨细胞瘤。肿瘤一般不穿破关节软骨,但偶可发生,甚至越过关节侵犯邻近骨骼。

(4)骨瘤:常起自膜化骨,多见于颅盖骨外板向外生长及额窦、筛窦。X 线表现为瘤体边缘清楚,多为圆形,瘤体由密质骨或松质骨构成,因此,可分为密质骨型和松质骨型两种。如发生于筛窦或额窦,可见局部窦壁有骨性突起。

2.恶性骨肿瘤

(1)骨肉瘤:骨肉瘤是起于骨间叶组织最常见的恶性骨肿瘤。多见于青年,男性较多。好发于股骨下端、胫骨上端和肱骨上端。干骺端为好发部位。主要临床表现是局部进行性疼痛、肿胀和功能障碍。局部皮肤常较热并有浅静脉怒张。病变进展迅速。

生长在长骨干骺部的骨肉瘤开始在骨髓腔内产生不同程度、不规则的骨破坏和增生。病变向骨干一侧发展而侵蚀骨皮质,侵及骨膜下则出现骨膜增生,呈平行、层状,肿瘤可侵及和破坏骨膜新生骨,当侵入周围软组织时,则形成肿块,其中可见多少不等的肿瘤新生骨。

总之,骨肉瘤病理的主要特征,为肿瘤在生长和发展过程中,可出现数量不等的骨样组织和肿瘤骨。因而其 X 线表现主要为骨髓腔内不规则骨破坏和骨增生,骨皮质的破坏,不同形式的骨膜增生及骨膜新生骨的再破坏,软组织肿块和其中的肿瘤骨形成等。在众多的征象中,确认肿瘤骨的存在,是诊断骨肉瘤的重要依据。肿瘤骨一般表现为云絮状、针状和斑块状致密影。认真观察不难识别。

儿童发育期骨肉瘤的发展,病理已证明肿瘤可破坏骺板软骨和关节软骨并侵入关节内。成年后,肿瘤可侵及骨端。

由于上述 X 线表现出现的征象的多少与阶段不同,而使骨肉瘤的 X 线表现多种多样。大致可分为成骨型、溶骨型和混合型。混合型较为多见。

成骨型骨肉瘤:以瘤骨形成为主,为均匀骨化影,呈斑片状,范围较广,明显时可呈大片象牙质变。早期骨皮质完整,以后也可被破坏。骨膜增生较明显。软组织肿块中多有肿瘤骨生成。肿瘤骨 X 线所见无骨小梁结构。肺转移灶密度多较高。

溶骨型骨肉瘤:以骨质破坏为主,很少或没有骨质生成。破坏多偏于一侧,呈不规则斑片状或大片溶骨性骨质破坏,边界不清。骨皮质受侵较早,呈虫蚀状破坏或消失,范围较广。骨膜增生易被肿瘤破坏,而于边缘部分残留,形成骨膜三角。软组织肿块中大多无新骨生成。广泛性溶骨性破坏,易引起病理性骨折。肿瘤细胞分化差。

混合型骨肉瘤:成骨与溶骨的程度大致相同。于溶骨性破坏区和软组织肿块中可见较多的肿瘤骨,密度不均匀,形态不一。肿瘤周围常见程度不等的骨膜增生。

(2)骨髓瘤:骨髓瘤是起于骨髓的恶性肿瘤。一般多同时累及多骨,而每一骨中又有多个病灶,故又称多发性骨髓瘤。常见于成年人,男性多见。好发于椎体、肋骨、颅骨和骨盆等有红髓之骨骼中,后期则长骨,如肱骨和股骨也受累。临床表现主要是全身骨痛、肿块、骨折与局部肢体变形、贫血、血小板减少及血钙和血浆清蛋白增高等。患者尿中可有 Bence-Jones 蛋白等。

骨髓瘤可有多种 X 线表现,比较典型的为多骨、多发的小圆形骨质破坏,大小不等,常为1~2cm。边缘可清楚,亦可比较模糊,以后者较为多见,一般无骨质增生和骨膜增生。以颅骨病灶表现较为典型,肋骨受累还可呈膨大性溶骨性改变。骨质破坏严重常引起病理性骨折,多见于脊椎和肋骨。少数不典型的病例可仅表现为骨质疏松,膨胀性分房状骨质破坏,个别病例可表现为骨质破坏合并骨膜增生和骨增生硬化。肿瘤化疗、放疗后亦可出现骨质增生。诊断比较困难。多发性骨髓瘤应同骨转移瘤鉴别。

孤立性骨髓瘤比较少见,为单一骨质破坏区,见于脊椎或骨盆,有一定膨胀性,骨皮质变薄,破坏区中为残留骨小梁,呈皂泡状。病变发展快,破坏范围扩大,常于几个月或1~2年后转为多发性骨髓瘤。孤立性者诊断较难,应同骨巨细胞瘤、转移瘤等鉴别。

(3)软骨肉瘤:它分原发和继发两种。原发者来自骨内或肌腱附着处残存的软骨细胞。继发者来自骨软骨瘤或软骨瘤的恶变。它主要由分化与钙化程度不同的肿瘤性软骨细胞组成。好发部位为四肢长骨,以股骨、肱骨及胫骨最为常见。依其发病部位可分为中央型和周围型两种。

X线表现:①中央型多发生于长骨的骨髓腔内,出现骨质破坏,呈单房或多发透光区,其中可见不规则的钙化。骨皮质轻度向外膨胀、变薄或破坏,有时可见葱皮型或三角型骨膜增生。②周围型主要是骨旁的软组织肿块,其中可见不规则的钙化。可出现轻微骨膜反应。骨质破坏出现较晚且较轻。

3.转移性骨肿瘤

转移性骨肿瘤是恶性骨肿瘤中最常见者,主要是经血流从远处原发肿瘤,如癌、肉瘤转移而来。常在中年以后发病。原发肿瘤多为乳癌、肺癌、甲状腺癌、前列腺癌、肾癌、鼻咽癌等。恶性骨肿瘤很少向骨转移,但尤文肉瘤和骨的恶性淋巴瘤除外。转移瘤常多发,多见于胸、腰椎、肋骨和股骨上段,其次为髂骨、颅骨和肱骨。膝关节和肘关节以下骨骼很少被累及。主要临床表现为进行性疼痛、病理性骨折和截瘫。转移瘤引起广泛性骨质破坏时,血清碱性磷酸酶可增高,这有助于同多发性骨髓瘤鉴别,后者正常。此外,血钙增高。

血道性转移瘤的 X 线表现可分溶骨型、成骨型和混合型,以溶骨型较为常见。

溶骨型转移瘤发生在长骨,多在骨干或邻近的干骺端,表现为骨松质中多发或单发的小的虫蚀状骨质破坏,病变发展,破坏融合扩大,形成大片溶骨性骨质破坏区,骨皮质也被破坏,但一般无骨膜增生和软组织侵犯。常并发病理性骨折。发生在脊椎则可见椎体的广泛性破坏,因承重而被压变扁,但椎间隙保持完整。椎弓根多受侵蚀、破坏。成骨型转移瘤比较少见,多系生长缓慢的肿瘤所引起,见于前列腺癌、乳癌、肺癌或膀胱的转移。病变为高密度影,居骨松质内,呈斑片状或结节状,密度均匀一致,骨皮质多完整,多发生在腰椎与骨盆。常多发,边界不清。椎体不压缩、变扁。

混合型转移瘤,则兼有溶骨型和成骨型的骨质改变。

4.骨肿瘤样病变

骨骼的某些病变,在临床、X线甚至病理上均与骨肿瘤的改变相似,故称之为骨肿瘤样病变,其中常见者有孤立性骨囊肿、骨纤维异常增生症、动脉瘤样骨囊肿。现简述如下:

(1)孤立性骨囊肿:它好发于长骨干骺端,尤以股骨及肱骨上端较为多见。主要见于儿童及青少年。发病原因不明,可能与骨内出血引起进行性骨吸收及液化有关。病理上囊肿壁被间皮细胞覆盖,囊腔内有草黄色液体。患者多因病理性骨折才来就诊。其 X 线表现为干骺端中央有椭圆形、边界清楚的透光区,其长轴与骨干方向一致,局部骨皮质变薄,囊内无钙斑,周围无骨膜反应。随着骨骼生长,囊肿逐渐移向骨干。当并发病理骨折时,因囊内液体流出,致使骨折片向囊内移位,这一征象称为"碎片陷落征"。

(2)骨纤维异常增生症:它是以纤维组织的大量增生取代正常骨组织为特征的骨病。按照病变的范围及有无合并内分泌障碍,分为单骨型、多骨型及奥布赖特氏综合征三种。后者合并皮肤色素沉着及性早熟。本病的 X 线表现为长管骨骨干内囊状透光区,边界清楚,骨皮质膨胀变薄。一般无骨膜反应。透光区的密度取决于病变区的病理成分:以纤维组织为主者,呈囊状透光区;以砂砾状钙化、新生骨为主者,呈磨玻璃状改变;新生骨、钙化较多时,则呈片状密度增高区。在透光区内有时可见舌状骨嵴自周边伸入中心。颅面骨病变常表现为骨质硬化及颜面畸形等。

(3)动脉瘤样骨囊肿:它是一种含血性囊肿。因患骨外形类似动脉瘤状膨胀而得名。常有外伤史。四肢长骨、脊柱及骨盆为好发部位,尤以股骨上端最为多见。其 X 线表现常为偏心性膨胀性气球样透光区,内有骨小梁或骨间隔。有时呈皂泡样改变,不易和骨巨细胞瘤区分。

(六)代谢性骨病

骨骼从出生到老年,骨质的形成(成骨)和吸收(破骨)以及矿物质的沉积和去除都在有规律地进行着。自出生到成年,骨的发育与生长占优势。成年后骨的形成与吸收保持平衡,到老年则成骨作用缓慢,而破骨作用照常进行,以致引起老年性骨质疏松。骨骼的发育、生长和矿物质代谢的正常进行主要系由适当的营养和正常内分泌腺功能的调节所保证。营养不足、维生素缺乏和内分泌腺功能障碍均可能引起全身性骨骼改变,在不同的发育、生长时期产生不同的表现。代谢性骨病的发病机制包括骨吸收、骨生长和矿物质沉积三个方面的异常。而引起的 X 线改变不外是骨质疏松、骨质软化和骨质硬化等。X 线检查在诊断、随诊与疗效的观察中占有重要地位。但是为了做出正确诊断,必须结合临床表现,特别是生物化学方面的改变。

以维生素 D 缺乏性佝偻病为例,加以叙述。

维生素 D 缺乏佝偻病是婴幼儿维生素 D 不足引起钙磷代谢障碍,使骨生长中的骨样组织缺乏钙盐沉积所致,是全身性骨疾病。骨质变化主要在生长活跃的骺和干骺端。由于骨样组织钙化不足而发生骨化异常、骨质软化和变形。

维生素 D 缺乏主要是食物中缺少维生素 D 或缺少日光照射,致使皮下胆固醇不能转变为维生素 D。6 个月内的婴儿由于可从母体得到维生素 D,少得此症。临床早期表现为睡眠不安,夜惊及多汗等,以后出现肌肉松弛、肝增大、出牙晚、前囟推迟闭合、方形颅、串珠肋、鸡胸和小腿畸形等。血钙及磷降低和碱性磷酸酶增高等。

佝偻病的一般 X 线表现是全身骨骼由于软骨基质钙化不足和骨样组织不能钙化,再加上原有的骨结构被吸收而发生普遍性骨质软化、密度减低,骨小梁稀少、粗糙,骨皮质变薄、分层等改变,骨结构由于骨组织内有大量无钙盐沉积的骨样组织的存在而显示模糊、毛糙。

具有典型 X 线表现的骨骼是在长骨干骺端,特别是在幼儿发育较快的尺桡骨远端、胫骨、肱骨上端、股骨下端和肋骨的前端等。较早的变化在骺板,由于软骨基质钙化不足,临时钙化带变得不规则、模糊、变薄,以至消失。干骺端中间带曲折变形而凹陷,明显者呈杯口状变形,其边缘因骨样组织不规则钙化而呈毛刷状致密影,干骺端宽大。骺出现延迟,密度低,边缘模糊,乃至不出现。骺与干骺端的距离由于骺板软骨增生、肥大、堆积、不骨化而增宽。干骺端边缘出现骨刺乃系骨皮质向干骺端方向延伸所致。肋骨前端由于软骨增生而膨大,形成串珠肋,X 线表现为肋骨前端呈宽的杯口状。由于骨质软化,承重的长骨常弯曲变形,在下肢发生膝内翻(O 形腿)或膝外翻(X 形腿)。少数病例可发生青枝骨折或假性骨折。

佝偻病愈合的 X 线表现先是临时钙化带的重新出现,几周后干骺端出现大量不规则或均匀的钙盐沉积,使杯口状凹陷和毛刷状改变减轻、消失。干骺端与骺的距离恢复正常。但干骺端新骨化的致密带需经几个月后才能恢复。骨膜下骨样组织钙化后,先呈层状改变,随后与骨皮质融合,呈均匀性增厚和致密,尤其在骨干的凹面。骺周边也迅速骨化而增大。至于骨的变形,则多长期存在。

(七)内分泌性骨病

人体的内分泌腺,包括垂体、甲状腺、甲状旁腺、肾上腺和性腺等,功能失调引起分泌的激素增多或减少可引起全身性骨病。此类疾病为内分泌性骨病。其中有的骨改变显著,且有 X 线特征,如垂体功能亢进,有的改变轻微又无特点。因此,X 线检查在内分泌性骨病诊断上所起的作用不同。

1.垂体疾病

垂体疾病按功能变化分为垂体前叶功能亢进和低下两类。前者包括肢端肥大症和巨人症,后者包括垂体性侏儒及席汉综合征。

(1)巨人症与肢端肥大症:本症系由垂体前叶嗜酸细胞腺瘤或增生引起生长激素分泌过多所致。在骨骺未结合前发病,全身生长发育增速,形成巨人症。成年期发病,则形成肢端肥大症。

巨人症多见于男性,身高超出正常,四肢过长,与躯干长度不成比例。头增大,面部变形。于骺与干骺端结合后,如生长激素仍分泌过多,则出现肢端肥大症表现。X 线表现为长骨因软骨化加快而变长,又因骨膜性成骨而增粗。颅骨可有蝶鞍增大等垂体瘤的病变表现。

肢端肥大症由于生长激素增多只促进短骨与扁骨的生长,致使出现面部宽大,眉弓、颧突、鼻、唇肥大,下颌前突和下牙前错。手足粗大,尤其是末端。皮肤粗糙增厚。胸廓前后径大,并有驼背现象。部分患者可出现血糖增高和尿糖,常有多饮、多尿和多食现象。如为腺瘤,则可出现头疼、头晕和由于压迫视束交叉而发生偏盲和视野缩小。

肢端肥大症的 X 线表现包括骨骼及软组织和内脏的改变。

在颅骨片上可见蝶鞍因肿瘤压迫而呈方形增大,但蝶鞍虽明显增大,蝶鞍后壁多不消失,不同于其他类型的垂体瘤。颅壁增厚。鼻窦与乳突气化显著。下颌支伸长、下颌角增大。四肢长骨增粗,以指、掌骨明显,爪隆突增大。子骨可增大、增多。骨小梁粗糙。常有骨质疏松。关节常发生退行性改变,主要累及髋关节。

心、肾和胃肠均增大。全身皮肤增厚,但皮下组织变薄。跟垫软组织增厚更为显著。胸部可见胸骨隆起,肋骨前端与肋软骨相连处突出。脊椎改变少,但椎体可增大呈方形。综上所述,肢端肥大症的 X 线表现较为特殊,一般不难诊断。

(2)垂体性侏儒:垂体性侏儒系在青春期前发生垂体前叶功能不足,于童年时期出现发育停止现象,常为颅咽管瘤所引起。患者体型瘦小,但匀称,智力正常,性发育不全。X 线表现是全身骨骼发育较小,与年龄不符,但大小比例匀称。骺与干骺端结合晚或终生不结合。颅盖骨大,面骨小,颅缝不封合。出牙晚,牙齿互相挤压。椎体因骨骺阙如而变扁。特发性垂体功能不足,蝶鞍小,肿瘤引起者,则可有蝶鞍增大等改变。

2.甲状腺疾病

甲状腺疾病按功能分甲状腺功能亢进和功能低下两类,后者又称呆小病。

(1)甲状腺功能亢进:甲状腺功能亢进系因甲状腺弥散性或结节性肿大,致甲状腺素分泌过多而引起的内分泌代谢性疾病。主要病变表现是代谢率增高。临床表现为甲状腺肿大、心悸和消瘦。

骨骼的 X 线改变主要是全身性骨质疏松,严重时可继发脊椎压缩性骨折,但对诊断并不具特征性。晚期,少数病例可见掌骨干由于骨膜增生而呈梭形增粗。

(2)呆小病:呆小病系因先天性甲状腺素阙如引起的身体和智力发育障碍。分地方性和散发性两种。前者发生于甲状腺流行区,由于饮食中缺碘,胎儿供碘不足,致甲状腺素不足而影响发育。甲状腺代偿性增大,但功能偏低或正常。后者则因母体患甲状腺疾病,血清中产生抗甲状腺抗体,通过胎盘而破坏胎儿的甲状腺组织,甲状腺发育不良或阙如,使甲状腺功能不良或丧失。

临床表现为发育迟缓,体格短小,呆板愚笨,鼻扁下塌,舌厚大、伸出口外,步态摇摆,食欲不佳,智力极低。地方性与散发性二者在临床与实验室检查上虽有不同,但X线表现则无任何差别。

骨骼的X线表现主要是骨发育迟缓、发育不良、畸形和骨质疏松。在不同部位的骨骼,其表现亦有所差异。X线改变具有一定的特征。

颅骨的改变主要是前额扁平、颅壁致密、囟与颅缝宽,且封合延迟,常有缝间骨。颅底骨与面骨短小,蝶鞍偶可增大。鼻窦与乳突气化不良。出牙延迟。肋骨向下倾斜走行,使胸廓上窄下宽。椎体呈楔形或变扁,椎体前上角和前下骨缺损,椎体前缘中部凹陷。多累及胸腰椎的几个椎体。椎间隙增宽。四肢长骨变短,二次骨化中心出现晚,发育慢而且骺与干骺端结合推迟,以致骨龄落后于实际年龄。更特殊的是骨骺可呈分散不规则的颗粒状或斑片状,密度不均,于长骨干骺端,特别是胫骨与股骨两端出现多条横行致密线,即生长障碍线。

经过治疗后,未钙化的骨化中心可迅速出现,全身骨骼生长加快。

3.肾上腺疾病

肾上腺疾病中以肾上腺皮质功能亢进所致的骨骼改变为主。

(1)肾上腺皮质功能亢进:本病又称C综合征,是由于肾上腺皮质增生或腺瘤所致。肾上腺质增生多为两侧性,可继发于垂体嗜碱性粒细胞腺瘤。肺癌、甲状腺癌、恶性胸腺瘤也可引起本病,可能与肿瘤分泌的具有促肾上腺皮质激素的活性物质有关。多见于中年妇女。主要临床表现为向心性肥胖、衰竭、高血压、皮下出血及多尿等。实验室检查可见血红蛋白、血红细胞和白细胞增高、血钾低、血钙高、血糖高、24小时尿17酮类固醇和17羟类固醇增高。

骨骼的改变是由于糖皮质激素直接作用所致。糖皮质激素促使蛋白分解过多使骨样组织生成不足而引起骨质疏松,并使软骨化骨迟缓,致骨龄落后。骨质疏松常并发骨折,多见于胸腰椎、坐骨、耻骨和肋骨等。骨折疼痛不重。关节退行性变显著。X线上易于显示骨质疏松及并发的骨折与畸形。骨折后由于骨样组织生成障碍,于骨折周围形成大量棉毛样骨痂,发生在肋骨前端,则出现串珠状表现。椎体在骨质疏松基础上,其上下缘可显示密度增高。当发现无痛性骨折,缺乏症状的骨髓炎和明显退行性骨关节病,又与全身骨骼骨质疏松同在时,则应考虑本病。

(2)医源性Cushing综合征:长期应用糖皮质激素或其他合成代用品ACTH进行治疗而引起的Cushing综合征为医源性Cushing综合征。骨改变与原发性者相同。一般X线上发现改变需经用药半年以上。偶尔于颅骨上可出现多发性透明区,伴以骨髓瘤。

(八)慢性关节病

慢性关节病是指发病缓慢、逐渐发展、病程长、涉及全身关节的疾病。不易治愈,病因多不明。

1.退行性骨关节病

退行性骨关节病又称骨性关节炎、增生性或肥大性关节炎。是一种由于关节软骨退行性改变所引起的慢性骨关节病。而不是真正的炎性病变。分原发与继发两种。前者是原因不明的关节软骨退行性变所致,多见于 40 岁以上的成年人。承重关节如髋、脊柱和膝等关节易受累。后者则是继发于炎症或外伤,任何年龄、任何关节均可累病。常见症状是局部疼痛,运动受限,关节变形,但无肿胀和周身症状。症状轻重与关节变化程度并不平行。病变主要是关节软骨退行性变,软骨表面不光滑、变薄,且可碎裂,游离于关节腔内,承重部分完全消失,使关节面骨皮质暴露。骨皮质硬化,于边缘形成骨赘。

四肢关节如髋与膝关节退行性骨关节病的 X 线表现,包括由于关节软骨破坏,而使关节间隙变窄,关节面变平,边角锐利或有骨赘突出,软骨下骨质致密,关节面下方骨内出现圆形或不规整形透明区。前者为退行性假囊形成所致,后者为骨内纤维组织增生所致。晚期除上述表现加重外,还可见关节半脱位和关节内游离骨体,但多不造成关节强直。关节囊与软组织无肿胀。邻近软组织无萎缩,而骨骼一般也无骨质疏现象。在指间关节多先累及远侧关节,关节间隙可消失,并有骨小梁通过,造成关节强直。

全脊椎退行性骨关节病的 X 线表现,包括脊椎小关节和椎间盘的退行性变,可统称为脊椎关节病。脊椎小关节改变包括上下关节突变尖、关节面骨质硬化和关节间隙变窄。在颈椎不可累及钩突关节。椎间盘退行性变表现为椎体边缘出现骨赘,相对的骨赘可连成骨桥。椎间隙前方可见小骨片,但不与椎体相连,为纤维环及邻近软组织骨化后所致。髓核退行性变则出现椎间隙变窄,椎体上下骨缘硬化。由于退行性变而引起椎体滑动。椎体后缘骨刺突入椎间孔或椎管内引起脊神经压迫症状,可摄斜位或体层摄影以显示骨赘。同时并发的椎管内后纵韧带和两侧黄韧带及脊椎小关节囊的增生肥厚与椎板增厚可引起椎管狭窄,并压迫脊髓,其诊断有赖于脊髓造影。

2.类风湿性关节炎

类风湿性关节炎属于泛发性结缔组织病,具有疏松结缔组织黏液样水肿和类纤维蛋白变性两种基本病变。病因不明。多见于中年妇女。早期症状包括低热、疲劳、消瘦、肌肉酸痛和血红细胞沉降率增快等。关节呈梭形肿胀、疼痛、活动受限、肌无力、萎缩和关节半脱位等。常累及近侧指间关节,呈对称性。部分病例出现较硬的皮下结节。实验室检查主要有血清类风湿因子阳性、血清蛋白低、球蛋白高等。

骨关节的 X 线改变大多出现在发病 3 个月以后。主要改变有:①关节软组织梭形肿胀,系因滑膜及周围软组织充血水肿和关节积液所致;②关节间隙早期因关节积液而增宽,待关节软骨破坏,则变窄;③关节面骨质侵蚀多见于边缘,是滑膜血管翳侵犯的结果,也可累及邻近骨皮质。小关节,特别是手骨最为常见;④骨性关节面模糊、中断,软骨下骨质吸收囊变是血管翳侵入骨内所致,内充纤维肉芽组织及滑膜液,呈透明影,周围有硬化,最后为骨质充填;⑤关节邻近骨骼发生骨质疏松,病变进展则延及全身骨骼;⑥邻近关节的骨骼可出现骨膜增生,呈层状;⑦膝、髋等大关节可形成滑膜囊肿向邻近突出;⑧晚期可见四肢肌萎缩,关节半脱位或脱位,骨端破坏后形成骨性融合。半脱位可发生于寰枢椎,是最早发生的变化。指间、掌指间关节半脱位明显,且常造成手指向尺侧偏斜畸形,具有一定特点。

值得提出的是跟骨后下缘皮质即有表浅的侵蚀,又有边缘不规则的骨赘增生,这是发生在肌腱和韧带附着处的纤维软骨增生骨化,此乃软组织病变引起的变化。附近骨小梁也模糊不清。累及两侧,不难诊断。本病还可引起胸腔积液和弥散性肺炎。

3.强直性脊柱炎

本病仅限于脊柱,类风湿因子检查结果为阴性,目前认为本病非类风湿性病变。患者大都是青年男性,常伴发虹膜炎。多见于少动关节,如骶髂关节。病理改变与类风湿性病变相似,并常在贴近关节软骨处发生骨炎,关节软骨逐渐被纤维组织所代替,最后发展为骨性强直,其X线表现为如下:

(1)病变多由两侧骶髂关节开始。早期可见髂骨关节面下骨质密度增大,关节面边缘模糊。晚期则因软骨被破坏而关节间隙变窄。最后关节间隙为骨小梁所贯穿,形成骨性强直。

(2)椎体改变病变早期,椎体显示正常。病变继续发展,椎体显示轻度骨质稀疏。椎体角由圆钝变方,呈方形,但无骨性突起。两椎体间有纤维环及前、后纵韧带骨化所形成的骨桥联接,使脊柱呈竹节状。

(3)椎弓关节也可发生骨性强直,关节间隙消失而由骨小梁贯穿。

(4)棘突因棘间韧带骨化而在前后位片中见其连成一纵行密影。

(九)颈椎病

颈椎椎间盘变性及其继发改变,使颈椎丧失稳定性并压迫邻近组织,由此而引起一系列症状和体征,称为颈椎病。

1.主要病理

颈椎病是一种退行性变性疾患。软骨退变是颈椎病发病的根本原因。软骨退变可累及椎间盘、钩椎关节及椎弓关节的关节软骨,使之变薄、变脆,甚至坏死,降低了软骨缓冲外力、减少振荡的能力,最后导致颈椎不稳。此后可相继发生骨关节增生、肥大,韧带肥厚、骨化、颈椎滑动、旋转、曲度异常或椎管狭窄等变化。

2.临床表现

由于骨赘形成及颈椎结构改变对着脊髓、脊神经根、椎动脉及交感神经等组织压迫、刺激而产生的一系列症状,如神经根性臂痛、眩晕等。根据临床症状可分为颈型、神经根型、脊髓型、交感神经型、椎动脉型等。

3.X线表现

(1)平片:①颈椎关节软骨退变的征象,如椎间隙变窄,椎弓关节及钩椎关节间隙变窄,椎间盘真空现象,髓核钙化等。②颈椎骨质增生和肥大,包括椎体唇样骨质增生,钩突增生变尖,椎间孔变小。③颈椎过屈、过伸侧位片上,可观察到颈椎不稳定的征象,如颈椎功能性滑动。

(2)脊髓造影检查:①正位片上可示颈髓假性增宽及不同程度的横断形充盈缺损。②侧位片上可示硬脊膜囊前缘压迹。③造影剂在颈髓蛛网膜下隙内流动减慢甚至受阻。④神经根鞘袖充盈缺损。

(十)副鼻窦炎

1.急性副鼻窦炎

黏膜充血、水肿而增厚,同时有大量黏液性分泌物。化脓性感染的分泌物为稠脓性。X线表现为窦腔透光度减低。如窦腔内分泌物不多,并使患者采用立(或坐)式摄鼻颏位时,可在窦腔内见气液面及黏膜增厚。

2.慢性副鼻窦炎

当感染转变为慢性时,黏膜可继续增厚,有的形成息肉,也可发生黏膜下囊肿。X线表现为黏膜增厚,并且见息肉或囊肿所致之局限性弧形突起,窦腔因而变得狭窄。采用立(或坐)式摄片时,也可见分泌物所致的气液面。如息肉将窦腔填满则见整个窦腔密度增高。而骨壁多保持正常。部分患者窦壁可发生骨炎,常见于额窦,表现为骨质密度增高。

(十一)乳突炎

它常继发于中耳炎,引起乳突黏膜充血及水肿,分泌物增多。继续发展可破坏气房间隔,甚至破坏乳突骨壁而向颅内、外穿破。转为慢性后,乳突内充满肉芽和脓液,破坏骨质,刺激新骨增生,当鼓膜穿破后,外耳道上皮长入中耳及鼓窦,部分上皮坏死及变性后,所含脂类物质堆积,形成胆脂瘤。胆脂瘤继续长大,压迫骨质,有时破坏内耳结构,也可穿破颅骨内板进入颅内,引起颅内并发症。

X线表现:

急性乳突炎表现为乳突区密度增大和气房轮廓不清。如结合临床表现的局部及全身症状,不难确诊。

慢性乳突炎由于气房内无气而充以肉芽和脓液,同时骨壁增厚,X线表现为乳突区密度增大和气房消失。乙状窦压迹因无含气的气房重叠而显示较正常更为清爽。如有胆脂瘤,多表现在外耳道后上的鼓窦区有类圆形透光区,边缘清楚,周围有骨质硬化环。

第二节　计算机体层摄影

计算机体层显像(CT)是20世纪70年代才发展起来的诊断工具。基本原理是X线穿射人体经部分吸收后被检测器所接收,检测器接收射线的强弱取决于人体横断面的组织密度,骨组织吸收较多的X线,检测器将测得一个比较微弱的信号,CT值高显像则呈白色,相反,脂肪组织、空气则吸收较少的X线,将检测到一个比较强的信号,CT值低显像则呈黑色。所测得的不同强度信号经过计算机处理后显示出图像。CT由原始的一代发展到第四代以及螺旋CT机。1989年螺旋CT机的问世标志着CT领域的再次革新。扫描速度快、冠状或矢状面重建的空间分辨率高,可行血管造影,不需要重复扫描而使患者受辐射剂量减少,可行三维重建,薄层图像重建等。可立体角度呈现骨骼与邻近结构的解剖关系,对于了解病变和制订手术计划很有帮助,如先天性脊柱侧弯等的三维重建。高分辨力CT机能够从躯干的横断面图像观察脊柱、骨盆及四肢关节较复杂的解剖部位和病变,有分辨软组织的能力,不受骨骼、内脏遮蔽的影响,应用价值较X线高。但CT也有一定的局限性,可出现假阳性和假阴性。如在CT上不易区分椎间盘膨出或突出。CT在骨科可以应用于以下情况:

一、外伤

特别是脊柱、骨盆、髋部等深部损伤。CT 能使脊柱爆裂骨折等显示骨块突入椎管压迫脊髓的情况，对手术有一定的指导意义。可显示髋关节骨折移位的程度，是否需要复位与内固定等。

二、关节病变

能显示关节内、软骨、韧带、肌肉及关节囊等软组织的病变。对于髋关节主要用于诊断先天性髋关节脱位、股骨头缺血坏死、髋关节内游离体、骨性关节炎等。对于膝关节可于屈曲30°、60°时行髌骨横扫描用于诊断髌骨半脱位、髌骨软化症。半月板损伤在 CT 下可见半月板有裂缝，呈低密度的横形、纵形或斜形条状影，边界一般清楚。关节腔内造影时可见撕裂的半月板间隙内有造影剂渗入，呈高密度条状影，还可以诊断盘状半月板、半月板囊肿、十字韧带撕裂等。但不如 MRI 显示清楚。对于肩关节用于脱位后关节不稳症，主要观察关节盂唇的病变。尤其是应用空气和碘水造影剂双对比造影时（CTA），能更清楚地看到肩关节盂唇的损伤、撕裂骨折等病变。

三、软组织及骨骼的肿瘤

可以测出软组织病变范围，骨与软组织良恶性肿瘤的诊断，了解骨破坏程度、肿瘤周围组织情况、与血管神经的关系等。可以引导活检、随访有无复发等。

四、脊柱病变

可以显示椎间盘突出、椎管狭窄、后纵韧带骨化、脊髓畸形等。CT 能测出骨化灶的横径、矢状径和脊髓受压的程度。对于椎管狭窄的患者可以区分中央型狭窄或侧隐窝狭窄，可以看到硬膜囊及神经根受压的程度。对于腰椎间盘突出症的扫描应尽量采用薄层扫描（1~5mm），每个椎间盘可扫描 5 个层面，上下终板处各一个层面，中间三个层面。扫描平面尽量与椎间盘平行。CT 检查时注入造影剂称为造影增强法。用于普通 CT 检查难以显示的组织病变、损伤及血管疾病等，可以增加病变与正常组织之间的对比度，血运丰富区增强作用最为显著。脊髓造影后 1~4 小时做 CT 检查称为 CTM。椎间盘造影后 1~4 小时做 CT 检查称为 CTD。可以提高诊断准确率，也可以显示各种脊髓病变如脊髓空洞症、肿瘤及脊膜脊髓膨出等先天性发育畸形。

五、感染

可用于发现感染、结核等的骨质破坏、增生硬化、死骨形成和软组织影等。脊柱等感染与肿瘤难以区别时可以进行 CT 检查帮助鉴别。

第三节　磁共振成像

磁共振成像（MRI）是目前检查软组织的最佳手段，在骨科领域应用广泛。MRI 信号的强弱一方面与组织类型有关，另一方面与所采用的成像序列有密切关系。磁共振现象是指具有磁性的原子核处在外界静磁场中，使用一个适当频率的射频电磁波来激励这些原子核，在关闭电磁场时，原子核产生共振释放能量向外界发出电信号的过程。通过测定组织中运动质子的密度差进行空间定位以得到运动中的原子核分布图像。因为 MRI 能反映疾病的病理生理基础,较 CT 更具有开拓性。T1 加权像是指短 TE(回波时间,一般<30ms)、短 TR(重复时间,一般<700ms),主要表现组织解剖结构。T2 加权像是指长 TE(一般>60ms)、长 TR(一般>1500ms),主要表现组织本身的特点。质子密度是指短 TE(<30ms)、长 TR(>1500ms)。CT 反映的是组织密度,而 MRI 反映的是组织信号。信号一般分为高信号、中信号、低信号和无信号。皮质骨属于无信号(黑色),脂肪组织在 T1 加权像呈高信号(白色),水及含水液体在 T2 加权像呈高信号(白色)。

一、磁共振的特点

(一)MRI 的优点

1.无辐射、无放射性、无损伤性。但较大磁场所产生的生物效应就不能忽视。如静磁场引起眩晕、头痛等。

2.突破了仅以解剖学为基础的局限性。从分子水平提供诊断信息。

3.一个位置可以多平面(超三维)成像。有利于立体观察病变。

4.空间分辨率或反差分辨率高,尤其是对软组织较 CT 有更强的分辨率。能反映炎症病灶、肿瘤周围被侵犯的情况。对于中枢神经系统疾患和关节内病变优于 CT。

5.成像敏感性强,能检出 X 线片看不到的疲劳性骨折、股骨头缺血性坏死等。

6.通过不同序列,可获得脂肪抑制技术,无须造影即可获得类似的脊髓造影,即磁共振液体(水)成像技术。

7.无骨性伪影,流动的液体不产生信号(流动空白效应)。

(二)MRI 的不足与禁忌

1.皮质骨病变、钙化(骨化)的观察不如 CT 清楚。

2.空间分辨力不如 CT 或超声检查。

3.设备昂贵,检查费用高。

4.凡体内带有不可取的金属异物,如起搏器、人工关节、血管夹、钢板螺钉等为 MRI 相对禁忌。

5.危重患者和不自主活动患者不宜行此检查。

二、磁共振检查在骨科领域的应用

(一)脊柱疾病

MRI 用于检查人体脊柱,特别是对脊髓神经组织、椎间盘等所提供的影像资料优于其他检查方法。适用于检查脊柱骨与软组织肿瘤、椎管内肿瘤、椎间盘病变、脊柱脊髓损伤、脊柱感染、脊髓空洞等。T1 加权像适用于评价髓内病变、脊髓囊肿、骨破坏病变,T2 像则适用于评价骨质增生、椎间盘退行性病变与急性脊髓损伤。

1.退行性病变

退行性脊椎病变包括椎管狭窄、小关节病、韧带增生及脊柱失稳。可以从冠状位、矢状位、横截面的 T2 像观察出退行性脊椎变化的各种病变。椎间盘的白色信号表示含水分充足的髓核,而周边的低信号则为纤维环。传统的 T 影像仍是评价椎间盘内部结构最好的选择。当正常椎间盘开始呈退行性变时,椎间盘所含的水分即会逐渐减少,T2 影像上椎间盘的高信号部分开始减少,表示椎间盘开始脱水。当椎间盘变形时,即可表现出膨出型、突出型、脱出型或游离型改变。椎管狭窄则表现为椎管竹节状狭窄,同时腰椎脑脊液内所含的马尾神经也呈发束状,但磁共振的影像可能会强化其狭窄的程度,所以可应用横断面评估椎管狭窄。小关节的退变则表现为 T2 像上有滑液存在于小关节中。

2.脊髓病变

脊髓空洞症、软组织纤维瘤、脊膜膨出、脂肪瘤、囊性星形细胞瘤、室管膜瘤与脊髓转移瘤等均可在 T1 像上检出。MRI 还有助于鉴别髓内或髓外病变。

3.脊柱外伤

MRI 是脊柱脊髓外伤的重要检查手段,尤其是能显示脊髓本身的创伤、椎管与椎旁软组织的改变,MRI 血管造影也可诊断椎动脉损伤。但对骨折的敏感性和特异性较 CT 检查差。

4.脊柱感染性疾病

如化脓性脊髓炎、脊柱结核与椎间盘炎。脊柱化脓性感染在 T1 像为低信号、T2 像为高信号。MRI 冠状位常常可看到椎旁软组织有无脓肿影。对于化脓性脊柱炎和椎间盘炎,MRI 可以早期诊断。

5.脊柱肿瘤

包括原发性骨肿瘤、肿瘤样疾患、转移瘤与感染等骨结构改变在 MRI 可有特殊表现。MRI 能显示椎体血管瘤,T1、T2 像均呈现高信号。MRI 显示转移瘤也非常敏感,溶骨性椎体转移灶在 T1 加权像上信号比正常骨髓要低。质子密度像上呈中等信号,在 T2 加权像呈高或中信号。成骨性骨转移瘤 T1 及 T2 像瘤灶比正常椎体信号低。

(二)关节病变

1.髋关节疾病

MRI 能在早期发现股骨头缺血性坏死、关节唇的撕裂、骨关节病与肿瘤。目前只有 MRI 能对股骨头坏死做出早期诊断,首先是脂肪组织的变形和坏死,而 MRI 在脂肪发生坏死时即有阳性所见。

2.膝关节

大多数膝关节半月板损伤(包括盘状半月板)、交叉韧带的损伤,MRI 诊断率均较高,半月板损伤可见半月板表面高信号线性影像(撕裂)或纵向影像(断裂)。

3.肩关节疾病

肩关节疾病常以软组织病变为主。MRI 能准确显示肩袖撕裂的部位,还能显示其他相关组织的病理改变。此外对于相对较小的关节盂、关节囊、二头肌腱病变等均能显示异常改变。

4.骨与关节感染

可早期发现感染,T2 像显示高信号。

(三)骨与软组织肿瘤

对于不能应用 X 线等诊断的骨或软组织肿瘤,MRI 可以帮助诊断,特别是对于骨髓的病变特别敏感。

(四)磁共振造影技术

又称磁共振增强技术。脊柱化脓性感染、脊柱结核等 MRI 增强后均可显示有改变,有助于鉴别诊断。

(五)磁共振液体成像技术

包括磁共振胆管成像(MRCP)、磁共振椎管成像(MRM)。但分辨率差、无法动态观察。MRM 以腰段最佳,可显示良好的对比且有较高的空间分辨率。

第四节　放射性核素检查

放射性核素扫描是将能被骨与关节浓聚的放射性核素或标记化合物引入人体,然后使骨与关节显像。可显示骨骼的形态、血液或代谢情况,并定出病变部位。最主要的优点是可以在早期发现骨与关节的病变。对于各种骨肿瘤,尤其是对骨转移瘤,有早期诊断价值。但它的分辨率及特异性不是很高。利用放射性核素"TC"做全身骨扫描检查(ECT)。可较 X 线片早3～6 个月发现骨转移瘤。此外,对股骨头缺血性坏死、骨化性肌炎、良恶性肿瘤的诊断有所帮助。正电子发射体层显像(PET)是新一代核素显像技术。对心肌活力的检测、肿瘤的探测和肿瘤良恶性的鉴别有重要的临床价值。

放射性核素扫描分动态显像和静态显像,静态显像又分局部和全身显像。动态显像常用三时相或四时相技术,同时也可获得静态显像资料。

放射性核素聚集的因素有:局部骨骼供血量和骨骼生长活跃或新骨形成。只要骨骼病变有血供代谢和成骨旺盛或低下,就可于病变处表现为影像的异常。溶骨区呈现冷区,显像剂减少。骨质修复、新骨形成显示热区,显像剂增多。应对比双侧、或与周围上下骨骼对比。

放射性核素的临床应用如下:

一、骨肿瘤的骨显像

有助于区别骨肿瘤的良恶性。

二、骨转移瘤

可早期发现转移灶。

三、隐性骨损伤

如应力性骨折、骨膜反应。

四、移植骨成活的判断

可较 X 线检查更早获得成活信息。

五、缺血性坏死

骨显像优于 X 线检查,但有一定的假阳性。

六、骨髓炎和软组织感染

早期敏感方法,通常 2 天即可见热区。

七、关节疾病

类风湿、骨关节炎或滑膜炎均可见到改变。

八、人工关节检查

判断人工关节有无松动和感染。

第五节 关节镜检查

自 1918 年日本首先应用关节镜观察膝关节以来,关节镜外科已成为关节疾患的重要检查及治疗手段。涉及的关节除膝关节,目前已应用到肩、肘、腕、手、髋、踝、足及脊柱等各个领域。关节镜检查是在不切开关节、保持关节原有功能及解剖情况下,进行动态的观察及针对性极强的检查方法。本节主要讲述膝、肩关节镜的诊断。

一、膝关节镜检查

关节镜可动态下观察关节生理、病理状态,明确诊断,还可在关节镜下进行各种手术。关节镜有直视镜头及多种角度的斜面镜。以 10°、25°、30° 和 70° 镜最为常用。照明系统为冷光源。麻醉全麻和硬膜外麻醉均可,局部麻醉下亦可手术,但限制了止血带的应用。麻醉状态下应再次检查患者,以免遗漏平时未知的阳性体征。止血带的使用可根据医生习惯而定。手术成功的前提条件就是要有精确的入口定位,如入口不当则可引起关节面的磨损、手术器械的断裂及观察视野的受限和手术困难。

(一)诊断性关节镜入路

1.前外侧入路(AL)

外侧关节线上 1cm,外侧半月板前角的上方,髌腱外侧 0.5cm 处。此入路关节镜视野广泛。

2.前内侧入路(AM)

内侧关节线上 1cm,髌腱内侧 0.5cm 处。该口常用来放入器械、探针等。也经常用来观察外侧半月板前角。

3.髌上外侧入路(SL)

髌骨上外缘 2.5cm,用来观察股骨滑车、脂肪垫和髌股关节面。

4.后内侧入路

后内关节线上 1cm,股骨髁之后内缘与胫骨后内缘之间。可用来检查内侧半月板后角及后交叉韧带。

(二)关节镜的检查顺序

完整的系统观察应先从髁上囊开始,在伸膝与半屈曲位检查,按如下顺序:髁上囊、髌股关节、内侧滑膜皱襞、间隙、内侧间隙、力间窝、外侧间隙、外侧隐窝、前交叉韧带、后内外侧间隙、内侧半月板后角等。

(三)检查的指征

1.关节炎的诊断

对于经常肿痛、不能确诊的膝关节病变,或虽已诊断,但希望了解病变的程度,应主要观察髌上囊滑膜绒毛状态。不同的疾病可以有不同的滑膜改变。如类风湿性关节炎的绒毛长,呈指状突起。骨性关节炎的绒毛数量多、弥散、毛短等。应在术中取标本送病理检查。

2.膝关节内紊乱的诊断

检查关节内有无游离体、病理的滑膜皱襞、半月板有无损伤、软骨和骨的退行性改变。半月板检查应注意形状、色泽及光滑度,有无松动、边缘游离及破裂等。

(四)关节镜手术

关节镜除检查作用外,还可用于手术治疗。适用于半月板部分或全部切除、半月板缝合术、膝关节游离体摘除术、髌内侧滑膜皱襞松解或切除术、粘连带松解、关节软骨修复术、关节滑膜切除、关节内异物取出术、交叉韧带重建术、关节内肿瘤切除术、骨软骨移植术等。

二、肩关节镜检查

(一)肩关节镜诊断的指征

1.肩关节病

可清楚地看到滑膜、关节面、软骨的变化及关节侵蚀的情况。

2.脱位或半脱位

明确脱位的方向、关节内的病理状况。可以检查盂唇有无分离等。

3.游离体

可见于类风湿、骨关节炎等疾病。

4.肱二头肌腱破裂

在慢性撞击综合征患者中,肌腱破裂可经镜下诊断。

5.肩袖损伤等肩关节不稳定

镜下可以看到肩袖外形不规则,有破裂的肌腱瓣,局部纤维化或有出血等。

(二)肩关节镜入路

1.后方入路

以肩峰后外侧顶点作为标志,向下、向内各 1cm 作为入点。对准喙突穿刺。

2.前方入路

位于喙突及肩峰前外缘之间,在后方关节镜的监视下,从前方刺入关节内的针恰好位于肱二头肌长头、肱骨头和关节盂形成的三角地带内。

3.上方入路

位于锁骨上窝,即锁骨后缘和肩峰内缘的外侧。

(三)肩关节镜的检查顺序

检查的顺序依次为:肱二头肌长头肌腱、肱骨头关节面、前盂唇、前关节囊上的盂肱韧带、肩胛下肌后面及隐窝、肩袖底面、关节盂表面和上隐窝、后盂唇、小圆肌下面和后关节囊。

第六节 诱发电位检查

诱发电位(EP)是中枢神经系统感受内、外刺激过程中产生的生物电活动。与骨科临床应用关系密切的是躯体感觉诱发电位(SEP)。

一、SEP 的一般认识

SEP 是刺激外周感受器、感觉神经或感觉通路上任一点,引起冲动,在外周神经、脊髓和大脑皮质等中枢神经系统诱发的一系列电位反应,是一项非痛性、非损伤性检查方法。它能测到输入神经的全长,为评价由感觉神经末梢至大脑皮质整个神经传导路线的功能、客观地分析神经功能状况提供了精确的定位、定量标准。按潜伏期的长短不同,SEP 可分力短潜伏期SEP:上肢刺激正中神经,25ms;下肢刺激胫后神经,45ms、中潜伏期 SEP(25ms、120ms)和长潜伏期 SEP(120~500ms)。中、长潜伏期 SEP 易受意识形态影响,限制了其在临床上的应用,而短潜伏期体感诱发电位(SLSEP)则几乎不受睡眠及麻醉的影响,且各成分的神经发生源相对明确,多为临床应用。

由于自发电活动的影响,将诱发电位从自发电位中识别出来是困难的,计算机技术应用于临床后,成功地解决了这一难题,为其应用扫清了障碍。

二、SEP 通路

采用低压脉冲电流刺激上肢正中、尺、桡神经点或下肢腓总、胫神经点,刺激强度以可引起该神经所支配的肌肉轻度收缩,但以不引起疼痛为限。产生的信号主要由末梢神经中髓神经纤维通过脊神经节以及脊髓后角、后束、脑干、视神经丘到达对侧大脑皮质感觉中枢,产生相应的 SEP。在这个通路上任一点及头皮上依据脑电图 10~20 分系统安置记录电极,即可获得刺激信号的传导速度和神经的反应程度。

三、SEP 在骨科的临床意义

1.判定病变的范围与程度。

2.定位诊断价值。

3.客观评价神经的恢复情况。

四、SEP 在骨科的应用

(一)脊髓病变

脊髓病变引起 SEP 异常,以脊髓外伤、脱髓鞘及变性病变时改变最明显,脊髓型颈椎病由于颈椎退行性变和骨质唇样增生引起脊髓受压、脊髓内外肿瘤或结核压迫、特发性脊柱侧弯曲侧神经传导通路受压都可引起 SEP 异常,表现为潜伏期延长明显,波形离散,重者波形消失,说明中枢传导有明确减慢。

(二)腰椎间盘突出

腰椎间盘突出的形式多种多样,临床表现不尽相同,SEP 的异常也各有不同,常见的 SEP异常表现有:

1.双胫神经 SEP 接近正常,双腓总神经异常,椎间盘突出双侧受压。

2.一侧的胫神经、腓总神经 SEP 波形好,于另一侧受压,多见于单侧。

3.双侧胫神经、腓总神经 SEP 均异常,多见于椎间盘突出伴椎管狭窄者。

(三)椎管狭窄

SEP 的"W"外形可部分消失,但一般都有电反应。

(四)周围神经损伤

1.SEP 是对感觉神经传导速度(SCV)的补充,对周围神经(如正中、尺、桡、肌皮、隐、腓肠等神经)在周围 SCV 消失的情况下,进行相应的 SEP 测定是很有帮助的。神经根、神经干、神经丛病变均可使传导速度减慢,潜伏期延长,波幅降低。

2.臂丛神经损伤:刺激正中、尺、桡、肌皮神经,在 Erb 点、颈部、皮质记录 SEP,可以区分神经根节前或节后损伤,指导临床治疗。节前断裂后,神经元胞体和轴突的连续性存在,轴突未变性,传导功能存在,皮质和脊髓 EP 消失,而 Erb 点 EP 良好。节后断裂后所有神经纤维均变性,各部位均检测不出 EP。节前损伤后,手术修复是不可能的,应尽早施行替代手术。

3.卡压综合征:在神经受压部位的远端刺激,在神经干或大脑皮质记录 SEP,多数表现为潜伏期延长,峰间潜伏期增大。

(五)脊柱手术的术中监测

在脊柱侧弯矫形手术或脊髓肿瘤摘除术时,测定 SEP,可以了解脊髓的功能状态。麻醉成功后,刺激胫神经或腓总神经,做术前正常 SEP。由于麻醉的影响,电位波幅有轻度下降。如果患者有脊髓受损,则在麻醉下和手术的动作中 SEP 消失。虽然 SEP 正常时也不能完全排除躯体感觉通路损伤,但 SEP 如果有明显改变且潜伏期延长,则提示有不可逆转损害的危险。

(六)术后疗效评价

SEP 可以作为手术前后观察的指标(如脊髓型颈椎病、腰椎管狭窄症等),了解手术效果。从术后恢复看,一般以波幅升高为主,潜伏期变化不明显。

近几年,检测反映脊髓运动功能的运动诱发电位,正在发展和应用,有广阔的应用前景。运动诱发电位(MEP)是短暂电流或可变动的磁场刺激头颅或周围神经,在肢体远端接受肌肉动作电位,测定中枢或周围运动传导时间或传导速度的一项新技术。MEP 主要反映锥体束和脊髓前角细胞的功能,在脊髓受压、脊髓外伤时阳性率较高,表现为中枢运动传导时间延长。在脊髓手术中,联合应用 MEP 和 SEP,可同时监护感觉和运动功能,能够更好地了解脊髓的功能状态。

第七节　骨科 B 超检查

一、超声检查法

应用于医学影像检查的超声频率范围是 2~10MHz。B 超的检查方式有两大类:超声回声图和超声声像图,后者是骨科常用的超声诊断方法。

(一)纵向扫查

患者体位可根据病变部位而定。可取仰卧位、侧卧位、坐位及站立位。检查关节时一般取伸直位,探头置于屈侧或外侧。长骨纵向扫查可见皮肤呈线状强回声,由浅至深依次为皮下组织、肌肉及骨;关节纵向扫查除可显示皮肤、皮下组织、肌肉外,还可显示线状回声关节囊、无回声的关节腔及相邻两端低回声的关节软骨、强回声的骨端。

·临床骨科疾病诊治技术·

(二)横向扫查

纵向扫查后将探头转动 90°,作垂直于骨或关节长轴扫查,由浅至深可依次显示皮肤、皮下组织、肌肉及骨,骨回声由长条状强回声变成半圆或弧形强回声带。

以上 2 种扫查时应注意左右两侧对比观察及病变部位连续滑动扫查。

(三)腰椎管经腹侧途径扫查

患者仰卧,探头置于腹部正中加压探测,首先纵切确定骶骨岬,以此作为上位腰椎定位标志,然后横切即可得腰椎管横切图。由前向后依次可显示腹壁、腹膜后大血管、椎间盘、椎管及其内容物、椎板等结构。纵切图上可见椎体前缘呈强回声带,相邻椎体之间的低回声为椎间盘,腰椎管呈断续无回声结构,由前后 2 条断续平行光带围成。

(四)腰椎管经背侧途径扫查

俯卧或侧卧屈腿,探头置于后正中线旁 1.0~1.5cm,与矢状面成 15°向内倾斜。纵向扫查 Ll~S1 椎管,所得图像为斜矢状切面,测得的内径为斜矢状径,正常低限值 L2~L3 及 L5~S1。男性为 14mm,女性分别为 15mm 及 14mm,L1 最宽,L4 最窄。腰椎管的斜矢状切面图由 2 列平行断续呈串珠状强回声光条组成,后方一列为椎板反射,前方一列为椎体后表面反射。2 列回声光条之间的暗带为椎管。但是,椎管的超声图像因受骨骼影响,成像质量远比 CT 及 MRI 差,因而,临床应用受到限制,目前临床主要将超声用于脊椎手术中探查及婴幼儿检查。

二、B超在骨科诊断中的应用

(一)帮助诊断骨肿瘤(特别是恶性骨肿瘤)

可以帮助确定肿瘤的大小、部位、范围和性质,评估骨质破坏程度和软组织受侵犯的情况,是临床、X线、病理检查的辅助手段。骨肿瘤的超声表现为:外形不规则,良性者边界多较清楚,恶性者常与正常组织界限不清。

(二)关节积液

B超诊断关节积液准确可靠,并可引导定位,穿刺抽液。少量关节积液时,症状、体征多不明显,易漏诊。但超声检查有阳性声像特征,髋关节积液大于 10mL,即可检出。各个关节的超声表现如下:

1.膝关节

关节腔内出现液性暗区,滑膜增厚时,则有不规则实体回声突入暗区内。

2.髋关节

股骨颈周围为液性暗区,股骨颈回声带与关节囊光带间距增大至 5mm。

3.踝关节

胫骨远端前方出现条状液性暗区。

4.肘关节

肱骨远端前方出现液性暗区。

5.肩关节

肱骨头周围有液性暗区。

· 64 ·

（三）骨髓炎

可以早期发现骨膜下脓肿形成,弥补 X 线检查的不足。急性骨髓炎早期超声表现为正常骨纹理消失,骨质中出现不规则、边缘不清的低回声区,骨膜下脓肿呈液性暗区,后期可见低回声骨质缺损区。慢性骨髓炎声像图为骨皮质回声光带呈不规则浓密强回声,髓腔显示不清,死骨形成后呈孤立性强回声光点、光带、光团。

（四）化脓性关节炎

可见关节软组织增厚肿胀,关节腔内出现液性暗区或低回声区。

（五）骨关节结核

超声对结核寒性脓肿检出较为敏感,显示液性暗区或低回声区。

（六）骨折

B 超用于诊断骨折出于以下目的:

1.多方法探查,判定移位情况。

2.鉴别骨折所致的局部肿胀是血肿还是软组织损伤。

3.辅助诊断外伤性骨筋膜室综合征。

4.判定骨折时,是否并发实质性器官破裂出血。

5.监测骨折愈合,帮助评估骨折延迟愈合和骨不连接的原因。

（七）椎间盘突出和椎管狭窄

用超声测量椎管内径,如果小于 1cm 或为正常值的 10% 以下,即可诊断为椎管狭窄。B 超诊断椎间盘突出是一种简单的无损伤方法。理论上,椎间盘突出的灰阶超声的典型图像为"三重密度影"回声征象,即除椎板和椎体骨的强回声外,椎管内近椎体侧可见由散在的较强回声光点围成的低回声区。据报道,此征象对诊断椎间盘突出的敏感性为 89%,特异性为 100%。但在实际应用中,由于受患者体形、定位不准及操作者局部解剖知识贫乏、临床经验少的影响,容易出现假阴性或假阳性结果。

（八）膝关节损伤

半月板损伤后超声检查可有以下发现:

1.撕裂处不连续或有裂隙,回声增强。

2.半月板边缘变形、凹陷,局限性回声增强。

3.侧副韧带断裂可见韧带图像断裂或不完整。

（九）肩袖撕裂

图像断裂或不连续。

（十）其他

1.先天性髋关节脱位。

2.幼儿股骨颈前倾角测定。

3.外伤性肌腱断裂。

4.髌骨半脱位。

5.膝关节滑膜嵌顿症。

第四章　上肢损伤与脱位

第一节　肱骨近端骨折

一、概述

肱骨近端骨折是一种常见的骨折类型,国外大多文献认为其发生率在 4%～5%,其中 80%～85% 肱骨近端骨折为无移位或轻微移位骨折,15%～20% 为移位骨折。肱骨近端骨折可以发生于任何年龄组,在青少年组中,由于活动能力增加,骺板相对薄弱,其发生率有所增加,多为 Salter-Harris II 型骺损伤。

对于老年患者,轻微暴力即可造成骨折,说明肱骨近端骨折与骨质疏松有关。其他流行病学调查也证明了这一点。对于年轻患者,一般多为高能量损伤造成。

二、功能解剖

肱骨近端有丰富的血供,肱骨头血供主要来自旋肱前、后动脉,了解其血供在临床有重要意义。

在肱骨近端有广泛的骨内、骨外交通支。Laing 和 Gerber 证实旋肱前动脉、旋肱后动脉、胸肩峰动脉、肩胛上动脉、肩胛下动脉和肱深动脉之间有广泛的骨外交通支。Gerber 认为肩袖止点下骨质血供并不来自肩袖肌肉,主要来自旋肱前、后动脉。同时他认为,虽然有广泛的骨外交通支,但肱骨头血供主要来自旋肱前动脉的前外侧分支,损伤后由其远端的交通支供应。因此,越靠近肱骨头入点处越重要,手术中要注意保护。认识肱骨头的血供,可以帮助我们判断损伤后肱骨头缺血坏死的情况。对于经典四部分骨折,大小结节骨折分离,外科颈骨折移位,肱骨头脱向外侧,其血供破坏严重,坏死可能性大。而外展嵌插型四部分骨折,后内侧折端嵌插,保留了旋肱后动脉的后内侧分支的血供,其坏死率较低。

三、受伤机制

肱骨近端骨折与骨质疏松有一定关系,对于老年患者,轻或中度暴力即可造成骨折,常见于在站立位摔伤,即患肢外展时身体向患侧摔倒,患肢着地,暴力向上传导,导致肱骨近端骨折。对于年轻患者,其受伤暴力较大,常伴多发损伤。当肩关节受到直接暴力时,也可以发生肱骨近端骨折。另一种少见的原因是电击伤,可致骨折或骨折脱位,尤其后脱位应给予足够重视,避免漏诊。

四、分型及功能评分

肱骨近端骨折较为复杂,其中大部分为无移位或轻微移位骨折,与移位骨折的治疗及预后有明显不同,因此准确分型非常重要,它不仅能反映骨折部位和移位方向,还可以指导治疗和预后,同时还可便于治疗的比较和总结。以往肱骨近端骨折多按骨折线的部位(如解剖颈骨折、外科颈骨折、大结节和小结节骨折)或按受伤机制及成角方向来分类(如外科颈骨折分为内收型、外展型等）。这些分型方法不能完全概括肱骨近端骨折，对复杂的骨折不能清楚地叙述，文献中常常发生混乱。基于以上问题，Neer 在 1970 年提出新的分类方法，目前已广泛使用。

（一）分型

1.Neer 分型

Neer 在 Codman 分类基础上，根据肱骨近端四个解剖部位，（即肱骨头、大结节、小结节和肱骨干）及相互之间移位程度来进行分类的。认识其解剖部位及骨折后移位方向极为重要。当大结节骨折后，其在冈上肌、冈下肌和小圆肌牵拉下向后上方移位；小结节骨折在肩胛下肌牵拉下向内侧移位；外科颈骨折后，胸大肌将远折端向内侧牵拉。正确投照的 X 线片对判断骨折移位尤其重要，一般要求投照肩胛骨正位片、肩胛骨侧位片及腋位片，必要时结合 CT 进行诊断。

Neer 分类系统中，应当正确理解其分类概念，而不能仅把它作为一个数量分级。当肱骨近端 4 个解剖部位中任何一个部位骨折后，其分离移位＞1cm 或成角＞45°，即认为其发生移位，而不是强调骨折线的多少。虽然一个肱骨近端骨折有多条骨折线，但其四个解剖部位之间相互移位＜1cm 或成角＜45°，即视为无移位或轻微移位骨折，或称为部分骨折。当其中仅一个部位骨折并且移位时，称之为两部分骨折，它有 4 种形式，即解剖颈骨折、大结节骨折、小结节骨折或外科颈骨折。当肱骨近端 4 个解剖部位中，有 2 个部位骨折并且移位时，称为三部分骨折，它有 2 种形式，常见的是大结节、外科颈骨折，另一种为小结节、外科颈骨折。

当肱骨近端 4 个解剖部位均发生骨折移位时，称为四部分骨折，此时肱骨头向外侧脱位，血液供应破坏严重，极易发生缺血性坏死。Neer 分型中也强调了骨折脱位，根据脱位方向分为前脱位、后脱位，根据骨折部分分为两部分骨折脱位、三部分骨折脱位及四部分骨折脱位。对于肱骨头压缩骨折，根据其压缩程度进行分级，即＜20％、20％～45％或＞45％。肱骨头劈裂骨折是指肱骨头关节面劈裂成几个部分，而不是指附着于大结节或小结节骨折上的小部分肱骨头（＜10％或 15％），肱骨头劈裂骨折多为严重的暴力创伤所致，常与其他肱骨近端骨折同时存在。

肱骨近端骨折的 Neer 分型较为复杂，有学者对其可靠性及可重复性进行了调查，Sidor 及其同事经调查发现其组内可重复性高于组间可靠性，医生的经验和专业水平是非常重要的因素。Neer 和 Rockwood 也认为，即使最有经验的专业医生在诊断方面也会有疑问，需要手术证实。有学者认为 CT 可能对诊断有一定的帮助。

2.AO 分型

AO 分型是以损伤的严重程度和肱骨头坏死概率为基础，更强调肱骨头血供的破坏。它认为当任何一个结节与肱骨头相连时，肱骨头仍可以有适当的血供。它共分为 A、B、C 三型，每一型又根据骨折的移位程度、方向、折端是否嵌插及是否合并脱位分成不同亚型。

（1）A 型骨折：指关节外骨折，仅包含一个结节，伴或不伴干骺端骨折；A_1 型为关节外单一结节骨折；A_2 型为关节外单一结节骨折，伴稳定的干骺端骨折；A_3 型为关节外单一结节骨折，伴不稳定的干骺端骨折。A 型骨折发生肱骨头坏死的可能性极低。

（2）B 型骨折：指关节外骨折，其中大小结节均骨折，同时伴干骺端骨折或盂肱关节脱位。B_1 型为关节外骨折，大小结节均骨折，伴稳定的干骺端骨折；B_2 型为关节外骨折，大小结节均骨折,伴不稳定的干骺端骨折;B₃型为关节外骨折,大小结节均骨折,伴盂肱关节脱。B 型骨折发生肱骨头坏死的可能性相对较低。

(3)C 型骨折:指关节外骨折,且肱骨头血供受到明显破坏。C₁型为轻微关节段骨折(解剖颈骨折);C₂型骨折伴明显移位;C₃型骨折伴肩关节脱位。C 型骨折发生肱骨头坏死的可能性较高。

AO 分型较为复杂,其应用不如 Neer 更为广泛。有学者对两种方法进行了比较,AO 分型中的组间准确性并不强于 Neer 分型,且两种方法之间的可靠性很低。

(二)评分系统

一个科学、有效的评分系统对于手术结果的评估十分重要。针对肩关节目前存在的很多评分系统,如 HSS 评分、UCLA 评分、Neer 评分、Constant-Murley 评分以及 ASES 评分(美国肩肘医师评分,American Shoulder and Elbow Surgeon Score)等。这些评分的设计都是将疼痛、功能(进行日常活动及特定活动的能力)、活动度以及肌力等方面进行综合评价,但由于各个评分系统对不同方面权重的不同,导致应用不同评分所得到的结果也不尽相同,因而不能在不同病例系列之间进行有效的比较。

近些年来,人工肩关节置换在临床中的应用越来越广泛,因此迫切需要制订一个全世界公认的标准评分系统,使世界各地的骨科医师可以更加方便地交流,并且可以对不同系列的病例进行有效的对比。下面将对一些常用的评分系统作简单介绍。

Neer 评分是应用最为广泛的评分系统,尤其是北美地区,其满分为 100 分,其中疼痛35 分,功能 30 分,活动度 25 分,解剖结构的重建(通过术后 X 线片)10 分。其特点是评分中包括了对解剖结构重建情况的考虑。

Constant-Murley 评分是在欧洲应用最为广泛的评分系统,其满分也为 100 分,包括患者的主观评估如疼痛 15 分、功能 20 分,以及客观评估如活动度 40 分、三角肌肌力 25 分,4 个组成部分。因此其特点为对主观评估结果和客观评估结果存在不同的权重(主观 35 分,客观65 分)。

UCLA 评分同样包括了疼痛 10 分、功能 10 分及活动度 10 分 3 项内容的评估,并附加了患者的满意度 5 分。其特点是给予 3 项评估内容具有相同的权重,因此某一项评估的优良结果不能掩盖其他项评估的较差结果。

ASES 评分是近年来为统一标准化评分系统而制订的一套评分,包括患者自我主观评估和医师客观评估 2 个部分。自我主观评估包括疼痛、稳定度和功能 3 个部分,疼痛和稳定度按1~10 分级进行自我评定,功能评分通过 10 个日常生活活动的完成情况进行评定。医师客观评估包括活动度、肌力、稳定性以及是否存在各种体征(如局部压痛、撞击等)。最后的评分仅由自我主观评估部分的得分计算得出(疼痛 50%,功能 50%)。

值得注意的是 ASES 评分的应用日趋广泛,希望其能够成为一个公认的肩关节功能评分系统。

五、临床表现

肱骨近端骨折后最明显的表现是疼痛、肿胀、活动受限,因肩部软组织较厚,畸形表现并不明显。在检查过程中应仔细询问受伤过程,常见的原因是间接暴力伤。在青少年,受伤时身体向后摔倒,患肢外展,肘关节伸直腕关节背伸位着地,暴力向上传导,造成肱骨近端骨折。对老年患者,轻微暴力即可造成骨折,患肢常为外展位。青壮年多为直接暴力伤,多来自外侧或前外侧,应注意是否有其他合并伤,如颅脑损伤、胸部创伤等。询问病史时要注意是否有癫痫发作、电击或电治疗病史,此时常致肩关节后脱位或骨折脱位。

体检时患肩明显压痛,可触及骨擦感。伤后 24～48 小时可见淤血斑,受伤严重者伤后数天可向上臂胸部蔓延。在骨折脱位时,肩关节空虚,前脱位时肩关节前方饱满,肩峰突出,肩关节后方扁平,明显方肩畸形;后脱位时肩关节后方饱满,喙突明显突出,肩关节前方扁平,合并外科颈骨折时,外旋受限可能不明显。诊断需靠良好的 X 线片或 CT。

发生肱骨近端骨折时必须检查患肢的血管神经。肱骨外科颈骨折时远折端向内侧移位,可能伤及腋动脉。腋神经损伤最为常见,注意检查肩外侧的皮肤感觉,但无特异性,感觉正常不能排除腋神经损伤。

早期因疼痛无法检查三角肌收缩。因三角肌失张力,可导致肩关节半脱位,但 4 周后仍持续,则应注意区别是否为腋神经麻痹。同时注意检查胸部损伤,有肩关节骨折脱位后肱骨头脱向胸腔的报道。对于严重暴力损伤,注意应是否合并血气胸。

六、X 线诊断

清晰准确的 X 线片对肩部创伤诊断有重要意义,可以帮助判断骨折的部位、移位程度及骨折脱位的方向。在肩部创伤诊断中必须投照 3 个相互垂直平面的平片,即创伤系列片,包括肩胛骨正位 X 线片、肩胛骨侧位 X 线片(肩胛骨切线位片)和腋位 X 线片。

由于肩胛骨平面与冠状面成 30°～40°角,盂肱关节前倾,普通的肩关节前后位片实际为肩关节斜位片。在投照真正的肩胛骨正位片时,患肩紧靠片盒,健侧向前倾斜约 40°,此时投照肱骨头与肩胛盂无重叠,清楚地显示关节间隙,肩盂前后缘完全重叠,肩关节发生脱位时,则正常肩关节间隙消失,肱骨头与肩胛盂重叠。

当外科颈骨折时,肩关节正位片不能充分反映骨折移位的方向,易造成错误印象,导致治疗选择不正确。对于骨折畸形愈合或其他陈旧病变,需在 AP 位测量颈干角(解剖颈的垂直线与肱骨干中心线的夹角),投照时肩关节应处于旋转中立位,外旋时颈干角减小,内旋时颈干角增大。

在投照真正的肩胛骨侧位 X 线片时,患肩外侧紧靠片盒,健侧向前倾斜约 40°,X 线束在肩胛冈下切线为通过。肩胛骨投影为 Y 形结构,前方分叉为喙突,后方为肩峰,垂直一竖为肩胛体投影,肩盂位于 Y 形结构的中心。在真正的肩胛骨侧位片上,可清晰显示外科颈骨折向前成角,大小结节骨折及肩关节前后脱位。对于肱骨近端骨折,只有在真正的肩胛骨正侧位片才可清楚判断其移位成角的方向和大小,普通的肩关节前后位和穿胸位片均为肩关节斜位片,不能真正反映移位、成角及脱位情况。对于肱骨近端骨折患者,在颈腕吊带制动下可轻松投照。

腋位 X 线片可清晰显示盂肱关系,在肱骨近端骨折时应设法拍照。投照时,尽量取仰卧,患肩外展 70°～90°(避免加重骨折移位),片盒置于肩上,X 线束稍低于身体,由腋下向上投照。在新鲜损伤患者,因疼痛肩关节外展明显受限,可按 Bloom 和 Dbata 提出的改良腋位法投照,即 Velpeau 位。投照时患者取站立位,上半身向后倾斜约 30°,片盒放于腋下,X 线束从上向下垂直投照,但其影像重叠较多,临床应尽量取仰卧位投照。

在清晰的腋位片上,可以准确诊断肩关节后脱位、大小结节骨折移位方向和程度、盂缘骨折及肱骨头骨折。

对于复杂的肱骨近端骨折,创伤系列的 X 线片加上 CT 影像,可以提供更为准确的信息。虽然有文献认为 CT 对肱骨近端骨折的分型并无明显的意义,但笔者认为 CT 在判断大小结节移位、肱骨头劈裂骨折、压缩骨折、盂缘骨折及骨折脱位方面有很大帮助,在临床上应结合使用。

MRI 对于软组织损伤的诊断有明确意义,尤其是肩袖、肱二头肌腱、盂缘的损伤,但其费用较高,临床上一般不作为常规检查。当大结节处有小片撕脱骨折时,因对冈上肌腱、冈上下腱及小圆肌腱损伤不能完全了解,可考虑做 MRI 检查。肱骨近端骨折及骨折脱位可造成腋动脉、旋肱前动脉、旋肱后动脉损伤,其发生率较低,临床检查过程中,一旦怀疑血管损伤,可通过血管造影来明确诊断。

七、治疗

(一)无移位或轻微移位骨折

肱骨近端骨折中,80%～85%为无移位或轻微移位骨折,在 Neer 分型中又称一部分骨折。一般经保守治疗可取得满意结果,即颈腕吊带制动,早期功能锻炼。但笔者认为治疗中要明确骨折的稳定性,以免造成骨折进一步移位。

稳定性骨折采用简单的颈腕吊带制动即可。当伤后 1 周,疼痛肿胀等症状明显好转,即可开始功能锻炼。颈腕吊带制动 4～6 周,主要增加肩关节的活动范围。当 X 线上出现愈合迹象后,可进行主动的功能锻炼,同时开始三角肌、肩袖肌肉的等长收缩锻炼。随着肩关节主动活动范围的增加,可进行三角肌、肩袖肌肉的等张收缩锻炼。12 周左右可,进一步增加肩关节力量、活动范围的锻炼。

不稳定性骨折常见为外科颈粉碎骨折。对于此类骨折,需采用标准的颈腕吊带制动。因骨折端不稳定,制动时间相应延长,直到折端稳定,但一般不超过 2～3 周,即可开始功能锻炼,但需在医生的帮助下进行。其锻炼基本同上所述。肩关节的功能锻炼过程中,要注意活动应发生在真正的盂肱关节,而不是发生在骨折端。当 6 周左右,X 线上出现愈合迹象后,被动活动范围才可增加。对于此类骨折,过度的被动活动或过早的主动活动可导致骨折移位。

(二)两部分骨折

两部分骨折共有 4 种类型,即解剖颈骨折、大结节骨折、小结节骨折和外科颈骨折,其中外科颈骨折最为常见。

1.解剖颈骨折

此类骨折罕见,平片很难诊断,必要时需结合 CT。解剖颈骨折位于大小结节上方,无软组织附着,肱骨头骨内、骨外交通支均遭到破坏,极易发生坏死。骨折后,肱骨头部分很小,且主要位于关节内,闭合复位很难成功,保守治疗结果很差。对于年轻患者,一般建议采用切开复位内固定。对于年龄较大的患者,可采用人工关节置换术。

2.外科颈骨折

对于无移位或轻微移位的外科颈骨折,经保守治疗即可取得满意结果。

对移位的外科颈骨折,经闭合复位后,可采用颈腕吊带固定、经皮穿针固定或外固定架固定。两部分外科颈骨折不同于肱骨干骨折,不能使用悬垂石膏,以免造成折端分离,增加不愈合的机会。

闭合复位后,采用 O 形石膏固定,也很难控制骨折端,同时可导致患者诸多不适。对于肱骨外科颈粉碎骨折,骨折端明显不稳定,但移位不大,"披肩"石膏固定可起到一定作用。外科颈骨折后,因胸大肌、背阔肌均可牵拉远折端向内移位,应避免上肢外展,因此不建议使用外展架。对于前屈内收位支架固定,逐步纠正向前成角也值得怀疑,同时会造成患者很不舒服。若闭合复位不成功,则切开复位内固定。

两部分外科颈骨折合并肩脱位较为少见,一旦发生,几乎均为前脱位。虽然原始两部分外科颈骨折脱位并不常见,但医源性损伤也不少见,多为肩关节脱位时粗暴整复所造成。两部分外科颈骨折脱位也可以在麻醉下复位成功,但复位很困难,应避免反复暴力复位。复位不成功,可采用切开复位内固定。两部分外科颈骨折脱位的手术指征包括:①合并血管损伤;②开放骨折;③闭合复位失败;④肩脱位伴无移位的外科颈骨折。手术方法包括如下:

(1)闭合复位经皮穿针固定:通过我们的经验,笔者认为经皮穿针固定的适应证包括:①两部分外科颈骨折;②存在外科颈嵌插骨折的两部分大结节骨折;③外展嵌插四部分骨折。

一定程度的骨质疏松并不是经皮穿针固定的绝对禁忌证。但生物力学实验结果表明穿针固定的生物力学强度低于诸如钢板螺钉固定或髓内固定等其他固定方式,因此对于存在极为严重骨质疏松或外科颈骨折粉碎极为严重,尤其是内侧骨皮质粉碎严重的患者不适于进行穿针固定,其他诸如钢板螺钉内固定、张力带固定或缝合固定等方式同样不适于存在骨质疏松情况的骨折,而应采用髓内固定的方式进行治疗。对于单一骨折的两部分大结节骨折、两部分小结节骨折和(或)合并脱位的情况亦不适于经皮穿针固定,为达到满意有效的复位和固定应进行切开复位缝合内固定。

(2)切开复位内固定:若闭合复位不能获得成功、不稳定骨折、严重粉碎骨折或经皮穿针固定不满意者,可采用切开复位内固定。治疗时可采用的固定方式包括使用不吸收线的缝合进行固定或改良 Ender 针加张力带固定,以及 T 形钢板固定。近年来问世的锁定钢板固定系统可以很好地避免上述缺点,具有良好的应用前景。

3.两部分大结节骨折

根据 Neer 分类标准,当移位大于 1cm 时即应手术,但目前认为,大结节骨折不同于其他部位骨折,移位时容易引起其他症状,故当移位大于 0.5cm 时即应手术。对于骨质良好的患者,可采用螺丝钉固定;对于骨质疏松者,可采用折块间缝合加"8"张力带固定。术后可早期进行肩关节被动功能锻炼,6 周后愈合迹象明显时即开始行主动功能锻炼。

两部分大结节骨折合并肩脱位较为常见,其占肩关节前脱位的 33%。治疗时首选闭合复位。肩关节脱位复位后,大结节基本都可恢复到正常的解剖位置。复位后颈腕吊带制动,症状消失后即可被动功能锻炼,制动持续 3～4 周。大结节骨折脱位经保守治疗可获得满意的结果。但当肩关节复位后大结节移位仍很明显,当移位超过 5mm 时就应手术治疗。

4.两部分小结节骨折

对于移位明显的骨块,若不复位,可影响肩关节内旋。手术可采用三角肌－胸大肌间隙入路。对于骨质良好者可用螺丝钉固定。疏松者可用上述折块间缝合加"8"字张力带固定方法。

两部分小结节骨折合并肩脱位常为后脱位,小结节撕脱骨折。新鲜损伤治疗首选闭合复位,最好在麻醉下进行。术后拍片证实复位及小结节移位情况。若肩关节复位且小结节无明显移位,用支具或肩人字石膏将患肢固定于外展 10°~15°、后伸 10°~15°及外旋 10°~15°位,3 周后开始功能锻炼。若小结节发生明显移位,可切开复位内固定。

(三)三部分骨折

对于三部分骨折,保守治疗结果较差。目前趋势认为,对于并不极其复杂的三部分骨折,切开复位内固定有较高的满意率。手术操作要轻柔,避免过多的软组织受到损伤。对于骨质严重疏松或骨折严重粉碎者,采用切开复位内固定很难达到满意的复位和固定,术后容易发生不愈合、畸形愈合和肱骨头坏死等并发症,且术后不能进行早期功能锻炼,预后较差,可一起行人工肩关节置换。

对于三部分骨折脱位,肱骨头血供破坏严重,仅一个结节与肱骨头相连,可提供部分血供。共有前脱位及后脱位两种形式。对于年轻骨质良好的患者,可采用切开复位内固定,而对于严重粉碎及骨质疏松患者,人工关节置换可作为首选。

(四)四部分骨折

1.外展嵌插型四部分骨折

目前的治疗趋势认为,对于年轻骨质良好的此类骨折,采用经皮撬拨复位、内固定的手术方法,可取得较高的满意率和较低的坏死率,同时可获得较好的满意率。但对于老年骨质疏松者,也可首选人工关节置换,这样可避免软组织瘢痕粘连、挛缩,大小结节畸形愈合等并发症,减小手术难度,以利于术后恢复。

2."经典"四部分骨折及脱位

"经典"四部分骨折是指肱骨近端四个解剖部分完全分离,肱骨头移向外或后方,此时肱骨头血供破坏较重,容易发生缺血坏死,保守治疗一般不满意。这类骨折是人工肩关节置换最常见的适应证。

另外需要特别强调,对较年轻的复杂肱骨近端骨折的患者,选择人工肩关节置换作为治疗手段时应十分谨慎。有学者认为,从长期随访结果来看应用人工肩关节置换手术治疗复杂肱骨近端骨折可显著改善患者的疼痛症状,并在一定程度上改善活动度,但当使用一种评分系统进行评估时,接近一半的年轻患者的结果并不满意,因此对 50 岁以下的年轻患者应用人工肩关节置换时应十分谨慎,在条件允许的情况下,尽可能使用切开或闭合复位、内固定的方法治疗。

(五)肱骨头劈裂和塌陷骨折

肱骨头塌陷骨折常合并于肩关节脱位中,尤其后脱位常见。根据塌陷程度分为<20%、20%~45%及>45%,不同的塌陷程度可采取不同的治疗方法。当塌陷<20%时可保守治疗,肩关节脱位复位后,塌陷处不做特殊处理。当塌陷在 20%~45%同时合并肩关节后脱位时,可采用改良的 McLaughlin 手术,小结节截骨,移至塌陷处,用螺丝钉固定。当塌陷>45%时,建议人工关节置换。肱骨头劈裂骨折常合并外科颈骨折或大小结节骨折,仅对年轻骨质良好的患者可行切开复位内固定,但手术较困难,且预后较差。一般建议人工关节置换。

八、并发症

肱骨近端骨折并发症较为常见,临床治疗很困难。常见的并发症有神经血管损伤、畸形愈合、不愈合、肩峰下撞击、肱骨头缺血坏死、感染等。这些并发症不仅由损伤本身造成,也常由不适当的诊断和治疗所造成。对于肱骨近端骨折,错误的诊断常常导致错误的治疗,是造成畸形愈合、不愈合的常见原因。

1.神经损伤

在肩关节创伤中,最容易导致神经症状的损伤类型为肩关节前脱位、大结节骨折合并肩关节前脱位及外科颈水平的骨折。最长受累的神经有腋神经、肩胛上神经、桡神经和肌皮神经,其中腋神经最为常见,这与其解剖位置及走行有关。

肱骨近端骨折中,与神经损伤的因素有很多,如创伤类型、暴力大小、外科颈骨折位置及移位程度、是否合并肩脱位、年龄、血肿形成及手术损伤。有文献报道,在三、四部分骨折切开复位内固定中,神经损伤达 17.4%。

肱骨近端骨折及骨折脱位合并神经损伤在临床上并不少见,在急性损伤中,由于患者一般情况较差或局部疼痛、肿胀、活动受限,很难进行准确的神经检查。对于腋神经损伤,仅检查肩及上臂外侧皮肤感觉是不够的,皮肤感觉正常不能排除其运动支的损伤,这在 EMG 检查的研究中已得到证实。神经检查可在骨折端已稳定或骨折已初步愈合情况下进行,通过临床物理检查或 EMG 证实是否有神经损伤。检查的肌肉应包括三角肌、肩袖肌肉、斜方肌、前锯肌、菱形肌、肱二头肌和肱三头肌。

肱骨近端骨折合并神经损伤者,大多数经保守治疗可恢复。在观察 2~3 个月后神经无恢复迹象的,可手术探查。

2.血管损伤

肱骨近端骨折合并血管损伤很少见,临床上不易发现,可导致严重后果。其中常见腋动脉损伤,损伤位于旋肱前动脉起点以上。由于肩关节周围有丰富的侧副循环,腋动脉损伤后,肢体远端的血供可由侧副循环代偿,常常容易漏诊。血管损伤与患者年龄、受伤机制、骨折部位及移位程度有关。

交通伤或高能量损伤是造成肱骨近端骨折合并血管损伤的主要原因。对于老年患者,由于动脉硬化,血管弹性减小,很容易受到牵拉损伤,即使轻微创伤或轻微移位骨折也可造成血管损伤。在肱骨近端骨折中,最容易造成血管损伤的骨折类型为外科颈骨折。

根据损伤病理不同,血管损伤可分为完全断裂、由于分支牵拉造成主干撕裂或血管内膜损伤导致血管栓塞。

当确诊血管损伤后,应早期手术探查修复。有学者认为,由于侧支循环供应,虽不致造成整个肢体坏死,但因血循环供应不足,约 2/3 患者存在上肢功能障碍。手术中,首先将肱骨近端骨折复位固定。血管损伤可行端—端吻合或血管移植。

3.不愈合

肱骨近端骨折不愈合并不多见,常与骨折粉碎程度、移位大小及治疗方法的选择有关。但文献也有关于无移位骨折发生不愈合的报道。最常发生不愈合的部位在外科颈。肱骨近端骨折不愈合常与治疗不当有关,如使用悬垂石膏治疗。肱骨近端骨折与肱骨干骨折不同,临床治疗中应加以区别,对于肱骨近端骨折选用悬垂石膏治疗时,由于重力作用常常使骨折端发生分离,导致不愈合,因此应加以避免。

肱骨近端骨折不愈合常常发生在保守治疗后。当骨折移位严重、折端明显粉碎或不稳定、折端内软组织嵌入时,采用保守治疗可导致不愈合发生。手术失败也可导致不愈合的发生,如骨质疏松时强行采用切开复位内固定、内固定选择不当及感染等。

对于肱骨近端骨折的治疗,应根据不同情况具体分析,例如外科颈骨折,虽然移位不明显,但骨折端粉碎不稳定,保守治疗发生再移位或不愈合可能性较大,此时也应手术治疗,采用闭合穿针或切开内固定。

肱骨近端骨折不愈合可通过平片即可诊断,必要时可结合 CT。一旦确诊不愈合,即应手术治疗。但此时肱骨头明显疏松,骨折周围软组织粘连,折端假关节形成,手术难度较大。在两部分部分外科颈骨折不愈合中,对于骨折良好或年轻患者,手术可采用切开复位内固定,术中松质骨植骨。

切开复位内固定可明显缓解疼痛,但活动范围恢复并不显著。对于骨质明显疏松的老年患者,可采用人工关节置换术。对于三或四部分骨折不愈合,切开复位内固定很困难,同时肱骨头容易发生坏死,可直接考虑人工关节置换。对于不愈合时间较长,关节盂明显退行性变或软骨剥脱,可行人工全肩置换术。肱骨近端骨折不愈合或畸形愈合患者,一般不考虑肱骨头切除或肩关节融合术,只有在臂丛神经完全损伤不能恢复或肩外展无法恢复时,为缓解疼痛,才可以行此类手术。

4.畸形愈合

畸形愈合常继发于不当的保守治疗及失败的手术治疗,明显的畸形愈合可导致患肩疼痛、功能障碍。由于大小结节在肩袖肌肉肌腱牵拉下的回缩,骨干在胸大肌牵拉下的内侧移位以及周围软组织粘连,临床治疗相当困难。

肱骨近端骨折畸形愈合最常见的原因是原始诊断不明确,各部位移位方向及程度判断不准确,导致的错误治疗。如外科颈骨折时未投照肩胛骨侧位片,无法判断并纠正其向前成角的大小,导致向前成角畸形愈合,影响肩关节前屈上举。大结节骨折后向上方移位,畸形愈合后导致肩峰下撞击,影响外展。因此,肱骨近端骨折发生后,投照正确的 X 线片及准确判断各部位移位方向及程度至关重要。

虽然有些骨折原始移位并不大,但其存在一定的不稳定因素,保守治疗过程中继发移位,导致畸形愈合或不愈合。因此,应仔细分析骨折的性质,选择正确的治疗方法,避免此类情况发生。肱骨近端骨折畸形愈合也可继发于手术治疗后。手术复位不足、内固定选择不当、固定不牢固常常导致畸形愈合的发生。

对于肱骨近端骨折畸形愈合患者,应根据患者的年龄、功能要求程度、是否耐受手术、术后能否配合功能锻炼及是否合并不能恢复的神经损伤来选择治疗方案。对于年轻功能要求较高的患者可积极手术治疗。

(1)两部分外科颈骨折畸形愈合:外科颈骨折畸形愈合常发生在多个平面,包括向前成角、内收内旋畸形。向前成角可使前屈上举受限。明显的内收畸形使大结节相对上移,外展时发生肩峰下撞击。外科颈骨折畸形愈合时,三角肌止点相对上移,肌力减弱。外科颈骨折畸形愈合时肩关节活动范围可通过肩胛胸壁关节代偿,但过多的代偿会引起疼痛不适,产生创伤后翼状肩胛。

外科颈骨折畸形愈合可通过截骨重新固定来治疗。

(2)两部分大结节、小结节畸形愈合:大结节、小结节骨折移位,相当于肩袖撕裂损伤,导致肩袖功能障碍,影响肩关节活动。大结节骨折畸形愈合更为常见,更容易引起肩关节功能障碍。常有两种畸形愈合类型,一种是在冈上肌牵拉下向上方移位,平片很容易诊断。大结节移位后不仅影响冈上肌功能,同时也像楔子一样嵌入肩峰下间隙,影响肩关节外展。另一种是在冈下肌、小圆肌牵拉下向后方移位,因其与肱骨头重叠,平片有时容易漏诊,需要良好的腋位相或结合 CT 诊断。向后移位的大结节不仅阻挡肩关节外旋,同时也影响冈下肌、小圆肌的功能,使外旋肌力减弱,影响肩关节外展外旋。

小结节骨折移位后畸形愈合很少见,一般在肩胛下肌的牵拉下向内侧移位,不仅导致肩关节内旋受限,同时也影响肩胛下肌功能,它是肩关节前方动力稳定的重要因素。当明确移位大于 0.5cm 时即可手术治疗。手术彻底松解回缩的结节骨块,必要时松解关节囊、肩峰下间隙,或行肩峰成形术。将结节骨块连同所附着的肩袖肌腱复位到正常的解剖部位,可采用张力带或螺丝钉固定。

(3)复杂的畸形愈合:对于三部分、四部分骨折畸形愈合,由于多种畸形同时存在,使其治疗更为复杂。手术广泛剥离,多部位截骨,手术风险大,肱骨头更容易发生坏死,术后结果难以预测。只有对年轻骨质良好的患者,才可考虑重新切开复位内固定。对于明显疼痛、功能受限且骨质疏松患者,人工关节置换是良好选择。

5.肱骨头缺血坏死

肱骨头缺血坏死在临床上并不少见,尤其在三或四部分骨折中,旋肱前动脉分支在结节间沟外上方进入肱骨头处受到破坏,同时肩袖止点处骨折,进一步破坏肱骨头血供,导致肱骨头缺血坏死。

创伤后肱骨头缺血坏死的主要临床表现是肩关节疼痛、活动障碍,当伴有大小结节畸形愈合及盂肱关节骨性关节炎时,症状更为突出,一般需人工关节置换来缓解疼痛、改善功能。也有文献认为,即使肱骨头缺血坏死,盂肱关节保持完整,大小结节在正常的解剖位置愈合,肩关节也可以有良好的功能。

6.创伤后肩关节僵硬

造成肩关节僵硬的主要原因是骨折后或手术后缺少适当的肩关节功能锻炼,导致肩关节活动范围严重受限。一般可先在麻醉下推拿,但应注意避免造成再骨折,尤其是骨质疏松患者,应特别小心。麻醉下推拿不满意的患者,可手术松解,切除瘢痕,必要时松解关节囊,术后正确指导功能锻炼。

7.创伤后关节炎

肩关节创伤后关节炎是指创伤后盂肱关节的退行性改变,主要表现为肩关节疼痛、僵硬及活动障碍。对于盂肱关节,轻度的关节面不对称是可以接受的。关节盂骨折后,关节面移位在 5mm 时仅为相对手术指征,移位大于 1cm 为绝对手术指征。

肱骨近端骨折后肱骨头坏死、畸形愈合、不愈合、陈旧骨折脱位、合并血管神经损伤是造成肩关节创伤后关节炎的常见原因,瘢痕挛缩、肩袖及三角肌损伤也常常造成肩关节创伤后关节炎。

对于轻度创伤后关节炎,可采取药物治疗及理疗。可使用非甾体抗炎药缓解疼痛。物理治疗主要用于增加肩关节活动范围,增强肩袖肌肉及三角肌力量。对于保守治疗不满意者,全肩人工关节置换是一良好选择。一般不采用肩关节融合,只有当臂丛神经、肩袖、三角肌损伤不能恢复时,才可考虑。

九、预后与康复

功能锻炼是肱骨近端骨折术后取得良好效果的重要环节,即使手术复位再好,没有术后正确的功能锻炼,也很难取得满意结果。具体方法应根据骨折的类型、稳定性、手术方法、固定是否牢固及患者的理解程度来决定。术前术后对患者的交代及指导至关重要。早期锻炼时应尽量减轻疼痛,消除疑虑。目前常用的功能锻炼分 3 个阶段,即被动功能锻炼、主动功能锻炼及加强活动范围和力量锻炼。

(一)第一阶段

此阶段为被动功能锻炼,以增加活动范围为主,尽量减少关节囊、韧带等软组织粘连。对无移位或轻微移位骨折和经闭合复位后的稳定骨折,在一周后即可开始被动功能锻炼。早期进行钟摆样锻炼(可在颈腕吊带下)。随着症状好转,进行外旋锻炼。3 周后骨折进一步稳定,在医生的帮助下进行前屈锻炼。

对手术固定较牢固的患者,术后 1~2 天即可开始。主要进行钟摆样锻炼及在医生的帮助下进行前屈锻炼、外旋锻炼,4 周后可进行肌肉等长收缩锻炼。

(二)第二阶段

此阶段为主动功能锻炼,一般在 X 线下出现愈合迹象后开始,逐步增加三角肌及肩袖肌力。主要在仰卧位下主动前屈。注意保持屈肘位减少上肢重力,利于前屈锻炼。此后逐步在坐位或站立位下进行。可用橡皮带增加内外旋锻炼。可鼓励患者双手抱头,进行上肢外展外旋锻炼。

(三)第三阶段

主要加强活动范围和力量锻炼。上肢可倚于墙上,用力加强前屈,以伸展肩关节。3 个月后可逐步开始力量锻炼。

第二节　肩胛骨骨折

一、概述

肩胛骨为一扁宽形不规则骨,位于胸廓上方两侧偏后,在肩关节活动中起重要作用。肩胛骨平面与冠状面成 30°~40°角,内缘与脊柱夹角约 3°,通过其周围的丰厚肌肉固定于胸壁,经肩锁关节、锁骨和胸锁关节与躯干相连,经盂肱关节与上肢相连。肩胛骨与胸壁之间虽然没有真正的关节结构,但却具有像关节一样的较大范围和较复杂的活动,常称之为肩胛胸壁间关节。肩胛骨不仅为上肢活动提供肌肉止点,同时通过肩胛胸壁关节的活动协助上肢完成肩关节的外展上举、前屈上举等运动。

肩胛骨骨折的发生率比较低,有关文献报道认为其发生率占肩胛带骨折的 3%～5%,占全身骨折的 0.4%～1%。肩胛骨骨折的低发生率可用以下原因解释。

(1)肩胛骨边缘骨质明显增厚。

(2)肩胛骨在胸壁上有很大活动范围,可使受到的外力得到缓冲。

(3)肩胛骨前后有丰厚的肌肉组织的保护。间接暴力和直接暴力均可导致肩胛骨骨折。当患肢外展位摔倒时,暴力经过盂肱关节传导至肩胛骨,导致骨折发生。直接暴力多为交通伤或高处坠落伤,暴力直接作用于肩胛骨导致骨折,并常常伴有其他合并伤。

二、功能解剖

(一)骨性结构

肩胛骨为三角形扁骨,位于胸廓后外侧上部,介于第 2 到第 7 肋骨(或肋间隙)之间,其外上角、下角及外侧缘增厚,为肌肉提供强有力的止点。

肩峰为肩胛骨外侧突起,是肩关节的最高点,其为三角肌提供止点,向内侧与锁骨形成肩锁关节。肩峰与肱骨头之间为肩峰下间隙,其下方有肩袖肌腱通过,肩峰底部的形状与肩袖退变有明显关系,Bigliani 将肩峰底部形状分成 3 种类型:平坦形、弯曲型及钩形。其中钩形与肩袖撕裂退变关系明显。肩峰由 4 个骨化中心形成,未正常闭和的骨骺称之为肩峰骨,常与肩峰骨折相混淆。

喙突与锁骨通过喙锁韧带相连,人群中大约有 1%的喙突与锁骨骨性相连或形成关节。喙突基底内侧为肩胛骨上切迹,上方有上肩胛横韧带相连,其中韧带下有肩胛上神经通过,韧带上方有肩胛上动静脉通过。喙突基底骨折及肩胛骨骨折有可能损伤到此神经。

肩胛盂呈梨形,表面覆盖关节软骨,其关节面相当于肱骨头关节面的 1/4～1/3。在肩胛骨平面上,关节盂几乎与肩胛骨垂直,其与矢状面成角 3°～5°。在正常人中肩胛盂后倾约占 75%,平均后倾 7.4°。

(二)肩胛骨周围肌肉及韧带组织

1.肩胛骨周围肌肉

主要有背阔肌,斜方肌,大、小菱形肌,肩胛提肌,前锯肌,胸小肌,锁骨下肌,主要用于维持肩胛骨动力稳定,完成肩胛骨在不同方向的活动,为上肢活动提供稳定的平台。

2.肩胛骨周围的关节韧带

上肢带骨是通过锁骨与躯干相连。肩峰与锁骨通过肩锁关节相连。喙突与锁骨之间有坚强的喙锁韧带相连,可加强肩锁关节的稳定性。喙突与肩峰之间有喙肩韧带相连,构成肩关节顶部,防止肱骨头向上脱位。肩胛骨关节盂与肱骨头之间有盂肱韧带相连。肩胛骨的稳定除靠韧带组织外,更主要的是依靠其周围的肌肉组织之间的协同或拮抗作用来完成的。

3.肩胛—胸壁连接

肩胛骨与胸壁间的连接虽不具关节结构,但其之间有复杂的运动,协助肩关节完成活动,应视为肩关节的一部分。肩胛胸壁间隙位于肩胛骨前面的肩胛下筋膜与胸壁间的狭窄间隙,又称肩胛前间隙,肩胛骨即沿此间隙活动。

(三)肩胛骨的稳定

肩胛骨是通过肌肉和筋膜稳定于胸廓后壁。肩胛骨静态稳定结构包括项背部筋膜及垂直走行的肌肉,如斜方肌上部纤维、肩胛提肌及前锯肌上部纤维。这些肌肉不仅维持肩胛骨静态稳定,同时也是动力稳定的主要结构。在静止站立位,这些肌肉无肌电活动,当行走上肢摆动时可记录到斜方肌上部纤维的肌电活动,说明其可以维持肩胛骨的动力稳定。上肢主动上举可引发肩胛骨周围肌肉主动收缩以维持肩胛骨稳定。斜方肌中和下部纤维、前锯肌及菱形肌的主动收缩为上肢活动提供了稳定并有一定的活动平台。当这些肌肉功能丧失后,上肢活动明显受限,并呈现翼状肩胛。

三、肩胛骨骨折的分类

肩胛骨各部分均可发生骨折,其中以肩胛体、肩胛颈骨折最为常见。肩胛骨骨折是以解剖部位为基础来进行分类的。

Ada JR 和 Miller ME 将肩胛骨骨折分成 4 类,即:ⅠA—肩峰骨折;ⅠB—肩峰基底、肩胛冈骨折;ⅠC—喙突骨折;ⅡA—肩峰基底外侧的肩胛颈骨折;ⅡB—肩胛颈骨折,骨折线通过肩峰基底内侧或肩胛冈;Ⅲ—关节盂骨折;Ⅳ—肩胛体骨折。Ideberg 又将关节盂骨折(关节内骨折)分成 5 型。

Goss 提出肩关节上方悬吊复合体(SSSC)的概念。它是由锁骨远端、肩锁关节及韧带、肩峰、关节盂、肩胛颈喙突及喙锁韧带组成的环行结构,上方支柱为锁骨中段,下方支柱为肩胛冈和肩胛骨外侧缘。

因环行结构稳定(像骨盆环一样),当 SSSC 中 1 处骨折或韧带损伤,其不发生明显的移位或脱位;当有 2 处骨折或韧带损伤时,悬吊复合体的环行结构遭到破坏,发生移位,此时常为手术指征。如肩胛颈骨折伴或肩锁关节脱位时,环行 SSSC 中 2 处损伤,常伴有不稳定或明显移位,或称"浮肩"。明确环行结构特点可以帮助判断肩部损伤情况及选择治疗方案。

四、肩胛骨骨折的临床表现

(一)临床表现

肩胛骨骨折后肩关节因疼痛活动受限,上肢不能外展。肩峰或肩胛盂移位致使肩部外观扁平。骨折局部压痛明显,可触及骨擦感。喙突或肩胛体骨折后,因胸小肌或前锯肌牵拉,疼痛可随呼吸加重。由于肩袖肌肉受血肿刺激,肌肉痉挛,导致肩关节主动外展明显受限,称为假性肩袖损伤体征。与真正肩袖损伤不同,当血肿吸收、痉挛缓解后,肩关节可主动外展。临床查体过程中应仔细检查上肢血管神经及其他严重的伴随损伤。

(二)合并损伤

肩胛骨骨折常由高能量损伤所致,有关文献报道其合并损伤的发生率高达 35%～98%。当肩胛骨受到严重暴力创伤并造成肩胛骨骨折时,同侧躯干上部也常常受到损伤,甚至危及生命。有时临床只注意到合并损伤的抢救治疗,导致肩胛骨骨折被遗漏。也常合并锁骨骨折、臂丛神经损伤。

(三)肩胛骨骨折的 X 线检查

由于肺部影像的重叠,使肩胛骨骨折的 X 线检查有一定困难,但多平面的 X 线片可使临床医师准确判断肩胛骨骨折及其移位。肩胛骨正位、侧位、腋位可清楚显示肩胛骨骨折。腋位更有利于判断盂缘骨折及肩峰骨折。头侧倾斜位及 Stryker 切迹位的 X 线片可清晰显示喙突骨折。CT 有利于判断关节盂骨折位置及移位大小。

五、肩胛骨骨折的治疗

(一)肩胛颈骨折

1.治疗原则

肩胛颈骨折是肩胛骨骨折中较为常见的骨折,其发生率仅次于肩胛体骨折。骨折线多起自肩胛上切迹,斜向外下至肩胛骨外缘,为关节外骨折,关节盂可保持完整。肩胛颈骨折后,如果肩关节 SSSC 保持完整,可限制骨折的移位;当 SSSC 破裂移位后,如合并锁骨骨折移位,则肩胛颈骨折不稳定,在重力作用下,关节盂倾斜角度改变或骨折远端向下移位。肩胛颈骨折线位于喙突基底内侧时,为不稳定骨折。

对于无移位的稳定的肩胛颈骨折,肩关节 SSSC 保持完整,治疗可采用颈腕吊带制动,早期功能锻炼,一般可恢复正常功能。

对于不稳定的肩胛颈骨折或合并锁骨骨折,常需要手术治疗。当肩胛颈骨折移位后,肩袖肌肉的正常杠杆力臂发生改变;当关节盂倾斜角度改变后,肩袖肌肉对盂肱关节的正常压应力转为剪式应力,这些均导致功能肩袖障碍。表现为外展力弱,肩峰下疼痛。

2.手术入路

对于肩胛颈骨折切开复位可采用 Rockwood 报道的肩关节后方入路。手术切口起自肩峰后缘 2.5cm 处,向下到腋窝后襞,约 8cm。纵劈三角肌后缘,于肩胛下肌与小圆肌间隙进入,显露肩胛颈骨折。固定可选用 AO 3.5mm 系列的钢板固定。

Judet 入路:切口起自肩峰,沿肩胛冈下缘向内到肩胛骨内侧缘,沿肩胛骨内缘向下。沿止点切断三角肌后部纤维,于内缘切断冈下肌纤维,沿肩胛骨后方推开冈下肌,显露骨折。根据情况可向外延长,显露关节盂后缘及肩胛颈。固定可选用 AO 3.5mm 系列的钢板或单纯螺钉固定。

(二)肩胛盂骨折

肩胛盂骨折比较少见,只占肩胛骨骨折的 1%,其诊断及治疗均有一定困难。肩胛盂骨折为关节内骨折,对于关节面移位较大的骨折,手术切开复位内固定可减少创伤后关节炎的发生。肩胛盂骨折通过肩胛骨正位、腋位 X 线片及 CT 可清楚诊断。

Ideberg 通过 300 例肩胛盂骨折的分析,将其分位 5 种类型,得到其他学者的赞同,即:Ⅰ型－关节盂缘骨折;ⅠA 型－前方关节盂缘骨折;ⅠB 型－后方关节盂缘骨折;Ⅱ型－关节盂横断骨折,分横形、斜形骨折线,关节盂骨块常为三角形游离骨块,向下方移位;Ⅲ型－关节盂上方骨折,骨折线向内上达到喙突基底,常伴有肩峰骨折,锁骨骨折或肩锁关节脱位;Ⅳ型－关节盂横形骨折,骨折线达到肩胛骨内缘;Ⅴ型－在第Ⅳ型的基础上伴第Ⅱ型、Ⅲ型或同时伴第Ⅱ和Ⅲ型。Goss 又对其做了补充,即第Ⅵ型,关节盂粉碎骨折。

根据不同的骨折类型,手术可选择前方的三角肌胸肌入路,或上述后方入路。

在 Ideberg 分型的基础上,Goss 将涉及整个关节盂窝的粉碎骨折归为第Ⅵ型。此型骨折粉碎严重,试图切开复位内固定可进一步损伤软组织合叶的支撑作用。此型骨折可采用保守治疗,早期肩关节功能锻炼。尽管经过适当的治疗,此型骨折依然很有可能出现严重的创伤后骨关节炎及肩关节不稳定。

(三)肩胛体骨折

肩胛体骨折在肩胛骨骨折中最常见,多为直接暴力伤所致。肩胛体骨折也最常合并其他损伤。肩胛体骨折经保守治疗可取得满意结果。颈腕吊带制动及胸壁固定即可。骨折基本稳定,症状消失后即行功能锻炼。即使肩胛骨畸形愈合,一般不致引起明显的功能障碍。当肩胛骨畸形愈合后,骨突顶压胸壁或活动时刺激周围肌肉软组织引起症状时,可考虑行骨突切除术。

(四)肩峰骨折

肩峰位于肩关节外上方,为肩部最突出部分,骨性结构坚固。当肩部受到来自外上方暴力时,常容易造成锁骨骨折或肩锁关节脱位,肩峰骨折比较少见。

对于无移位的肩峰骨折,保守治疗即可。颈腕吊带制动,症状消失后行早期功能锻炼。对于移位的肩峰骨折、骨折不愈合及移位的疲劳骨折,可采用切开复位内固定,使用张力带或钢板螺丝钉固定,尤其是肩峰基底部靠近肩胛骨的骨折,不愈合的可能较大,早期切开复位内固定是良好的选择。

(五)喙突骨折

喙突的主要作用是为肌肉韧带提供止点。肩部直接暴力伤可造成喙突骨折;肩锁关节脱位时,喙锁韧带保持完整,造成喙突撕脱骨折;喙肱肌和肱二头肌短头强烈收缩可导致喙突撕脱骨折;肩关节前脱位,肱骨头撞击也可导致喙突骨折。一般采取保守治疗,颈腕吊带制动即可。

(六)肩胛胸壁间脱位

肩胛胸壁间脱位是一种严重损伤,为较大暴力创伤所致,常合并胸腹部损伤、锁骨骨折、肩锁关节脱位、臂丛血管神经及肩胛骨周围肌肉损伤。因合并损伤严重,有较高的截肢率和病死率,临床诊断也很困难。治疗以抢救生命、治疗并发症为主。

第三节　胸锁关节脱位

一、概述

胸锁关节脱位(Sternoclavicular Dislocation)是指在暴力、先天性因素、关节炎或感染等因素的作用下,胸锁关节内的锁骨和胸骨失去正常的连接关系。本病主要表现为关节处剧痛、压痛、肿胀、上肢活动障碍等症状,部分患者有淤血、呼吸困难和吞咽困难等伴随症状,严重者可伴有气胸或休克,甚至危及生命。

本病经过积极、正规的治疗后,大多患者可以恢复正常的关节结构和功能,预后较好。

二、解剖

胸锁关节是上肢的锁骨与躯干骨之间唯一的关节。锁骨关节面常大于胸骨关节面,两者被纤维软骨覆盖。锁骨内端增大呈球形,与胸骨的锁骨切迹形成鞍状关节,且两者关节面相互不匹配。胸锁关节缺乏骨性稳定性,是人体主要关节中最不稳定的关节之一。胸锁关节活动度很大,就像一个球窝关节可以在任何平面活动,包括旋转。胸锁关节后方由胸骨舌骨肌、胸骨甲状肌和斜角肌组成一层"窗帘"样结构,位于胸锁关节及锁骨内 1/3 的后方。这层"窗帘"样结构保护着后方的重要结构,包括膈神经、颈内静脉、气管、食管。

锁骨内侧骨骺在人体长管状骨中闭合最晚,直至 23～25 岁锁骨融合。了解这一点很重要,因为许多所谓的胸锁关节损伤实际上是骨骺损伤。

三、损伤机制

胸锁关节参与上肢的每一个运动,且其关节接触很小,似乎是人体常见的脱位部位。然而,强大的韧带结构,使其成为人体最少脱位的关节之一。外伤性胸锁关节脱位常由相对较大的直接或间接暴力作用于肩关节引起。常见的受伤原因是机动车事故以及运动创伤。

(一)直接暴力损伤

当暴力直接作用于锁骨前内侧,锁骨被向后推到胸骨的后方形成后脱位,锁骨有时甚至被推入纵隔内。直接暴力致前脱位的情况较为少见。

(二)间接暴力损伤

肩关节受到前外侧或后外侧的暴力使胸锁关节受到间接外力受伤,这是胸锁关节脱位最常见的损伤机制。当肩关节受到挤压而向前旋转时发生后脱位;相反,当肩关节受到挤压而向后旋转时发生前脱位。

四、分类

胸锁关节脱位比较少见,Cave 在 1603 例肩带骨损伤统计中,胸锁关节脱位占 3%,而盂肱关节脱位占 85%,肩锁关节损伤占 12%。而在胸锁关节脱位中,前脱位较为多见,有人报告前脱位约是后脱位的 20 倍。

(一)按解剖位置可以将胸锁关节脱位分成

前脱位及后脱位。

(二)按病因可以将胸锁关节做以下分类

1.外伤性

(1)扭伤或半脱位。

(2)急性脱位。

(3)复发性脱位。

(4)难复性脱位。

2.病理性

(1)自发性半脱位或脱位。

(2)先天性或发育性脱位。

(3)关节炎导致脱位。

(4)感染性脱位。

五、临床表现

胸锁关节损伤的诊断要结合病史、症状、体检及 X 线检查综合分析,而且要注意有无合并损伤存在。胸锁关节前或后脱位的共同表现:疼痛剧烈,上肢在任何方向的活动均可加重疼痛,伤者常用健肢托住患肢肘部,头偏向患侧。前脱位的表现是锁骨内端明显向前。后脱位的表现为:患者疼痛比前脱位更剧烈,锁骨内侧凹陷,胸骨角更突出,可以发现颈部或上肢淤血,有时有呼吸困难、吞咽困难,患者可伴有休克或气胸。前后位 X 线片,与健侧比较,锁骨有一定移位。有时可以发现胸锁关节的小骨折。侧位 X 线片由于有胸廓上口与之重叠,锁骨内侧与第一肋骨重叠使得脱位难以发现。

CT 扫描是判断胸锁关节损伤的最好方法。CT 扫描需包括双侧关节,且应包括锁骨内侧 1/2。CT 扫描可以评价脱位的严重程度,还可以发现骨折的存在。

要指出的是,在临床工作中,遇到胸锁关节后脱位的患者要详问病史,仔细体检。需拍 X 线片,进行 CT 检查,必要时行血管造影检查以发现颈部、上肢的大血管有无受压。要检查患者有无吞咽和呼吸困难,有无声音嘶哑,如果存在这些症状,则提示有发生纵隔受压的可能,需要请相应的专科医生会诊。

六、治疗方法

(一)前脱位

1.轻度扭伤

受伤后的前 12～24 小时冷敷,吊带保护 5～7 天后,可以开始活动。

2.中度扭伤(半脱位)

用"8"字绷带保持肩关节向后的姿势,并维持 3～4 周后,可以开始活动。

3.重度扭伤(脱位)

采用闭合复位,如果复位后,在肩关节后伸位胸锁关节稳定,则用"8"字绷带固定 4～6 周。但是大多数前脱位不稳定,即使在制动后仍有畸形,可以接受这种畸形,一般不会引起很大的功能障碍,与手术修补内固定的风险相比,接受畸形是明智的。

4.前脱位的复位方法

大多数前脱位不稳定,但是临床工作中还是应该试行闭合复位。复位前经静脉应用肌肉松弛剂和麻醉剂。患者平卧,双肩下方垫高。助手用相对柔和的力量向后推双肩,此时锁骨内端可以推向后方使关节复位。有时复位后关节稳定,但是大多数情况不稳定。闭合复位后,如果关节稳定,则用"8"字绷带维持制动 4～6 周,如不稳定,则用吊带保护 2～3 周,然后开始活动。对于胸锁关节前脱位,目前不推荐切开复位,尤其不推荐用金属针内固定。

(二)后脱位

后脱位的治疗首先要考虑闭合复位。闭合复位的方法是:患者平卧位,肩关节下方垫高 10cm,肩关节位于桌边,以便于外展和后伸上肢。若患者疼痛难忍,肌肉紧张,建议给予静脉或全身麻醉。

首先用缓和的力量外展牵引患肢,使上肢与锁骨成一条直线,一名助手在对侧做反牵引,对患肢牵引的力量逐渐增加并且后伸,使之复位。当听到"弹响"后,说明复位已获得成功。如果外展牵引结合后伸未获得成功的复位,可以令助手抓住锁骨,先向后推挤锁骨使锁骨与胸骨之间的"嵌顿"解开,再向前提拉锁骨使之复位。后脱位复位后较稳定,用"8"字绷带保持肩关节后伸位 3～4 周,以便使受到损伤的周围稳定韧带顺利获得愈合。

胸锁关节后脱位未复位时的并发症很多,包括胸廓下口综合征、血管压迫等。成人如果闭合复位不成功,应考虑切开复位。行胸锁关节手术时,必须考虑锁骨内侧的稳定性。如同肩锁关节陈旧性损伤需切除远端锁骨一样,若喙锁韧带完整性好,则可以直接切除锁骨;如果喙锁韧带不完整,则在切除远端锁骨后,必须重建喙锁韧带。在胸锁关节脱位,若肋锁韧带完整,可以直接将锁骨内侧切除,并将锁骨的断面修成斜面;若肋锁韧带不完整,那么锁骨的残端应与第1肋骨固定在一起。如果锁骨切除过多或者是锁骨与第1肋骨未行固定,则将会在术后加重局部症状。

(三)锁骨内侧骨骺损伤的治疗

25岁以下患者的胸锁关节脱位,有相当一部分是锁骨内侧骨骺损伤。锁骨内侧骨骺18岁才开始发生骨化,18岁以前在X线片上观察不到。锁骨内侧骺损伤的治疗首先选择闭合复位,并且在进行复位后用"8"字绷带制动3~4周。少数难复性损伤对后方纵隔的重要结构有压迫症状时,考虑手术复位。

(四)陈旧性胸锁关节脱位的治疗

1.陈旧性前脱位

胸锁关节前脱位未复位,通常症状不重,患者的活动度接近正常,工作受限不明显。若患者伤后6~12个月,有持续的创伤性关节炎症状,而且此症状可以在局部封闭后消除,则可行关节成形术。包括切除锁骨内侧2~3cm,并将锁骨与第1肋骨用丝线固定,清理胸锁关节,并将肋锁韧带重建至锁骨。

2.陈旧性后脱位

成人胸锁关节后脱位的潜在问题是,锁骨持续后脱位将会压迫纵隔并产生症状。治疗方法包括切除锁骨内侧2~3cm,并将锁骨与第1肋骨进行固定。

七、并发症

(一)非手术治疗的并发症

胸锁关节前脱位的并发症是美容问题和关节的退行性改变。胸锁关节后脱位急性期的并发症是气胸、上腔静脉撕裂、呼吸窘迫、颈部静脉淤血和食管破裂等;后脱位未予治疗,可长期压迫锁骨下静脉,导致心脏传导异常、右冠状动脉受压、臂丛神经损伤、声音嘶哑、气管食管瘘以及胸廓下口综合征等。

(二)手术治疗的并发症

手术带来的并发症主要是固定针游走可导致致命的后果。文献中有克氏针游走至心脏、肺动脉、无名动脉、主动脉的报告。手术的并发症还有感染、关节活动受限等。

第四节　肱骨干骨折

一、概述

肱骨干骨折是较为常见的骨折,约占所有骨折的3%。近年来不论手术治疗还是非手术治疗的方法都有所发展。大多数肱骨干骨折通过非手术治疗可以获得好或较好的结果。正确的非手术及手术治疗需要对肱骨的解剖、骨折类型和患者伤前的活动水平和期望获得的结果等有所了解。

二、解剖

肱骨干是指从近端胸大肌的止点处到远端髁上。近端肱骨干横断面呈圆形,远端在前后径上呈扁状。肱骨前方界线近端为大结节前方,远端为冠状突窝。内侧界线从近端的小结节到远端内上髁。外侧界限近端大结节后方到外上髁。三角肌止于肱骨干近端前外侧的三角肌结节。桡神经切迹内走行着桡神经和肱深动脉。肱骨干后方是三头肌的起点,有螺旋状骨凹。内外侧肌间隔将上臂分成前间隔和后间隔。前间隔包括肱二头肌、喙肱肌、和肱肌。肱动、静脉及正中神经、肌皮神经及尺神经沿肱二头肌内侧走行。后间隔包含肱三头肌和桡神经。

肱骨干部的血供由肱动脉分支提供。肱骨干的滋养动脉从内侧中段远端进入肱骨。有些患者还有第 2 条滋养动脉,它从桡神经切迹进入。桡神经和肱深动脉穿过外侧肌间隔,内侧肌间隔被尺神经、上尺侧副动脉及下尺侧副动脉的后分支穿过。当骨折线在胸大肌止点近端时,由于肩袖的作用,近端骨块呈外展和内旋畸形,远骨折端由于胸大肌作用向内侧移位。当骨折线位于胸大肌以远三角肌止点以近时,远骨折端由于三角肌的作用向外侧移位,近骨折端则由于胸大肌、背阔肌及大圆肌的作用向内侧移位。当骨折线位于三角肌止点以远时,近端骨折块外展屈曲,而远折端向近端移位。

三、损伤机制

肱骨干骨折可由直接或间接暴力造成。最常见的损伤机制包括高处坠落时手外伸、摩托车祸伤以及上臂直接受力。极度肌肉收缩也可造成肱骨干骨折。老年人摔倒造成的肱骨干骨折往往不形成粉碎状。高能量损伤常造成粉碎骨折和软组织严重伤。Klenerman 等对肱骨干施加外力造成的实验性骨折显示,单纯的压缩力造成肱骨近端或远端骨折,折弯力造成典型的横断骨折。扭转力会造成螺旋形骨折。弯曲和扭转力结合可导致斜形骨折,并常伴有蝶形骨块。肱骨干骨折后的移位方向,根据骨折部位不同受不同肌肉牵拉的影响,会出现不同方向的移位。

四、骨折分类

没有一种肱骨干骨折的分类被广泛接受。

AO/ASIF 国际内固定研究学会(Association for the Study of Internal Fixation)对肱骨干骨折的分类是基于骨折的粉碎程度:A 型简单骨折;B 型有蝶块;C 型呈粉碎状。进一步将每一类型再依骨折形态可分成不同的亚型。

五、临床表现与诊断

肱骨干骨折患者常主诉上臂疼痛、肿胀及畸形,有反常活动和骨擦感。对于无移位的骨折患者的临床症状也许很轻。由于肱骨干骨折常由高能量暴力造成,所以医生应该特别注意并发症的检查。

首先应处理危及生命的损伤,然后再对肢体做系统检查。若有指征则应使用多普勒探测脉搏来判断血管情况,用测压仪来监测筋膜间隔的压力。对肿胀严重或有较重组织损伤以及多发伤的患者更应注意仔细检查。

肱骨干的标准 X 线片应包括正侧位。X 线片中应包含肩、肘关节,这样可以识别合并的关节脱位或关节内骨折。照 X 线片时应转动患者，而不是转动肱骨干来获取正位和侧位，对于粉碎性骨折或骨折移位大的患者，牵引下拍片可能有所帮助。有时对侧肱骨全长 X 线片对术前计划的制订也有所帮助。CT 扫描不常应用；对于病理性骨折，一些特殊的检查能帮助确定病变的范围，这些包括锝骨扫描、CT、MRI 检查。

六、治疗方法

肱骨干骨折的治疗目的是取得骨性愈合，取得良好的对线复位及恢复患者伤前的功能。有很多治疗肱骨干骨折的方法，非手术治疗或手术治疗的方法都能获得很好的结果。选择治疗方法时应考虑多种因素，包括患者年龄、并发症、软组织情况及骨折类型。

(一)非手术治疗

大多数肱骨干骨折可以通过非手术方法来治疗，并能取得 90％以上的愈合率。这些方法包括悬垂石膏固定、U 形石膏固定、绑带捆绑固定、外展位肩人字石膏固定、骨牵引固定、功能支具。

1.悬垂石膏

悬垂石膏 1933 年 Caldwell 描述了悬垂石膏，它是利用重力的持续牵引作用来达到复位的效果。因此患者需始保持终立位或半立位。上臂悬垂石膏可以应用直到骨折愈合，也可中间更换成功能支具。使用悬垂石膏的顾虑是骨折端产生分离移位，这将造成骨折的延迟愈合。使用悬垂石膏的适应证包括有移位的肱骨中段骨折，特别是有短缩以及斜形或螺旋形的骨折。横断骨折不适于使用悬垂石膏，因为它易形成分离移位而影响愈合。

使用悬垂石膏治疗肱骨干骨折需要精心处理，石膏不应过重，肘关节应屈曲 90°，前臂置于中立位，石膏近端应在骨折处以近 2cm 以内。在前臂远端处应有 3 个环，位于背侧、中立位侧和掌侧，颈腕吊带绕过颈部穿过其中一个环。向前成角可以通过缩短吊带纠正，向后成角通过延长吊带纠正，向内成角可以将吊带穿过掌侧环纠正，向外侧成角可以通过吊带穿过背侧环纠正。躯干不能妨碍石膏的悬垂牵引作用。患者需上身直立位或半立位睡眠，以防肘部石膏被支托而失去作用。每周复查 X 线片，并指导患者行肩和手的活动，肩部画弧运动对防"冻肩"形成十分有益，肌肉的等长收缩也十分重要。

注意适应证的选择以及对石膏的认真呵护能提高治疗成功率并减少并发症发生。正确使用悬垂石膏能取得高达 96％的愈合率，对于有移位螺旋或斜形肱骨干骨折，它是最好的治疗方法之一。

2.U 形石膏夹板

U 形石膏固定可用于短缩畸形小的肱骨干骨折。塑形良好的石膏夹板位于肱骨干内外侧并绕过肘关节置于三角肌和肩峰上。躯干不应妨碍石膏的悬吊。患者应进行肩、肘及腕关节和手部活动。U 形石膏的缺点是缠绕可能造成肘关节伸直受限，腋神经损伤及患者因石膏肥大而感不适。石膏滑脱也较常见，需要不断调整和更换。

3.胸上臂制动

U 形石膏固定可用于短缩畸形小的肱骨干骨折。塑形良好的石膏夹板位十肱骨十内外侧并绕过肘关节置于三角肌和肩峰上。躯干不应妨碍石膏的悬吊。患者应进行肩、肘及腕关节和手部活动。U 形石膏的缺点是缠绕可能造成肘关节伸直受限，腋神经损伤及患者因石膏肥大而感不适。石膏滑脱也较常见,需要不断调整和更换。

3.胸上臂制动

对于移位小的肱骨干骨折可将上臂及肩关节缠绕在一起起制动作用。这种方法适用于老人或儿童,主要考虑患者的舒适性。腋下垫以软垫使远端外展。患者应多行肩关节钟摆样运动。此法简单经济。

4.肩人字石膏

肩人字石膏主要适用于闭合复位,需要充分外展、外旋维持固定时,然而这往往形成不舒适的姿势,常需要手术治疗。此法的缺点是应用复杂,石膏臃肿沉重,对皮肤有刺激,患者感觉不舒服。对于有胸部损伤的患者应避免使用。

5.骨牵引

对肱骨干闭合或开放的骨折较少应用骨牵引。传统观点上的骨牵引适应证,例如合并其他骨损伤需要长期休息时,开放骨折,现在已成为手术治疗的适应证。骨牵引可通过横穿尺骨鹰嘴的克氏针或斯氏针进行,应从内侧向外侧穿针以避免伤及尺神经。

6.功能支具

1977年Sarmiento首先描述了功能支具,它是通过软组织挤压而达到复位目的,此方法能使肩、肘关节获得最大活动度。支具由前后2片组成并可用条带将2片系紧,随肢体肿胀情况而调整松紧。支具近端可达肩峰外侧,环绕上臂至腋下,往远支具塑形避开肱骨内外髁,使肘关节能自由活动。支具较少超越肩关节。支具适用于肱骨近端粉碎骨折,但此时肩部活动受限。支具使用的禁忌证有广泛软组织损伤和骨缺损,患者治疗欠配合,骨折对线不好,维持困难。

支具可应用于使用悬重石膏或U形石膏后1～2周。若急诊使用支具,则患者常需不断复查以观察肢体肿胀情况,检查神经血管情况。患者应避免躯干对上臂的干扰,应注意吊带可以引起内翻畸形。应鼓励患者进行肩摇摆活动,同时肘、腕及手的功能活动可进行。支具应至少佩戴8周。

(二)手术治疗

肱骨干骨折的手术适应证包括:开放骨折、合并血管损伤、漂浮肘、多段骨折、病理骨折、双侧肱骨干骨折及多发骨折等。开放骨折需要急诊清创,骨折固定能减少感染的发生。合并血管损伤的骨折应使用内固定或外固定稳定骨折,非手术治疗此时不能稳定骨折,反常活动将破坏已修复的血管。

"漂浮肘"损伤(同侧肱骨干和前臂骨折),需手术治疗。这样可以尽早进行肩、肘关节活动,非手术治疗难以使肱骨干多段骨折获得愈合。手术稳定病理性骨折可使患者感到更加舒适,并获得更多功能。手术治疗双侧肱骨干骨折可使患者尽早地自理生活。多发创伤的患者常需半卧位,非手术治疗难以维持骨折位置,手术固定能尽早恢复患者功能。骨折合并桡神经损伤常需手术探查和骨折固定。非手术治疗难以使骨折复位和保持复位时则需手术来稳定骨折。对于肱骨干骨折,3cm短缩、20°前后成角以及30°内、外翻成角都可以接受。肥胖患者常易形成内翻畸形。由于肩关节代偿,旋转畸形常可接受。涉及肩、肘关节面的骨折需要手术固定。

1.手术入路

手术治疗肱骨干骨折的入路包括前外、前方和后方入路。

2.钢板螺钉内固定

用钢板螺钉可以在不干扰肩袖的情况下将肱骨干骨折牢固固定。术前应仔细观察骨折特性、蝶形块的位置，选择何种钢板固定，做到心中有数。术中应减少软组织剥离，应特别保护与蝶形块连接的软组织以防其成为死骨。

对于高大强壮患者应选用4.5mm宽动力加压钢板。对于一般患者可选用4.5mm窄动力加压钢板。肱骨近端或远端骨折常需使用其他钢板，如重建板、T形板。若骨折类型允许，则应尽量使用加压固定技术，尽量在骨折端使用拉力螺钉。每个骨折端至少应固定6～8层皮质，台上应检查固定后的稳定度。根据骨折粉碎程度和软组织剥离范围来决定是否行植骨术。对钢板螺钉内固定来说，应放宽松质骨植骨的适应证。

3.外固定架

固定外固定架适用于广泛软组织损伤的开放性骨折，合并烧伤以及感染性不愈合的患者。可使用单边或环形外固定架固定骨折外固定架应用的并发症有针道感染、干扰神经血管和肌肉肌腱，骨折不愈合。外科医生可以通过认真操作，细心护理来避免并发症的出现。

4.髓内固定

髓内针固定对大多数长管状骨干部骨折都能取得满意的疗效。从力学方面讲，髓内针固定比钢板螺钉内固定和外固定架固定有更多优势。

由于髓腔的方向更接近骨的力学轴，髓内针属于中央型内固定，钢板固定在骨表面，是偏心固定，所以髓内针比钢板承受更小的弯曲应力，不易发生疲劳折断。髓内针与骨皮质接触，是一种应力分享式固定，如果在针的远近端不加以锁定，髓内针将作为滑动夹板使骨折端获得动力加压。

在骨干中段骨折，随着髓内针进入髓腔，骨折自动取得对线复位。髓内针取出后发生再骨折率低，这是因为骨质疏松程度低，同时也没有产生应力集中升高区。

髓内针也有很多生物学方面的优势，尽管穿针有一些技术要求，但它不必像钢板固定那样广泛暴露。借助于影像增强器，手术可以闭合进行，因此术后感染率低，骨愈合率高，很小的软组织瘢痕。肱骨干使用的髓内针有2种，即弹性髓内针和带锁髓内针。

5.带锁髓内针

带锁髓内针在不稳定股骨或胫骨骨折治疗中的成功应用使医生试图将其应用于治疗肱骨骨折。髓内针通过远近端锁定稳定骨折，能防止短缩和旋转畸形。带锁髓内针适应于从外科颈以远侧2cm到尺骨鹰嘴窝近侧5cm处的骨折，髓内针可顺行或逆行穿入，可使用扩髓或非扩髓技术。扩髓可以增加针与髓腔皮质接触长度，稳定性会增加，同时扩髓也可防止针卡在髓腔内，也可选择较大直径的针，扩髓还有内植骨的作用。但扩髓或非扩髓都将影响髓腔血供。Rhinelander所做的实验表明，非扩髓技术的髓腔血供很快能重建。即使扩髓，由于间隙的存在，重建血供也能实现。因此髓内针固定骨折必定影响髓内血供，所以保护骨膜血供显得更加重要。

使用顺行穿针时应注意将针尾埋于肩袖以下防干扰肩峰下间隙。近端锁钉帽位置不应对肩峰有妨碍,从而引起撞击综合征。远近端锁定时都应使用软组织保护套以避免伤及腋神经及其他神经、血管和软组织。

七、术后处理与康复

肱骨干骨折后功能锻炼对治疗结果有重要作用。伤后手、腕关节即刻就应开始活动。

肩肘关节活动随着患者疼痛减轻也应尽早开始。无论何种治疗方法,肩关节活动应特别注意,防止肩关节僵直。肘关节功能锻炼应仅限于主动活动。被动强力的活动会引起骨化性肌炎。

非手术治疗肱骨干骨折能取得很好的效果,目前支具在我国使用还不够普及。

八、并发症

(一)桡神经损伤

约有18%的肱骨干骨折合并有桡神经损伤,最常见的是中段骨折或远1/3斜形骨折。大多数神经损伤是完全性的,有90%的患者3~4个月后恢复正常。肌电图和神经传导实验有助于确定神经损伤程度以及监测神经再生的速度。早期进行桡神经探查的指征是开放骨折或贯通伤合并桡神经损伤和骨折复位后出现桡神经损伤时。

对肱骨干骨折合并桡神经损伤治疗尚存有争议。笔者的意见是:决定是否进行早期或是晚期桡神经探查应考虑下列因素:

(1)骨折的位置。

(2)骨折移位程度。

(3)软组织损伤的特点(开放性骨折)。

(4)神经损伤的程度。

多数情况下,闭合的肱骨干骨折合并桡神经损伤可不进行一期手术探查,肱骨干骨折在进行闭合复位手术固定后,多数桡神经损伤可自然恢复。必要时可结合肌电图检查,确定桡神经手术探查时机。

其他学者主张伤后3~4个月神经损伤没有恢复的迹象时行手术探查。晚期探查的好处是:①能有足够时间使功能性神经麻痹得以恢复;②能较为精确地确定神经损伤的性质;③确认合并的骨折是否已愈合;④晚期探查的最终结果与早期探查相同。神经探查和修复重建包括腓肠神经移植、神经松解、肌腱移位。

对于开放性骨折合并桡神经损伤,应在急诊治疗骨折的同时行桡神经探查修补。

(二)血管损伤

血管损伤虽然不多见,但肱骨干骨折也可造成肱动脉的损伤。血管损伤的机制有:枪伤、刀刺伤、骨折端嵌压、血肿或筋膜间隙内压力大造成血管阻塞。肱动脉在肱骨近或远1/3处骨折有被损伤的危险。是否进行血管造影检查尚存争议。因为大约50%患者依据临床检查可以明确诊断。造影诊断需要延误一些治疗时间,而肢体血液循环重建应尽量在6小时内完成。

合并血管损伤的肱骨干骨折是骨科急症。首先应进行压迫止血等待手术。术中进行血管探查和修补,进行骨折固定。如果肢体存活没有危险则可先行骨折固定;如果远端肢体缺血时间已较长,则可先临时做血管分流再做骨折固定。骨折必须固定以保护修复的血管和防止软组织进一步损伤。血管损伤可以通过直接修补、端—端吻合以及静脉移植来获得治疗。

（三）骨折不愈合

文献报告肱骨干骨折应在 4 个月内愈合。其不愈合率在 0％～15％间不等。肱骨近段和远段骨折易形成不愈合,其他与不愈合有关节的因素包括横形骨折、骨折分离移位、软组织嵌压以及不牢靠的制动。肩关节活动受限增加了传到骨折端的应力,容易导致不愈合。影响愈合的医学因素包括老年人、营养不良、肥胖、糖尿病、使用皮质类固醇、服用抗凝药物、放疗后及烧伤。值得注意的是,有报告指出手术组的不愈合率高于非手术组的不愈合率。

对不愈合的患者应仔细了解病史,认真做物理检查。了解原始损伤和最初治疗很重要。体检应包括肩、肘关节活动受限情况,骨折端反常活动情况。核素扫描检查有助于了解不愈合的生物学特性以及是否有感染。

治疗肱骨干骨折不愈合的目的就是建立骨性连接,维持骨折对线稳定,恢复肢体的功能。治疗方法有多种选择,包括功能支具、电刺激、植骨、内固定或外固定。功能支具在治疗延迟愈合方面有一定作用,但不能治疗不愈合。电刺激与支具共同使用有益。电刺激不能在下面情况下使用:骨折间隙＞1cm、滑膜性假关节形成、感染。使用加压钢板固定骨折并行植骨和扩髓带锁髓内针固定是目前最有效的方法。无论使用什么方法,必须遵守下列原则:

（1）必须获得骨性稳定。

（2）消除骨折间隙。

（3）保持或恢复骨的血液供应。

（4）消除感染。

笔者认为选择内固定的方法应考虑不愈合的位置,一般中段的不愈合选带锁髓内针,远近端可选用钢板螺钉。同时应考虑前次手术内固定的方法,是否有骨质疏松存在,对于因手术已有骨质破坏或骨质疏松的患者应选择髓内针治疗。手术时应重新打通髓腔,萎缩型不愈合或有骨缺损的患者需要植骨。感染存在时应彻底多次扩创,切除感染和坏死组织,同时用抗生素液灌洗,可以使用外固定架固定骨折直到愈合,也可于Ⅱ期更换成钢板螺钉内固定。

第五节　肱骨髁上骨折

肱骨髁上骨折又名臑骨下端骨折,系指肱骨远端内外髁上方的骨折,以儿童（5～8 岁）最为常见。据统计约占儿童全身骨折的 26.7％,肘部损伤的 72％。

与肱骨干相比较,髁上部处于骨疏松与骨致密交界处,后有鹰嘴窝,前有冠状窝,两窝间仅有一层极薄的骨片,承受载荷的能力较差,因此,不如肱骨干坚固,是易于发生骨折的解剖学基础位置。肱骨内、外两髁稍前屈,并与肱骨干纵轴形成向前 30°～50°的前倾角,骨折移位可使此角发生改变。肱骨滑车关节面略低于肱骨小头关节面,前臂伸直、完全旋后时,上臂与前臂纵轴呈 10°～15°外翻的携带角,骨折移位可使携带角改变而成肘内翻或肘外翻畸形。

肱动、静脉和正中神经从上臂的下段内侧逐渐转向肘窝部前侧,由肱二头肌腱膜下通过而进入前臂。桡神经通过肘窝前外方并分成深、浅两支进入前臂,深支与肱骨外髁部较接近。尺神经紧贴肱骨内上髁后方的尺神经沟进入前臂。肱骨髁上部为接近骨松质的部位,血液供应较丰富,骨折多能按期愈合。

一、病因与发病机制

肱骨髁上骨折多由于间接暴力所致。根据受伤机制不同,肱骨髁上骨折可分为伸直型和屈曲型两种。

(一)伸直型

此型约占95%,受伤机制为跌倒时手部着地,同时肘关节过伸及前臂旋前,地面的反作用力经前臂传导至肱骨下端,致肱骨髁上部骨折。骨折线方向由后上方至前下方斜行经过。骨折的近侧端向前移位,远侧端向后移位,并可表现为尺偏移位,或桡偏移位,或旋转移位。尺偏移位为骨折远段向后、内方向移位。暴力作用除造成伸直型骨折外,还同时使两骨折端的内侧产生一定的压缩,或形成碎骨片,骨折近段的内侧有骨膜剥离。此类骨折内移和内翻的倾斜性大,易发生肘内翻畸形。桡偏移位为骨折远端向后、外侧方移位,患肢除受上述暴力作用而致伸直型骨折外,还造成两骨折断端的外侧部分产生一定程度的压缩,骨折近段端的外侧骨膜剥离。伸直型肱骨髁上骨折移位严重者,骨折近侧端常损伤肱前肌并对正中神经和肱动脉造成压迫和损伤。

(二)屈曲型

此型约占5%,受伤机制系跌倒时肘关节处于屈曲位,肘后着地,外力自下向上,尺骨鹰嘴由后向前撞击肱骨髁部,使髁上部骨折。骨折线自前上方斜向后下方,骨折远侧段向前移位,近侧段向后移位。骨折远端还同时向内侧或外侧移位而形成尺偏型骨折或桡偏型骨折。

若上述暴力较小,可发生青枝骨折或移位不大的裂纹骨折,或呈轻度伸直型、屈曲型骨折。

二、诊断

伤后肘部弥散性肿胀,肱骨干骺端明显压痛,或有异常活动,患肢抬举与肘关节活动因痛受限。偶见肘前皮肤有局限性紫斑。尺偏型骨折或桡偏型骨折可造成肘内翻或肘外翻畸形。骨折移位大时可使神经血管挫伤或受压,伸直型骨折容易挫伤桡神经与正中神经,屈曲型骨折易损伤尺神经。

损伤严重患者如延误治疗或处理不当可出现前臂缺血症状,表现为肢痛难忍(pain),桡动脉搏动消失(pulseless),皮肤苍白(pallor),感觉异常(paresthesia)和肌肉无力或瘫痪(paralysis),即所谓"5P"征。手指伸直引起剧烈疼痛为前臂屈肌缺血早期症状,很有参考价值,但若同时存在神经缺血则此征可为阴性。

急性前臂屈肌缺血常因患肢严重创伤出血,或外固定包扎过紧使筋膜间室压力升高而致组织微循环障碍所致,又称筋膜间室综合征。

肱骨髁上骨折一般通过临床检查多能做出初步诊断,肘部正侧位X线检查有利于了解骨折类型和移位情况。裂纹骨折有时需照斜位片才能看清楚骨折线,如果两骨折端不等宽或有侧方移位而两侧错位的距离不等,则说明骨折远端有旋转移位。

有移位的肱骨髁上骨折,特别是低位伸直型肱骨髁上骨折,骨折远端向后上方移位,肘后突起,前臂相对变短,畸形类似于肘关节后脱位,二者需鉴别。

三、治疗

肱骨髁上骨折的复位要求较高,必须获得正确的复位。儿童的塑形能力虽然较强,但肱骨髁上骨折的侧方移位和旋转移位不能完全依靠塑形来纠正,故侧方移位和旋转移位必须予以矫正。若骨折远端旋前或旋后,应首先矫正旋转移位。

尺偏型骨折容易后移肘内翻畸形,多由尺偏移位或尺侧骨皮质遭受挤压而产生塌陷嵌插,或内旋移位未获矫正所致。因此,复位时应特别注意矫正尺偏移位,尺侧倾斜嵌插,以及内旋移位,矫正尺偏移位时甚至宁可有轻度桡偏,不可有尺偏,同时使远折端呈外旋位,以防止发生肘内翻。不同类型的骨折可按下列方法进行治疗。

(一)整复固定方法

1.手法整复夹板固定

无移位的青枝骨折、裂纹骨折或有轻度前后成角移位而无侧方移位的骨折,不必整复,可选用超肘关节夹板固定2~3周即可;对新鲜有移位骨折,应力争在肿胀发生之前,一般伤后4~6小时进行早期的手法整复和小夹板外固定;对严重肿胀,皮肤出现张力性水疱或溃烂者,一般不主张手法整复,宜给予临时固定,卧床休息,抬高患肢,待肿胀消退后,争取在1周内进行手法整复;对有血管、神经损伤或有缺血性肌挛缩早期症状者,在严密观察下,可行手法整复,整复后用一块后托板作临时固定,待血运好转后,再改用小夹板固定或采用牵引治疗。

(1)整复方法:患者仰卧,前臂置于中立位。采用局部麻醉或臂丛神经阻滞麻醉。两助手分别握住上臂和前臂在肘关节伸直位(伸直型)或屈曲位(屈曲型)沿者,沿上肢的纵轴方向进行拔伸,即可矫正重叠短缩移位及成角移位。

若骨折远端旋前(或旋后),应首先矫正旋转移位,助手在拔伸下使前臂旋后(或旋前)。然后术者一手握骨折近段,另一手握骨折远段,相对横向挤压,矫正侧方移位。

最后再矫正骨折远端前、后移位。如为伸直型骨折,术者以两拇指在患肢肘后顶住骨折远端的后方,用力向前推按。其余两手第2~5指于骨折近端的前方,并向后方按压,与此同时,助手将患肢肘关节屈曲至90°即可复位;如为屈曲型骨折,术者以两拇指在肘前方顶住骨折远段前方向后按压,两手第2~5指置于骨折近端的后方,并向前方端提,同时助手将患肢肘关节伸展到60°左右即可复位。

尺偏型骨折复位后,术者一手固定骨折部,另一手握住前臂,略伸直肘关节,并将前臂向桡侧伸展,使骨折端桡侧骨皮质嵌插并稍有桡倾,以防肘内翻发生。桡偏型骨折轻度桡偏可不予整复,以免发生肘内翻。两型骨折复位后,均应用合骨法,即在患肢远端纵轴叩击、加压,使两骨折断端嵌插,以稳定骨折端髁上骨折有重叠、短缩移位时,复位手法以拔伸法和两点按正法为主,不宜用折顶法,以防尖锐的骨折端刺伤血管神经。

(2)固定方法:肱骨髁上骨折采用超肘夹板固定。夹板长度应上达三角肌水平,内、外侧夹板下超肘关节,前侧夹板下至肘横纹,后侧夹板至鹰嘴下。夹板固定前应根据骨折类型放置固定垫。伸直型骨折,在骨折近端前侧放一平垫,骨折远端后侧放一梯形垫。兼有尺偏型的把一塔形垫放在外髁上方,另一梯形垫放在内髁部。兼有桡偏型的把一塔形垫放在内髁上方,另一梯形垫放在外髁部。屈曲型骨折,在骨折近端的后方放一个梯形垫,因骨折远端的前方有肱动、静脉和正中神经经过,故只能在小夹板的末端加一层厚棉花以代替前方的平垫,内外侧固定垫的放置方法与伸直型骨折相同。

放置固定垫后,依次放好四块夹板,由助手扶持,术者扎缚固定。伸直型骨折应固定肘关节于屈曲 90°～110°位 3～4 周。屈曲型骨折应固定肘关节于屈曲 40°～60°位 2 周,而后再换夹板将肘关节改屈肘 90°位固定 1～2 周。

2.骨牵引复位固定

(1)适应证:对新鲜的有严重移位的骨折,因肿胀严重、疼痛剧烈或合并有血管、神经损伤,不宜立即进行手法整复者;或经临时固定,抬高患肢等治疗后,局部情况仍不宜施行手法复位者;或低位不稳定的肱骨髁上骨折,经手法复位失败者。

(2)方法:行患肢尺骨鹰嘴持续牵引。2～3 天时肿胀可大部分消退,做 X 线检查,若骨折复位即可行小夹板外固定或上肢石膏外展架固定。

3.闭合穿针内固定

(1)适应证:尺偏型或桡偏型不稳定性骨折。若合并血管神经损伤,或肿胀严重、有前臂高压症者则不宜使用。

(2)方法:手术操作在带影像 X 线监视下进行,常规无菌操作。仰卧患肢外展位,臂丛神经阻滞麻醉或全麻,两助手对抗牵引、纠正重叠畸形,术者根据错位情况,先纠正旋转、侧方移位,再纠正前后移位,而后给予穿针内固定。常用的穿针固定方法有以下 4 种:

1)经内、外髁交叉固定:用直径 2mm 左右的克氏针于外髁的外后下经皮刺入抵住骨皮质,取 1 枚同样的克氏针从内髁的最高点(不可后滑伤及尺神经)向外上呈 45°左右进针,与第 1 枚针交叉固定。

2)经外髁交叉固定:第 1 枚针进针及固定方法同上,第 2 枚针进针点选在距第 1 枚针周围 0.5～1cm 处,进针后与第 1 枚针交叉穿出近折端内侧骨皮质。

3)经髁间、外髁交叉固定:第 1 枚针从鹰嘴外缘或正对鹰嘴由下向上经髁间及远、近折段而进入近折端髓腔,维持大体对位;第 2 枚针从肱骨外髁向内上,经折端与第 1 枚针交叉固定。

4)经髁间、内髁交叉固定:髁间之针同上,另取 1 枚针从内髁的最高点向外上呈 45°左右进针,交叉固定。

固定满意后,将针尾弯曲埋于皮下,针孔用无菌敷料包扎。外用小夹板辅助固定,屈肘悬吊前臂。术后注意观察患肢血液循环情况,3 周后拔钢针。对于复位后较稳定者,可选择经内、外髁交叉固定。对于严重桡偏型骨折,可选用经外髁交叉固定,或经髁间、外髁交叉固定。对于严重尺偏移位者,可选用经髁间、内髁交叉固定。

4.切开复位内固定

(1)适应证:经手法复位失败者,可施行切开复位内固定。

(2)手术方法:臂丛麻醉,手术取外侧切口,暴露骨折端,将其复位,应用克氏针从内外侧髁进针贯穿骨折远端和近端,交叉固定,针尾埋于皮下,上肢石膏功能位固定,3～4 周拆除石膏,拔钢针后进行功能锻炼。

(二)药物治疗

骨折初期肿胀、疼痛较甚,治宜活血祛瘀、消肿止痛,可内服和营止痛汤加减。肿胀严重、血运障碍者加三七,丹参;并重用祛瘀、利水、消肿药物,如茅根、泽兰之类。外敷跌打万花油或双柏散。如局部有水疱,可在刺破或穿刺抽液后,再外敷跌打万花油。中期宜和营生新、接骨续损,可内服续骨活血汤,合并神经损伤者应加补气活血、通经活络之品,如黄芪、地龙、威灵仙等。后期宜补气血、养肝肾、壮筋骨,可内服补肾壮筋汤。解除夹板固定后,用舒筋活络、通利关节的中药熏洗。

(三)功能康复

肱骨髁上骨折一经整复与小夹板固定后,即可进行功能锻炼。早期多做握拳、腕关节屈伸活动,在7~10天内不做肘关节的屈伸活动。中期(2周后)除做早期锻炼外,可加做肘关节的屈伸活动和前臂的旋转活动;如为上臂超肘小夹板固定,可截除前、后侧夹板的肘关节以下部分,便于练功。但须注意,屈曲型骨折肘关节不能做过度屈曲活动,伸直型骨折不能做肘关节过度伸展活动,以防止骨折端承受不利的剪力,影响骨折愈合。后期骨折临床愈合后,解除外固定,并积极主动锻炼肘关节屈伸活动,严禁暴力被动活动,以免发生损伤性骨化,影响肘关节活动功能。

四、并发症

(一)肘内翻

肘内翻是常见的并发症,肘内翻发生的原因有如下几种。

(1)骨折时损伤了肘部骨骺,生长不平衡,认为是外上髁和肱骨小头骨骺受到刺激所致,外髁生长速度增加而产生畸形;在生长发育过程中,无移位的骨折亦会导致携带角改变。

(2)尺偏移位致两骨折端的内侧被挤压塌陷或形成碎骨片而缺损,虽经整复固定,而尺偏移位倾向存在,从而导致迟发性尺偏移位。

(3)骨折远端沿上臂纵轴内旋,导致骨折远端骑跨于骨折近端,再加上骨折远端的肢体重力,肌肉牵拉和患肢悬吊于胸前时的内旋影响,使骨折的远端产生内倾内旋运动而导致肘内翻的发生。

(4)正位X线片示骨折线由内,上斜向外下,复位时常易将骨折远段推向尺侧,导致尺偏移位。

肘内翻畸形以尺偏移位者发生率高,多发生在骨折后3个月内,可采取下列预防措施:①力争一次复位成功,注意保持两骨折端内外侧骨皮质的完整。②闭合复位后肢体应固定于有利骨折稳定位置,伸直尺偏型骨折应固定在前臂充分旋后和锐角屈肘位。③通过手法过度复位使内侧骨膜断裂,消除不利复位因素。④不稳定骨折或肢肿严重不容许锐角屈肘固定者,骨折复位后应经皮穿针固定,否则牵引治疗。⑤切开复位务必恢复骨折正常对线,携带角宁可过大,莫取不足,内固定要稳固可靠。

轻度肘内翻无须处理,肘内翻>15°畸形明显者可行髁上截骨矫正。通常用闭合式楔形截骨方法,从外侧切除一楔形骨块。

手术取外侧入路,在肱三头肌外缘切开骨膜,向前后适当剥离显露干骺端,按设计截骨。保留内侧楔尖皮质及皮质下薄层骨松质并修理使其具有适度可塑性,缓缓闭合截骨间隙使远近截骨面对合,检查携带角是否符合要求,肘有无过伸或屈曲畸形,然后用两枚兑氏针固定,闭合切口前拍正侧位片观察。术后长臂前后石膏托固定,卧床休息1~2周,然后下地活动,以免石膏下滑使携带角减小。

(二)Volkmann 缺血挛缩

Volkmann 缺血挛缩为髁上骨折最严重的并发症,可原发于骨折或并发血管损伤,发病常与处理不当有关。出血和组织肿胀可使筋膜间室压力升高,外固定包扎过紧和屈肘角度太大使间室容积减小或无法扩张是诱发本病至关因素,由于间室内压过高直接阻断组织微循环,或刺激压力感受器引起反射性血管痉挛而出现肌肉神经缺血症状,故又称间室综合征。

前臂屈肌缺血症状多在伤后或骨折复位固定后 24～48 小时内出现,此期间宜住院密切观察,尤其是骨折严重移位病例。门诊患者应常规交代注意事项,于 6～12 小时内返诊复查血运。

间室综合征出现是肌肉缺血挛缩的先兆,主要表现为肢痛难忍,皮温低,前臂掌侧间室严重压痛和高张力感,继而手指感觉减退,屈肌力量减弱,脉搏可存在。一旦出现以上症状应紧急处理:去除所有外固定,伸直肘关节,观察 30～60 分钟无好转。使用带灯芯导管测量间室压力,临界压力为 4.0kPa(30mmHg),压力高于此值或高于健侧应考虑手术减压。无条件测压者亦可根据临床症状做出减压决定,同时探查血管,为争取时间术前不必常规造影,有必要时可在术中进行。

单纯脉搏消失而肢体无缺血症状者,可能已有充足的侧支循环代偿,无须手术处理,只需密切观察。大多数患者脉搏可逐渐恢复。

(三)神经损伤

肱骨髁上骨折并发神经损伤比较常见,发生率为 5%～19%。大多数损伤为神经传导功能障碍或轴索中断,数日或数月内可自然恢复,神经断裂很少见。移位严重的骨折闭合复位有误伤神经血管危险,或使原有神经损伤加重,恢复时间延长和因瘢痕增生而致失去自然恢复机会。因此,许多学者对合并神经损伤的肱骨髁上骨折主张切开复位治疗。

神经损伤的早期处理主要为支持疗法,被动活动关节并保持功能位置。伤后 2～3 个月后临床与肌电图检查皆无恢复迹象时应考虑手术探查松解。

第六节　桡骨头骨折

一、概述

桡骨头是一个关节内结构,并且参与肘屈伸及前臂旋转活动。目前存在的问题如下:
(1)何种类型的骨折可行桡骨头切除术。
(2)何种类型的骨折应尽量采取 ORIF。
(3)假体置换在临床上有何重要意义。

二、解剖与生物力学

桡骨头位于尺骨近端的 C 形切迹中,并且在整个前臂旋前、旋后活动中与尺骨保持接触,完全伸肘位时,桡骨头传导的应力最大,前臂旋前也增加了肱桡关节的接触和应力传导。在手握重物或上举重物时,由腕关节向肘部传导的纵向应力由桡骨和尺骨平均分担载荷,而肘屈伸和前臂旋转可能会影响尺骨和桡骨的载荷分布,肱二头肌和肱三头肌在不同状态下的不同张力也会影响前臂近端的载荷分布。

据实验观察,单纯行桡骨头切除后,桡骨干受到 250N 以内的轴向负荷时,其上移仅为 0.22mm,肘内侧间隙无明显增宽,肘外翻平均仅增加 1°;桡骨头切除并同时切断 MCL 后,可加重桡骨干上移,引起肘外翻角度增大和肘内侧间隙增宽等不稳定征象。在上述基础上,再增加切断前臂骨间膜以及下尺桡关节三角纤维软骨盘,均可加大桡骨干上移和肘外翻不稳定。桡骨头切除后,只有依靠前臂骨间韧带的中央束来帮助稳定桡骨,以对抗桡骨相对于尺骨发生的向近端移位;肘外翻稳定主要依赖于 MCL,关节囊等其他软组织也能提供部分稳定性。应用桡骨头置换目前趋向于使用金属桡骨头假体置换,来防止桡骨头切除后的并发症和改善肘外翻的稳定性。

三、损伤机制

桡骨头骨折以成人较为多见,青少年较为少见;桡骨颈骨折则以儿童较为多见,属骺分离损伤。常由间接外力致伤,譬如跌倒时手掌撑地,肘部处于伸直和前臂旋前位,外力沿纵轴向上传导,引起肘部过度外翻,使得桡骨头外侧与肱骨小头发生撞击,产生桡骨头或颈部骨折。骨折块常向外下或后外下旋转移位,很少出现向近端或向内侧的移位。有时骨折块可向内侧移位至指深屈肌的深面。外力较大时尚可产生肘脱位。直接外力也可造成骨折。

桡骨头骨折并发肘内侧牵拉伤较多见,可合并 MCL 损伤、内侧关节囊撕裂和内上髁撕脱骨折,还可伴有尺骨上端骨折或鹰嘴骨折,与 Monteggia 骨折脱位相似,也是 Monteggia 骨折脱位的一种特殊类型。合并下尺桡关节脱位,则称为 Essex-Lopresti 损伤,它是由较严重的暴力造成了下尺桡关节的稳定韧带和前臂骨间膜广泛撕裂及桡骨向近端移位。还可合并肱骨小头骨折、外上髁骨折及腕舟骨骨折。

四、骨折分类

使用比较广泛的 Mason 分类如下:

Ⅰ型:骨折块较小或边缘骨折,无移位或轻度移位。

Ⅱ型:边缘骨折,有移位,骨折范围超过 30%。

Ⅲ型:粉碎骨折。

Ⅳ型:上述任何一种类型合并肘脱位及复杂骨折(如合并前臂骨间韧带损伤)。

Hotchkiss 根据患者的 X 线表现、临床特征及合并损伤对 Mason 分类系统进行了改良如下:

Ⅰ型:桡骨头、颈的轻度移位骨折:①由于疼痛或肿胀使前臂旋转受限;②关节内折块移位<2mm。

Ⅱ型:桡骨头或颈的移位骨折(移位>2mm):①由于机械性阻挡或关节面对合不佳使活动受限;②骨折粉碎不严重,可采取切开复位内固定;③骨折累及范围超过了桡骨头边缘。

Ⅲ型:桡骨头或颈的严重粉碎骨折:①没有重建桡骨头完整性的可能;②为了恢复肘或前臂的活动范围,需行桡骨头切除术。

上述放射学分型中的每一种都可同时合并肘脱位、前臂骨间韧带撕裂(Essex-Lopresti 损伤)、尺骨近端骨折(属 Monteggia 骨折脱位的一种类型)及冠状突骨折。

五、临床表现

(一)症状和体征

无移位或轻度移位骨折,其局部症状较轻,临床上容易漏诊,需引起注意。移位骨折常引起肘外侧疼痛,肘屈伸和前臂旋转时疼痛加重,活动受限。合并 MCL 损伤多见,肘内侧出现明显触痛、肿胀和瘀斑,伸肘位外翻应力实验阳性。应检查前臂和腕关节是否出现疼痛、肿胀,若腕关节出现疼痛,有可能合并急性下尺桡分离、前臂骨间韧带及三角纤维复合体损伤。

(二)放射学检查

1.普通 X 线片

正、侧位 X 线片常可明确诊断。若只出现"脂肪垫征",而无明显可见的骨折,行桡骨头位 X 线检查有助于诊断。腕部和前臂出现疼痛,还需拍摄旋转中立位腕关节和前臂 X 线片。

2.CT 扫描

在轴位、矢状面及冠状面对桡骨头骨折进行扫描,有助于评估骨折范围、骨块大小、移位和粉碎程度等。考虑行 ORIF 时,应常规行 CT 扫描,三维重建图像也有助于制订术前计划。

六、治疗原则

(一)Ⅰ型骨折

Ⅰ型骨折无须复位,可用吊带或石膏制动 3～4 天。根据患者对疼痛的耐受情况开始主动活动。2～3 个月后,绝大多数患者可获得比较满意的效果。但伸肘减少 10°～15°并不少见。在医生指导下早期积极的功能锻炼对恢复恢复肘关节的活动范围有显著作用。对于Ⅰ型桡骨头骨折,患者自主的、不持物的功能锻炼很少会造成骨折继发移位。

合并肘脱位的Ⅰ型骨折:等同于肘脱位合并桡骨头骨折,治疗重点是肘脱位,桡骨头骨折本身不需要特殊处理。

(二)Ⅱ型骨折

1.无机械性阻挡

治疗类似于Ⅰ型骨折,特别是对肘部功能要求较低者。后期若出现症状,可采取延期桡骨头切除。

2.有机械性阻挡

对肘部功能要求较高者,应采取 ORIF;要求较低者,可考虑采取桡骨头切除。应用桡骨头部分切除手术应十分慎重。

3.有合并损伤

(1)前臂骨间韧带损伤(Essex-Lopresti):主要治疗目的是保持桡骨头的功能。虽然骨折没有出现相对于尺骨的明显移位,但仍有可能造成前臂骨间韧带损伤;此时若行桡骨头切除,有可能导致出现有症状的桡骨向近端移位,应尽可能对此种骨折进行 ORIF,以保留桡骨头的完整性。

(2)肘关节脱位(伴有或不伴有冠状突骨折):正如前述,保留肱桡关节的接触有助于在急性期维持肘部稳定。但肘脱位合并桡骨头骨折的大部分病例中,并不发生明显的不稳定和复发性脱位。若桡骨头骨折有移位,需行 ORIF,应尽量保留桡骨头,并保护和修补后外侧韧带复合体。若切除桡骨头,也应修补外侧韧带复合体,修补过程中应将前臂置于旋前位。术后康复需要限制前臂旋后,根据愈合情况,逐步增加旋后活动范围。若冠状突骨折是小片状骨块,增加屈肘可获得充分的暂时性稳定。若桡骨头不能保留,需行切除术,需仔细评估和观察是否有再脱位的可能。若冠状突的主要部分发生了骨折(Regan 和 Morrey Ⅲ 型),则需进行 ORIF 或对桡骨头骨折进行 ORIF 或对两者均行 ORIF,以帮助稳定肘关节。若对冠状突骨折块进行切除,同时桡骨头也缺损,则可导致慢性疼痛性肘关节不稳定。

(三)Ⅲ型骨折

广泛粉碎和明显移位的骨折,不合并肘脱位或尺桡骨纵向分离时,可选择早期切除。

合并前臂骨间韧带损伤(Essex-Lopresti):Ⅲ型骨折中,骨折的粉碎程度常决定了需行切除术,但随后又出现了骨支撑的丢失。若需要进行桡骨头切除并且已经完成了手术,即使进行硅胶假体置换,术后数周或数月间仍可继续发生桡骨向近端移位。前臂骨间韧带常发生撕裂,尽管对患肢进行制动,仍不易获得愈合。如肘部疼痛加重,延期行桡骨头切除也可缓解。使用硅胶假体进行置换在理论上有吸引力,但它并不能有效地防止桡骨向近侧端移位。金属假体较硅胶假体有更多的优点。目前多使用组配型金属桡骨头假体,可有效提高肘外翻稳定,临床疗效较为满意。

桡骨头骨折的移位和畸形愈合,大多对肘关节屈曲活动影响很小,主要影响患者前臂的旋转活动。在特殊条件下,对单纯桡骨头骨折的患者,如因并发症或其他原因无法接受手术治疗时,进行早期自主的肘关节活动,患者很大部分的肘关节功能可以保留。桡骨头骨折后长期制动,是造成肘关节僵直的主要原因。

第七节　桡尺骨骨折

一、概述

前臂与上下尺、桡关节一起具有旋前、旋后功能,对日常生活至关重要。尺桡骨骨折,可视为前臂"关节"的关节内骨折,较其他骨干骨折更需要解剖复位以获得良好功能。

(一)相关关节

尺桡骨在近端由肘关节囊和环状韧带连接,远端通过腕关节囊、掌背韧带及三角纤维软骨复合体相联系。

上尺桡关节由桡骨头的柱状唇与尺骨的桡骨切迹组成。环状韧带与尺骨的桡骨切迹围成一个纤维骨环,包绕着桡骨头的柱状唇。环状韧带约占纤维骨环的 3/4,可适应椭圆形桡骨头的转动。上尺桡关节的下部是方形韧带,其前后缘与环状韧带相连,内侧附着于尺骨的桡骨切迹下缘,外侧连接至桡骨颈。桡骨头的运动范围受方形韧带的制约:前臂旋前时,方形韧带的后部纤维紧张;前臂旋后时,其前部纤维紧张。

下尺桡关节由尺骨头的侧方关节面与桡骨的尺骨切迹组成。在尺骨茎突的基底部与桡骨的尺骨切迹之间有三角纤维软骨复合体附着。后者是下尺桡关节最主要的稳定结构。旋转活动中三角纤维软骨复合体在尺骨头上做前后滑动,前臂旋前时其背侧缘紧张,前臂旋后时其掌侧缘紧张。

(二)尺桡骨的形态及运动

尺骨较直,髓腔较狭窄,桡骨的形态较复杂,在冠状面形成旋前弓和旋后弓,在矢状面上存在向背侧的弯曲。

尺骨相对固定,桡骨围绕尺骨做旋转运动,旋转轴自桡骨头中心至尺骨茎突基底。桡骨自旋后至旋前运动时,尺骨向背侧、桡侧作弧线摆动。尺骨的弧线摆动以尺骨近端为轴心,当桡骨旋转时,尺骨的旋转以及运动轴有移动。通常前臂旋转范围约为旋前 80°及旋后 90°。

维持桡骨的弧度和复杂形态至关重要,尤其是向桡侧的弧度,与骨折后前臂旋转功能的恢复密切相关。最大桡骨弧度和最大桡骨弧度定点值是用来描述桡骨形态的重要参数。

最大桡骨弧度(a):前臂正位 X 线片上,桡骨结节至桡骨远端最尺侧突起做连线,做此线之垂线至桡骨最大外侧弧度处,垂线长度以 mm 为单位,为最大桡骨弧度。

最大桡骨弧度定点值(A):桡骨结节至桡骨远端最尺侧突起连线长度为 Y,与最大桡骨弧度线有一交点,桡骨结节至交点的长度为 X,A=X/Y×100。

最大桡骨弧度正常值:(15.3±0.3)mm,最大桡骨弧度定点值正常值(LMRB):(59.9±0.7)。

最大桡骨弧度的改变与前臂功能密切相关,最大桡骨弧度定点值(LMRB)不超出正常的5%时,前臂旋转功能优良,握力正常。LMRB 过度矫正或矫正不足时均影响旋转功能及握力。

前臂功能评定多采用 Grace 和 Eversmann 的方法。

优:骨折愈合,旋转功能达健侧的 90%。

良:骨折愈合,旋转功能达健侧的 80%。

可:骨折愈合,旋转功能达健侧的 60%。

差:骨折不愈合或旋转功能达不到健侧的 60%。

文献报道,LMRB 与正常相比差异为(4.7±0.7)%时,结果为优、良,差异为(8.9±1.8)%时,其结果为可接受。

(三)骨间膜

骨间膜为尺桡骨之间致密的纤维结缔组织,起自桡骨斜向远端止于尺骨,中 1/3 增厚为中央束,宽度约 3.5cm。骨间膜于前臂轻度旋后位(旋后 20°)时最紧张,前臂旋前时松弛。切断下尺桡三角软骨复合体,前臂稳定性减少 8%;切断三角软骨复合体及骨间膜中央束近端的骨间膜,稳定性减少 11%;切断中央束,前臂稳定性减少 71%。

中央束是前臂重要的稳定结构,在桡骨头损伤需切除时,对保持桡骨在长轴方向上的稳定性起重要作用。骨间膜挛缩将造成前臂旋转功能障碍。

(四)前臂的肌肉

按功能,前臂旋转肌分为两组,即旋前肌组——旋前方肌和旋前圆肌;旋后肌组——旋后肌和肱二头肌。

按结构特点也分为两组:一组为短而扁的旋转肌——旋前方肌和旋后肌。它们的止点在桡骨的两端,前臂旋转时,一肌收缩另一肌放松,属静力肌。另一组为长肌——旋前圆肌和肱二头肌,它们的止点在曲柄状桡骨的两个突出点上,肌肉收缩时,桡骨沿着前臂的旋转轴进行旋转,属动力肌。

桡骨骨折位于旋后肌与旋前圆肌止点之间时,肱二头肌和旋后肌共同产生使近骨折段旋后的力量。骨折位于旋前圆肌止点以远时,旋后力量被一定程度地中和,近骨折段通常在轻度旋后位或中立位。因此,在对前臂骨折进行闭合整复调整旋转力线时,桡骨骨折的部位可帮助判断桡骨远骨折段需要纠正的旋转程度。

此外,起于前臂尺侧而止于腕关节及手部桡侧的肌肉,如桡侧腕屈肌,产生使前臂旋前的力量;起于尺骨和骨间膜背侧的肌肉,如拇长展肌、拇短展肌和拇长伸肌,产生使前臂旋后的力量。

(五)X线检查

为统一描述的需要,均在前臂中立位拍摄 X 线片,肘关节正位时前臂为侧位,肘关节侧位时前臂为正位。

前臂骨折后拍摄 X 线片时,为减少患者的痛苦,不能强求上述前臂与肘关节的一致,须按如下要求拍摄:①包括上、下尺桡关节;②以肘关节正、侧位为标准,不纠正前臂所处的位置。

对 Evans 方法进行改良,用来判断前臂骨折后骨折远近段的旋转错位程度。

在肘关节侧位前臂 X 线片上,以桡骨结节为标志,由中立位开始至最大旋后位,桡骨结节由后向前旋转,根据其形态变化可以得知前臂旋后的程度。

在肘关节侧位前臂 X 线片上,根据桡骨远端尺骨切迹的前角或后角与尺骨头的重叠形态,可以判断桡骨远段旋前或旋后的程度。尺骨切迹的前角较大而尖锐,后角较小而圆钝,下尺桡关节向背侧倾斜30°,因此下尺桡关节间隙在前臂旋后 30°时显示最清楚,前后角均不与尺骨头重叠,自此旋前则前角逐渐与尺骨头重叠,旋后则后角与尺骨头重叠。

前臂旋转时尺骨并不旋转。从尺骨正面观察,尺骨茎突位于尺骨头背面正中。尺骨骨折时,远骨折段受旋前方肌牵拉而发生旋后。肘正位和侧位前臂 X 线片上均可以观察尺骨远骨折段的旋转程度。

前臂骨折后要获得满意的功能,仅仅恢复尺桡骨的长度是不够的,必须恢复轴向和旋转对位以及桡骨弧度。鉴于前臂骨折后所涉及的骨与关节的复杂性以及许多非正常状态下的肌肉作用,通过闭合复位获得解剖复位极其困难。因此,对绝大多数移位的成人前臂骨折要行切开复位内固定。

二、桡尺骨双骨折

(一)损伤机制

前臂受到不同性质的暴力,会造成不同特点的骨折。

1.直接暴力

打击、碰撞等直接暴力作用在前臂上引起的尺桡骨骨折,骨折线常在同一水平,骨折多为横形、蝶形或粉碎性。

2.间接暴力

暴力间接作用在前臂上,多为跌倒时手掌着地,暴力传导至桡骨,并经骨间膜传导至尺骨。桡骨中上 1/3 处骨折常为横形、短斜形或带小蝶形片的粉碎性骨折。骨折常向掌侧成角,短缩重叠移位严重,骨间膜损伤较重。骨折水平常为桡骨高于尺骨。

3.绞压扭转

绞压扭转多为工作中不慎将前臂卷入旋转的机器中致伤,此种损伤常造成尺、桡骨的多段骨折,易合并肘关节及肱骨的损伤。软组织损伤常较严重,常有皮肤撕脱及挫裂,多为开放性骨折。肌肉、肌腱常有断裂,也易于合并神经血管损伤。

(二)骨折分类

桡尺骨骨折通常根据骨折的位置、骨折的形式、骨折移位的程度、骨折是否粉碎或是否有骨缺损以及骨折闭合或开放进行分类。每一因素都对骨折治疗的选择和预后有影响。

较为常用的是矫形创伤协会分类方法及 AO 组织关于长管状骨骨折的综合分类,但前臂的骨折分类在临床应用并不广泛。

为了方便描述,根据尺、桡骨长轴上的位置将其分为 3 部分:桡骨近段,桡骨结节至桡骨弓的起始部;桡骨中段,整个桡骨弓(远至骨干开始变直处);桡骨远段,桡骨弓远点至干骺端分界处。尺骨的划分与桡骨平齐。上下尺桡关节损伤对尺桡骨骨折的治疗和预后有很大影响,因此,判断尺桡骨骨折是否合并上下尺桡关节损伤是绝对必要的。有效的治疗要求将骨折和关节损伤作为一个整体进行处理。

(三)临床表现

成人无移位的尺桡骨骨折比较罕见。其症状和体征包括疼痛、畸形、前臂和手部的功能受损。检查者不能尝试引出骨擦感,这既引起患者疼痛,也易加重软组织损伤。但在闭合整复时,要感觉骨折复位时的错动。

物理检查包括详细的桡神经、正中神经、尺神经的运动和感觉功能的评价。神经损伤在尺、桡骨骨折的闭合损伤中并不常见。需仔细检查前臂的血运情况及肿胀程度。如果前臂肿胀明显且张力大,可能已经存在骨筋膜间室综合征或正在进展中。必须详细检查以判定或排除这种情况。判定骨筋膜间室综合征最有价值的临床检查是手指被动伸直活动,如果出现前臂疼痛或疼痛加剧,则很可能存在骨筋膜间室综合征,而桡动脉搏动存在并不能排除骨筋膜间室综合征。如果患者失去感觉或不配合,则需测定筋膜间室压力。确诊后需立即进行切开减张。

开放性骨折,尤其是枪伤,通常合并神经及大血管的损伤。对此必须仔细地判定。开放性骨折需要紧急治疗。首先应在伤口上加盖无菌敷料。在急诊室探查伤口是错误的,这很容易将污染带至深层,增加感染机会。在手术室正规清创时可以更加客观和全面地评价软组织损伤程度。

尺桡骨骨折的 X 线表现决定于损伤机制和所受暴力的程度。低能量损伤的骨折线通常为横断或短斜形,而高能量损伤的骨折线常为严重粉碎或呈多段骨折,常合并广泛的软组织损伤。对于可疑的前臂骨折,至少应拍摄前后位和侧位 X 线片,有时需要加拍斜位片。X 线片上必须包括肘和腕关节。准确的影像学判定可能需要拍上下尺桡关节多视角的 X 线片,以决定是否存在关节的脱位或半脱位。在纯侧位片上,通过桡骨干、桡骨颈以及桡骨头中心的直线在任何投射位置都应通过肱骨小头的中心。合并的关节损伤对诊断是至关重要的,它对治疗和预后有重要影响。在普通前后位及侧位 X 线片上,很难判定前臂的旋转力线。通过改良的

Evans方法常有所帮助。

(四)治疗方法

治疗方法包括石膏制动、钢板螺丝钉固定、髓内针固定以及外固定架固定等。每种方法都有其适应证。绝大多数的尺桡骨骨折能够通过解剖复位、稳定的钢板固定以及早期的功能锻炼而得到有效治疗。

手术与非手术的选择:移位的尺桡骨骨折主要通过手术治疗。一般不能采用闭合复位的保守疗法,除非患者有手术禁忌证。成人无移位的尺桡骨骨折极少见。

1.石膏制动

(1)要点:对于无移位的骨折用塑形好的长臂石膏制动于肘关节屈曲90°,前臂中立位。石膏应从腋窝至掌指关节,保证手指可充分活动。骨折有可能在石膏内发生成角。如果颈腕吊带托在骨折远端的石膏部分,当前臂近端的肌肉肿胀消退或萎缩时,因为前臂远端的软组织少,石膏仍保持贴服,易骨折发生成角畸形。防止这种成角的方法是在骨折处近端的管形石膏上固定一钢丝环,颈腕吊带通过钢丝环使用。无论多么理想的石膏外固定,无移位骨折都有可能发生移位。因此,在骨折后的4周内应每周拍摄1次X线片,严密随诊,一旦发生移位,应切开复位内固定。

(2)严格掌握闭合复位、石膏制动的适应证:由于解剖结构的特点,闭合复位很难使尺桡骨骨折获得满意的复位及保持良好的位置。对于绝大多数移位的尺桡骨骨折不建议常规进行闭合复位、石膏制动。闭合复位治疗的尺桡骨骨折,最终结果不满意率高,且不愈合及畸形愈合率较高。当骨折发生在尺桡骨远端时,闭合整复的结果比较满意。

(3)整复的技巧:闭合整复时,必须使肌肉松弛,最好在臂丛或全身麻醉下进行。X线透视下,屈肘90°,对牵引部位进行保护,牵引拇、示、环指及上臂下段,直接触摸下对尺骨进行复位。根据桡骨结节位像,将前臂置于适度的旋后位置对桡骨进行整复。当骨折对位对线满意后,用包括肘关节的石膏固定并完善塑形。拍前后及侧位X线片评价复位。不能达到接近解剖复位的任何位置都不能接受。根据桡骨骨折的位置,前臂通常置于旋后或中立位进行制动。

外伤产生的尺桡骨弓形骨折(塑性弯曲)少见,可导致前臂旋转功能的严重障碍。如果怀疑存在这种情况,应拍健侧X线片进行对比。纠正这种畸形所需力量很大,容易造成移位骨折,且外固定难于控制骨折端的位置。

(4)石膏制动后的处置:鼓励患者进行手指的主动屈伸活动以利消肿,每日数次,间歇进行,仔细观察手部的血液循环以及运动能力,直到肿胀消失。如发现血液循环有问题,应立即剖开石膏及衬垫。缺血挛缩远比骨折错位的后果严重。

石膏制动后的1个月内应每周拍摄1次X线片进行复查。以后,每2周复查1次,直至骨折愈合。可于4~6周时更换石膏1次,应注意此时即使存在一些骨痂,骨折仍有发生成角的可能。

2.切开复位内固定

(1)手术时间:移位的成人尺桡骨骨折应尽早进行内固定,最好在伤后24~48小时内进行。除非合并其他严重损伤不允许手术。尽早手术无论是在手术操作还是在功能恢复方面均有好处。

(2)手术入路:除非血管有损伤,手术应在止血带下进行。对桡骨骨折,一般采用掌侧 Henry 切口。入路在肱桡肌与桡侧腕屈肌之间。对桡骨远 1/3 及近 1/3 骨折应将钢板放在掌侧,虽然这违背钢板应放在张力带侧(背侧)的原则,但掌侧软组织覆盖好,且掌侧骨面平整,易于置放钢板,并非单纯依赖张力带理论。对桡骨中 1/3 骨折最好将钢板置放在桡侧,塑型适宜的钢板置放在桡侧可以最好地保持桡骨最大弧度,但将钢板放在掌侧更易操作。过去常采用的背外侧 Thompson 切口,入路在桡侧腕短伸肌与指总伸肌之间,因容易损伤骨间背侧神经而越来越少被采用。该切口在中远段受到拇长展肌和拇短伸肌的影响使操作不便且背侧骨面不平整也较少被应用。对于尺骨骨折,沿尺骨嵴偏前或偏后切口,使皮肤切口在肌肉上方,而不是直接在骨嵴上方。尽量使尺、桡骨切口之间的皮肤宽度最大。入路在尺侧腕伸肌与尺侧腕屈肌之间,钢板可置放在掌侧或背侧骨面,取决于骨面与钢板适合的情况或粉碎骨块的位置。

(3)钢板螺丝钉内固定:动力加压钢板(DCP)固定治疗前臂骨折是目前大多数学者首选的方法。其要点如下。

1)骨折部位的显露:术中应在骨膜下切开暴露骨折端,但应最小限度地剥离骨膜,即仅在骨折部位及置放钢板的位置剥离骨膜。取 Henry 切口时,切开旋前圆肌止点时应将前臂旋前,因旋前圆肌止于桡骨背侧,这样可避免切断肌肉组织,减少出血;切开旋后肌止点时则应将前臂旋后,因旋后肌止于桡骨掌侧。

2)钢板螺丝钉的选择:钢板的长度要根据钢板的宽度、骨折的形态以及骨折碎块的数量来选择。一般每一主骨折段至少要 3 枚螺丝钉固定。现在多采用 3.5mm 系列动力加压钢板(DCP),因为 4.5mm 的动力加压钢板在钢板取出后再骨折的发生率明显高于 3.5mm 系列的钢板。当骨折不稳定或骨折粉碎严重时,需适当增加钢板的长度。置放钢板时,使骨折两端的钢板长度尽量保持一致,以便没有螺丝钉离骨折线的距离<1cm,否则会在螺丝钉孔和骨折之间产生劈裂,损害固定效果。因此,最好选用较长的钢板,使接近骨折的 1 个钉孔不拧入螺丝钉。对于斜形骨折,要在另一个方向单独应用拉力螺丝钉或通过钢板应用折块间拉力螺丝钉。通过骨折或相关骨块的拉力螺丝钉固定,可使固定的稳定性增加 40%。

3)骨折的复位:尽可能地将粉碎的骨折块保留并与主要骨折块之间用拉力螺丝钉固定,以获得折块间加压。当尺、桡骨双骨折时,需将 2 处骨折分别暴露,在应用钢板固定前,将 2 处骨折都进行复位并临时固定,否则,当先固定一处骨折而复位另一处骨折时,先行的固定和复位有可能失效。对不稳定骨折,可先用 1 枚螺丝钉将钢板与一侧骨段固定,然后再将骨折另一端与骨钢板复合体复位,采取这种方法,软组织剥离较小,且较易处理骨折端粉碎骨块。桡骨钢板的准确塑形可以防止人为的桡骨弧度的改变。为了保持正常的桡骨弧度,将钢板轻微倾斜置放到骨干长轴上是可以接受的。

(4)切口的关闭:术后要求只缝合皮肤及皮下,不要缝合深筋膜。前臂深筋膜很紧,如勉强缝合,其水肿和出血会使前臂骨筋膜间室压力增加,可能引起缺血性挛缩。术后应放置引流,以减轻血肿及肿胀,术后 24 小时后拔除。

(5)术后处理:要根据每例患者的具体情况进行处理。如骨折粉碎不严重,内固定稳定,术后不需要外固定,可用敷料加压包扎,抬高患肢直到肿胀开始消退。患者麻醉一恢复,即应指导患者开始行肘部、腕部及手指的轻微主动活动。术后 10 天左右,患者通常基本恢复前臂及相邻关节的活动范围。如果患者不能很好配合或没有获得稳定的内固定,加压包扎后,可用前臂 U 形石膏制动 10～12 天。伤口拆线后,再用长臂石膏托制动。石膏托必须在 X 线片显示有骨愈合后才能去除,通常在术后 6 周以后。在有骨愈合证据以前,应禁止患者参加体育活动及患肢持重物。定期复查,每月 1 次,每次拍 X 线片。在获得稳定内固定的情况下,很难确定骨愈合的准确时间。如果没有不愈合的放射学征象存在,如激惹性骨痂、骨折端骨吸收或螺钉松动,也没有临床失败的征象,如感染和疼痛,则可认为愈合在正常地发展。X 线片上显示骨折线消失,且没有刺激性骨痂,是骨折愈合的确切指征,平均愈合时间一般为 8～12 周。

3.髓内针固定治疗尺桡骨骨折

鉴于尺桡骨形态的复杂性以及骨折后要求解剖复位,一般不能应用髓内针治疗尺桡骨骨折。因为髓内针固定难于使骨折解剖复位,尤其是很难控制骨折端的旋转。仅在某些特殊情况下应用,其适应证:节段性骨折;皮肤条件差(如烧伤后);加压钢板术后内固定失效及不愈合;多发骨折患者的前臂骨折;骨质疏松患者的前臂骨折等。

(五)并发症

1.不愈合和畸形愈合

尺、桡骨骨干骨折的不愈合率较低。通常由于感染、开放复位及内固定不稳定或没有获得满意的复位以及采取闭合复位进行治疗。准确的切开复位和稳定内固定一般能够控制不愈合的发生。对不愈合者通常需要二次手术治疗。

2.感染

尽管采取了各种措施防止感染,一些开放骨折和切开复位的闭合骨折仍会发生感染。在一些有广泛软组织损伤的患者中,其发生率较高。

如发生感染,需要切开伤口进行引流、扩创和充分灌洗。要进行伤口分泌物培养和药物敏感试验,并应用合理的抗生素进行治疗。浅表的感染通常仅应用抗生素即可。对于较深的感染,则需要切开伤口进行引流,使用石膏外固定。如内固定没有失效,则不需要取出。尽管有感染存在,通过切开引流和应用抗生素,许多骨折仍能够获得骨折愈合。骨折愈合后,则可取出内固定物。

对内固定物失效和明显不愈合的晚期感染,应取出内固定物及所有死骨;开放伤口进行换药并放置灌洗装置或 VSD 引流。如果扩创后骨折端有骨缺损,通过换药消除感染后,可用一长钢板固定骨折并进行植骨。术前要做一系列检查以确保植骨安全。另外,有时可应用外固定架固定。如骨缺损超过 6cm,则可行带血管蒂的游离腓骨移植以桥接骨缺损。

3.神经损伤

神经损伤在尺桡骨闭合性骨折和仅有小伤口的开放性骨折中较为少见,通常发生在合并广泛软组织缺损的损伤中。

在这种损伤中,如果主要神经失去功能,应在清创时进行探查,如伤口清洁,软组织床充分,可行一期修复;否则叫将两端进行缝合,并与邻近的软组织进行固定,阻止其回缩,为晚期修复创造条件。若神经损伤是手术所致,则应做如下处理:部分神经损伤可观察数周或数月,看是否有恢复,如术后 3 个月无恢复,应行探查术;完全损伤时,且进行手术时未显露神经,则应在术后数小时或数天进行探查,以发现神经损伤是否由于钢板压迫或缝合所致;如果在术中观察到神经,而且术者确信神经没有损伤,则不必进行探查,等待神经恢复是合适的处理。

4.血管损伤

如果尺、桡动脉功能正常,侧支循环好,损伤其中任何一支,对手的血运没有明显影响。因此,当一支动脉损伤时,可给予结扎处理。除非在几乎离断的开放性创伤中,出现两支主要动脉均发生撕脱的情况,此时,通常神经、肌腱和骨骼的损伤也非常严重,有可能需要进行截肢术。但在一些合适的病例可行断肢再植或血管吻合。

5.骨筋膜间室综合征

前臂筋膜间室综合征通常与骨折合并有肱骨髁上骨折、前臂刀刺伤、软组织挤压伤以及术中止血不彻底或关闭伤口时缝合深筋膜有关。

以往诊断筋膜间室综合征总结出"5P"征,即疼痛(pain)、苍白(pallor)、感觉异常(paresthesia)、麻痹瘫痪(paralysis)、脉搏消失(pulselessness)。前臂掌侧张力大、手指被动过伸疼是早期诊断骨筋膜间室综合征的重要依据。存在桡动脉搏动也不能排除骨筋膜间室综合征。对感觉迟钝、疼痛抑制或神志不清醒的患者应作筋膜间室压力测定,以确定诊断,避免延误治疗。当组织压升高达 $40\sim45mmHg$(舒张压为 $70mmHg$)时,应考虑进行切开减张术。当组织压大于或等于舒张压时,组织灌注停止,即使远端动脉存在搏动也应该进行切开减张。切开减张时,应从肘关节到腕关节作广泛的筋膜切开,包括纤维束及腕横韧带。可通过术中关闭切口前放松止血带并进行彻底止血、不缝合深筋膜而只缝合皮肤和皮下,以避免手术后的骨筋膜间室综合征。

6.创伤后尺、桡骨骨桥形成(交叉愈合)

尺、桡骨交叉愈合发生率较低。骨桥形成常出现在有下列情况时。

(1)同一水平粉碎、移位严重的双骨骨折。

(2)前臂挤压伤。

(3)合并颅脑损伤。

(4)植骨位于尺、桡骨之间。

(5)经同一切口暴露尺、桡2骨。

(6)感染。

(7)螺钉过长穿过骨间膜。

如果发生交叉愈合后前臂固定于较好的功能位置,不做任何处理;如前臂位置不佳,可通过截骨将前臂置于较理想的功能位置。

有时可以尝试进行骨桥切除,曾有获得较好疗效的报道。切除后应彻底止血,并在骨桥切除的部位植入活性软组织进行隔开。

7.再骨折

再骨折包括钢板取出过早、原骨折部位再骨折以及创伤引起钢板一端部位的骨折。加压钢板提供了坚强的内固定,传导到前臂的正常应力受到钢板的遮挡,从而使骨骼受到的应力减弱,坚强内固定后的钢板下皮质骨变薄、萎缩,几乎成为松质骨的特点,如果软组织剥离广泛,缺血性坏死和再血管化会进一步减弱皮质骨的强度。过早取出钢板,即使较小的创伤也可引起原骨折部位或邻近部位的骨折。

骨折愈合后,只有当:①钢板位于皮下引起患者明显不适;②患者计划重返原来的对抗性体育活动时,才考虑取出钢板。如果要取出钢板,至少应在术后 18 个月以上。过早取出钢板,再骨折的发生率较高。钢板取出后,上肢应至少保护 8 周,并避免较强的外力活动,6 个月后再完全恢复正常活动。

再骨折与以下因素关系密切:①原始损伤能量高,压砸、开放损伤或多发损伤;②粉碎性骨折原始复位时未获得理想的复位与加压;③X 线片显示骨折未完全愈合。

三、桡尺骨开放骨折

(一)概述

桡尺骨开放骨折的发生率较高,在全身的骨折中,其发生率仅低于胫骨骨折。其高发生率与桡尺骨骨折损伤机制中高能量损伤的频率高以及桡尺骨位置较浅有关。

(二)骨折分类

应用 Smith 以及 Gustilo 和 Anderson 改良的分类方法,尺桡骨开放骨折可分为以下 3 型。

Ⅰ型:伤口清洁,<1cm。

Ⅱ型:伤口大于 1cm,没有广泛软组织损伤、皮瓣或撕脱。

Ⅲ型:节段性开放骨折,合并广泛软组织损伤的开放性骨折或创伤性截肢。

之后 Gustilo 等人又将第Ⅲ型分为 A、B、C 3 个亚型。ⅢA 型:枪伤,骨折有足够的软组织覆盖,不论是否有广泛软组织撕裂伤、皮瓣或高能量创伤,不考虑伤口大小;ⅢB 型:农业损伤,合并广泛软组织损伤、骨膜剥离和骨骼外露,通常伴有严重污染;ⅢC 型:开放性骨折合并需要修补的血管损伤。第Ⅰ、Ⅱ型伤口明显多于第Ⅲ型伤口,通常由骨折片的尖端刺破皮肤造成。

(三)治疗方法

1.治疗步骤

进行细微而广泛的清创后,必须对骨折进行一期切开复位内固定或外固定架固定。如果不能准确判断软组织是否仍然存在血运,可以在 2~3 天后再次甚至多次扩创术。

如果没有感染迹象,术后静脉应用抗生素 2 天。对于植皮的开放伤口,应在 2 天后再给予口服抗生素 5~7 天较为安全。如果开放伤口较清洁,没有感染迹象,可在关闭或覆盖伤口时进行植骨。近年来,大多数学者认为,如果清创彻底,一期内固定是安全可靠的。

2.伴随软组织损伤的处理

ⅢB 及ⅢC 型损伤,不采用某种形式的固定,则处理软组织损伤极其困难。外固定架可对骨折提供较好的稳定,有利于对软组织进行修复。提倡对软组织进行早期重建,结果明显好于晚期重建者。

3.外固定架的应用

对于合并软组织缺损、骨缺损和严重粉碎的开放性尺桡骨骨折,外固定架的应用越来越广泛。它们有 3 种基本的类型:Hoffmann 单边单平面型、Hoffmann 双边双平面型以及 Hoffmann-Vidal 贯穿型。由于有损伤血管神经组织的危险,贯穿固定的外固定架在前臂骨折中的应用受到了一定的限制。应用外固定架的指征如下。

(1)合并严重的皮肤和软组织开放损伤。

(2)合并骨缺损或骨折粉碎需维持肢体长度。

(3)合并软组织缺损的开放性肘关节骨折脱位而不能应用内固定者。

(4)某些不稳定的桡骨远端关节内骨折。

(5)感染性不愈合。

4.内固定与外固定的灵活应用

无论选择内固定或外固定架,都应根据具体情况而定。对于某些患者一骨应用内固定,而另一骨用外固定架固定可能是最好的固定方法,尤其是一些长骨远、近端的骨折。当选择内固定时,要保证固定的强度来稳定前臂骨折,以便对伤口进行处理。和处理其他开放性骨折一样,对伤口进行充分的冲洗和彻底的清创是最重要的。在急诊室进行伤口培养后,应静脉应用抗生素,并在术中和术后继续应用。应注意必须注射破伤风抗毒素。

第五章　下肢骨折与损伤

第一节　股骨颈骨折

一、概论

股骨颈骨折多发生于老年人,随着社会人口年龄的增长,股骨颈骨折的发生率不断上升。年轻人中股骨颈骨折的发生主要由于高能量创伤所致,常合并有其他骨折。股骨颈骨折存在以下 2 个主要问题。

(1)骨折不愈合。

(2)晚期股骨头缺血坏死。因此一直是创伤骨科领域中重点研究的对象之一。

二、股骨颈骨折的病因学因素

(一)骨骼质量

股骨颈骨折多发生于老年人,女性发生率高于男性。由于老年人多有不同程度的骨质疏松,而女性的体力活动相对较男性较少,再加上由于生理代谢的原因其骨质疏松发生较早,故即便受到暴力很小,也会发生骨折。目前普遍认为,尽管不是唯一的因素,但骨质疏松仍是引起股骨颈骨折的重要因素,甚至于有些学者认为可以将老年人股骨颈骨折看作是病理性骨折。骨质疏松的程度对于骨折的粉碎情况(特别是股骨颈后外侧粉碎)以及内固定后的牢固与否有直接影响。

(二)损伤机制

大多数股骨颈骨折创伤较轻微,年轻人股骨颈骨折则多为严重创伤所致。Kocher 认为创伤机制可分为以下 2 种:

(1)跌倒时大转子受到直接撞击。

(2)肢体外旋。在第 2 种机制中,股骨头由于前关节囊及髂股韧带牵拉而相对固定,股骨头向后旋转,后侧皮质撞击髋臼而造成颈部骨折。此种情况下常发生后外侧骨皮质粉碎。年轻人中造成股骨颈的暴力较大,暴力沿股骨干直接向上传导,常伴有软组织损伤,骨折也常发生粉碎。

三、股骨颈骨折的分型

股骨颈骨折的分型有很多种,概括起来可分为 3 类:①根据骨折的解剖部位进行分类;②根据骨折线的方向进行分类;③根据骨折的移位程度进行分类。

Garden 根据骨折移位程度将股骨颈骨折分为 4 型。

Ⅰ型:不全骨折,股骨颈下方骨小梁部分完整,该型包括所谓的"外展嵌插型"骨折。

Ⅱ型:完全骨折,但无移位。

Ⅲ型:完全骨折,部分移位,该型骨折 X 线片上可以发现骨折远端上移、外旋,股骨头常表现为后倾,骨折端尚有部分接触。

Ⅳ型:完全骨折,完全移位,该型骨折 X 线片上表现为骨折端完全失去接触,而股骨头与髋臼相对关系正常。

Garden 分型中自Ⅰ型至Ⅳ型,股骨颈骨折严重程度递增,而不愈合率与股骨头缺血坏死率也随之增加。Garden 分型在国际上已被广泛应用。

四、治疗方法

大多数股骨颈骨折需要手术治疗。只有少数无移位骨折和外展嵌插的稳定型骨折可进行卧床 8～12 周的保守治疗。

(一)股骨颈骨折的内固定治疗

无移位及嵌插型股骨颈骨折(GardenⅠ、Ⅱ型)占所有股骨颈骨折的 15%～20%。无移位的股骨颈骨折虽然对位关系正常,但稳定性较差。嵌插型股骨颈骨折骨折端相互嵌插,常有轻度内翻。由于骨折端嵌入松质骨中,其内在的稳定性也不可靠。Lowell 认为嵌插型股骨颈骨折只要存在内翻畸形或股骨头后倾超过 30°便失去了稳定性。由于嵌插型股骨颈骨折的患者症状轻微,肢体外旋、内收、短缩等畸形不明显,骨折端具有一定的稳定性,因此,对此是采取保守治疗还是采取手术治疗仍存在争议。目前认为,对于无移位或嵌插型股骨颈骨折,除非患者有明显的手术禁忌证,均应考虑手术治疗,以防止骨折发生再移位,并减少患者的卧床时间,减少骨折并发症的发生。

移位型股骨颈骨折(GardeⅢ、Ⅳ型)的治疗原则是:①解剖复位;②骨折端获得加压;③坚强内固定。

移位型股骨颈骨折,如患者无手术禁忌证均应采取手术治疗。由于股骨颈骨折的患者多为老年人,尽快手术可以大大减少骨折并发症的发生及原有心肺疾病的恶化。Bredhal 发现 12 小时之内进行手术治疗的患者其病死率明显低于迟延手术对照组。

另外,急诊手术尽快恢复骨折端的正常关系,对于缓解对股骨头颈血供的进一步损害有一定的益处。Marsie 统计的一组患者中,12 小时之内手术者,股骨头缺血坏死率为 25%,13～24 小时之内手术者,股骨头缺血坏死率为 30%,24～48 小时之内手术者,股骨头缺血坏死率为 40%。目前多数学者主张应在 6～12 小时之内急诊手术。

1.骨折复位

骨折的解剖复位是股骨颈骨折治疗的关键因素。直接影响骨折愈合及股骨头缺血性坏死的发生。Moore 指出,X 线显示复位不满意者,实际上股骨颈骨折端的接触面积只有 1/2。由于骨折端的接触面积减少,自股骨颈基底向近端生升的骨内血管减少或生长受阻,从而降低了股骨头颈血液灌注量。

复位的方法有 2 种,即闭合复位和切开复位。应尽可能采取闭合复位,只有在闭合复位失败,无法达到解剖复位时才考虑切开复位。

(1)闭合复位:临床上常用的股骨颈骨折闭合复位方法有 2 种。Mc Elvenny 法:将患者置于牵引床上,对双下肢一同施行牵引,患肢外旋并加大牵引,助手将足把持住后与术者把持住膝部一同内旋,肢体内旋后将髋关节内收。Leadbetter 法:Leadbetter 采用髋关节屈曲位复位方法,首先,屈髋 90°后行轴向牵引,髋关节内旋并内收。然后轻轻将肢体置于床上,髋关节逐渐伸直。放松牵引,如肢体无外旋畸形即达到复位。

股骨颈骨折复位后通常应用 X 线片来评价复位的结果。闭合复位后,应用高质量的 X 线影像对复位的满意程度进行认定。Simon 和 Wyman 曾在股骨颈骨折闭合复位之后进行不同角度 X 线拍片,发现仅正、侧位 X 线片显示解剖复位并未真正达到解剖复位。Lowell 提出:股骨头的凸面与股骨颈的凹面在正常解剖情况下可以连成一条 S 形曲线,一旦在 X 线正、侧位任何位置上 S 形曲线不平滑甚至相切,都提示未达到解剖复位。

Garden 提出利用"对位指数"(后被称为 Garden 指数)对股骨颈骨折复位进行评价。Garden 指数有 2 个角度数值:在正位 X 线片上,股骨颈内侧骨小梁束与股骨干内侧骨皮质延长线的夹角正常为 160°,在侧位 X 线片上股骨头中心线与股骨颈中心为一条直线,其夹角为 180°。Garden 认为,如果复位后 Garden 指数在 155°～180°之内即可认为复位满意。

(2)切开复位:一旦闭合复位失败,应该考虑切开复位,即直视下解剖复位。以往学者认为切开复位会进一步损害股骨头颈血供。

近年来,许多学者都证实切开复位对血供影响不大。Banks 的结论甚至认为切开复位后不愈合率及股骨头缺血坏死率均有所下降。其理由是,首先切开复位时关节囊切口很小,而解剖复位对血供恢复起到了良好的作用。切开复位可采用前侧切口或前外侧切口(Watson-Jones 切口)。

有人提出,如存在股骨颈后外侧粉碎,则应选择后方切口以便同时植骨。但大多数学者认为后方切口有可能损害股骨颈后外侧残留的血供,故应尽量避免。

(3)复位后的稳定性:股骨颈骨折复位后稳定与否很大程度上取决于股骨颈后外侧是否存在粉碎。如果出现后外侧粉碎,则丧失了后外侧的有效骨性支撑,随后常发生复位失败以至骨折不愈合。Banks 发现在股骨颈骨折术后骨折不愈合的患者中,有 60% 原始骨折有后外侧粉碎。Scheck 等人认为即使内固定物置放位置正确,也无法抵消股骨颈后外侧骨缺损所造成的不稳定。因此,有人主张,对于伴有后外侧粉碎的股骨颈骨折,可考虑一期进行植骨。

2.内固定方式

应用于股骨颈骨折治疗的内固定物种类很多。合格的内固定原则是坚强固定和骨折端获得加压。应再次强调,解剖复位在治疗中至关重要,因为不论何种内固定材料都无法补偿不良复位所产生的问题。各种内固定材料均有自身的特点和不足。医生应该对其技术问题及适应证非常熟悉以便选择应用。

三翼钉作为治疗股骨颈骨折的代表性内固定物曾被应用多年,由于其本身存在许多问题而无法满足内固定原则的要求,在国际上早已失用。目前经常应用的内固定材料可分为多针、螺钉、钩钉、滑动螺钉加侧方接骨板等。

(1)多针:多针固定股骨颈骨折为许多学者所提倡。多针的种类很多:主要有 Knowles、Moore 和 Neufeld 等。多针固定的优点主要是可在局麻下经皮操作,从而减少出血、手术死亡及感染的危险。其缺点如下:

1)固定强度不足。

2)在老年骨质疏松的患者中,有在股骨转子下进针入点处造成骨折的报道。

3)存在固定针穿出股骨头的可能。多针固定时如进针过深,此针道应该废弃,否则如再次经此针道穿针,则容易穿出股骨头。

多针固定时,每根针应相互平行,许多学者的试验结果证明,多针平行打入股骨颈(不论以何种形式排布:三角形、四边形等)可有效地防止骨折端旋转,并且增加骨折端的稳定性。Moore 发现多针固定采取集中排布方式,则股骨颈骨折的不愈合率增加。

多针固定总的牢固强度较弱,因此主要适用于年轻患者中无移位的股骨颈骨折(Garden Ⅰ、Ⅱ型)。

(2)钩钉:Stromgqvist 及 Hansen 等人设计了一种钩钉用于治疗股骨颈骨折,该钉插入预先钻孔的孔道后在其顶端伸出一个小钩,可以有效地防止钉杆穿出股骨头及向外退出,手术操作简便,损伤小,Stromqvist 认为可降低股骨头缺血性坏死的发生率。

(3)加压螺钉:多根加压螺钉固定股骨颈骨折是目前主要提倡的方法,其中常用的有 AO中空加压螺钉、Asnis 钉等。中空加压螺钉的优点有:骨折端可获得良好的加压力;3 枚螺钉固定具有很高的强度及抗扭转能力;手术操作简便,手术创伤小等。由于骨折端获得加压及坚强固定,提高了骨折愈合率。

(4)滑动螺钉加侧方接骨板:滑动螺钉加侧方接骨板主要有 AO 的 DHS 及 Richards钉,其特点是对于股骨颈后外侧粉碎、骨折端缺乏复位后骨性支撑者提供可靠的支持。其头钉可沿套管滑动,对于骨折端产生加压作用,许多学者指出,单独应用时抗扭转能力较差,因此建议在头钉的上方再拧入 1 颗加压螺钉以防止旋转。

(5)内固定物在股骨头中的位置:对于内固定物在股骨头中的合理位置存在较大的争议。Cleceland、Bailey、Mc Elvenny 等人均主张在正、侧位 X 线片上,内固定物都应位于股骨头中心。任何偏心位置的固定在打入时有可能造成股骨头旋转。另外股骨头中心的关节下致密的骨质较多,有利于稳定固定。Fielding、Pugh 和 Hunfer 等人则主张内固定物在正位 X 线片上偏下、侧位上略偏后置放,主要是为了避免髋关节内收、外旋时内固定物切割出股骨头。Lind-equist 等认为远端内固定物应尽量靠近股骨颈内侧,以利用致密的股骨距来增加其稳定性。

尽管存在争议,目前一致的看法是由于血供的原因,内固定物不应置于股骨头上方。关于内固定物进入股骨头的深度,目前一致认为应距离股骨头关节面至少 5mm 为宜。

(二)人工关节置换术在股骨颈骨折中的应用

1940 年,Moore 与 Bohlman 首先应用金属人工假体置换术治疗股骨近端骨肿瘤。随后人工关节技术不断发展。在新鲜股骨颈骨折治疗方面,人工关节置换术曾被广泛应用于老年人移位型骨折。

应用人工关节置换术治疗老年人股骨颈骨折主要基于 2 点考虑:①术后患者可以尽快肢体活动及部分负重,以利于迅速恢复功能,防止骨折并发症的发生,特别是全身并发症的发生,使老年人股骨颈骨折的病死率降低。这一点曾被认为是应用人工关节置换术的主要理由。近年来,内固定材料及技术不断发展提高。当代的内固定材料完全可以满足上述要求。因此,人工关节置换术的这一优点便不再突出;②人工关节置换术对于股骨颈骨折后骨折不愈合及晚期股骨头缺血坏死是一次性治疗。关于这一点有许多不同意见。首先,目前无论采用何种技术方法,对于新鲜骨折不愈合及晚期股骨头缺血坏死都无法预测。其次应用当代内固定材料后,多数学者报道股骨颈骨折不愈合率低于 5%。

　　另外晚期股骨头缺血性坏死的患者中只有不到50％因症状而需进一步治疗。总体而论，股骨颈骨折的患者经内固定治疗之后，如骨折愈合而未发生股骨头缺血性坏死者，其关节功能评分大大高于人工关节置换者。

　　同时，人工关节置换有其本身的缺点：①手术创伤大，出血量大，软组织破坏广泛；②存在假体松动等危险而补救措施十分复杂。因此，目前的趋势是对于新鲜股骨颈骨折，首先应争取内固定。对于人工关节置换术的应用，不是简单根据年龄及移位程度来决定，而是制订了明确的适应证标准。Thomas A.Russell在第9版《凯氏手术学》中对于人工关节置换应用于新鲜股骨颈骨折的治疗提出了相对适应证和绝对适应证，国际上对此也予以承认，简介如下：

　　1.相对适应证

　　(1)患者生理年龄在65岁以上，由于其他病患，预期寿命不超过10～15年。

　　(2)髋关节骨折脱位，主要是指髋关节脱位合并股骨头骨折。特别是股骨头严重粉碎骨折者。

　　(3)股骨近端严重骨质疏松，难以对骨折端进行牢固固定，这一点十分具有相对性。因为严重疏松的骨质不但难以支撑内固定物，同样也难以支撑人工假体。如应用人工假体，常需同时应用骨水泥。

　　(4)对于预期无法离床行走的患者，其目的主要是缓解疼痛并有助于护理。

　　2.绝对适应证

　　(1)无法满意复位及牢固固定的骨折。

　　(2)股骨颈骨折内固定术后数周内固定物失用。

　　(3)髋关节原有疾患已适应人工关节置换。如原来已有股骨头无菌坏死、类风湿关节炎、先天性髋脱位、髋关节骨性关节炎等，并曾被建议行人工关节置换。

　　(4)恶性肿瘤。

　　(5)陈旧性股骨颈骨折，特别是已明确发生股骨头坏死塌陷者。

　　(6)失控性发作的疾病患者。如癫痫、帕金森病等。

　　(7)股骨颈骨折合并髋关节完全脱位。

　　(8)估计无法耐受再次手术的患者。

　　(9)患有精神疾患无法配合的患者。

　　总之，对于绝大多数新鲜股骨颈骨折，首先应考虑解剖复位，坚强内固定。人工关节置换术则应根据患者的具体情况，按照其适应证慎重选用。

　　(三)陈旧股骨颈骨折及股骨颈骨折不愈合的治疗

　　对于陈旧股骨颈骨折在诊断时间上分歧很大。King认为股骨颈骨折由于任何原因而未经治疗超过3周即可诊断为"陈旧骨折"或"骨折不愈合"。Reich认为诊断陈旧股骨颈骨折的时间标准应为伤后6周。Delee将诊断时间定为3个月。究竟股骨颈骨折未经诊治多长时间后仍可行内固定抑或人工关节置换术尚无定论。一般认为，可将陈旧性股骨颈骨折分为2类：①根据适应证可行人工关节置换术者；②不需或无法行人工关节置换术者。

　　对于后者，根据不同情况，可考虑闭合或切开复位、坚强内固定。由于陈旧股骨颈骨折不愈合率较高，常需在切开复位的同时行植骨术。常用的植骨用骨有肌骨瓣植骨、游离腓骨植骨等。

目前认为,植骨术对于骨折愈合有肯定的作用,但对于股骨头缺血坏死及晚期塌陷则无。截骨术曾被用来治疗股骨颈骨折不愈合,但由于截骨术后肢体短缩,股骨头与髋臼正常生理关系改变,晚期并发症较多,目前很少提倡应用。

股骨颈骨折不愈合在无移位型骨折中很少发生。在移位型股骨颈骨折中的发生率曾普遍被认为达 20%～30%(Catto)。近几十年来,由于内固定材料的改进及手术技术的改进,骨折愈合率大为提高。

目前多数文献报道股骨颈骨折术后愈合率为 85%～95%。关于不愈合的诊断标准,多数学者认为 6～12 个月仍不愈合者即可确定诊断。

影响骨折愈合的因素有:骨折复位质量,固定牢固程度,骨折粉碎情况等。Cleveland 的研究证明骨折复位,固定与骨折愈合有明确的相关关系。Banks 的一组病例中股骨颈后外侧皮质粉碎者不愈合率为 60%。

另外患者年龄,骨质疏松等因素也对愈合有一定的影响。有学者认为尽管存在不愈合的情况,但股骨头形态及关节间隙会在很长时间内保持完好。一旦经过治疗骨折愈合,关节功能就可以恢复。

在治疗方面应注意以下 3 点:股骨头血供、股骨颈长度、骨质疏松情况。在治疗方面也可分为人工关节置换和保留股骨头两类。如股骨头完整,股骨颈长度缺损不大,颈干角基本正常,可行单纯植骨。股骨头外形正常,股骨颈有一定短缩合并髋内翻者可酌情考虑截骨术、植骨术或两者结合应用。对于股骨头血供丧失、股骨头严重变形、股骨颈明显缺损或严重骨质疏松难以进行内固定的患者,则应选择人工关节置换术。

(四)年轻人股骨颈骨折的治疗

年轻人中股骨颈骨折发生率较低。由于年轻人(20～40 岁)骨骼最为致密,造成骨折的暴力必然很大,因此损伤更为严重。有人认为,年轻人股骨颈骨折与老年人股骨颈骨折应区分开来,而作为一个专门的问题来研究。

年轻人股骨颈骨折有以下特点:

(1)骨密度正常。

(2)创伤机制多为高能量暴力。

(3)骨折不愈合率及股骨头缺血坏死率均高于老年人股骨颈骨折。

(4)股骨头缺血性坏死改变后多伴有明显症状。

(5)人工关节置换术效果不佳。

有学者指出,对于所有股骨颈骨折均应解剖复位,在年轻人股骨颈骨折中解剖复位尤为重要,一旦闭合复位难以奏效,应积极采取切开复位。

由于较高的股骨头缺血性坏死发生率,许多人认为应尽早(6～12 小时之内)实施手术。常规在术中切开前关节囊进行关节内减压。

目前多数学者认为 Bray 及 Templeman 所提出的原则是成功治疗年轻人股骨颈骨折的关键:①急诊手术(伤后 12 小时之内);②一定要解剖复位,必要时切开复位;③多枚螺钉坚强固定。有人补充提出前关节囊切开减压的必要。

(五)股骨头缺血坏死

股骨颈骨折后股骨头缺血性坏死的发生率不同学者报道的差异很大,其发生差异的原因可能在于各组病例骨折移位程度不同。

移位型股骨颈骨折发生后,股骨头便可以被认为已部分或全部失去血供。国外学者认为,血供的重建主要靠残留血供的爬行替代。血供重建主要有以下3个来源:

(1)圆韧带动脉供血区域与其他部分的吻合。

(2)骨折端骨内血管的生长,这一过程较为缓慢。骨折端的移位及纤维组织生成都将阻碍骨内血管的生长。因此,对于良好的骨折复位而言,牢固的固定极为重要。

(3)股骨头未被关节软骨覆盖部分血管的长入。

关节囊内股骨颈骨折发生后,关节囊内的出血及凝血块将增加关节囊内的压力,产生所谓"填塞效应"。许多学者认为"填塞效应"对于股骨头的血供有一定影响,甚至是股骨头晚期塌陷的原因之一。

实验表明,当关节囊内压力大于舒张压时,股骨头内血流明显减慢,甚至可造成骨细胞坏死。因此,很多学者主张在内固定手术时应行关节内穿刺或关节囊部分切开,以减小关节囊内压力,对降低股骨头坏死的发生率有一定作用。

骨折端的复位情况对于股骨头血供有很大影响,骨折端复位不良、股骨头旋转及内外翻都将使圆韧带动脉及其他残留的动脉扭曲,从而影响股骨头血供。有学者指出,任何不良复位都会使股骨头缺血性坏死及晚期股骨头塌陷的发生率增加。

内固定物也是股骨头血供的影响因素之一。Linton、Stromqvist等均指出,内固定物的体积增大对股骨头的血供是有害的。另外,内固定物的位置也对股骨头的血供产生影响。许多学者认为,内固定物置于股骨头外上方时将会损伤外侧骺动脉(股骨头主要血供动脉)。因此,应避免将内固定物置于股骨头上方。内固定物(如三翼钉)会使骨折端产生一定分离,同时反复的捶击振动,会造成不同程度的骨损伤。目前认为,应选择置入时对股骨头颈损伤较小的内固定物。

股骨颈骨折后股骨头的缺血改变或股骨头缺血坏死与晚期股骨头塌陷是两种不同的病理变化。股骨头缺血性坏死是指在股骨颈骨折的早期,继发于骨折、复位及固定之后股骨头发生的缺血改变。

实际上,骨折一旦发生,股骨头血供即部分或全部受到破坏。而晚期股骨头塌陷是在股骨颈骨折愈合之后,股骨头血供重建过程中,关节软骨下骨在尚未修复的坏死区域发生骨折,从而造成股骨头变形。股骨颈骨折后股骨头均不可避免发生缺血改变,而由于不同的损伤程度,不同的治疗方法等因素使得血供重建的时间与范围不同。部分患者股骨头血供未获得重建,而股骨头受到应力作用而发生软骨下骨骨折,即造成股骨头晚期塌陷。股骨头晚期塌陷的发生率低于股骨头缺血性坏死率。

综上所述,股骨颈骨折后股骨头是否成活取决于2个因素:①残留的血供系统是否足够营养股骨头;②能否在股骨头晚期塌陷之前重建股骨头血供。对于新鲜股骨颈骨折的治疗原则是解剖复位、骨折端获得加压并坚强固定,以保护残留血供,为血供重建提供条件。

第二节　股骨转子间骨折

一、概述

转子间骨折占髋部骨折 65%，其发病率与年龄、性别、种族和国家有关，年龄大于 80 岁者发生率高，女性高于男性。

由于人的寿命延长，预计到 2050 年转子间骨折的发病率将是现在的 2 倍。现在，医生可以选择多种方法手术治疗转子间骨折，但没有一种针对多种类型骨折完全满意的内固定，伤后 1 年的病死率仍高达 20%。因此治疗转子间骨折我们将面临多方面的挑战，治疗最重要的是用一种可靠的内固定保证患者迅速地康复。

二、受伤机制

年轻的转子间骨折的患者通常由高能量损伤引起，如摩托车车祸和高处坠落伤，这些患者要密切注意合并伤，如颅脑、颈椎和胸腹部的损伤。而 90% 老年转子间骨折受伤原因是摔伤，年龄大容易摔倒的相关因素有视力弱、肌力降低、血压不稳定、反应力降低、血管疾病和骨与关节疾病，以下四个因素决定摔倒是否骨折：

(1)摔倒的方向是髋部或接近髋部的部位着地。

(2)保护反射必定不能减少摔倒的能量到一定程度。

(3)髋部软组织不能吸收足够的能量。

(4)髋部骨的力量不足。

三、骨折分类

Evans 将股骨转子间骨折分为以下两型：

1.Ⅰ型

顺行转子间骨折，根据复位前后稳定情况又分为 4 个亚型。

2.Ⅱ型

反斜形转子间骨折。

四、临床表现

转子间骨折的临床表现根据骨折类型、严重程度和受伤机制表现不同，移位骨折患者主诉髋部疼痛，不能站立和行走，而无移位骨折的患者可能能行走，但伴随轻微疼痛，少数患者主诉大腿或髋部疼痛，但无明确的髋部外伤史。无论何种情况，只要患者主诉髋部疼痛，我们就必须排除髋部骨折的可能性。

肢体的畸形程度可反映骨折的移位程度，典型移位转子间骨折肢体畸形是短缩外旋畸形，无移位骨折无畸形表现。大转子若轴向叩击痛，局部可能存在淤血。患者活动髋关节时疼痛，虽然血管和神经很少损伤，但应常规检查。

常规拍双髋正位和患髋侧位片，正位片肢体放在内旋位，明确骨折线的方向和骨的质量，侧位对判断后侧骨折块的大小、位置和粉碎程度极为重要，有助于判断骨折的稳定性。怀疑病理性骨折和普通 X 片判断骨折不明确，CT 检查是必要的，也可以考虑做 MRI 检查。

五、治疗方法

(一)非手术治疗

虽然股骨转子间骨折治疗现在以手术治疗为首选,但仍然有时候不能进行手术治疗而只能采取保守治疗。保守治疗的相对适应证有:伤前不能行走伤后疼痛不严重的患者;内科情况不能耐受麻醉和手术的患者等。

非手术治疗有 2 种方式:一是骨折后与内固定手术后一样早期活动,患者每天服止疼痛药,把患者放在轮椅上,一旦患者一般情况得到改善即扶拐杖无负重行走,但选择这种方法,要接受肢体内翻、短缩和外旋畸形。此法适于合并多种内科疾病的患者,以减少长期卧床之并发症。二是经骨牵引矫正内翻、短缩和外旋畸形,肢体轻度外展位,达到并维持骨折复位直至骨愈合。适于有行走可能的患者,以 15%体重行胫骨骨牵引 8~12 周(之间拍 X 线片以了解骨折端情况并加以调整),之后患髋活动,患肢部分负重,骨折愈合后完全负重。总之选择保守治疗的患者,特别是牵引的患者,要高度注意预防继发并发症的发生,如肺炎、骶部和跟部的压疮、足的跟腱挛缩和血栓。

(二)手术治疗

在对于股骨转子间骨折进行手术治疗之前,仔细阅读 X 线片以判断骨折的稳定程度极为重要。需明确骨折本身是否稳定,如不稳定,骨折复位后是否能够重获稳定。手术治疗的根本目的是复位后对于股骨转子间骨折进行牢固的固定。而固定是否牢固取决于以下因素:

(1)骨骼质量。

(2)骨折类型。

(3)复位。

(4)内固定物的设计。

(5)内固定材料的置放位置。

近年来治疗股骨转子间骨折的内固定材料不断发展更新,其中常用的标准内固定物可分为 2 类:一类是滑动加压螺钉加侧方接骨板,如 Richards 钉板、DHS 和 DCS 等。另一类是髓内固定,如重建带锁髓内针、Gamma 钉和 PFN 等。

1.复位骨折

复位对于内固定后的稳定非常重要,应该力求达到解剖复位。因为解剖复位,特别是内后侧骨皮质连续性恢复,仍是复位后稳定的基础。复位方法可采用闭合复位或切开复位。无论骨折类型是否复杂,均应首先试行闭合复位。转子间骨折应在麻醉下应用牵引床进行牵引闭合复位,直接牵引轻微外展和外旋,纵向牵引恢复颈干角,对于多数顺转子间骨折可以得到满意的复位,对于多数逆转子间骨折和一部分顺转子间骨折,闭合复位不能满意,则应考虑切开解剖复位,需要在骨折近端的前方用骨膜剥离器撬拨间接复位,满意后用斯氏针做临时固定。

2.内固定选择

(1)滑动加压螺钉加侧方接骨板固定:20 世纪 70 年代,滑动加压螺钉加侧方接骨板应用于股骨转子间骨折的治疗。其基本原理是将加压螺钉插入股骨头颈部以固定骨折近端,在其尾部套入一侧方接骨板以固定骨折远端。螺丝钉可以在侧板的套筒内滑动而使骨折断加压。由于滑动加压螺钉加侧方接骨板系统固定后承受大部分负荷直至骨折愈合,固定后股骨颈干角自然恢复,骨折端特别是骨矩部分可产生加压力,目前已成为股骨转子间骨折的常用标准固定方法之一。

我们最常用的是 130°或 135°动力髋螺丝钉(dynamic hipscrew,DHS),容易沿股骨头颈中心插入,最近有研究表明:侧板 2 枚螺丝钉固定能够起到很好的稳定作用。其适应证:稳定和外侧壁完整的不稳定转子间骨折;股骨颈基底骨折。其禁忌证:逆转子间和外侧壁破坏的不稳定的骨折。

侧板螺丝钉固定系统还有经皮加压接骨板(percutaneous compression plating,PCCP)设计用 2 枚细螺丝钉,可以经皮插入,手术暴露小、出血少,可以控制股骨颈旋转,缺点是价格贵,需要有一定经验的医生完成;还有 Medoff 接骨板是双向加压接骨板,除沿股骨颈方向加压,还可以在股骨干方向加压,优点是可限制骨折塌陷和可以应用于逆转子间骨折;大转子稳定接骨板(trochanter stabilizing plate,TSP)是在侧板的基础上附加一 4 孔接骨板稳定大转子,用以限制骨折塌陷和固定大转子,缺点是手术需扩大切口,有些患者可能出现大转子滑囊炎。

现在 DHS 固定一般采用闭合复位固定,对于小转子的复位不进行切开复位,原因是小转子复位从力学上恢复了后内侧的稳定性,但同时破坏了内侧的结构血供,影响骨折的后内侧的愈合,另外手术创伤大出血量大也是一个缺点;关于在 DHS 固定后是否需加 1 枚空心钉防止旋转,现在还无证据证明空心钉能增加抵抗旋转,增加空心钉一般用于股骨颈基底骨折。DHS 固定容易犯的错误有:骨折类型选择不当,治疗逆转子间骨折;螺丝钉放置不当,没有放置在股骨头颈正侧位的中心,深度未达到软骨下 10mm;插入螺丝钉时骨折复位丢失;螺丝钉和侧板关系不正确。

(2)动力髁螺钉动力髁螺钉(dynamic condylar screw,DCS):最初用于股骨髁上骨折,由于侧板能有效地阻挡股骨近端向外侧移位,骨折近端能够固定 2 枚螺丝钉,增加骨折的旋转稳定性,现在也应用于年轻患者的逆转子间骨折。

对于不稳定的粉碎型股骨转子间骨折、传统的转子部截骨及股骨干内移等提高稳定性的方法已很少应用。

(3)髓内针髓内针系统:对于不稳定的一些转子间骨折,用 DHS 固定,由于螺丝钉在套筒的过分滑动,引起肢体短缩和远端内移,易导致畸形。由于不满意 DHS 的并发症,导致髓内固定系统的发展,它的优点是:由于插入髓腔比 DHS 更有效传导应力;由于力臂短,内固定受到应力减少,降低内固定失效的风险;髓内钉匹配滑动螺丝钉,能够为骨折加压;髓内针阻挡骨折向外侧移位,能够限制滑动的范围,避免肢体短缩;插入髓内针手术暴露小、出血少,手术时间短,可减少并发症的发生;可以早期负重。

带锁髓内针最早应用于临床是 Gamma 钉,从 1980 早期开始应用,经过多年改进,已发展到 Gamma 3。还有髓内针滑动螺丝钉(IMSH),这些都是近端 1 枚螺丝钉固定。由于对股骨颈旋转控制差,又发展到双钉系统,如 PFN、TAN 等。PFN 较 Gamma 钉的优点之一是股骨近端增加了防旋钉固定,可以控制股骨头的旋转;其次,为主钉远端与锁钉之间的距离加长,减少了主钉远端部位骨折发生的并发症。国外文献报道 PFN 之拉力螺钉股骨头切出率为0.6%,而 Gamma 钉则可达 10%。最近有 PFN-A 和 INTERTAN 在增加骨折加压和旋转设计上有了进一步的改进。

髓内针注意事项如下：

1）在插入髓内针前骨折应该复位，不要寄希望于髓内针复位。

2）入点不能偏外，入点偏外易导致髋内翻的发生。

3）扩髓入点和近端股骨，否则会引起股骨近端骨折粉碎。

4）插入髓内针前应注意是否匹配。

5）插入时不能用锤打击，否则会造成股骨近端骨折。

6）螺丝钉的位置应居于股骨颈的中下 1/3，长度在骨软骨下 1cm。

7）导针折弯会在扩孔的过程中折断或穿出关节内。

8）在插入髓内针和螺丝钉的过程有可能骨折复位丢失。

9）应证实远端锁钉没有误锁。

比较 DHS 和髓内针的多数报告的结果，对于稳定骨折，在手术时间、住院时间、感染率和内固定失效等方面无明显区别，对于不稳定骨折，髓内针的结果优于 DHS。

3.外固定架治疗

外固定架治疗股骨转子间骨折不能作为常规考虑的方法，早期的报道它有明显的并发症如针道感染、针松动和继发内翻畸形，患者在活动过程中感到疼痛也是一个问题。对于那些不能耐受麻醉的高风险的患者，可通过局麻进行外固定架固定，具有手术时间短，损伤小的优点。

4.混凝式固定

国外医生介绍了一种治疗严重骨质疏松的粉碎不稳定的转子间骨折的方法，方法是在 DHS 的头钉或侧板的钉道内注入骨水泥，以达到增加螺丝钉对骨的把持力。这项技术要求骨折端在手术时要有很好的加压，骨水泥不能渗漏到骨折端和周围的软组织，否则将影响骨折的愈合。硫酸钙填充也用在不稳定的转子间骨折以增加固定的稳定性，其优点是硫酸钙以一种非放热的反应形式凝固，而且硫酸钙有骨传导作用，可以被吸收最终被骨替代，实验室证明不稳定转子间骨折采用 DHS 固定，用硫酸钙增加固定，能够增加固定强度的 2 倍，减少短缩和内翻移位。

5.假体置换

假体置换的患者可以早期活动和负重行走，使患者最大化康复，对于股骨颈骨折是一种重要的治疗方法，而对于粉碎的转子间骨折，选择假体置换治疗，则需要重建骨距和大转子，手术需要广泛的剥离，手术时间和麻醉时间都长，出血量大，导致的并发症多。转子间骨折假体置换手术适应证还存在争论，多数医生认为假体置换只适用于严重骨质疏松高龄的粉碎不稳定转子间骨折、转子间骨折不愈合和转子间骨折合并严重髋关节骨性关节炎的患者。

六、特殊类型的转子间骨折的针对性治疗

(一)逆转子间骨折

骨折线方向从近内侧到远外侧转子下，骨折有内侧移位的趋势引起内固定穿透关节。DHS 不适用于固定逆转子间骨折，DHS 的动力加压作用导致骨折分离而不是加压，常规应用DHS 治疗这种类型骨折，会导致高的失败率。逆转子间骨折治疗最好的固定是髓内固定，髓内针可防止近端外侧移位，减少对内固定的折弯应力。对于喜欢切开复位用接骨板的医生，DCS 适用于这类骨折，DCS 侧板可有效防止近端骨折外侧移位，能够用 2 枚螺丝钉固定近端，

有效防止旋转。

(二)股骨颈基底骨折

骨折线靠近或经过转子线,相对于其他转子间骨折线更接近股骨颈区域,有些医生主张用多枚空心钉固定,但骨折线比其他股骨颈骨折更接近外侧,产生更大的内翻应力,因此多枚空心钉固定会在外侧皮质的入点晃动,导致骨折不稳定,DHS 侧板防止螺丝钉晃动,理论上DHS 固定可减少内翻移位的危险,另外,滑动螺丝钉允许骨折断加压;当我们应用 DHS 治疗股骨颈基底骨折时,插入螺丝钉时有可能近端骨折旋转,平行打入 2 枚导针,1 枚偏上,用空心钉固定,1 枚偏下,滑动螺丝钉,可防止旋转。

(三)涉及转子下转子间骨折

复杂股骨近端骨折是发生在股骨转子周围的骨折,骨折线近端延伸至转子间甚至到股骨颈、远端延伸至股骨转子下。这类骨折由于股骨内外结构同时破坏,骨折极不稳定,骨折粉碎程度高,过去治疗方法不愈合和内固定失效率高,临床医生对于采用何种内固定治疗,极为困惑。

对这种复杂股骨近端骨折选择 DHS 固定是不合适的,闭合复位髓内钉固定是最好的选择,如果选择侧板固定,建议用 DCS。带锁髓内针和 DCS 治疗复杂股骨近端骨折的共同点是都能防止骨折近端向外的移位,从而骨折达到较好的稳定。带锁髓内针相较于 DCS,在力学优点上力臂减小,减少了对内固定的应力减少内固定失效;它可以闭合插入不干扰骨折端的血供保证了骨折的正常愈合,DCS 需切开复位固定,骨折端的血供破坏严重,损伤大,出血多,往往为了保证骨折的愈合需取自体髂骨植骨。DCS 有一定的感染和不愈合率,但骨折复位 DCS 比髓内针固定效果更满意,不担心肢体长度和旋转的问题。

七、并发症

(一)内固定失效

无论是髓内固定还是髓外固定,最常见的内固定失效是骨折近端内翻塌陷导致螺丝钉切割股骨头,发生率为 4%～20%,大约在术后 3 个月内发生,常见的原因有:①螺丝钉在股骨头离心固定,特别是螺丝钉在正位位于上 1/3;②骨折复位差;③内固定选择不合适导致骨折端过分滑动;④内固定不能滑动;⑤严重骨质疏松;⑥螺丝钉过度扩孔产生第 2 通道。

骨折不愈合导致内固定失效的患者,可以选择以下 3 种方法:①不能耐受手术的老年患者,行走能力差,接受畸形;②能耐受手术的老年患者,骨质疏松,进行假体置换;③对于年轻的患者,更换内固定矫正畸形加自体髂骨植骨。Baumgaertner 等认为头钉的尖顶距值(tip-apex distance,TAD)是可以独立预测头钉切出的最重要因素(不稳定骨折,患者年龄也是头钉切出的预测因素),他们建议,如术中导针置入后 TAD 值大于 25mm,需考虑重新复位或改变导针位置。

(二)骨折不愈合

手术治疗转子间骨折的不愈合率低于 2%,转子间部位拥有血供良好的松质骨,很少发生不愈合。不稳定骨折不愈合发生率高,Mariani 报告 20 例转子间骨折不愈合中有 19 例后内侧结构支撑缺失。多数转子间骨折不愈合是由于复位差,内固定选择不当或内固定技术不当引起内翻塌陷和头钉切割股骨头。

另外的原因是骨折存在间隙,不适当的骨折加压。螺丝钉在接骨板套筒内或螺丝钉和套筒的长度不匹配,使得螺丝钉不能在套筒滑动,这 2 个问题在插入螺丝钉时加以注意就可以预防。

骨折手术后 4~7 个月后,患髋持续的疼痛,X 线表现为明显的骨折线存在,应怀疑骨折不愈合。进一步的畸形表现,也是不愈合的明显表现。少数病例出现畸形后能达到骨折稳定,最后愈合。骨折端有丰富的骨痂,从 X 片判断不愈合困难,CT 断层有助于诊断。不愈合应当考虑隐性感染的可能。治疗原则和内固定失效一样,应根据具体情况制订治疗方案。

(三)畸形愈合

最常见的畸形是髋内翻,保守治疗中最常见,再次是内固定失效,和复位不理想。髋内翻患者表现为肢体短缩,臀中肌步态。其次是内外旋畸形。髋内翻的治疗对于年轻患者,应沿原骨折线截骨,用 DHS 或 PFN 进行固定。

(四)其他并发症

股骨头缺血性坏死在转子间骨折中非常罕见,即使发生也与螺丝钉在股骨头的位置无直接关系。有个案报道螺丝钉和侧板分离,与螺丝钉在侧板套筒放置不合适有关,可以在螺丝钉的尾端拧入一加压螺丝钉来预防。

髓内针末端骨折在第 1 代 Gamma 钉时最常见,有的报告可达到 17%,由于髓内针和股骨弧度不匹配,髓内针末端撞击股骨前侧皮质产生大腿疼痛,现在由于新的设计大大减少了这 2 种并发症的发生,但仍需要注意。髓内针断裂可能发生,一般发生在锁钉孔部位,原因是不愈合或迟延愈合疲劳断裂所致,近端两枚螺丝钉固定,可以发生 Z 字效应,就是近端螺丝钉移动到关节,远端退出。

八、术后处理与康复

手术后第 1 天,患者离床进行行走训练,允许扶助行器下地部分负重,第 1 周负重是正常肢体的 50%。对上肢力量弱或合并上肢骨折的患者,实施这项计划很难。髋部骨折后限制负重不能得到生物力学的支持,即使在床上活动如挪动和坐便在髋部产生的力量和无保护行走一样,即使床上足踝活动锻炼由于肌肉收缩也对股骨头产生负荷。多项研究无限制负重不会增加转子间骨折固定的并发症。

术后深静脉血栓预防也很重要,我们不常规给予低分子肝素,用足底静脉泵。

第三节　股骨干骨折

一、概述

股骨干骨折是下肢常见的骨折,近 20 多年由于治疗方法的进步,并发症明显减少,但股骨干骨折仍是下肢损伤患者致残和致死的重要原因之一。

二、功能解剖

股骨是一个长管状结构,近端起于髋关节,远端止于膝关节,它是人体最长和最坚强的骨。

股骨干骨折后受到多个肌肉力量的作用而使大腿产生畸形,在转子下和高位股骨干骨折后,由于臀中肌的作用使股骨近端外展,髂腰肌牵拉小转子而使近骨折端屈曲和外旋。内收肌则使多数股骨干骨折产生短缩和内收。股骨远端特别是到达股骨髁上部位的骨折,由于腓肠肌的牵拉作用则使骨折端趋向于屈曲成角。

三、损伤机制

正常股骨干在遭受强大外力时才发生骨折。多数原因是车祸、行人被撞、摩托车车祸、坠落伤和枪弹伤等高能量损伤。行人被撞多数合并头部、胸部、骨盆和四肢损伤;摩托车车祸主要合并骨盆和同侧小腿损伤;摔伤很少合并主要器官的损伤;很小的力量即引起股骨干骨折通常是病理性骨折。

四、分类

股骨干骨折现在还没有一个统一的分类,常用的分类是 AO 分类:分为简单(A)、楔形(B)和复杂骨折(C)。

简单骨折按照骨折线的倾斜程度又分为几个亚型:楔形骨折包括螺旋、弯曲和粉碎性楔形;复杂骨折则包括节段性骨折和骨干广泛粉碎骨折。AO 分类对选择合适的治疗方法或预测预后的作用还未明确。

五、临床表现

股骨干骨折临床容易诊断,可表现为大腿疼痛、畸形、肿胀和短缩。多数骨折由于高能量损伤所致而常合并其他损伤,所以进行包括血流动力学的全面体检非常重要。骨科诊断包括全面检查整个肢体、观察骨盆和髋部是否有压痛,同时合并骨盆或髋部骨折可以出现局部淤血和肿胀。

骨折后由于患者不能移动髋部,故触摸大腿近端和臀部十分重要。臀部饱满和股骨近端呈屈曲内收畸形则表明合并发生了髋关节后脱位。股骨干骨折常合并膝关节韧带损伤,可在骨折内固定后再进行临床和 X 线的应力检查。神经血管损伤虽然少见,但必须在术前进行详细检查。

脂肪栓塞综合征(fat embolism syndrom,FES)是股骨干骨折的严重并发症,若检查发现有不明原因的呼吸困难和神志不清,需考虑发生脂肪栓塞综合征的可能,应进行血气分析等进一步的检查。

X 线投照应包括骨盆正位、膝关节正侧位和整个股骨的正侧位,如果术前髋关节处于外旋位,应内旋股骨近端拍摄髋关节正位 X 线片,以免漏诊股骨颈骨折。胸部 X 线片有助于诊断脂肪栓塞综合征和判断其进展情况。

六、治疗方法

(一)非手术治疗

牵引是治疗股骨干骨折历史悠久的方法,可分为皮牵引和骨牵引,皮牵引只在下肢损伤的急救和转运时应用。

骨牵引在 1970 年以前是股骨干骨折最常用的治疗方法,现在则只作为骨折早期固定的临时方法,骨牵引有足够的力量作用于肢体使骨折获得复位,通常使用胫骨结节骨牵引或股骨髁上骨牵引,股骨髁上骨牵引比胫骨结节骨牵引能够对骨折端提供更为直接的纵向牵拉,但在骨折愈合后膝关节僵直的发生率较高。

虽然股骨干骨折的治疗已转移到手术治疗,但患者偶尔也必须采取牵引治疗,过去几十年在治疗开放和闭合损伤方面取得了成功,仍需要掌握这方面的知识。

(二)手术治疗

1.外固定架

由于外固定架的固定针经常把股四头肌与股骨干固定在一起,所形成的瘢痕能导致永久性的膝关节活动丧失,另外,股骨干骨折外固定架固定固定针横穿髂胫束和股外侧肌的肌腹后针道感染率高达 50%,所以现在外固定架不能作为闭合股骨干骨折的常规治疗方法。外固定架可作为一种股骨干骨折临时固定。外固定架固定股骨干骨折最主要的适应证常用于多发创伤,这种损伤由于合并其他损伤需要进行快速、稳定的固定;外固定架固定股骨干骨折还用于Ⅲ型开放性骨折。这些患者一旦情况得到改善,可将其更换为内固定(接骨板或髓内针),多数学者认为 2 周内更换为内固定是安全的。超过 2 周应在取出外固定架后全身应用抗生素和局部换药,2 周后再更换为内固定。

2.接骨板

现在切开复位接骨板内固定已不再是治疗股骨干骨折的首选方法。其手术适应证包括髓腔极度狭窄的骨折;邻近骨折的骨干有畸形;股骨干骨折合并同侧股骨颈骨折;合并血管损伤需广泛暴露以修补血管的严重骨折;多发创伤不能搬动重物的患者等。

接骨板内固定的优点主要有:直视下骨折切开复位可以获得解剖或近解剖复位;不会增加骨折以远部位损伤,如股骨颈骨折和髋臼骨折等;不需要特殊的设备和放射科人员。其缺点:一是固定所需要广泛剥离软组织、形成股四头肌瘢痕、大量失血;二是接骨板固定属偏心固定,力臂比髓内针长 1~2cm,增加了内固定失效的危险。文献所报告的内固定的失效率是 5%~10%,股骨干骨折接骨板内固定的感染率高于保守治疗和闭合复位髓内针内固定,感染率是 0~11%;三是由于接骨板下骨皮质的血供受到损害或产生的应力遮挡效应,可造成接骨板取出后发生再骨折。

简单的骨折,最少也应该应用 10 孔的宽 4.5mm 的接骨版。对于粉碎骨折,骨折端两侧至少有 5 枚螺丝钉的距离。过去推荐每侧至少 8 层皮质固定,现在接骨板的长度比螺丝钉的数目更重要。应用长接骨板和少的螺丝钉固定并没有增加手术的创伤,螺丝钉经皮固定接骨板。每侧 3 枚螺丝钉固定,生物力学最大化,1 枚在接骨板的末端,1 枚尽可能接近骨折端,1 枚在中间增加接骨板和骨的旋转稳定性。横断骨折可以预弯接骨板,通过加压孔加压骨折端。斜型骨折应用通过接骨板的拉力螺丝钉加压骨折端。对于粉碎骨折采用接骨板固定时应用牵开器复位股骨干骨折以获得正常的力线和长度,不追求绝对的解剖复位,避免了一定要获得解剖复位而对骨折端软组织进行的广泛剥离,也不剥离骨折端,并使用桥接接骨板代替加压接骨板,骨痂由骨膜形成而不是一期愈合,缩短了愈合时间,明显改善了接骨板固定的临床疗效。

尽管接骨板有许多缺点,但只要正确选择其适应证,正确掌握放置接骨板的手术技术,也可取得优良的效果。

3.带锁髓内针

股骨干大致呈直管状结构,是进行髓内针固定的理想部位。髓内针有多个优点:第一,髓内针所受到的负荷小于接骨板,使得它不易发生疲劳折断;第二,骨痂受到的负荷是逐渐增加的,刺激了骨愈合和骨塑形;第三,通过髓内针固定可以避免由于接骨板固定所产生的应力遮挡效应而导致的骨皮质坏死。在理论和实践中,髓内针固定较其他形式的内固定和外固定还有许多优点。

虽然进行闭合髓内针固定需要特殊的设备和放射技术人员,但是它容易插入,而且不需要接骨板固定时的所进行的广泛暴露和剥离。因为闭合髓内针技术没有破坏骨折端的血肿,也没有干扰对骨折愈合早期起关键作用的细胞和体液因子,所以闭合髓内针技术是股骨骨折的一种生物固定,较少的手术剥离和减少感染率。

(1)顺行带锁髓内针(髓内针从近端向远端插入):闭合复位顺行带锁髓内针固定是治疗股骨干骨折的金标准。愈合率可高达99%,而感染率和不愈合率很低(<1%)。顺行带锁髓内针几乎适合于所有股骨干骨折。闭合带锁髓内针的临床结果大部分取决于术前、术中仔细计划。包括髓内针的长度和直径:长度应在股骨残留骺线和髌骨上缘之间,直径不<10mm;体位、复位方法和是否扩髓和锁钉的数目。精确的髓内针入点是非常关键的,开孔应在转子中线的后侧和大转子窝的转子突出的内侧。这样可保证开孔将位于冠状面和矢状面股骨干髓腔轴线上。对于所有骨折进行常规静力锁定可以减少继发于没有认识到的粉碎骨折的术后内固定失效。

(2)逆行髓内针(髓内针从远端向近端插入):逆行髓内针的主要优点是入点容易,骨折复位不影响其他部位的损伤。

主要适应证有同侧股骨干骨折合并股骨颈骨折、髋臼骨折、胫骨骨折、髌骨骨折和胫骨平台骨折。相对适应证是多发创伤的患者,双侧股骨干骨折、肥胖患者和孕妇。对于多发骨折或多器官损伤的患者,平卧位对患者的稳定最好,逆行髓内针插入能够快速地完成,双侧股骨干骨折用逆行髓内针固定不用变换体位,血管损伤的患者需要修复血管,可以快速插入不锁定的髓内针有利于血管修复,肥胖的患者,顺行髓内针入点非常困难,而逆行髓内针入点较容易。

逆行髓内针的禁忌证是膝关节活动受限和低位髌骨,不能够合适插入髓内针,转子下骨折由于逆行髓内针对稳定性的担心,也不易选用逆行髓内针;开放性骨折有潜在的感染的危险,可导致膝关节感染,也不可以选择逆行髓内针。

七、术后康复

(1)闭合髓内针术后,患者尽早能够忍受的肌肉和关节活动。指导患者股四头肌力量练习和渐渐负重,所有患者应尽早离床活动,对于多发创伤患者,即使仅仅坐起来也可减少肺部并发症的发生。

(2)特殊类型骨折的治疗:未合并其他部位骨折和软组织损伤的股骨中段简单的横断和短斜骨折,用闭合髓内针治疗较容易。但是多数股骨干骨折的部位和类型复杂可能合并其他损伤,所以多数股骨干骨折治疗时需要在标准髓内针做一些改进,以下常见情况是股骨干骨折的特殊治疗:

1)粉碎骨折:粉碎骨折是高能量损伤的标志。粉碎骨折常伴随大量失血或开放性骨折,发生全身并发症如脂肪栓塞综合征的概率也高。静力锁定带锁髓内针已取代其他方法用于治疗粉碎骨折。这些髓内针可达到远近端的髓腔,恢复股骨的轴线,没必要复位粉碎骨折,骨折块自髓腔移位 2cm,不影响骨折愈合,在此部位将形成丰富的骨痂。在系列 X 线片的研究中,在骨折愈合过程中移位的皮质骨块成角和移位逐渐减少。不建议用髓内针加钢丝捆绑骨折块这种方法,这种方法是引起骨折愈合慢或不愈合的主要原因。

2)股骨干开放性骨折:股骨干开放性骨折通常是由高能量的损伤引起,还可能合并多个器官的损伤。股骨干开放性骨折过去几十年的临床研究表明积极的手术治疗更能取得明显效果。

Ⅰ和Ⅱ型的开放性骨折髓腔没有肉眼可见的污染时最好急诊用髓内针治疗。ⅢA 开放股骨干骨折如果清创在 8 小时内可行髓内针固定,如果存在清创延迟或ⅢB 损伤,可选择外固定架治疗。对于股骨干开放性骨折合并多发创伤的患者,应用外固定架固定治疗。对于动脉损伤需要修补的骨折(ⅢC)外固定架是最好的稳定,因为它能快速完成血管修复后再调整。肢体血供恢复后,外固定架可以换成接骨板或髓内针。ⅢC 开放性骨折合并多发损伤不稳定的患者,有截肢的相对适应证。

3)股骨干骨折合并同侧髋部骨折:股骨干骨折合并同侧股骨颈骨折的发生率为 1.5%～5%。股骨颈骨折通常为垂直剪切(Pauwel Ⅲ)型,股骨颈骨折移位小和不粉碎。股骨干骨折时因不能用 X 线诊断整个股骨全长,股骨颈骨折常被延迟诊断,大约 1/4 到 1/3 的股骨颈骨折在初诊时被漏诊,股骨干骨折合并同侧隐性股骨颈骨折早期漏诊率更高,临床医生应通过对患者的受伤机制进行分析,应考虑隐性股骨颈骨折的可能,术前可用 CT 明确诊断,行股骨干骨折带锁髓内针时术中和术后密切注意股骨颈骨折存在,可以减少股骨颈骨折的延误诊断。

现在最常用的方法是用逆行髓内针固定股骨干骨折,股骨颈骨折用空心钉或 DHS 固定,还有接骨板加空心钉固定,顺行髓内针加空心钉固定股骨干合并股骨颈骨折,重建髓内针用一内固定物同时有效固定股骨近端和股骨干两骨折,后两项技术的主要并发症是对一些股骨颈骨折不能达到解剖复位。

4)股骨干骨折合并同侧髋关节脱位:文献报道的这种损伤 50% 的髋脱位在初诊时漏诊。髋脱位后平片股骨近端内收,所以对股骨干骨折进行常规骨盆 X 线片检查是避免漏诊的最好方法。股骨干骨折合并同侧髋关节脱位需急诊复位髋脱位,以预防发生股骨头缺血坏死,股骨干用接骨板或髓内针进行固定。伤口关闭后闭合复位髋脱位。

5)股骨干骨折合并同侧股骨髁间骨折。股骨干骨折合并股骨髁间骨折存在 2 种类型:一是股骨髁间骨折近端骨折线与股骨干骨折不连续;二是股骨髁间骨折是股骨干骨折远端的延伸。这种损伤有多种方法治疗,包括两骨折切开复位—接骨板固定;两骨折切开复位分别用两接骨板固定;股骨髁间骨折切开复位,而在股骨干插入髓内针进行固定。带锁髓内针对这 2 处损伤可提供良好的固定,特别对于股骨髁间骨折无移位者。

6)髋关节置换术后股骨干骨折。髋关节置换术后股骨干骨折不常见,外伤后,应力集中在股骨假体末端引起骨折,这种骨折分为 3 型:Ⅰ型,螺旋骨折起于柄端的近端,骨折位置被假体末端维持;Ⅱ型,在假体末端的骨折;Ⅲ型,假体末端以下的骨折。治疗应根据骨折类型和患者是否能耐受牵引和第 2 次手术,Ⅰ型骨折假体柄维持骨折稳定,骨牵引 6～8 周,这时患者有足够的骨痂也许保护性负重,通常需要带骨盆的股骨支具。Ⅱ型骨折可以保守治疗,也可以把以前的股骨柄换为长柄,Ⅲ型骨折可以保守治疗或切开复位加压接骨板内固定。如Ⅲ型骨折发生在股骨远 1/3,可以用逆行髓内针治疗。

八、并发症

并发症的类型与严重程度和治疗骨折的方法有关。近年来随着治疗的改进,特别是闭合带锁髓内针的出现并发症明显降低。

(一)神经损伤

在治疗股骨干骨折中引起神经损伤有以下几种形式:骨牵引治疗的患者小腿处于外旋状态,腓骨近端受到压迫,腓总神经有可能损伤,特别在熟睡和意识不清的患者容易发生。这种并发症可通过调整牵引方向,在腓骨颈部位加用棉垫,应鼓励患者自由活动牵引装置来避免。

术中神经损伤的原因:一是复位困难过度牵引,复位困难的原因是手术时间延迟,试图强行闭合复位,牵引的时间长、力量大,一般股骨干骨折 3 周后闭合复位困难,采取有限切开能够避免这种并发症;二是患者在手术床不适当的体位直接压迫。会阴神经和股神经会受到没有包裹的支柱的压迫。仔细包裹水平和垂直面的支柱可以防止这种损伤。

(二)血管损伤

强大的暴力才能导致股骨干骨折,但血管损伤并不常见。虽然穿动脉破裂常见,在骨折部位形成局部血肿,但股骨干骨折后股动脉损伤小于 2%,由于血管损伤发生率低往往被忽视。穿动脉破裂术后患者血压不稳定,股骨干局部肿胀可触及波动,应立即手术探查,结扎血管,清除血肿。

股动脉可以是完全或部分撕裂或栓塞和牵拉或痉挛。微小的撕裂可以引起晚期血管栓塞。虽然下肢通过穿动脉有丰富的侧支循环,股动脉栓塞不一定必然引起肢体坏死,但是血管损伤立即全面诊断和治疗对于保肢非常重要。

(三)感染

股骨干骨折接骨板术后感染率约为 5%,闭合带锁髓内针感染率约<1%。感染与骨折端广泛剥离、开放性骨折、污染的程度和清创不彻底有关。多数感染患者在大腿或臀部形成窦道流脓。患者在髓内针后数周或数月大腿有红肿热痛,应怀疑感染。平片可以看到骨膜反应和骨折部位密度增高的死骨,血液检查包括白细胞记数和血沉、C 反应蛋白对诊断不重要,对评价以后的治疗有一定的帮助。

股骨感染需要手术治疗,如果内固定对骨折稳定坚强应保留,治疗包括彻底清除死骨和感染的软组织、伤口换药和合理应用抗生素。多数股骨干骨折即使存在感染也可在 4～6 个月愈合,骨折愈合到一定程度可取出髓内针,进行扩髓取出髓腔内感染的膜和骨。如果内固定对骨折不能提供稳定,需考虑其他几种方法。骨折稳定程度通过髓内针锁定或换大直径髓内针来增加。如果股骨干存在大范围死骨,取出髓内针后应彻底清创,用外固定架或骨牵引固定,在骨缺损部位放置庆大霉素珠链。患者在伤口无渗出至少 3 个月后,开始植骨。

(四)迟延愈合和不愈合

骨折不愈合的定义和治疗还存在许多争议,迟延愈合指愈合长于骨折的正常愈合时间。股骨干骨折 6 个月未获得愈合即可诊断为迟延愈合。诊断不愈合最少在术后 6 个月结合临床和连续 3 次 X 线无进一步愈合的迹象诊断,多数骨不愈合的原因是骨折端血供不良、骨折端不稳定和感染和骨折端分离骨缺损和软组织嵌夹,骨折端血供不良的主要原因是开放性骨折和手术操作中对骨折端软组织的广泛剥离,骨折端稳定不够主要是髓内针长度不够和继发的锁钉松动。另外既往有大量吸烟史,术后非甾体消炎药的应用和多发创伤也是造成骨折不愈合的因素。

有多种方法治疗骨折不愈合,包括动力化、交换大直径的髓内针、接骨板固定和植骨,或几种方法合并使用。动力化通过去除锁钉的方法治疗骨折不愈合,似乎是一种简单有吸引力的方法,但临床报告很失望,一项报告治疗骨折迟延愈合,在 4～12 个月动力化,一半以上的患者不愈合,需要其他治疗,问题严重的是一半患者肢体短缩 2cm 以上,因此常规不推荐动力化。

扩髓换大直径髓内针临床报告的区别很大,愈合率有的达可 96%,有的只有 53%。效果不明确。有学者报告取出髓内针后采用间接复位的方法用接骨板固定加自体髂骨植骨的方法取得了明显的疗效。骨折端存在明显不稳定时,在髓内针加侧板稳定旋转不稳定,是一种简单有效经济的方法,报道愈合率可达 100%。

(五)畸形愈合

股骨干骨折畸形愈合在文献中被广泛讨论,短缩畸形愈合一般认为短缩>1cm,但>2cm时患者就可能产生症状。成角畸形通常定义为在矢状面(屈—伸)或冠状面(内—外翻)>5°的成角,髓内针固定总发生率在 7%～11%。髓内针固定预防成角畸形应在复位、扩髓、插入和锁钉时注意。正确的入点和保证导针居髓腔中央能够减少成角畸形的发生。如导针偏离中心,可以通过一种称为"挤压"(Poller)螺丝钉的技术进行矫正。严重的畸形愈合通过截骨矫正,再用带锁髓内针固定。旋转畸形<10°的患者无症状,超过 15°可能有明显的症状,表现在跑步和上楼梯有困难。术后若发现超过 15°的旋转,应立即矫正。

(六)膝关节僵直

股骨干骨折后一定程度的膝关节僵直非常常见,僵直与骨折部位、治疗方法和合并的损伤有关。颅脑损伤和异位骨化都会影响膝关节活动,多数认为接骨板固定会使膝关节僵直。股骨干骨折在屈曲和伸直都受影响,一般表现为被动屈曲和主动伸直受限。屈曲受限主要是股四头肌瘢痕,特别是股内侧肌。积极主动的膝关节活动练习能够有效地预防屈曲受限。股骨干骨折固定后在开始 6～12 周无明显进展,需要考虑麻醉下活动,晚期行膝关节松解术。

(七)异位骨化

髓内针后臀肌部位的异位骨化的确切原因还不清楚。可能与肌肉损伤导致钙代谢紊乱有关,也可能与扩髓碎屑没有冲洗干净有关,但前瞻性研表明,冲洗髓内针伤口并未减少异位骨化的发生。异位骨化临床上的症状少,很少有异位骨化影响髋关节的活动报道,推荐在股骨干骨折获得愈合和异位骨化成熟后进行治疗,可同时进行髓内针取出和切除有症状的异位骨化,术后采用小剂量的放射治疗或口服吡罗昔康。

(八)再骨折

股骨干骨折愈合后在原部位发生的骨折非常少见,多数发生在接骨板取出后 2～3 个月,且多数发生在原螺丝钉钉孔的部位。预防再骨折一是内固定物一定要在骨折塑形完成后取出,通常接骨板是术后 2～3 年,髓内针是术后 1 年;二是取出接骨板后,应逐渐负重,以使骨折部位受到刺激,改善骨痂质量。股骨干再骨折通常可采用闭合带锁髓内针治疗,一般能够获得愈合,患者可很快恢复完全负重。

第四节　股骨转子下骨折

一、概述

股骨转子下骨折有不同的定义,有些学者把小转子以远于 5cm 股骨干区域的骨折称为股骨转子下骨折,多数学者把股骨小转子至峡部的骨折称为转子下骨折。

二、损伤机制

低能量引起的骨折通常是螺旋骨折,骨折端粉碎较少见。这些骨折通常发生在髓腔宽、皮质薄的骨质疏松部位。高能量损伤可导致转子下骨折股骨近端粉碎,即使是闭合损伤也可能有潜在软组织严重损伤和骨折块血供破坏。另外枪伤也可引起股骨转子下骨折。少见的有股骨颈骨折空心钉固定后转子下骨折。

三、分类

股骨转子下骨折分型很多,常用的分型是 Seinsheimer 分型。Seinsheimer 分型明确了内侧缺损后则稳定性差,故这些骨折的内固定失败率更高。

Ⅰ型:无移位骨折或<2mm 的移位。

Ⅱ型:两部分骨折,分为 3 个亚型:ⅡA 横断骨折;ⅡB:螺旋骨折小转子在骨折近端;ⅡC:螺旋骨折小转子在骨折远端。

Ⅲ型:三部分骨折,分为 2 亚型:ⅢA:内侧蝶形块为第三部分;ⅢB:外侧蝶形块为第三部分。

Ⅳ型:双侧皮质粉碎。

Ⅴ型:转子下-转子间骨折,双侧皮质粉碎涉及转子部位。

四、临床表现

根据病史可以判断骨折是低能量损伤还是高能量损伤所致。患者叙述轻微创伤和无外伤史,应高度怀疑病理性骨折的可能。多数患者主诉患肢不能负重,伤后疼痛明显。

体检可发现肢体短缩和肿胀,骨折后足部呈内旋或外旋畸形。患者不能主动屈髋或活动髋关节,有时可以触摸到骨折近端。除穿通伤外,合并的神经血管损伤并不常见,但应常规检查神经、血管状况。股骨转子下骨折与股骨干骨折一样软组织出血明显,应注意发现低血容量性休克。

X 线诊断应包括膝关节和髋关节的股骨全长正侧位和骨盆正位,骨盆和膝关节 X 线片可排除合并损伤。患髋侧位 X 线片可以诊断骨折线延伸至大转子和梨状窝。健侧 X 线片了解股骨干的弧度和颈干角。

股骨转子下骨折的鉴别诊断主要是区分创伤性和病理性骨折,如果患者伤前有跛行和疼痛及转移癌的病史,应怀疑病理性骨折的可能,可在手术治疗中取股骨近端的病理明确诊断。

五、治疗方法

发生股骨转子下骨折后可出现患肢短缩和髋内翻,如果不予纠正,由于髋外展肌工作长度变短,外展肌力减弱,这种畸形常引起明显的跛行,所以治疗的目的是恢复股骨正常的长度和旋转,纠正颈干角以恢复正常的外展肌张力。传统的牵引方法效果很差,建议对股骨转子下骨折进行手术治疗。

(一)非手术治疗

在多发创伤的患者和老年患者中,股骨转子下骨折的非手术治疗的指征是患者一般情况差,使手术风险增加,骨骼质量差也不能保证内固定有效。必须用牵引治疗的转子下骨折推荐使用 Delee 的方法:尽可能采取股骨髁上骨牵引,肢体悬浮,双侧膝和髋屈曲 90°,小腿和足部用短腿石膏固定,踝处于中立位。3~4 周后,当患者症状减轻,膝关节逐渐放低到轻度屈曲的位置。

(二)手术治疗

对于转子下骨折的内固定选择,一是考虑对所选择的内固定的技术熟练程度,二是由于股骨近端的机械应力高,需要考虑所选择的内固定物的耐受性。现在治疗转子下骨折的内固定物有 DHS、DCS、普通带锁髓内针和重建髓内针。由于髓内针通过闭合插入,损伤小,已成为治疗股骨转子下骨折的首选方法。内固定方法如下。

1.动力髁螺钉(DCS)

DCS 比 95°角接骨板技术上要求低,但选择螺丝钉在股骨颈内的位置要求高,其适用于骨折线偏远的转子下骨折,以便在头钉下的远端能够拧入松质骨螺丝钉,使骨折近端的固定更为牢固。如果进行间接复位则没有必要进行植骨。

2.动力髋螺钉(DHS)

DHS 由于它能在骨折部位加压而改善了治疗效果,在 20 世纪 70 年代早期开始盛行。Boyd 和 Griffin 认识到转子下骨折骨折复位和远骨折端向内侧移位的发生率较高,因此对于高位的即骨折线自内上至外下的转子下骨折,不能采用 DHS 固定,否则由于近端固定少,可能导致骨折随滑动螺丝钉向外移位,产生髋内翻畸形。

3.带锁髓内针

带锁髓内针的出现扩大了髓内针治疗转子下骨折的范围,普通带锁髓内针适用于大转子完整、小转子以下 2cm 的骨折。否则应采用重建髓内针固定(近端锁钉锁入股骨颈内)。

六、并发症

(一)内固定失效

内固定失效常表现为患肢逐渐出现畸形和短缩,患肢无力不能负重,如增加负重力量患者感觉骨折部位疼痛。DHS 侧板断裂常见于骨折内侧缺损的患者。DHS 螺丝钉切割股骨头的失效常见于骨质疏松和头钉放置不当的患者。DHS 内固定失效后的治疗通常是采用切开复位,再用带锁髓内针固定并另加自体髂骨植骨。预防接骨板失效的有效的方法是早期复查(术后 3 个月)如发现内侧结构有缺损和骨吸收,应当采取积极的措施,可进行切开并在内侧进行自体髂骨植骨,以促进骨折愈合。

闭合复位带锁髓内针固定,髓内针断裂少见,断裂部位通常发生在近端锁钉孔,失效与骨折复位不满意、患者早期负重和患者体重较大有密切的关系。髓内针失效也可由于没有静力锁定或未评估梨状窝入点粉碎所引起。髓内针失效的治疗则采用切开并更换合适的髓内针加自体髂骨植骨。

(二)不愈合

转子下骨折患者术后 6 个月后不能完全负重,股骨近端疼痛、发热或患肢负重疼痛,临床应怀疑骨折不愈合,进行 X 线检查可以证实。骨折不愈合常存在于骨干部位。对骨折不愈合或迟延愈合应积极治疗,进行牢固内固定,并在骨折端进行自体髂骨植骨。如髓内针失效,可在取出髓内针时进行扩髓并更换大直径的髓内针可得到较高的成功率。最好采用静力带锁髓内针治疗,不提倡在静力锁定后动力化以治疗骨折不愈合或迟延愈合。

(三)畸形愈合

畸形愈合的患者主诉跛行、肢体短和旋转畸形。成角畸形一般<10°,患者可接受,不需要再手术。短缩是一复杂问题,由于肢体延长存在许多并发症,以预防为主。术中和术前应密切注意肢体的长度。偶尔骨折牵引过度可导致肢体长。旋转畸形可以发生于接骨板和髓内针固定,X 线检查和股骨粗线对位可帮助避免发生这种并发症。在髓内针固定后有必要比较两侧肢体的长度和内外旋范围,这样可以早期矫正畸形。晚期旋转畸形明显者,应根据患者的主诉来决定是否采取手术治疗,手术治疗可进行截骨并采用静力髓内针固定。

七、术后康复

术后康复计划取决于手术所达到的骨折稳定性,一是内固定的强度,二是骨骼的质量,特别是股骨内侧骨皮质的质量。由于肌肉收缩的力量同触地负重力量一样,我们建议患者术后扶拐触地负重行走,多数患者 6～8 周能扶拐行走参加社会活动,8～16 周骑摩托,伤后 3～5 个月可完全负重,患者功能恢复达到以前状态。

第五节　股骨远端骨折

一、概述

股骨远端骨折不如股骨干和髋部骨折常见,在这类骨折中,严重的软组织损伤、骨折端粉碎、骨折线延伸到膝关节和伸膝装置的损伤较为常见,这些因素导致多数病例不论采用何种方法治疗其效果都是不十分满意。

在过去 20 年,随着内固定技术和材料的发展,多数医生采用了各种内固定方法治疗股骨远端骨折。但股骨远端区域的由于皮质薄、骨折粉碎、骨质疏松和髓腔宽等,使内固定的应用相对困难,有时即使有经验的医生也难以达到稳定的固定。虽然好的内固定方法能改善治疗的效果,但手术治疗这类骨折,远未达到一致的满意程度。

二、功能解剖

股骨远端定义在股骨髁和股骨干骺端的区域,从关节面测量这部分包括股骨远端 9cm。

股骨远端是股骨远端和股骨髁关节面之间的移行区。股骨干的形状接近圆柱形,但在其下方末端变宽形成双曲线的髁,两髁的前关节面一起组成关节面与髌骨形成髌股关节。后侧被髁间窝分离,髁间窝有膝交叉韧带附着。髌骨与两髁关节面接触,主要是外髁,外髁宽更向近端延伸,在髁的外侧面有外侧副韧带的起点。内髁比外髁长,也更靠下,它的内侧面是凹形,在远端有内侧副韧带的起点。位于内髁最上的部分是内收肌结节,内收大肌止于此。

股骨髁和胫骨髁适合于重力直接向下传导,在负重过程中,两髁位于胫骨髁的水平面,股骨干向下和向内倾斜,这种倾斜是由于人体的髋宽度比膝宽。股骨干的解剖轴和负重或机械轴不同,机械轴通过股骨头中点和膝关节的中心,总体来说,股骨的负重轴与垂直线有 3°角,解剖轴与垂直轴有 7°(平均 9°)的外翻角度。正常膝关节的关节轴平行于地面,解剖轴与膝关节轴在外侧呈 81°角,在进行股骨远端手术时,每一患者都要与对侧比较,以保证股骨有正确的外翻角并保持膝关节轴平行于地面。

股骨远端骨折的移位方向继发于大腿肌肉的牵拉。股四头肌和腓肠肌的收缩使骨折短缩,典型的内翻畸形是内收肌的强力牵拉所致。腓肠肌的牵拉常导致远骨折端向后成角和移位,在股骨髁间骨折,止于各髁的腓肠肌分别牵拉骨折块可造成关节面的不平整以及旋转畸形,股骨远端骨折很少发生向前移位和成角。

三、损伤机制

多数股骨远端骨折的受伤机制被认为是轴向负荷合并内翻、外翻或旋转的外力引起。在年轻患者中,常发生在与摩托车祸相关的高能量损伤,这些骨折常有移位、开放、粉碎和合并其他损伤。在老年患者中,常由于屈膝位滑倒和摔倒在骨质疏松部位发生粉碎骨折。

四、骨折分类

股骨远端骨折的分类还没有一个被广泛接受的标准,所有分类都涉及关节外和关节内和单髁骨折,进一步根据骨折的移位方向和程度、粉碎的数量和对关节面的影响进行分类。解剖分类不能着重强调影响骨折治疗效果因素。

简单的股骨远端的分类是 Neer 分类,他把股骨髁间再分成以下类型:Ⅰ移位小;Ⅱ股骨髁移位包括内髁(A)外髁(B);Ⅲ同时合并股骨远端和股骨干的骨折。这种分类非常概括,对医生临床选择治疗和判断预后不能提供帮助。

Seinsheimer 把股骨远端 7cm 以内的骨折分为以下 4 型。

Ⅰ型:无移位骨折—移位<2mm 的骨折。

Ⅱ型:涉及股骨骺,未进入髁间。

Ⅲ型:骨折涉及髁间窝,一髁或两髁分离。

Ⅳ型:骨折延伸到股骨髁关节面。

AO 组织将股骨远端分为 3 个主要类型。

1.A(关节外)

A_1:简单两部分骨折。

A_2:干楔型骨折。

A_3:粉碎性骨折。

2.B(单髁)

B_1:外髁矢状面骨折。

B_2:内髁矢状面骨折。

B_3:冠状面骨折。

3.C(双髁)

C_1:无粉碎股骨远端骨折(T 形或 Y 形)。

C_2:远端骨折粉碎。

C_3:远端骨折和髁间骨折粉碎。

从 A 型到 C 型骨折严重程度逐渐增加,在每一组也是自 1～3,严重程度逐渐增加。

五、临床表现

(一)病史和体检

仔细询问患者的受伤原因,明确是车祸还是摔伤,对于车祸创伤的患者必须对患者进行全身检查和整个受伤的下肢检查:包括骨折以上的髋关节和骨折以下的膝关节和小腿,仔细检查血管神经的情况,怀疑有血管损伤用 Doppler 检查,必要时进行血管造影。检查膝关节和股骨远端部位肿胀、畸形和压痛。活动时骨折端有异常活动和骨擦感,但这种检查没有必要,应迅速进行 X 线检查。

(二)X 线检查

常规摄膝关节正侧位片,如果骨折粉碎,牵引下摄正侧位骨折的形态更清楚,有利于骨折的分类,当骨折涉及膝关节骨折粉碎和合并胫骨平台骨折时,倾斜 45°片有利于明确损伤范围,股骨髁间骨折进行 CT 检查可以明确软骨骨折和骨软骨骨折。车祸所致的股骨远端骨折应包括髋关节和骨盆正位片,排除这些部位的骨折。如果合并膝关节脱位,则怀疑韧带和半月板损伤,可进行 MRI 检查。

正常肢体的膝关节的正侧位片对制订术前计划非常有用,有明确的膝关节脱位,建议血管造影,因为这种病例有 40%合并血管损伤。

六、治疗方法

(一)非手术治疗

传统非手术治疗包括闭合复位骨折、骨牵引和管形石膏,这种方法患者需要卧床,治疗时间长、花费大,不适合多发创伤和老年患者。闭合治疗虽然避免了手术风险,但经常遇到骨折畸形愈合和膝关节活动受限的情况。

股骨远端骨折非手术治疗的适应证:不合并关节内的骨折,相关指征如下:

(1)无移位或不全骨折。

(2)老年骨质疏松嵌插骨折。

(3)无合适的内固定材料。

(4)医生对手术无经验或不熟悉。

(5)严重的内科疾病(如心血管、肺和神经系统疾患)。

(6)严重骨质疏松。

(7)脊髓损伤。

(8)严重开放性骨折(Gustilo ⅢB 型)。

(9)部分枪伤患者。

(10)骨折合并感染。

非手术治疗的目的不是要解剖复位而是恢复长度和力线,由于骨折靠近膝关节,轻微的畸形即可导致膝关节创伤性关节炎的发生。股骨远端骨折可接受的位置一般认为在冠状面（内外）不超过 7°畸形，在矢状面（前后）不超过 7°～10°畸形，短缩 1～1.5cm，一般不影响患者的功能，关节面移位不应超过 2mm。

（二）手术治疗

由于手术技术和内固定材料的发展，在过去三十年移位的股骨远端骨折的内固定治疗已被广泛接受，内固定的设计和软组织处理以及应用抗生素和麻醉方法的改进结合使内固定更加安全可靠。从 1970 年后，所有比较手术和非手术治疗结果的文献均表明用内固定治疗效果要好。

1.手术适应证及禁忌证

股骨远端骨折的手术目的是达到解剖复位、稳定的内固定、早期活动和早期进行膝关节的康复锻炼。这类损伤内固定比较困难。毫无疑问进行内固定有获得良好结果的机会，但内固定的并发症同样可带来较差的结果，不正确应用内固定其结果比非手术治疗还要差。

手术适应证：由于手术技术复杂，如果完整的内固定材料和器械和有经验的手术医师及护理和康复。如果具备这些条件：移位关节内骨折、多发损伤、多数的开放性骨折、合并血管损伤需修补、严重同侧肢体损伤（如髌骨骨折、胫骨平台骨折）、合并膝重要韧带损伤、不能复位的骨折和病理骨折。相对适应证：移位关节外股骨远端骨折、明显肥胖、年龄大、全膝置换后骨折。

禁忌证：严重污染的开放性骨折ⅢB、广泛粉碎或骨缺损、严重骨质疏松、多发伤患者一般情况不稳定、设备不全和医生缺少手术经验。

2.手术方法

现在股骨远端骨折的手术治疗方法来源于瑞士的 ASIF，ASIF 对于治疗骨折的重要一部分是制定详细的术前计划。

医生通过一系列术前绘图，找到解决困难问题的最好方法。可应用塑料模板，画出骨折及骨折复位后、内固定的类型和大小和螺丝钉的正确位置的草图。手术治疗股骨远端骨折的顺序如下：

（1）复位关节面。

（2）稳定的内固定。

（3）骨干粉碎部位植骨。

（4）老年骨质疏松的骨折嵌插。

（5）修补韧带损伤和髌骨骨折。

（6）早期膝关节活动。

（7）延迟、保护性负重。

患者仰卧位，抬高同侧髋关节有利于肢体内旋，建议用 C 形臂机和透 X 线的手术床。多数患者用一外侧长切口，如远端骨折合并关节内骨折，切口需向下延长到胫骨结节。切口应在外侧韧带的前方，从肌间隔分离股外侧肌向前向内牵拉，显露股骨远端，避免剥离内侧软组织，当合并关节内骨折，首先复位固定髁间骨折，一旦关节面不能解剖复位，可以做胫骨结节截骨以有利于广泛显露。

下一步复位关节外远端骨折，对于简单类型的骨折用克氏针或复位巾钳作为临时固定已足够,但在粉碎性骨折最好用股骨牵开器。牵开器近端应安置于股骨干,远端安置于股骨远端或胫骨近端,恢复股骨长度和力线。

开始过牵有利于粉碎骨折块接近解剖复位。在粉碎远端骨折,用接骨板复位骨折比骨折复位后上接骨板容易,调节牵开器达到满意的复位。安置接骨板后,静力或动力加压于骨折端,但恢复内侧皮质的连续性能够有效保护接骨板。如骨折粉碎,接骨板对骨折近端或远端进行固定并跨过粉碎区域,在这种情况下,接骨板可作为内夹板,应注意保护局部软组织,骨折端有血供存在,则骨折能够快速塑形。

3.内固定

有 2 种内固定材料广泛用于股骨远端骨折:接骨板和髓内针,由于股骨远端骨折损伤类型变化范围广,没有一种内固定材料适用于所有的骨折。术前必须仔细研究患者状况和 X 线片,分析骨折的特点。

在手术前需考虑以下因素:①患者年龄;②患者行走能力;③骨质疏松程度;④粉碎程度;⑤软组织的情况;⑥是否存在开放性骨折;⑦关节面受累的情况;⑧骨折是单一损伤还是多发损伤。

年轻患者行内固定手术的目的是为了恢复长度和轴线以及进行早期功能锻炼。老年骨质疏松的患者,为加快骨折愈合进行骨折嵌插可以有轻微短缩和成角。Struhl 建议对老年骨质疏松的远端骨折采用骨水泥的内固定。

(1)95°角接骨板:对于多数远端骨折的患者需手术内固定治疗,95°角接骨板由于内固定是一体,可对骨折提供最好的稳定,是一种有效的内固定物。在北美和欧洲用这种方法治疗成功了大量病例。当有经验的医生应用时,这种内固定能恢复轴线和达到稳定的内固定。但安放 95°角接骨板在技术上需要一个过程,因为医生需要同时考虑角接骨板在三维空间的理想位置。

(2)动力加压髁螺丝钉(DCS):这种内固定的设计和髋部动力螺丝钉相似,多数医生容易熟悉和掌握这种技术,另外的特点是可以使股骨髁间骨折块加压,对骨质疏松的骨能够得到较好的把持。由于它能在矢状面可以自由活动,安置时只需要考虑两个平面,比 95°角接骨板容易插入。它的缺点是在动力加压螺丝钉和接骨板结合部突出,需要去除部分外髁的骨质以保证外侧进入股骨髁,尽管进行了改进,它也比角接骨板在外侧突出,髂胫束在突出部位的滑动可引起膝关节不适。

另外,动力加压螺丝钉在侧板套内防止旋转是靠内在的锁定,所以在低位的远端骨折髁螺丝钉不能像 95°角接骨板那样提供远骨折端旋转的稳定性,至少需要 1 枚螺丝钉通过接骨板固定在骨折远端,以保证骨折的稳定性。

(3)髁支持接骨板:髁支持接骨板是根据股骨远端外侧形状设计的一体接骨板,远端设计为"三叶草"形,可供 6 枚 6.5mm 的螺丝钉进行固定。力学上,它是没有角的接骨板和 DCS 坚强。髁支持接骨板的问题是穿过远端孔的螺丝钉与接骨板无固定关系,如应用间接复位技术,用牵开器进行牵开或加压时,螺丝钉向接骨板移动,牵开产生的内翻畸形在加压后变为外翻畸形。应用这种器械要严格限制在股骨外髁粉碎骨折和髁间在冠状面或矢状面有多个骨折线的患者。

一旦内侧严重粉碎，必须进行自体髂骨植骨，当正确应用髁支持接骨板时，它也能够提供良好的力线和稳定性。

（4）LISS(less invasive stabilization system)：LISS 的外形类似于髁支持接骨板，它由允许经皮在肌肉下滑动插入的接骨板柄和多个固定角度能同接骨板锁定的螺丝钉组成，这些螺丝钉是可自钻、单皮质固定骨干的螺丝钉。LISS 同传统固定骨折的概念不同，传统的接骨板的稳定性依靠骨和接骨板的摩擦，导致螺丝钉产生应力，而 LISS 系统是通过多个锁定螺丝钉获得稳定。

LISS 在技术上要求直接切开复位固定关节内骨折，闭合复位干骺部骨折，然后经皮在肌肉下固定，通过连接装置钻入螺丝钉，其属于生物固定接骨板，不需要植骨。主要用于长阶段粉碎的关节内骨折，以及骨质疏松的患者，还可以用于膝关节置换后的骨折。术中需要 C 形臂机和牵开器等设备。

（5）顺行髓内针：顺行髓内针治疗股骨远端骨折非常局限。在股骨远 1/3 的骨干骨折可以选择顺行髓内针治疗，但对于真正的远端骨折，特别是关节内移位的骨折，顺行髓内针技术很困难，而且对多种类型的关节内骨折达不到可靠的固定。股骨髁存在冠状面的骨折是应用这种技术的相对禁忌证。

我们对于股骨远端骨折进行顺行髓内针治疗。远端骨折低位时可以把髓内针末端锯短 1～1.5cm，以便远端能锁定 2 枚螺丝钉。需要注意的是在髓内针进入骨折远端时，近解剖复位很重要，如合并髁间骨折，在插入髓内针前在股骨髁的前后侧用 2～3 枚空心钉固定，所有骨折均可愈合，无髓内针和锁钉折断发生。

（6）远端髓内针：远端髓内针是针对远端骨折和髁间骨折特别设计的逆行髓内针，这种髓内针是空心髓内针，接近末端有 8° 的前屈适用于股骨髁后侧的形态。针的入口在髁间窝后交叉韧带的股骨止点前方，手术在 C 形臂机和可透 X 线的手术床上操作，当有关节内骨折，解剖复位骨折，固定骨折块的螺丝钉应固定在股骨髁的前侧或后侧，便于髓内针穿过，另外髓内针必须深入关节软骨下几毫米才不会影响髌股关节。

这种髓内针的优点是：髓内针比接骨板分担负荷好；对软组织剥离少，插入不需要牵引床，对于多发损伤可以节省时间。远端髓内针应用于股骨远端的 A 型、C_1 和 C_2 型骨折，也可以应用于股骨远端合并股骨干骨折或胫骨平台骨折，当合并髋部骨折时可以分别固定。可用于膝关节置换后假体周围骨折和骨折内固定失效的治疗。远端髓内针固定的禁忌证是膝关节活动屈曲小于 40°、膝关节伤前存在关节炎和感染病史和局部皮肤污染。

远端髓内针的缺点是：膝关节感染、膝关节僵直、髌股关节退变和滑膜金属反应或螺丝钉折断。有几个理论上的问题影响远端髓内针的临床广泛应用，远端髓内针虽然从交叉韧带止点的前方插入，近期对交叉韧带的力学性能影响小，但长期对交叉韧带的血供影响是可能存在的。另外，髓内针的入孔部位关节软骨受到破坏，实验证明入孔部位是由纤维软骨覆盖而不是透明软骨覆盖，在屈曲 90° 与髌骨关节相接触，长期也可能导致关节炎的发生。

临床上几个问题需要注意，一是膝关节活动受限，这容易与骨折本身和软组织损伤导致的膝关节活动受限相混淆。二是转子下骨折，由于髓内针末端位于转子下部位，这个部位是股骨应力最高的部位，可以造成髓内针末端的应力骨折。另外，术后感染的处理和髓内针的取出也是一个棘手的问题。

(7)外固定架:外固定架并不常用于治疗股骨远端骨折,最常见的指征是严重开放性骨折,特别是ⅢB损伤。对比较复杂的骨折类型,在应用外固定架之前,通常需要使用螺丝钉对关节内骨折进行固定,然后根据伤口的位置和骨折粉碎程度,决定是否需要外固定架的超关节固定。

对于多数患者,外固定架可作为处理骨折和软组织的临时固定,一旦软组织条件允许,应考虑更换为内固定,因此安放外固定架固定针时应尽量避免在切口和内固定物的位置。通常在骨折的远、近端各插入2枚5mm的固定针,用单杆进行连接。如不稳定则需在前方另加一平面的固定。

外固定架的主要优点是快速、软组织剥离小、可维持长度、方便换药和患者能够早期下床活动。其缺点是针道渗出和感染,股四头肌粘连继发膝关节活动受限,骨折迟延愈合和不愈合增加,以及去除外固定架后复位丢失等。

建议将外固定架用于治疗多发创伤的闭合骨折,当患者一般情况不允许进行内固定时,可用外固定架作为临时固定,患者一般情况允许后再更换为内固定。

4.植骨

间接复位技术的发展减少了软组织剥离,过去内侧粉碎是植骨的绝对适应证,现在内固定方法减少了许多复杂股骨远端骨折植骨的必要性。植骨的绝对适应证是存在骨缺损,相对适应证是AO分型的A_3、C_2和C_3型骨折,以及严重开放性骨折延迟处理为防止发生不愈合而采取植骨。当植骨时,自体髂骨最适宜,老年骨质疏松的患者髂骨量少,可用异体松质骨。

5.开放性骨折

股骨远端开放性骨折占5%～10%,伤口一般在大腿前侧,对伸膝装置有不同程度的损伤。与其他开放性骨折一样,需急诊处理,对骨折和伤口的彻底清创和冲洗是预防感染的重要步骤。对于Ⅲ度开放性骨折需要反复清创,除覆盖关节外,伤口敞开。当用内固定需仔细考虑内固定对患者的利弊。

内固定用于多发创伤、多肢体损伤、开放性骨折合并血管损伤、和关节内骨折的患者。急诊内固定的优点是可稳定骨折和软组织,便于伤口护理,减轻疼痛和肢体早期活动。其缺点是由于对软组织进一步的剥离和破坏局部血供增加感染风险,如果发生感染,不仅影响骨折端的稳定,而且影响膝关节功能。

对于Ⅰ、Ⅱ和ⅢA骨折,有经验的医生喜欢在清创后使用可靠的内固定,对于ⅢB、ⅢC骨折最初使用超关节外固定架或骨牵引比较安全,再延期更换为内固定治疗。对经验少的医生,建议对所有的开放性骨折采取延期内固定,在进行清创和冲洗后,用夹板和骨牵引进行固定,在人员齐备的条件下再做二期手术。

6.合并韧带损伤

合并韧带损伤并不常见,故术前诊断困难。在原始X线片可以发现侧副韧带和交叉韧带的撕脱骨折。交叉韧带实质部和关节囊的撕裂则不能在普通X线片上获得诊断,最常见的韧带损伤是前交叉韧带断裂。股骨远端骨折常合并关节面粉碎、前交叉韧带一骨块发生撕脱,在固定股骨远端骨折时应尽可能固定这种骨-软骨块。

一期修补和加强或重建在有骨折和内固定物的情况下十分困难,禁忌在髁间窝开孔、建立骨隧道以重建韧带,否则有可能使骨折粉碎加重,使内固定不稳定,或由于存在内固定物而不可能进行,推荐非手术治疗交叉韧带实质部撕裂。在一定范围内限制活动和使用膝支具以及康复可能使一些患者晚期不需要重建手术。在患者有持久的功能影响时,在骨折愈合后取出内固定再进行韧带重建手术。

7.血管损伤

血管损伤的发生率在 2%～3%。股骨远端骨折合并血管损伤的发生率较低,主要是由于血管近端在内收肌管和远端在比目鱼肌弓被固定,这种紧密的附着使骨折后对血管不发生扭曲,血管可以被直接损伤或被骨折端挫伤或间接牵拉导致损伤,临床检查足部感觉、活动和动脉搏动十分重要。

股骨远端骨折合并血管损伤的治疗应根据伤后的缺血时间和严重程度,如果动脉远端存在搏动(指示远端软组织有灌注),可首先固定骨折,如果动脉压迫严重或损伤超过 6 小时,则应优先建立血液循环,可以建立临时动脉侧支循环和修补血管,动脉修补通常需要静脉移植或人造血管。避免在骨折移位的位置修补血管,在随后的骨折固定中可能破坏吻合的血管,在修补血管时通过使用外固定架或牵开器可以临时固定骨折的长度和力线,若缺血时间超过 6 小时,在血管再通后骨筋膜室内张力增高或发生广泛软组织损伤,建议对小腿筋膜进行切开。

8.全膝置换后发生的股骨远端骨折

全膝置换后发生股骨远端骨折的情况并不多见,发生率在 0.6%～2.5%之间,治疗上颇为困难。多数已发表的研究报道只包含有少量的病例。全膝置换后发生远端骨折的危险因素包括骨质疏松、类风湿关节炎、激素治疗、股骨髁假体偏前和膝关节再置换等。对于全膝置换后发生的股骨远端骨折现在还没有非常理想的治疗方法,非手术治疗牵引时间长,骨折畸形和膝关节僵直的发生率高。

手术治疗特别是进行膝关节再置换是一主要手术方法,需要一个长柄的假体。骨质疏松限制了内固定的应用,骨折远端安置内固定物的区域小,有可能在骨折复位过程中造成股骨假体松动。

对于老年无移位的稳定嵌插骨折,用支具制动 3 周就已足够。1 个月内应每周拍摄 X 线片和进行复查,以保证获得满意的复位和轴线。

对于移位粉碎骨折则根据膝关节假体的情况,如假体松动,可以换一带柄的假体,如股骨部件不松动可行手术治疗。正确的内固定可以防止发生畸形,并允许早期行走和膝关节活动。

目前对于此类骨折流行使用逆行髓内钉或者 LISS 系统固定。

七、并发症

由于内固定材料和技术的改进以及进行详细的术前计划,手术治疗远端骨折比过去取得了巨大进步,但新技术亦可有并发症。与手术相关的并发症如下:

(1)复位不完全。

(2)内固定不稳定。

(3)植骨失败。

(4)内固定物大小不合适。

(5)膝关节活动受限。

(6)感染。

(7)不愈合。

(8)内固定物折断。

(9)创伤后关节炎。

(10)深静脉血栓形成。

对股骨远端骨折进行内固定比较困难,需要熟练的技术和成熟的判断。骨折常合并骨质疏松和严重粉碎,偶尔不能进行内固定,需考虑非手术治疗或外固定架固定。

股骨远端骨折的手术顾忌主要是感染。在大的创伤中心,手术治疗的感染率不超过5％。如术后出现感染则应对伤口进行引流以及积极的灌洗和扩创。如深部感染形成脓肿,则应开放伤口,二期进行闭合。如存在感染,对稳定的内固定可以保留,因为骨折稳定的感染比骨折不稳定的感染容易治疗。如已发生松动,应取出内固定物,采取胫骨结节牵引或外固定架固定,待感染控制后再进行植骨以防止发生骨折不愈合。

远端骨折部位拥有丰富的血供和松质骨,切开复位内固定后骨折不愈合的现象并不常见。内固定后不愈合常由于固定不稳定、植骨失败、内固定失效或感染等一个或多个因素所致。

股骨远端骨折创伤性关节炎的发生率尚无精确统计。对于多数患者涉及负重关节的骨折,关节面不平整可导致发生早期关节炎。对于多数骨折后膝关节发生退行性变的年轻患者,不是理想的进行人工膝关节置换的对象。

股骨远端骨折最常见的并发症是膝关节活动受限,这种并发症是因为原始创伤或手术固定所需暴露时对股四头肌和关节面造成了损伤,导致股四头肌瘢痕形成和膝关节纤维粘连,从而影响膝关节活动。骨折制动时间较长也加大了对它的影响,膝关节制动3周以上有可能引起一定程度的永久性僵直。

由于各自的分类和术后评分不同,对比治疗结果则存在困难。尽管无统一标准,但股骨远端骨折的治疗优良率只有70％～85％,在对所有患者在治疗前应对可能获得的结果做出正确的评价。

八、术后处理与康复

股骨远端骨折切开复位内固定术前半小时应静脉给予抗生素,术后继续应用抗生素1～2天。建议负压引流1～2天,如骨折内固定稳定,术后用CPM锻炼。CPM可以增加膝关节活动、减少肢体肿胀和股四头肌粘连。

鼓励患者做肌肉等长收缩和在一定范围内主动地活动,内固定稳定,允许患者扶拐部分负重行走。如术后6周X线显示骨痂逐渐明显,可继续增加负重力量。在12周多数患者可以完全负重,但患者仍需要拐杖辅助。如内固定不稳定,则需支具或外固定保护,一定要在X线片上有明显的愈合征象后才进行负重。

内固定物的取出:股骨远端骨折的内固定物取出现在还没有一个固定的标准。内固定物的取出最常见的指征是患者年轻,在进行体力活动时内固定物的突出部位感到不适。由于多数远端骨折涉及两侧髁和骨干下端,骨折塑形慢,内固定物的取出应延迟至术后18～24个月以避免再发生骨折。

第六节　髌骨骨折

一、概述

髌骨是人体内最大的籽骨，位于股四头肌腱内。髌骨的功能是增加了股四头肌腱的力学优势，有助于股骨远端前方关节面的营养供给，保护股骨髁免受外伤，并将四头肌的拉伸应力传导至髌腱。还通过增加伸膝装置至膝关节旋转轴线的距离，改善了股四头肌效能，加长了股四头肌的力臂。

髌骨骨折是膝部常见的骨折，约占所有骨骼损伤的 3%，并可见于所有的年龄组，主要发生于 20～50 岁之间的年龄组。男性大约是女性的 2 倍。并没有发现在左、右侧上有什么区别，但双侧髌骨骨折罕见。

二、损伤机制

髌骨骨折可为直接或间接暴力所致。直接暴力的主要原因是：直接跪倒在地；交通事故伤直接暴力作用于髌骨。髌骨位于皮下，增加了直接受伤的机会，受伤区域也常存在皮肤挫伤或有开放性伤口。

当附着于髌骨的肌肉肌腱和韧带所产生的拉力超过了髌骨内在的强度之后，可产生间接暴力所致的骨折。其主要的典型表现是跌伤或绊倒伤。发生髌骨骨折以后，股四头肌继续作用。将内侧或外侧的股四头肌扩张部撕裂，其支持带损伤的程度比直接损伤者要重。典型表现是横断骨折，某些髌骨下极呈粉碎状，支持带中度撕裂。多数患者不能主动伸膝。直接和间接暴力混合损伤的特征是皮肤有直接创伤所致的证据，骨折块有相当大的分离。

三、骨折分类

髌骨骨折按骨折形态一般分为 6 种类型：横断骨折、星状骨折、粉碎骨折、纵形或边缘骨折、近端或下极骨折和骨软骨骨折。

横断骨折最为多见，占所有髌骨骨折的 50%～80%，大约 80% 的横断骨折位于髌骨中部或下 1/3；星状和粉碎骨折占 30%～35%；纵形或边缘骨折占 12%～17%。边缘骨折常为直接暴力所致，累及了髌骨的侧方关节面；极少是间接暴力所致，其损伤机制是：在股四头肌紧张的情况下，快速屈膝，髌骨的侧方运动遭到了股骨外髁的撞击所致。骨软骨骨折的概念第一次由 Kroner 提出，常见于年龄在 15～20 岁患者，多见于发生髌骨半脱位或脱位后，髌骨的内侧关节面或股骨外髁出现骨软骨损伤，在原始的 X 线片上常不能确诊，需行诊断性的关节造影，CT 扫描或关节镜检查，以便对隐匿性软骨或骨软骨骨折做出准确诊断。下极骨折可见于年轻运动员损伤，常与急性髌骨脱位同时出现，故应对这些患者同时评估髌骨骨折和髌骨不稳定的情况。

四、临床表现与诊断

通过病史、体检及 X 线检查，一般可做出诊断。直接损伤的病史，譬如膝部直撞击在汽车挡泥板上，后出现疼痛、肿胀及力弱，常提示发生了骨折。另一种损伤的表现是间接损伤，膝部出现凹陷，伴有疼痛和肿胀。直接损伤者常合并同侧肢体的其他部位损伤。

髌骨位于皮下，易于进行直接触诊检查。通过触诊可发现压痛范围，骨折块分离或缺损的情况。无移位骨折仅出现中度肿胀，解剖关系正常，但骨折端压痛是最重要的临床表现。

多数髌骨骨折有关节内积血，而且关节积血可进入邻近的皮下组织层，使组织张力增加。关节内积血时浮髌试验阳性。膝关节内积血张力性渗出可使疼痛加剧，必要时进行抽吸或紧急外科减压。

应常规拍摄斜位、侧位及轴位 X 线相。CT 扫描或 MRI 检查有助于诊断边缘骨折或游离的骨软骨骨折。因正位上髌骨与股骨远端髁部相重叠，很难进行分析，因此多采用斜位，以便于显示髌骨。侧位 X 线相很有帮助，它能够提供髌骨的全貌以及骨折块移位和关节面出现"台阶"的程度。行轴位 X 线检查有利于排除边缘纵形骨折，因为它常常被漏诊，而且多无移位。

五、治疗方法

治疗髌骨骨折的目的是保证恢复伸膝装置的连续性，保护髌骨的功能，减少与关节骨折有关的并发症。治疗原则是尽可能保留髌骨，充分恢复后关节面的平整，修复股四头肌扩张部的横形撕裂，早期练习膝关节活动和股四头肌肌力。即使存在很大的分离或移位，也不要选择部分或全髌骨切除术。患者的一般情况、年龄、骨骼质量以及手术危险性决定了是否手术以及内固定的方式。

(一)非手术治疗

对于无移位的髌骨骨折，患者可以抗重力伸膝，说明伸膝装置完整性良好，可以采取保守治疗。早期可用弹性绷带及冰袋加压包扎，以减少肿胀；亦可对关节内积血进行抽吸，以减轻肿胀和疼痛以及关节内压力，但应注意无菌操作，以防止造成关节内感染。前后长腿石膏托是一种可靠的治疗方法，其长度应自腹股沟至踝关节，膝关节可固定于伸直位或轻度屈曲位，但不能有过伸。应早期行直腿抬高训练，并且贯穿于石膏制动的全过程，并可带石膏部分负重。根据骨折的范围和严重程度，一般用石膏制动 3～6 周，然后改用弹性绷带加压包扎。内侧或外侧面的纵形或无移位的边缘骨折，一般可不必石膏制动，但仍应采取加压包扎治疗，3～6 周内减少体力活动，可进行主动和被动的功能锻炼。

(二)手术治疗

髌骨骨折是关节内骨折，且近端有强大的股四头肌牵拉，一旦骨折后应用积极进行手术内固定治疗。髌骨骨折的传统手术治疗是采用经过髌骨中部的横切口，此切口暴露充分，能够对内侧或外侧扩张部进行修补。髌骨正中直切口或髌骨侧方直切口在近年应用增多，可以获得更充分的外科暴露和解剖恢复，若有必要的话，也允许对膝关节进行进一步探查和修复。

对于年轻患者，特别是横断形骨折者，松质骨比较坚硬，常能够获得稳定的内固定。对于严重粉碎骨折患者，若同时存在骨质疏松，则很难获得稳定的内固定，需要进行其他的附加固定或延长制动时间，以期获得良好的骨愈合。

手术主要包括以下 3 种方式：

(1)解剖复位，稳定的内固定。

(2)髌骨部分切除，即切除粉碎折块，同时修补韧带。

(3)全髌骨切除，准确地修复伸膝装置。

髌骨重建的技术常常是采用钢丝环绕结合克氏针或拉力螺丝钉固定。最常应用的钢丝环扎技术由 AO/ASIF 所推荐,它结合了改良的前方张力带技术,适用于横断骨折和粉碎骨折。生物力学研究表明,当钢丝放置于髌骨的张力侧(前方皮质表面)时,与其简单地行周围钢丝环扎相比,极大地增加了固定强度。

这种改良的张力带技术与钢丝环扎技术,即钢丝通过股四头肌腱的入点和髌腱,然后在髌骨前面打结拧紧相比有所不同。用 2 枚克氏针或 2 枚 4.0mm 的松质骨螺丝钉以控制骨折块的旋转和移位,有利于钢丝环的打结固定,也增加了骨折固定的稳定性。克氏针为张力带钢丝提供了安全"锚地",并且中和了骨折块承受的旋转应力。拉力螺丝钉除此之外,还能对骨折端产生加压作用,但对于年轻患者,将来在取出内固定物时可能发生困难。

治疗开放性髌骨骨折时,可在进行彻底清创和灌洗之后,进行内固定。但必须对伤口的严重程度、污染情况及患者全身状况进行全面的评估。去除所有无血供组织。若伤口污染较重,在进行最后的骨折修复之前,可能需要多次清创和冲洗,但不能将关节敞开时间太长,以防软骨遭到破坏和关节功能的恶化。对于开放性伤口可放入较粗的引流管,并结合重复清创和关节镜下灌洗,全身静脉应用抗生素,在这种情况下可考虑闭合伤口。应注意任何内固定物均必须达到牢固稳定的目的,并且对软组织血供影响较小。若同时合并股骨或胫骨骨折,亦应按照原则进行积极的治疗。

随着现在内固定技术发展,对粉碎的髌骨骨折大多数都能够进行一期手术固定,应尽量避免进行髌骨部分切除和髌骨切除手术。

六、并发症

髌骨骨折术后骨折块分离和再移位较少见,常因内固定不牢固或某些病例术后指导功能锻炼不足所致。若不考虑治疗方式,延长制动时间将影响最终疗效,石膏制动时间不超过 4 周,83% 初期疗效优良;而超过 8 周者,仅有 15% 疗效优良。

髌骨骨折的晚期并发症常表现为髌股关节疼痛或骨性关节炎症状。

术后伤口感染的处理包括采取清创术和评估固定的稳定性。若固定牢靠,骨块血供良好,可采取清创、灌洗,放置引流,闭合伤口,静脉使用抗生素。

髌骨骨折后的不愈合率是 2.4%,不一定需再行手术内固定以获得骨愈合。有时患者对不愈合所致的功能下降或受限能够很好地耐受。对于体力活动多的年轻患者,可能需要再次行骨连接术。对于疼痛性不愈合并发无菌性髌骨坏死者,可考虑行髌骨部分切除。

保留内固定物所致的疼痛比较常见,与肌腱或关节囊受到内固定物金属尖端的刺激有关。将内固定物取出,常常能减缓这些症状。但 4.0mm 或 3.5mm 松质骨螺钉若保留在年轻人坚硬骨质内几年以上,常常很难取出。

七、术后处理与康复

若用张力带对髌骨骨折进行了稳定的固定,术后可进行早期膝关节功能训练。采用改良的 AO/ASIF 张力带固定,在主动屈膝时可对骨折端产生动力加压,并允许患者尽早恢复膝关节活动。

内固定稳定者,使用 CPM 也可以改善活动范围。采用多枚拉力螺钉或张力带钢丝或应用间接复位技术治疗的严重粉碎骨折,需要石膏制动 3~6 周,在术后早期活动时,若多个小骨折块缺乏稳定性,将增加内固定失效的危险。故在用内固定治疗粉碎骨折后,术后应保护一段时间,以便在进行功能锻炼之前,骨折和伸膝装置获得早期愈合。但股四头肌可进行等长训练,以防止粘连和保持股四头肌弹性。患者常需在超过 6 周后再行大强度的功能锻炼,待 X 线相上出现骨折愈合的征象后才可完全负重。

髌骨部分切除并行肌腱修补,肌腱与骨的愈合需要制动至少 3～4 周。全髌骨切除术后,至少应保护 4 周,此后再进行功能康复,并且在锻炼间隔期间,仍用外固定保护。一般需要几个月的时间,以便最大限度地恢复运动范围和肌力。

总的来看,髌骨骨折经手术内固定后预后良好。关节骨折可导致关节软骨破坏和软骨软化,出现创伤后骨关节炎,伴骨刺和硬化骨形成。严重的髌骨骨折更易发生退行性关节炎。

第七节　胫骨平台骨折

一、概述

按照 Hohl 的统计,胫骨平台骨折占所有骨折的 4%,占老年人骨折的 8%,可导致不同程度的关节面压缩和移位。

已发表的资料表明,外侧平台受累最为多见(55%～70%),单纯内侧平台损伤占 10%～23%,而双髁受累的有 10%～30%。因损伤程度不同,故单用一种方法治疗不可能获得满意的疗效。对于低能量损伤所致的胫骨平台骨折,特别是在老年人中,采用保守和手术治疗均取得了满意的疗效,但对于中等以上能量损伤所致的年轻人骨折,一般不宜采用保守治疗。

二、损伤机制

胫骨平台骨折是强大外翻应力合并轴向载荷的结果。有文献统计表明,55%～70%的胫骨平台骨折是胫骨外髁骨折。此时,股骨髁对下面的胫骨平台施加了剪切和压缩应力,可导致劈裂骨折,塌陷骨折,或两者并存。

而内翻应力是否造成胫骨内髁骨折文献中有不同的意见,一种意见认为仍然是外翻应力时股骨外髁对胫骨内髁产生剪切应力而发生胫骨内髁骨折,另一种意见则认为存在内翻应力所致胫骨内髁骨折。

目前,随着 MRI 检查应用的增多,发现胫骨平台骨折患者合并的韧带损伤发生率比以前认为的要高,并常常合并半月板及软组织损伤。胫骨平台骨折中半月板合并损伤约占 67%。受伤原因中以交通事故汽车撞击、高处坠落或运动损伤较为多见,老年人骨质疏松,外力虽轻微也可导致胫骨平台骨折。

三、骨折分类

AO/ASIF 对胫骨平台骨折的早期分类是将其分为楔形变、塌陷、楔变和塌陷、Y 形骨折、T 形骨折以及粉碎骨折。1990 年,AO 又提出了一种新的胫骨近端骨折的分类,将其分为 A、B、C 3 种,每一种骨折又分 3 个亚型,代表了不同程度的损伤。

现在,临床上应用也最广泛的一种分类是 Schatzker 分类,它归纳总结了以前的分类方

法,将其分为以下 6 种骨折类型:

Ⅰ型:外侧平台劈裂骨折,无关节面塌陷。总是发生于松质骨致密,可以抵抗塌陷的年轻人。若骨折有移位,外侧半月板常发生撕裂或边缘游离,并移位至骨折断端。

Ⅱ型:外侧平台的劈裂塌陷,是外侧屈曲应力合并轴向载荷所致。常发生在 40 岁左右或年龄更大的年龄组。在这些人群中,软骨下骨骨质薄弱,使软骨面塌陷和外髁劈裂。

Ⅲ型:单纯的外侧平台塌陷。关节面的任何部分均可发生,但常常是中心区域的塌陷。根据塌陷发生的部位、大小及程度,外侧半月板覆盖的范围,可分为稳定型和不稳定型。后外侧塌陷所致的不稳定比中心性塌陷为重。临床中并不常见。

Ⅳ型:内侧平台骨折,因内翻和轴向载荷所致,比外侧平台骨折少见得多。常由中等或高能量创伤所致,常合并交叉韧带、外侧副韧带、腓神经或血管损伤,类似于 Moore 分类的骨折脱位型。因易合并动脉损伤,应仔细检查患者,包括必要时采用动脉造影术。

Ⅴ型:双髁骨折,伴不同程度的关节面塌陷和移位。常见类型是内髁骨折合并外髁劈裂或劈裂塌陷。在高能量损伤患者,一定要仔细评估血管神经状况。

Ⅵ型:双髁骨折合并干骺端骨折。常见于高能量损伤或高处坠落伤。X 线相检查常呈"爆裂"样骨折以及关节面破坏、粉碎、塌陷和移位,常合并软组织的严重损伤,包括出现筋膜间室综合征和血管神经损伤。

遗憾的是,根据骨折的解剖进行分类并不能完全说明损伤程度,还有其他因素在呈动态变化,决定了骨折的"个性",这些因素包括如下:

(1)骨折移位情况。

(2)粉碎程度。

(3)软组织损伤范围。

(4)神经血管损伤情况。

(5)关节受损的程度。

(6)骨质疏松的程度。

(7)是否属多发损伤。

(8)是否属同侧复杂损伤等。

四、临床表现与诊断

患者膝部疼痛、肿胀,不能负重。有些患者可准确叙述受伤机制。仔细询问病史可使医师了解是属高能量损伤还是低能量损伤,这一点非常重要,因为几乎所有高能量损伤都存在合并损伤,如局部水疱、筋膜间室综合征、韧带损伤、血管神经损伤等。应特别注意内髁和双髁骨折出现的合并损伤,因为它们在早期的表现并不是特别明显。

体检可发现主动活动受限,被动活动时膝部疼痛,胫骨近端和膝部有压痛。应注意检查软组织情况、筋膜室张力、末梢脉搏和下肢神经功能状态。若有开放性伤口,应查清其与骨折端和膝关节的关系。必要时测定筋膜室压力。特别要强调的是不能忽视对血管神经的检查。

除了一些轻微的关节损伤之外,膝关节正位和侧位 X 线相常可以清楚地显示平台骨折。当无法确定关节面粉碎程度或塌陷的范围时,或考虑采用手术治疗时,可行 CT 或 MRI 检查。

当末梢脉搏搏动有变化或高度怀疑有动脉损伤时,可考虑行血管造影术。对于非侵入性的方法,譬如超声波检查,对于确定是否有动脉内膜撕裂并不可靠,一般不能作为用于确诊的检查。

五、治疗方法

治疗胫骨平台骨折的目的是获得一个稳定的、对线和运动良好以及无痛的膝关节,并且最大限度地减少创伤后骨关节炎发生的危险。要想获得合理的治疗,一定要掌握这种损伤的个体特点,仔细地进行体检和相关的影像学研究,并且熟悉治疗这种复杂骨折的各种技术。一个很具挑战性的问题是要具体到每一个患者,是采取保守治疗好,还是采取手术治疗好。已经认识到,理想的膝关节功能取决于关节稳定,对合关系良好,关节面正常,以允许均衡地传导通过膝关节的载荷。

关节轴向对线不良或不稳定时,可以加速膝关节退行性过程。进行骨折复位时,首先要复位膝关节的力线,避免出现膝关节的内外翻畸形;同时要尽可能的复位好关节面,尽量达到解剖复位,使关节面平整。

治疗方法的选择取决于患者的伤情,骨折类型和医师的临床经验。对于骨折移位小的老年患者可采取保守治疗。手术治疗常常是比较复杂和困难,需要具备一定的经验和内固定技术,可使用大、小接骨板和螺丝钉以及混合型外固定架。熟练的护理和理疗有助于术后的早期康复。

胫骨平台骨折是一种常见损伤,手术和非手术的优点常存在争议。有的学者报告,有些患者保守或手术治疗并未获得关节的解剖复位,但膝关节功能良好。

有几个研究结果都认为,损伤后不稳定是决定治疗方案的唯一重要因素。残存的不稳定和对线不良常常导致远期疗效不佳。手术治疗的主要适应证是膝关节的不稳定,而不是骨折块移位的程度。

(一)非手术治疗

保守治疗包括闭合复位,骨牵引或石膏制动。尽管避免了手术治疗的危险,但却易造成膝关节僵硬和对线不良。长期制动所带来的某些问题可通过采用牵引使膝关节早期活动来克服之。主要适用于低能量损伤所致的外侧平台骨折。相对适应证包括如下:

(1)无移位的或不全的平台骨折。

(2)轻度移位的外侧平台稳定骨折。

(3)某些老年人骨质疏松患者的不稳定外侧平台骨折。

(4)合并严重的内科疾病患者。

(5)医师对手术技术不熟悉或无经验。

(6)有严重的、进行性的骨质疏松患者。

(7)脊髓损伤合并骨折患者。

(8)某些枪伤患者。

(9)严重污染的开放性骨折(Gustilo Ⅲ B 型)。

(10)感染性骨折患者。

保守治疗可使用可控制活动的膝关节支具。对于粉碎骨折或不稳定骨折可采取骨牵引治疗,可在胫骨远端踝上部位穿入骨圆针,把肢体放在 Bohler-Braun 架或 Thomas 架和 Pearson

副架上,牵引重量在 10～15 磅(4.5～6.8kg)左右,通过韧带的整复作用可使胫骨髁骨折复位。

但是,对于受嵌压的关节内骨折块单纯通过牵引或手法不能将其复位,因为它们没有软组织附丽将它们向上拉起。保守治疗的目的不是使骨折获得解剖复位,而是恢复轴线和关节活动。因为膝关节的力线异常和不稳定可以对膝关节负重的不利影响,故只有额状面上不超过 7°的对线异常才可以接受。当考虑保守治疗时,应与健侧进行比较。

患者为无移位或轻度移位的外侧平台骨折时,治疗上应包括抽吸关节内血肿,并注入局麻药物,常同时配合静脉给予镇静剂,然后对膝关节进行稳定性检查。用支具制动膝关节 1～2 周间,调整支具,使其活动范围逐渐增加。3～4 周时,屈膝应达 90°。支具共用 8～12 周时间,骨折愈合后去除。

正如所有的关节内骨折一样,负重时间对于轻度移位的骨折应延迟 4～6 周。采用骨牵引治疗粉碎骨折时,在牵引下早期进行膝关节屈曲活动是有益的。根据临床体征、症状和骨折愈合的放射学表现,伤后可用骨折支具或膝关节铰链支具治疗 3～6 周,但 8～12 周内仍勿负重,直到骨折获得牢固的愈合为止。

(二)手术治疗

尽管影像学技术和非侵入性手术方法得到了很大发展,但对于胫骨平台骨折的治疗仍有争论。平台出现塌陷或"台阶"时,采取保守治疗好,还是采取手术治疗好,仍无统一的意见,亦未达成共识。某些学者认为,超过 3mm 或 4mm 的塌陷,必须进行恢复关节面的解剖形态和牢固内固定的手术治疗。

对于有移位的,出现"台阶"的不稳定和对合不良的胫骨平台骨折,可选择切开复位内固定(ORIF)或外固定架治疗。手术指征和获得稳定的方法取决于骨折类型、部位、粉碎和移位程度,以及合并的软组织损伤的情况。深刻分析 X 线片和 CT 或 MRI 图像,以便制订严格的术前计划。

应依据损伤的"个性"制订手术步骤,以便选择和决定手术切口的位置、内固定的类型和部位,是否需要植骨,术后的前期治疗计划等。

手术治疗的绝对指征包括:①开放胫骨平台骨折;②胫骨平台骨折合并筋膜间室综合征;③合并急性血管损伤。相对指征包括:①可导致关节不稳定的外侧平台骨折;②多数移位的内髁平台骨折;③多数移位的胫骨平台双髁骨折。

1.手术时机

开放骨折或合并筋膜间室综合征或血管损伤,需要紧急手术治疗。若属于多发创伤的一部分,应待患者全身状况允许后尽早手术。在许多病例,可在进行胸腹手术的同时处理膝部创伤。在危重患者,或软组织损伤重的患者,可采用经皮或局限切口对关节面进行固定,并结合临时使用关节桥接外固定架,使这些严重损伤得以稳定。

对于高能量损伤所致的平台骨折,若患者情况危重,不可能获得早期的稳定,在这种情况下,可采用简单的关节桥接外固定架,或在胫骨远端横穿骨圆针进行牵引,以替代石膏固定。

外固定架或牵引能比较有效地恢复长度和对线,减少骨折端的后倾和移位,比较方便地观察软组织情况和评估筋膜室内压力。若属单纯的闭合骨折,手术时间主要取决于软组织状况,其次是能否获得适当的放射学检查,以及手术小组的经验和适当的内固定物。若无禁忌证,尽早进行手术是可取的,但必须明确软组织损伤的情况。在高能量损伤所致骨折的患者,肢体广泛肿胀,直接暴力作用于胫骨近端的前方,可致胫前软组织损伤。

此种情况下,必须慎重考虑用接骨板螺丝钉内固定,手术可延期至肿胀减轻和皮肤情况改善后进行。在某些患者,手术可延迟几天或几周后进行,但应将患者放在 Bohler-Braun 架上或行胫骨远端骨牵引术,以便较好地维持长度和改善淋巴、静脉回流,过早进行手术可增加伤口的并发症。

2.术前计划

对比较复杂的骨折应制订术前计划。可拍摄对侧膝关节 X 线相作为模板。牵引下的 X 线片可减少折块间重叠,更易于观察骨折形态。通过术前的绘图,可以推断出解决问题的最好方法,将减少术中软组织剥离,缩短手术时间,明确是否需要植骨并选择合适的内固定物,以最大限度地改善手术效果。

3.手术切口

除外有其他特殊情况,一般应把整个患肢和同侧髂嵴都进行消毒、铺单,并使用已消毒的止血带。手术应在可透 X 线的手术床上进行,以便术中用 C 形臂机影像增强器进行监测。手术床最好可以折叠,以便于术中屈膝,有利于显露和直视关节内情况。根据骨折累及内髁或外髁的情况,可采用内侧或外侧的纵切口。应避免使用 S 形或 L 形以及三向辐射状切口("人")。对于双髁骨折,可以用膝前正中纵切口。

在特殊复杂的病例,可采用 2 个切口:第一个在正前方,第二个在后内或后外方。前正中纵切口的优点是暴露充分,对皮瓣的血供损伤小,而且若需晚期重建,亦可重复使用此切口。

4.手术固定原则

胫骨平台骨折的手术内固定的目的首先要恢复膝关节的力线,其次要尽量解剖复位胫骨平台关节面。胫骨平台骨折手术复位固定后,不允许存在膝关节内外翻畸形,要根据胫骨平台骨折的粉碎程度,尽量恢复关节面的平整。对于没有塌陷、单纯劈裂的骨折块,一定要做到解剖复位坚强内固定。对纵向劈裂的骨折块,除用拉力螺钉加压固定外,一般需要附加支撑接骨板固定。

对于粉碎塌陷的胫骨平台骨折,如严重的 Schatzker V、VI 型骨折,即使关节面不能完全解剖复位,膝关节对位也不允许出现内外翻畸形。胫骨平台骨折多的固定多需要应用接骨板螺丝钉系统。锁定接骨板对减少手术创伤,维持关节复位后的关节力线有其特有的技术优势。胫骨平台后方的塌陷骨折一定要有良好的复位,并用支撑接骨板固定;此时通常须在胫骨后缘附加切口进行单独操作固定。混合型外固定架对于开放性骨折的固定有其独特优势。对粉碎的胫骨近端骨折,应用混合型外固定架进行功能复位,维持膝关节力线也是一个良好的选择。对于胫骨平台塌陷骨折复位后出现的骨缺损,应该应用人工骨、自体骨或异体骨进行填充植骨。

5.术中合并损伤的处理原则

(1)血管损伤:高能量损伤,特别是 Schatzker IV、V、VI 型损伤则有可能并发腘动脉或胭动脉分支处的断裂。

最基本的临床检查是评估末梢脉搏情况。若对血管的完整性存在怀疑,明智的做法是进行血管造影术,以排除隐匿性血管损伤。

血管损伤的治疗取决于缺血的严重程度和骨折后的时间。若末梢脉搏搏动良好,应首先固定骨折。若动脉损伤诊断明确后,应立即重建血液循环,进行临时性的动脉血流转路或行血管修补术,常需静脉移植或人工血管移植来进行动脉修补。

无论何时,均应同时修补受损的静脉。对缺血时间超过 6 小时,再灌注后筋膜间室内张力增加或有广泛软组织损伤者,应积极行筋膜切开减张术,监测筋膜间室压力也是有益的。

(2)韧带损伤:胫骨平台骨折合并膝关节韧带损伤比较多见,但对其发生率和严重性常常估计不足。

临床研究表明,多达 1/3 的平台骨折合并有韧带损伤。遗憾的是,哪些韧带损伤可导致创伤后膝关节不稳定仍不是十分明确。随着 MRI 检查和关节镜的普遍应用,发现高达 1/3~2/3 的病例合并有软组织损伤,主要包括:内侧副韧带损伤、半月板撕裂、前交叉韧带(ACL)损伤。

此外,若存在有腓骨头骨折或髁间棘骨折,亦应高度怀疑有韧带撕裂。

对膝关节韧带损伤伴有较大的撕脱骨折块应行一期手术修补已达成共识。对交叉韧带实质部断裂进行一期修补,目前认为其临床效果并不可靠。

六、并发症

胫骨平台骨折术后并发症分为两类,一类是早期并发症,包括复位丧失、深静脉血栓形成、感染;另一类是晚期并发症,包括骨不愈合、内植物失效、创伤后骨关节炎等。

(一)感染

感染是最常见也是最严重的并发症之一。常常因对软组织损伤的程度估计不足,通过挫伤的皮肤进行不合时宜的手术切口,并做广泛的软组织剥离来放置内固定物,导致伤口早期裂开和深部感染。

谨慎地选择手术时机,骨膜外操作,对粉碎折块行有限剥离,可减少感染的发生率。采用股骨牵开器行间接复位,或通过韧带复位法经皮夹持固定置入较小的内固定物或中空拉力螺钉,也可减少软组织血供进一步的丧失,降低伤口裂开和深部感染的发生率。

对伤口裂开或渗出应行积极的外科治疗,将坏死的骨质和软组织进行彻底清创和冲洗。有时感染可累及膝关节,为防止软骨受到破坏,应对膝关节进行全面评估和灌洗。深部感染伴有脓肿形成时,应保持伤口开放,二期闭合。若有窦道形成,但无明显的脓液流出,可彻底清创和冲洗,放置引流管,闭合伤口。应进行细菌培养,静脉给予有效的抗生素。若有软组织缺损,可应用皮瓣或肌瓣转移手术覆盖伤口。少数病例可能需要游离组织移植。感染症状消退后,若骨折迟延愈合,可行植骨术或开放植骨术。在发生感染后对内固定行翻修手术,则需要慎重地考虑。

(二)骨折不愈合

低能量损伤所致的平台骨折极少发生不愈合,这归因于松质骨有丰富的血液供应。常见的不愈合发生在 Schatzker Ⅵ型损伤的骨干与干骺端交界区域,常因骨折严重粉碎、内固定不稳定、植骨失败、内固定力学失效、感染以及其他一些因素所致。

(三)创伤后关节炎

在已发表的文献中,远期研究不多,故平台骨折后创伤性关节炎的发生率仍不十分清楚。但已有多位学者证实,关节面不平滑和关节不稳定可导致创伤后关节炎。若关节炎局限于内侧室或外侧室,可用截骨矫形来纠正;若是 2 个室或 3 个室的严重关节炎,则需行关节融合或人工关节置换术。在决定是否手术治疗时,年龄、膝关节活动范围及是否有感染等因素起着重要作用。

(四)膝关节僵硬

胫骨平台骨折后膝关节活动受限比较常见,但严重程度较股骨远端骨折轻。这种难治的并发症是由于伸膝装置受损、原始创伤致关节面受损以及为内固定而行的外科软组织暴露所致。而骨折术后的制动使上述因素进一步恶化,一般制动时间超过 3~4 周,常可造成某种程度的关节永久性僵硬。

对多数胫骨平台骨折来讲,早期行稳定的内固定,仔细地处理软组织,术后立刻行膝关节活动,可望最大限度地恢复活动范围。一般在术后 4 周,屈膝应达 90°以上。

七、术后处理与康复

闭合骨折内固定术后应静脉使用头孢菌素 24 小时;开放骨折术后应再加用氨基糖苷类抗生素。常规放置引流管 1~2 天。

下肢关节内骨折的治疗特点是早期活动和迟延负重。若固定较稳定,建议使用 CPM,可增加关节活动、减轻肢体肿胀,改善关节软骨的营养。对于 Schatzker Ⅰ、Ⅱ、Ⅲ 型骨折,一般 4~6 周可以部分负重,3 个月时允许完全负重。对于高能量损伤者,软组织包被的情况可影响膝关节活动恢复的时间和范围。

无论何时,即使活动范围不大,也应尽可能地使用 CPM。一般患者完全负重应在术后 3 个月左右,此时 X 线相上应出现骨折牢固愈合的证据。对于采用韧带复位法和混合型外固定架固定的患者,何时去除外固定架,必须具体病例具体分析,在这些病例中,骨折愈合慢,特别是在骨干与干骺端交界区域,过早地去除外固定架可导致成角和短缩畸形,可行早期植骨,以缩短骨愈合时间。

何时取出内固定物,并没有一个统一的标准,其手术指征是在体力活动时有局部不适。若手术时将内固定物置于皮下常会造成局部症状,特别是 6.5mm 或 7.0mm 的空心拉力螺钉,无论是放置在内侧或外侧,其螺帽常常凸出。对于多数低能量损伤者,骨折愈合快,一般伤后 1 年可将内固定物取出。

高能量损伤所致骨折,其愈合相对较慢,若未植骨,则不出现或仅出现极少量的外骨痂,应谨慎地推迟至术后 18~24 个月再取出内固定物,以避免发生再骨折。

应注意并不是所有的患者都需要取出内固定物。对多数老年患者来讲,麻醉和手术的危险或许超过了常规取出内固定物带来的益处。但是,若有持续性局部疼痛,而且骨折愈合良好,亦无内科禁忌证,则可将其内置物取出。对生理年龄年轻者,若无或仅有轻微的与内置物有关的症状,亦没有必要常规取出内固定物。取出内置物后,应常规用拐杖保护 4~6 周,何时恢复剧烈的体力活动应因人而异,一般需延迟至 4~6 个月。

第八节　股骨头缺血性坏死

股骨头缺血性坏死是由于不同病因破坏了股骨头的血液供应，所造成的最终结果，是临床常见的疾病之一。由于股骨头塌陷造成髋关节的病残较重，治疗上也较困难，因此，越来越引起医生们对这一疾病的关注。

一、病因

股骨头缺血性坏死可分为两类：一是创伤性股骨头缺血性坏死，是由于供应股骨头的血运突然中断而造成的结果；另一种是非创伤性的股骨头缺血性坏死，其发病机制是渐进的慢性过程。许多疾病的共同特点是损害了股骨头的血运。因此，许多国内外学者对股骨头血循环进行了研究。其中最有意义的是 Trueta 对成人正常股骨头血管解剖的研究。

成人股骨头的血运主要是来自股深动脉的旋股动脉。外侧和内侧旋股动脉通过股骨的前后方在粗隆的水平相互吻合，从这些动脉特别是旋股内侧动脉，发出许多小的分支，在髋关节囊的下面走行，沿支持带动脉的股骨颈被滑膜所覆盖，其终末支在股骨头的软骨的边缘进入骨内。旋股内动脉发出上（A）和下（B）支持带血管，上支持带血管又分出上干骺血管（E）和外侧骨骺血管，下支持带血管发出下干骺血管（F）。闭孔动脉通过髋臼支供应圆韧带动脉，其终端为骨骺内动脉（D），股骨颈的髓内血管自股骨干和大粗隆处向上走行于骨皮质下，终止于股骨颈近侧部。这些血管虽相互交通，但各自又具有一定的独立性。外侧骨骺血管供给股骨头骨骺区的外上 2/3 的血运。骨骺内血管供给股骨头的其余 1/3。在股骨颈部，下干骺血管是最重要的血管。

已经证明：上（外）支持带血管是股骨头的最重要的血运来源，而下支持带血管则只是营养股骨头和颈的一小部分。股骨颈骨折如果穿过上支持带血管的进入骨骺点，则可导致血液供给的严重损害，并可造成骨坏死。

在圆韧带内的血管因其管径变化较大，而且它对于股骨头血运的供应的作用尚不能确定。有些学者认为圆韧带血管的存在可以和骨骺外血管相吻合，然而，其他学者则认为是其血运供应作用非常小。大多数报告认为经圆韧带进入股骨头球凹的这些血管，在其他营养血管受到破坏后可提供一个再血管化的源泉。

（1）成人或儿童股骨颈骨折后可以伴发股骨头的骨坏死。其可导致以下两种结果：

（2）没有骨折的髋关节创伤所致的股骨头缺血性坏死。

创伤性髋关节脱位有可能造成圆韧带血管和支持带血管的损伤。儿童的创伤性髋关节脱位后股骨头缺血性坏死的发生率为 4%～10%，儿童较成年人的股骨头缺血性坏死发病率低。创伤性髋关节脱位造成缺血坏死与受伤时的年龄、有效复位的时间（不超过 24h）、髋关节损伤的严重程度、合并有髋臼骨折、延误了诊断、或过早持重等因素有关。

股骨头骨骺滑移之后损伤骺外侧血管，在移位较为严重或是经过激烈的按摩者其坏死率可高达 40%。而移位较小者股骨头坏死的发生率仅为 5%。在骨骺滑移的患者中，核素扫描可以用做检查是否有骨的缺血性坏死。

股骨头的无菌性坏死在先天性髋关节脱位中发生率可高达 68%。这种并发症可受治疗方法和治疗中所固定的位置的影响。极度外展位固定可导致血管结构的梗死和对股骨头的过度压力。在一侧髋关节脱位在治疗时,而将两侧髋关节同时做固定之后,在正常侧也可发现有股骨头缺血性坏死的情况,而在正常侧未行固定者则很少发生股骨头的缺血性坏死。做髋关节滑膜切除时,如果将股骨头脱出,并切除关节囊、圆韧带等结构也可造成股骨头缺血性坏死。

(3)Legg-Calve-Perthes 病。

(4)血红蛋白病。血红蛋白病是一组由于血红蛋白(Hb)分子遗传缺陷引起的 Hb 分子结构异常或肽链合成障碍的疾患。虽然总的发病率不高,但与股骨头缺血性坏死关系密切,应予以注意。异常血红蛋白的种类很多,股骨头缺血性坏死至少可见于以下几种疾患:镰状细胞贫血、镰状细胞血红蛋白 C 病、地中海贫血、镰状细胞特质等。股骨头缺血性坏死在镰状细胞血红蛋白 C 病中,发病率可达 20%~68%,而在镰状细胞贫血中,发病率为 0~12%。镰状细胞贫血及镰状细胞血红蛋白 C 病,在黑人中发病率高,在我国还没有这种病例的报告。但地中海贫血不仅见于意大利、塞浦路斯、希腊、马耳他等地中海区,在我国南方许多省(区),以及贵州、宁夏、西藏、内蒙古、台湾等省(区)也均有报告,其中以广东、福建及海外侨民发病率较高。目前国外尚无报告说明地中海贫血合并股骨头缺血性坏死的发病率。但在诊断股骨头缺血性坏死时,应考虑到这一可能的病因。

各种血红蛋白病所造成的股骨头缺血性坏死的表现是类似的。可呈现弥散性或局限性骨质疏松、股骨头软骨剥脱样改变,或表现为典型的股骨头缺血坏死、股骨头塌陷等。血红蛋白病造成股骨头缺血、坏死,是由于全身的因素使血液黏稠度增加,血液在小血管内滞留、栓塞,阻断了骨的血液供给所致。

(5)减压病。减压病是由于所在环境的气压骤然减低而造成的症候群,股骨头缺血坏死为减压病的症状之一。减压病可发生在一些从事特殊工作的人群中,如在沉箱工作人员、深海潜水员,当他们在高气压的环境中迅速地进入高空,如无特殊装备则有产生减压病的可能。

有减压环境工作历史的患者中,骨坏死的发生率与其在工作环境中停留时间的长短、次数、严重程度、是否间隔进入等因素有关。在压缩气体环境中工作的工人骨坏死的发病率变化较大,从 0 到 75%,但是大多数报告中估计为 10%~20%。从暴露于减压环境中至 X 线片上有异常的表现通常要经过 4~12 个月(间隔时间的长短则要看坏死存在的时间和坏死的范围、组织重叠的厚度、X 线片的技术质量和再血管化的程度)。进入减压区后间隔时间过短,做 X 线检查则骨的异常改变发现率低。

气体在体液内的溶解度与所受的压力成正比,高气压下溶解度大,反之则小。空气的主要成分为氮、氧、二氧化碳等。在高压环境中氧和二氧化碳容易为血液吸收,由于其弥散作用较强,易于从呼吸道排出。氮气溶于组织及体液量较多,但弥散作用差,如减压过快,可使血液中释放出的氮气在血管中形成栓塞。同时由于氮气于相同的气压下,在脂肪组织中的溶解度比水中大 5 倍,所以氮气又易于聚集于在脂肪丰富的组织中。当减压过速时,所释放的气泡可产生严重的气泡栓塞。由于栓塞部位不同,临床表现各异。骨内的黄骨髓富有脂肪组织,而且骨皮质坚硬,释放的氮气被限制在其中,不仅可造成动脉气栓,而且可对髓内血管产生足够的外压,阻断其血液循环,造成骨局部梗阻。

减压病所造成的股骨头缺血性坏死的诊断,应该是患者在出现症状之前,有进入高压环境或从事高空飞行的历史;可以无临床症状,也可出现髋关节疼痛或功能障碍;X线片上可见股骨头密度增高,也可见持重的关节面塌陷,但X线表现常出现在发病后数月至数年。

(6)服用激素引起的股骨头缺血性坏死。

(7)乙醇中毒。乙醇中毒在居民中发病率有多少,国内尚未见统计数字。什么是过量饮酒,也难定一个确切标准。为什么在乙醇中毒的患者中能造成骨缺血性坏死,这种病理机制还不清楚。有人认为是由于胰酶释放,造成脂肪坏死,继而钙化,X线片上所见骨硬化病变,即代表了脂肪坏死后的钙化区,另一种解释是过量饮酒可导致一过性高脂血症,并使血液凝固性发生改变,因而可使血管堵塞、出血或脂肪栓塞,造成骨缺血性坏死。

(8)其他疾患。某些疾患,如痛风、戈谢病、动脉硬化、盆腔放射治疗后、烧伤等,偶然也会造成股骨头坏死。不过每种病例数量很小,难以讨论其发病机制。这些病变多损害了血管壁,由血凝块或脂肪将血管堵塞造成骨坏死。

二、病理

前述各种病因都是破坏了股骨头血液循环而造成股骨头缺血性坏死。所以病理改变也都是相似的。

(一)早期

许多学者对新鲜股骨颈骨折伤后几天至几周的标本进行了研究,认为对股骨头所造成损害的程度,取决于血液循环阻断范围的大小及时间,以及血运阻断的完全与否。

Woodhouse实验中采用暂时阻断血液供应12h,可造成股骨头缺血坏死,骨坏死在组织学上的表现是骨陷窝变空,对于缺血后骨陷窝中骨细胞逐渐消失的过程有不同认识,有人认为在骨细胞消失之前骨仍然是活的;有人则认为伤后15d内,骨的血液供给如能恢复,则不产生骨坏死。

Catto在研究了股骨颈骨折伤后15d内取下的59个标本后认为:红骨髓的改变是缺血的最早且最敏感的指征,伤后2d之内没有细胞坏死表现。伤后4d后细胞死亡,核消失,呈嗜酸染色。骨小梁死亡的指征是陷窝中骨细胞消失,但这一过程在血液循环被破坏2周后开始,至3～4周后才完成。疾病的早期,由于滑液能提供营养,关节软骨没有改变。伤后几周之内,可见修复现象,从血液循环未受破坏区,即圆韧带血管供应区和下干骺动脉供应的一小部分处,向坏死区长入血管纤维组织。坏死的骨髓碎片被移除,新生骨附着在坏死的骨小梁上,之后坏死骨被逐渐吸收。

有的学者认为:实际上所有股骨颈骨折最初均有一定程度的缺血性坏死,常常涉及股骨头的很大一部分,但是这些股骨头只有很小一部分能在临床及X线片上表现有缺血性坏死。可以设想这是由于大多数病例获得了修复。

(二)发展期

有一些病例中,股骨头缺血坏死未能愈合,则发展为典型的缺血性坏死表现。

1.肉眼观察

髋关节滑膜肥厚水肿、充血,关节内常有不等量关节液。股骨头软骨常较完整,但随着病变严重程度的加重,可出现软骨表面有压痕,关节软骨下沉,触之有乒乓球样浮动感,甚至软骨破裂、撕脱,使骨质外露,表明股骨头已塌陷。更严重者股骨头变形,头颈交界处明显骨质增生,呈蕈状。髋臼软骨表面早期多无改变,晚期常出现软骨面不平整,髋臼边缘骨质增生,呈退行性骨关节炎改变。个别病例有关节内游离体。沿冠状面将股骨头切开,观察其断面,可见到股骨头坏死部分分界清楚,各层呈不同颜色,软骨呈白色,其深面常附着层骨质。这层骨质的深面常有一裂隙。再深面为白色坚实的骨质,周围有一层粉红色的组织将其包绕,股骨颈骨质呈黄色。

2.显微镜检查

沿股骨头的冠状面做一整体大切片,经染色后可观察股骨头全貌。然后按部位做局部切片,观察详细病变。经观察,股骨头缺血坏死的病理改变较恒定,可分为以下五层:

A层:为关节软骨。股骨头各部位软骨改变不一。有些部分基本正常,有些部分软骨表面粗糙不平,细胞呈灶状坏死。软骨基质变为嗜酸性。有的软骨呈瓣状游离,但软骨并未死亡。可能滑液仍能供其营养。

软骨之下附着的一层薄骨质,称之为软骨下骨。如软骨下骨很薄,则细胞仍存活,较厚的软骨下骨细胞常无活力。

B层:为坏死的骨组织。镜下可见这部骨质已坏死。陷窝中骨细胞消失。髓细胞被一些无细胞结构的坏死碎片所代替。坏死区内常见散在的钙化灶。

C层:为肉芽组织。包绕在坏死骨组织周围,其边缘不规则。镜下可见炎性肉芽组织,有泡沫样细胞及异物巨噬细胞。某些部分可见纤维组织致密,缺少血管。有的部分纤维组织疏松,有血管。靠近坏死骨部分,有大量破骨细胞侵蚀坏死骨表面,并可见新形成的软骨。

D层:为反应性新生骨。镜下可见坏死骨的积极修复及重建,在坏死骨小梁的支架上有新骨沉积,大量新生骨形成,骨小梁增粗。

E层:为正常组织。股骨颈上的正常骨组织,这一层的骨小梁与D层相比较细。含有丰富的髓细胞。

三、临床表现及检查诊断

近年来,临床所见股骨头缺血性坏死有逐渐增多的趋势,成为诊治中的重要问题之一。股骨头缺血性坏死的标志是骨细胞在陷窝中消失,而不是骨结构的折断。当其重新获得血液供应后。则新生骨可沿骨小梁逐渐长入,使坏死的股骨头愈合。但这一过程持续时间较长。在此期间如未能明确诊断,处理不当,继续持重,可发生股骨头塌陷,造成髋关节严重残废。因此,在诊断中强调早期诊断,及时防止股骨头塌陷,是十分重要的。

(一)临床表现

股骨头缺血性坏死早期可以没有临床症状,而是在拍摄 X 线片时发现的,而最先出现的症状为髋关节或膝关节疼痛。在髋部又以骨收肌痛出现较早。疼痛可呈持续性或间歇性。如果是双侧病变可呈交替性疼痛。疼痛性质在早期多不严重,但逐渐加剧。也可在受到轻微外伤后骤然疼痛。

经过保守治疗症状可以暂时缓解,但过一段时间疼痛会再度发作。可出现跛行,行走困难,甚至扶拐行走。原发疾患距临床出现症状的时间相差很大,在诊断中应予以注意。例如,减压病常在异常减压后几分钟至几小时出现关节疼痛,但 X 线片上表现可出现于数月及至数年之后。长期服用激素的患者常于服药后 3～18 个月之间发病。乙醇中毒的时限难以确定，一般有数年至数十年饮酒史。股骨颈高位骨折并脱位，诊断为股骨头缺血性坏死者，伤后第 1 年确诊率为 25%、第 2 年为 38%，第 3～7 年为 56%。询问病史应把时间记录清楚。

早期髋关节活动可无明显受限。随疾病发展，体格检查可有内收肌压痛，髋关节活动受限，其中以内旋及外展活动受限最为明显。

(二)股骨头缺血性坏死的诊断技术

1.X 线片诊断技术

近年来虽然影像学有了十足的进步，但是对于股骨头缺血性坏死的诊断仍以普通的 X 线片作为主要的手段，有时甚至不需要其他的影像学手段即可做出明确的诊断。股骨头血液供应中断后 12h 骨细胞即坏死，但在 X 线片上看到股骨头密度改变，至少需 2 个月或更长时间。骨密度增高是骨坏死后新骨形成的表现，而不是骨坏死的本身表现。

患者就诊时 X 线片出现的可见的表现如下：

(1)股骨头外形完整，关节间隙正常，但在股骨头持重区软骨下骨质密度增高，周围可见点状、斑片状密度减低区阴影及囊性改变。病变周围常见一密度增高的硬化带包绕着上述病变区。

(2)X 线片表现为股骨头外形完整，但在股骨头持重区关节软骨下骨的骨质中，可见 1～2cm 宽的弧形透明带，构成"新月征"。这一征象在诊断股骨头缺血坏死中有重要价值。易被忽视，读片时应仔细观察。

(3)股骨头持重区的软骨下骨质呈不同程度的变平、碎裂、塌陷，股骨头失去了圆而光滑的外形，软骨下骨质密度增高。很重要的一点是关节间隙仍保持正常的宽度。Shenton 线基本上是连续的。

(4)股骨头持重区(内上方)严重塌陷，股骨头变扁平，而股骨头内下方骨质一般均无塌陷。股骨头外上方，即未被髋臼所遮盖处，因未承受压力，而成为一较高的残存突起。股骨头向外上方移位，Shenton 线不连续。关节间隙可以变窄，髋臼外上缘常有骨刺形成。

(5)应用普通 X 线片论断股骨头缺血性坏死时，采用下肢牵引拍摄 X 线片，可对诊断有所帮助。牵引下可使软骨下骨分离的部分形成负压，使氮气集中于此，使"新月征"显示更加清楚。

(6)股骨头的 X 线断层检查对发现早期病变，特别是对"新月征"的检查有重要价值，因此对疑有早期股骨头缺血性坏死者，可做 X 线断层检查。

2.股骨头缺血性坏死塌陷的预测

如何预测股骨头坏死后塌陷，是临床中的重要问题。有学者根据 103 例股骨颈骨折后股骨头坏死塌陷患者的长期随诊，提出了早期预测股骨头塌陷的指征。

(1)塌陷发生的时间：平均发生在骨折后 34 个月，最短的为 12 个月；发生在骨折后 1～5 年者占 93.2%。有学者认为，认识这个时间因素是早期发现股骨头塌陷的前提，在骨折愈合后至少需每半年摄 X 线片复查一次，直至骨折发生后 5 年，以便及早发现股骨头塌陷。

(2)"钉痕"出现：内固定钉早期移动常为骨折不愈合的征象，但当骨折愈合后再发现钉移动则可视为塌陷的早期征象。紧贴钉缘的松质骨常形成一条硬化线，诊断当钉移动时此硬化线离开钉缘,在 X 线片上清晰可见,称为"钉痕",这一特征较临床诊断塌陷平均提前17 个月。

(3)疼痛:骨折愈合后再次出现疼痛者,应及时摄 X 线片检查。约86.4%的患者塌陷前有疼痛记载,较临床诊断平均提前 13 个月。

(4)股骨头高度递减:股骨头塌陷是一个细微塌陷的积累过程,因此股骨头高度的动态变化能更准确地显示这一过程,有可能在 X 线显示肉眼形态改变前做出预测。

(5)硬化透明带:股骨头塌陷前呈现对比明显的硬化透明带。硬化透明带的出现说明由活骨区向死骨区扩展的修复过程缓慢或停止,致使新生骨在边缘堆积,形成一个明显的硬化透明带,预示股骨头即将塌陷。硬化透明带的出现距临床诊断塌陷平均提前10.7 个月。

3.计算机断层扫描(CT)

CT 在股骨头缺血性坏死诊断方面的应用可达到两个目的。即早期发现微小的病灶和鉴别是否有骨的塌陷存在及其延伸的范围,从而为手术或治疗方案的选择提供信息。股骨头的轴位 CT 扫描可以显示主要的骨小梁组,这些骨小梁以相互交叉约成 90°排列成拱形。

初级压力骨小梁是由股骨颈近端内侧皮质到股骨头的上关节面,呈扇形放射状排列,通过股骨头的上部的轴位影像上呈内织型网状结构。在下部,这些骨小梁连接在内侧骨皮质。初级张力骨小梁起自大粗隆的下方的外侧骨皮质向上弯曲并且横过股骨颈,止于股骨头的内下面,它与次级压力、张力、大粗隆骨小梁共同形成一种内织型的网状结构,这些骨小梁不像初级压力组的骨小梁那样厚和紧密。

初级的和次级的压力骨小梁和初级的张力骨小梁共同围成一个骨小梁相对较少的区域,即股骨颈内的 ward 三角。这一三角区在轴位 CT 扫描上比较明显,呈现为一个薄而腔隙宽松的区域,其内侧边缘为初级压力骨小梁组,而外侧则为初级张力骨小梁组所组成。在股骨头内,初级压力骨小梁和初级张力骨小梁的内侧部分相结合形成一个明显的骨密度增强区,在轴位像上呈现为放射状的影像,称之为"星状征"。这种征象的改变可作为是早期骨缺血性坏死的诊断依据。

股骨头缺血性坏死较晚期,轴位 CT 扫描中可见中间或边缘的局限的环形的密度减低区。在这个阶段,CT 的矢状面和冠状面的资料对血供的重建更为有用,它可以显示出软骨下骨折、轻微的塌陷及整个关节面的塌陷。

骨塌陷的断定在治疗方面是非常重要的,即使是很轻的塌陷表明疾病已进入了晚期,并限制了很多有效的手术措施不能在这类患者身上施行。CT 扫描所显示的三维图像,可为评价股骨头缺血性坏死的程度提供较准确的资料。这种图像是将病变附近的部位都做成薄的图像,然后再重新组合而成。完成三维图像需要较长的检查时间,接受较多的放射线,并要求患者能很好地配合,在检查过程中不能随意活动。

诊断股骨头缺血性坏死,CT 较普通 X 线片可较准确地发现一些微小的变化,但是在早期诊断股骨头缺血性坏死,核素扫描和 MRI 则比 CT 更为敏感。

4.磁共振成像(MRI)

近年来,应用磁共振诊断早期的股骨头缺血性坏死已受到了人们的重视,实践证明 MRI 是一种有效的非创伤性的早期诊断方法。正常条件下,骨髓内的脂肪或造血细胞的短 T_1 和长 T_2,形成磁共振的强信号。

虽然在股骨头内阻断血液供给后 6~12h 可导致造血细胞的死亡，但是这些细胞数量少于脂肪细胞，因此 MRI 还反映不出骨内的病变。MRI 最早可以出现有确定性意义的骨坏死的信号是在脂肪细胞死亡之后(12~48h)。由于反应性的纤维组织代替了脂肪和造血细胞，其结果使信号的强度降低。信号强度的改变是骨坏死的早期并且敏感的征象，在一些病例中当核素扫描结果尚未发现异常时，磁共振已出现阳性结果。

应该指出这些检查的发现并不是特异性的，同样可见于骨髓内其他病变，如骨肿瘤等，所引起的改变。另外 MRI 检查也可发现关节内的病变，如股骨头缺血性坏死的患者中关节的滑液较正常人增加。如果股骨头缺血性坏死已造成髋关节的结构改变，经其他检查方法能够判断，因 MRI 较昂贵，故不必再做重复的检查。

5.骨的血流动力学检查

Ficat 认为，对于 X 线片表现正常或仅有轻度骨质疏松，临床无症状或有轻度疼痛、髋关节活动受限者，做骨的血流动力学检查可以帮助确诊有无早期股骨头缺血性坏死，其准确率达 99%。

方法：将一直径为 3mm 的套管针自外侧骨皮质钻进粗隆区，并将进针点的骨皮质密封，使之不漏水。将套管与压力传感器及记录仪相连。套管内注入肝素盐水。骨血液动力学检查有下列结果可考虑股骨缺血性坏死：基础骨内压 >4.0 kPa(3.0mmHg)；压力试验 >1.3 kPa(10mmHg)；有一条以上骨外静脉充盈不良；造影剂反流到股骨干；造影剂在干骺端滞留。

上述检查仅适合用于早期诊断，即对股骨头缺血坏死 Ⅰ、Ⅱ 期，及 X 线片尚无表现的病例。对于 Ⅲ、Ⅳ 期患者，由于关节软骨常已碎裂、骨与关节间隙相通，骨内压力常下降，故不准确。

6.动脉造影

股骨上端的动脉走行位置及分布均较规则，行经较直，可有曲度自然的弧形弯曲，连续性好。目前股骨头缺血性坏死的病因，多数学者认为是供应股骨头的血液循环受到损害所致。动脉造影中所发现动脉的异常改变，可为早期诊断股骨头缺血性坏死提供依据。

方法：会阴部备皮并做碘剂过敏试验。采用局部麻醉或硬膜外麻醉。经皮肤行股动脉穿刺。在透视下经套管针将聚乙烯动脉导管插至髂外动脉或股深动脉，大腿中段用气囊止血带加压阻断股动脉血流，用 50% 泛影葡胺 20mL，快速注入，并于注射后即刻、2s 各拍 X 线片。拍片满意后，在动脉内注入 1% 普鲁卡因 10~20mL，拔出导管，局部压迫 5min。

Mussbicher 对 21 例股骨头缺血性坏死的患者做动脉造影，发现所有上支持带动脉均不显影，髋臼和圆韧带动脉充盈增加，下支持带动脉增宽。有学者认为股骨头缺血性坏死与无股骨头缺血性坏死的髋关节相比，动脉造影的结果差别明显，故认为发现上支持动脉不显影具有早期诊断意义。

7.放射性核素扫描及 γ 闪烁照相

放射性核素扫描及 γ 闪烁照相是一种安全、简便、灵敏度高、无痛苦、无创伤的检查方法，患者易于接受。

其对于股骨头缺血性坏死的早期诊断具有很大价值。特别是当 X 线检查尚无异常所见，而临床又高度怀疑有骨坏死之可能者作用更大。放射性核素扫描及 γ 闪烁照相与 X 线片检查相比,常可提前 3~6 个月预报股骨头缺血性坏死,其准确率可达 91%~95%。

8.股骨头缺血性坏死的分期

Ficat 将股骨头缺血性坏死分为以下 6 期:

0 期:有骨坏死,但无临床所见征象,X 线及骨扫描均正常。

1 期:有临床症状和体征,但 X 线及骨扫描均正常。

2 期:X 线片已有骨密度减低、囊性变、骨硬化等表现。

3 期:X 线片可见"新月征"、软骨下骨塌陷,但股骨头没有变平。

4 期:X 线片可见股骨头变平,但关节间隙仍保持正常。

5 期:X 线片可见关节间隙狭窄,髋臼有异常改变。

股骨头缺血性坏死的正确分期,对正确的诊断及确定治疗措施是十分重要的。

四、治疗

股骨头缺血性坏死的治疗方法很多,但是目前面临的困难是对该病如何正确分期和选择合适的治疗措施。实践中常见以下几个方面的问题:

(1)正确诊断股骨头缺血性坏死。确立股骨头缺血性坏死的诊断,特别是在早期,有时是很困难的。因此,在早期如果要排除股骨头缺血性坏死,应该在 MRI 和核素扫描两项检查均为阴性方能确定。

另外,应该明确股骨头缺血性坏死的诊断标准,不能将非股骨头缺血性坏死疾病误诊为该病,这在当前并非少见。

(2)股骨头缺血性坏死的分期尚不统一,因此,对不同治疗方法所取得的效果可比性差。对软骨下骨的"新月征"的存在及其在诊治中的意义认识不足,因此造成分期的混乱或选择治疗方法不当。

(3)治疗方法多样,同一分期的股骨头缺血性坏死可有不同的治疗,由于条件和设备的限制,即使采用同一治疗方法,所达到的技术要求也难于统一。

(4)股骨头缺血性坏死患者大多数是青年或壮年,治疗目的和职业要求差距较大,常使医生在选择治疗方案时遇到一定的困难。

综上所述,在股骨头缺血性坏死的治疗中首先应明确诊断、分期、病因等因素,同时也要考虑患者的年龄、身体一般状况、单髋或是双髋受损,以便选择最佳的手术方案。

常用的治疗方法有以下几种:

(一)非手术疗法

该方法适用于青少年患者,因其有较好的潜在的自身修复能力,随着青少年的生长发育股骨头常可得到改建,获得满意结果。对成年人病变属Ⅰ、Ⅱ期,范围较小者也可采用非手术疗法。一般来说,病变范围越小,越易修复。

对于单侧髋关节病变,病变侧应严格避免持重,可扶拐、带坐骨支架、用助行器行走;如双髋同时受累,应卧床或坐轮椅;如髋部疼痛严重,可卧床同时行下肢牵引常可缓解症状。中药和理疗治疗,均能缓解症状,但持续时间较长,一般需 6~24 个月或更长时间。治疗中应定期拍摄 X 线片检查,至病变完全愈合后才能持重。

(二)股骨头钻孔及植骨术

股骨头缺血性坏死的早期,头的外形完整,且无半月征时可做股骨头孔及植骨术,如果手术适应证选择合适,可以帮助股骨头重建血运。

前已述及在坏死的股骨头剖面上可见到病理性分层改变,与正常骨质交界处有一层反应性新生骨,较厚,质地硬。实际上形成了正常骨与病变区的一层板障,妨碍坏死区血液循环的重建。采用股骨头钻孔及植骨术可以使股骨头坏死区得到减压,并利于坏死骨区的修复。鉴于股骨头缺血性坏死常发生在两侧(非创伤性),因而对尚无临床症状,但核素扫描证实为股骨头坏死者也是该手术的指征。

1.手术方法

患者仰卧位,在大粗隆处做切口。在手术 X 线机透视下,于大粗隆顶点下 2cm 向股骨头中心钻入一导针,使之位于股骨头颈中心,其尖端达股骨头软骨下 3～4cm。用直径 1cm 钻头沿导针钻破骨皮质,改用直径 1cm 环钻沿导针徐徐钻入。当钻到反应性新生骨区时,可感到骨质坚硬,不易钻透。通过该层后较省力,但应密切监视钻头位置,切勿钻破股骨头软骨面。至软骨面下 3～4mm 时,轻轻摇晃环钻及导针并退出环钻内嵌有一柱状骨芯,将其取出送病理检查。取出骨芯后经隧道用长柄刮匙将股骨软骨下骨深面病变组织刮除。经透视病变清除满意后,可在同侧髂骨取骨,并将骨块剪成小条及碎块,用一带栓的套管,经股骨颈之隧道将骨块送至股骨头,充填坚实,并用细锤骨棒将骨质锤入,冲洗并缝合切口。

2.手术后处理

这一手术创伤小,失血少,术后当天或次日患者即感到髋关节疼痛较术前减轻或消失。术后患者尽早开始用下肢持续被动练习器练习髋关节活动。患者离床活动应扶双拐。术侧应避免持重至少 1 年。

(三)多条血管束及骨松质植入术

国内学者报告采用股骨头缺血坏死区病灶清除,用自体髂骨骨松质充填坏死区,使塌陷的股骨头复形,并用旋股外侧动静脉的三个分支组成的多条血管束,经"V"形或单骨隧道植入股骨头的方法,治疗成人股骨头缺血性坏死。经 3 年以上随诊者,其优良率为 83%。有学者认为这一手术措施可达到以下三个目的:

(1)重建或增加股骨头血供。

(2)降低骨内压。

(3)改善静脉回流,从而实现其疗效。

(四)经粗隆旋转截骨术

由于一些保留髋关节的手术在股骨头缺血坏死的治疗中,其疗效不够满意,近年来逐渐引起人们注意。股骨头缺血性坏死的病变,常位于股骨头的前上部,而股骨头的后部常常仍保留有完整的外形、正常的软骨面及带有血液供给的软骨下骨。经粗隆旋转截骨术是在粗隆间嵴稍远侧,垂直于股骨颈纵轴做截骨,并使股骨头沿股骨颈纵轴向前旋转,从而使股骨头的坏死区离开持重区,股骨头后方正常软骨转到持重区并承受关节持重力。

反之,如果坏死病灶集中于股骨头后方,则股骨头向后方旋转。截骨断端用长螺钉或加压钢板固定牢靠。经粗隆旋转截骨术,可用于治疗持发性或可的松引起的股骨头缺血性坏死、股骨头骨骺滑移及骨关节炎等,这一手术对于股骨头缺血性坏死可以起到减轻疼痛、增加关节间隙、防止进一步塌陷及脱位等作用,但其只适用于不太严重的病例。经改进虽然简化了手术操作,但是仍有术中及术后的并发症,一些患者在以后仍需改做其他手术。因此,在开展这一手术时应根据所具备的条件慎重考虑。

(五)髋关节融合术

选用髋关节融合术治疗股骨头缺血性坏死应非常慎重。因为融合术后发生不愈合或延迟愈合机会较多,常需要再次手术,非创伤性股骨头缺血性坏死常是双髋均有病变,全身疾患所致股骨头缺血性坏死双侧者可达 60%。对于双侧髋关节病变者,至少要保留一侧髋关节的活动。

在病变发展过程中,难以决定哪侧融合更适合。现代生活中由于交通工具的发达,人们很少需要走很长的路,特别是对身高 175cm 以上的患者,做髋关节融合术后乘坐轿车非常不方便,故经常拒绝这种手术。如髋关节融合手术成功,则可解除髋关节疼痛,髋关节稳定,适于长时间站立或经常走动的工作。因此,对于不宜做其他手术的患者可选用髋关节融合术。

(六)人工关节置换术

1.人工股骨头置换术

人工股骨头置换术适用于病期较短、股骨头已有塌陷,但髋臼尚未发生继发性骨关节炎者。术后效果满意者较多,但真正属"优"者少。部分患者术后由于病情发展,或出现人工关节并发症(如松动)而改做其他手术。

2.全髋关节置换术

多数Ⅲ、Ⅳ期患者由于髋关节疼痛严重,活动明显受限,股骨头严重塌陷、脱位,继发髋关节骨关节炎,不适宜做截骨术者,可采用全髋关节置换术。由于全髋关节置换后髋关节疼痛立即消失,髋关节可获得 90°左右屈曲、30°左右外展,因而近期疗效满意。同时也适于治疗双髋均有病变者。

近年来,由于全髋关节的进展,出现了骨水泥固定与无骨水泥固定的人工关节,对于股骨头缺血性坏死患者采用何种类型人工关节,应加以选择。然而,全髋关节置换术后有许多严重的并发症,长期疗效尚待进一步观察。

3.双杯全髋关节置换

双杯关节置换是一种表面型人工关节。理论上具有切除骨质少,保留了股骨头颈,更符合髋关节生理状态等优点。但实践证明:手术中对股骨头的血液供给干扰大,术中常发现整个股骨头没有血运。将头杯放置在没有血液供应的股骨头上,成为术后出现某些并发症的根源。临床常见在术后 2 年左右出现头杯松动,股骨头、颈折断等并发症导致失败。对股骨头缺血性坏死选用双杯全髋关节置换术,应慎之又慎。

第六章 关节损伤与脱位

第一节 颞下颌关节脱位

颞下颌关节脱位一般为双侧性，以老年人较为常见，多发生于大笑或打呵欠开口过大时，易成习惯性脱位。

一、诊断

患者呈半张口弹性固定位，唾液不断外流，说话不清，进食、咀嚼、吞咽均有困难。由于下颌 N 突滑出，在耳屏前可触及明显凹陷区。

二、治疗

须及早于每侧关节腔内注入 2% 普鲁卡因 5mL 下手法复位。患者靠墙低坐，头后部紧抵墙壁。术者面对而站，用纱布包好两拇指伸进其口，分别按在两侧最后一个磨牙上，其余手指托住下颌。两拇指向前下方压拖，至感到骨端滑动已牵开，然后其余手指逐渐将下颌向后、上方托起，术者常可听到"咔嗒"一声，此时双拇指立即移向两侧颊部以免被咬伤。若患者口已能张合、咬合关系良好，表示复位成功。复位后宜进软食，避免张大口，可用四头带将下颌适当固定 2～3 天，松紧度以能小口进食、说话无障碍为限。

第二节 肩关节脱位

肩关节是全身活动范围最大的关节，属球窝关节稳定性差，故较易脱位。肩关节脱位占全身关节脱位的 40% 以上，且多发生于青壮年；分为前脱位与后脱位两种。前脱位多为跌伤时肩关节处于外展外旋位而使肱骨头由前下方脱出肩盂，后脱位主要由于外力从肩前方直接作用于肱骨或者上肢极度内旋应力使肱骨头转向后方而突破关节囊致后脱位。肩关节前脱位较常见，而后脱位极罕见。肩部有肩肱关节、肩锁关节、胸锁关节及肩胛与胸壁所形成的假关节，因此可有最广泛的活动范围，以配合手功能的需要。

有特殊训练的武术家或艺术家，其肩部关节活动范围可以比正常人大一些。肩肱关节是由肱骨头与肩胛盂构成的一个杵臼关节，由于头大盂小，仅以肱骨头的部分关节面与肩胛盂接触，关节囊较松弛，盂周有纤维软骨构成的盂唇围绕，维持关节的稳定性；并由喙肱韧带、盂肱韧带和周围的肌肉肌腱增强其稳定性。肩肱关节是活动范围最广泛、最灵活的关节，上、下、左、右均可活动。

肩锁关节是由肩峰与锁骨外端构成的一个平面关节，由关节囊、肩锁韧带、三角肌、斜方肌和喙锁韧带等维持关节的稳定。特别是喙锁韧带对稳定肩锁关节有特殊的重要作用。所以，肩锁关节脱位或锁骨外端骨折手术复位时，必须修复此韧带才能维持复位。正常肩锁关节约有 20°左右的活动范围。

胸锁关节由锁骨内端与胸骨柄切迹构成的关节，其间有一个软骨盘，由关节囊、前后胸锁韧带、两侧锁骨间韧带和肋锁韧带等维持其稳定性。正常的胸锁关节约有 40°左右的活动范围。

肩胛骨与胸壁之间无真正的关节结构，仅有丰富的肌肉联系，肩胛骨通过胸锁关节和肩锁关节在胸壁上做旋转活动，其活动的范围约等于上述两关节活动范围之和，约 60°左右。由于肩胛骨在胸壁上做旋转，可使正常人上肢能上举 180°左右，因此在功能上可视为肩关节的组成部分。

一、肩部运动

肩部的肩肱关节、肩锁关节、胸锁关节和肩胛与胸壁假关节等，既能单独活动，又能协同活动，能做内收、外展、前屈、后伸及内外旋转等多种活动，形成一个完整的体系。上臂的外展与前屈活动，系由肩肱关节和肩胛与胸壁之间的假关节联合完成的。肩部关节活动范围所以如此大，又如此灵活，均系肩部关节与躯干间的肌肉作用。活动肩肱关节的有深层肌肉，如冈上肌、冈下肌、小圆肌及肩胛下肌等，其联合腱称为肩袖；有浅层肌肉，即三角肌、胸大肌、背阔肌及大圆肌等；以及活动肩胛骨的躯干肌肉，即斜方肌，大、小菱形肌，提肩胛肌，前锯肌，胸小肌和锁骨下肌等。由于这些肌肉的协调作用，使肩部各关节在各个不同的部位上协同活动。

二、发病机制和分类

肩关节由肩胛骨的肩盂和肱骨头构成。肩盂面积小而浅，肱骨头呈半球形，关节囊松弛，其周围韧带也较薄弱，肩关节活动范围大。但肩关节不够稳定而易于脱位。由于肩关节前下方组织薄弱，故前脱位较为多见。根据脱位后肱骨头的位置，又分为盂下脱位、喙突下脱位和锁骨下脱位，后脱位罕见。

肩关节前脱位多由间接暴力引起。当身体侧位跌倒手掌着地时，躯干倾斜，患肢常呈外展后伸内旋位。此际，从手掌传到肱骨头的暴力，可使肱骨头冲破关节囊前壁，滑至喙突下方；若外力继续作用，可将肱骨头推至锁骨下部。若上肢过度外旋、过伸、外展，肱骨外科颈部受到肩峰冲击而成为杠杆支点时，使肱骨头向前下方冲破肩关节囊，形成盂下脱位。

肩关节脱位可合并肱骨大结节撕脱性骨折及肱骨外科颈骨折；偶见腋神经或臂丛神经的牵拉损伤。

三、临床表现

1.伤后肩关节主动活动丧失，被动活动受限，且伴有剧烈疼痛。患者还可表现为患肢轻度外展，以健肢手托患侧前臂，头和身体向患侧倾斜。

2.肩部呈"方肩"畸形，三角肌下关节盂空虚，可在锁骨下、喙突下或腋下摸到肱骨头。

3.搭肩试验阳性（Dugas 征阳性）当将伤肢肘部贴紧胸壁时，伤侧的手不能摸到对侧肩峰或在摸到对侧肩峰时，而伤侧肘部不能贴近胸壁。

四、治疗

(一)复位

肩关节脱位以手法复位为主。复位前用 2%普鲁卡因 10～20mL 注入关节腔内麻醉。

1.足蹬法

即希波格拉底(Hippocrates)法。患者仰卧,术者面对患者,半坐于患侧床旁边,将一足根置于伤侧腋窝向外上方推挤,双手握腕部作对抗牵引。牵引时逐渐内收、内旋,直至复位。左肩脱位用左足,右肩脱位用右足。

2.拔伸托入法

患者取坐位。一助手立于患者健侧肩后外侧,两手斜形环抱患者做反牵引。另一助手用双手握患肢腕与肘部,先向前外下方牵引,继而逐渐拉向内收、内旋位。在两位助手作对抗牵引的同时,术者用两手的拇指压住肩峰,其余手指插入腋窝内,将肱骨头向外上方提拉,使肱骨头复位。

(二)固定

将肩关节置于内收,内旋位,屈肘90°,腋窝处放一棉垫,用绷带和胶布环形固定;前壁用三角巾悬吊,固定3周。

(三)功能锻炼

固定期间作手腕和手指的活动。解除固定后,应主动锻炼肩关节各个方向活动,配合热水浴、理疗等,尽快恢复肩关节功能。

第三节 肘关节脱位

肘关节由肱骨下端、桡骨小头和尺骨近端所组成,即包括肱尺关节、肱桡关节和近端尺桡关节。三个关节共在一个关节囊内。肱骨下端扁而宽,前面凹陷为冠状窝,后部凹陷为鹰嘴窝,在两个窝之间由一菲薄骨质相隔。两侧形成尺侧骨峰和桡侧骨嵴,前者骨皮质致密并有凹陷,桡侧骨嵴突出,骨皮质较薄。肱骨的关节端,内侧为滑车,即内力,为前臂屈肌腱附着部;外侧为肱骨小头,即外力,为前臂伸肌腱附着点。肱骨滑车和小头之间有一小头间沟,桡骨小头即沿此沟做伸屈和旋转运动,内力和外力联为一体与肱骨于纵轴构成30°~45°的前倾角,滑车在肱骨干前方,尺骨鹰嘴也向前,有利于肘关节的运动。由于肱骨滑车的尺侧低于桡侧,约差5~6mm,滑车的关节面呈倾斜状,肱尺关节也形成倾斜,故在肘关节完全伸展时,形成外翻角即提携角,男性其角度为5°~10°,女性其角度为10°~15°。

此外,从生物力学观点出发,尺骨鹰嘴窝与滑车将肱骨下端分为内侧柱与外侧柱,外侧柱与肱骨干有约20°的成角,内侧柱与肱骨干的成角为40°~45°。外侧柱的远端为肱骨小头,内侧柱的远端为肱骨内上髁。50%的肘部伸屈稳定性由滑车及鹰嘴窝来保持,而滑车的内、外侧缘又增加关节内的稳定性,手术治疗肱骨下端骨折时,要十分注意恢复滑车的正常位置,并不能使其变狭窄。内、外侧柱虽较狭窄,但在老年人或骨质疏松患者,均能胜任螺钉的固定。

肱骨远端关节内骨折采用保守疗法常造成肘关节活动度的丧失,形成永久性残废,因此,尤其是老年人应行手术内固定。桡骨小头的顶部为浅碟形凹陷,周缘和表面被软骨覆盖,顶端与肱骨小头形成肱桡关节。尺骨上端由尺骨鹰嘴与冠状突形成切迹,形似半圆形,中间有一突出的嘴将关节面分隔,恰与滑车内侧沟相对应,半月状关节面半月切迹与肱骨滑车相咬合构成肱尺关节。由于肱骨滑车沟从前方看是垂直的,从后方看则向远侧、向外侧倾斜,构成螺旋状,而对应的鹰嘴切迹关节面与其对应倾斜。因此,肘关节伸展时前臂离开肱骨轴线而出现提携角,而在屈曲时,由于滑车沟垂直,前臂可屈到肱骨轴线上。

临床检查提携角时,务必将肘关节置于完全伸展及前臂外旋位,方能准确测量。桡骨小头侧方关节面与尺骨桡侧切迹形成近侧尺桡关节,并被附着在尺骨桡侧切迹前后缘的环状韧带所包绕稳定。

肘关节表面标志系由肘部骨性突起所表示。肘关节伸展时,肱骨内髁和外髁与尺骨鹰嘴尖部三点在一条直线上;肘关节屈曲90°时,这三个骨性突起组成倒立的等腰三角形。这种特征性的骨性标志对肘部损伤的临床诊断有重要意义。

肘关节脱位约占全身各大关节脱位的50%左右,多见于青少年,幼儿与老年人少见。因解剖结构及致伤暴力的关系,以后脱位占大多数,前脱位及侧方脱位较少见。肘关节后脱位多由间接暴力所致,跌倒时上肢外展,手掌着地,暴力使肘过伸而使尺骨和桡骨近端同时滑向后上方,肱骨下端向前移位。由于肘关节脱位常合并肘部其他结构损伤,在诊断和治疗时应加以注意,防止漏诊。

一、发病机制

多由间接暴力所致。跌倒时上肢外展、手掌着地,此际暴力沿尺骨纵轴上传,使肘部过伸,鹰嘴尖端抵在鹰嘴窝处成为支点,使尺骨半月切迹离开肱骨滑车而移向后方。尺骨上端和桡骨小头同时滑向后上方,而肱骨前下端突破薄弱的关节囊前壁,滑向前方,形成肘关节后脱位。肘关节脱位有时合并肱骨内上九骨折、尺神经损伤、喙突及桡骨小头骨折等。如肘关节从后方受到直接暴力作用,可产生尺骨鹰嘴骨折和肘关节前脱位。

二、临床表现与诊断

1.肘关节受伤史及局部症状。

2.脱位的特殊表现:肘部明显畸形,肘窝部饱满,前臂外观变短,尺骨鹰嘴后突,肘后部空虚和凹陷。肘后骨性标志关系改变。

3.肘关节脱位的合并症:后脱位有时合并尺神经伤及其他神经伤、尺骨喙突骨折;前脱位时多伴有尺骨鹰嘴骨折等。

4.X线检查:肘关节正侧位片可显示脱位类型、合并骨折情况,并可与页上骨折相区别。

三、治疗

肘关节后脱位手法复位:患者取坐位或仰卧位。用2%普鲁卡因10mL注入关节腔内作局部麻醉。助手握患肢上臂作对抗牵引。术者一手握患肢腕部持续牵引;另一手握肘部,用拇指在肘前推挤肱骨下端向后方,余指在肘后将鹰嘴拉向前方;在持续牵引的同时屈曲肘关节,至60°~70°即能复位。如有侧方移位,在上述牵引下,先从侧方用双手挤压肘部,纠正侧方移位,再按上法复位。复位后,用超肘关节夹板或长臂石膏托,将肘关节固定于屈肘90°位;再用三角巾悬吊前臂于胸前2~3周。

功能锻炼:固定期可同作肩、腕及手部各关节运动。解除固定后,肘关节锻炼活动应逐渐增加,直至功能恢复。局部可配合热敷或理疗。

第四节 髋关节脱位

髋关节是杵臼关节,由髋臼和股骨头组成。臼窝深而大,可容纳股骨头大部。其关节囊、周围韧带和肌肉均较坚强,故只有强大的外力才能引起其脱位。此种脱位多发生于青中年男性。根据脱位后股骨头的位置,分为前脱位、后脱位和中心脱位。其中以后脱位较多见。中心脱位是指髋臼骨折,股骨头随同髋臼骨折片向骨盆内移位较少见。

一、髋关节后脱位

髋关节后脱位多由间接暴力引起。当髋关节处于屈曲、内收、内旋位时,股骨头关节面大部分位于髋臼后缘之外。此际若有向后方的暴力作用于膝部,暴力可通过股骨干传到股骨头,使之冲破关节囊后侧而脱出。有时可伴有髋臼后缘骨折或股骨头骨折。

(一)临床表现和诊断

有明显外伤史。患部疼痛,关节功能障碍。髋关节呈屈曲、内收、内旋畸形、伤肢缩短、有弹性固定。臀部可能触及脱位的股骨头,同时有大转子上移体征。X线摄片检查可显示脱位情况和有无合并骨折。

(二)治疗

1.复位

应在全身麻醉或椎管内麻醉下施行手法复位。常用的方法有以下两种:

(1)Allis法:患者仰卧于木板床上,用宽布带固定骨盆,并由助手按住两侧髂前上棘协助固定骨盆。术者用双手环抱患肢腘窝部,使髋与膝关节各屈曲90°;同时术者双膝夹住伤侧小腿下部。双手徐缓用力向上提拉及外旋,使股骨头滑入髋臼窝内。如听到明显弹响声,伸直伤肢畸形消失,髋关节能做内收、外展和旋转等被动活动,即表示复位成功。此法较常用。

(2)问号法(Bigelow法):体位与骨盆固定同上。术者一手握患肢踝部,另一手托腘窝部,使髋关节屈曲,用力向上提大腿。先将髋关节极度屈曲、内收、内旋,使膝部靠近对侧髂前上棘;继而在牵引下再使其外展、外旋,伸直大腿。牵动过程中如作"?"形或反"?"形远动。若此际出现明显弹响、髋关节活动范围恢复正常,即表示复位。

合并髋臼后缘骨折者,关节复位后若骨折片未回原位,需手术切开复位,用螺丝钉内固定。

2.固定和功能锻炼

复位后用持续皮牵引法,固定患肢于伸直、外展位3~4周。固定期间,锻炼股四头肌与踝关节活动。解除固定后,先扶拐杖离床活动,但在3个月内患肢不可负重。3个月后X线片明确无股骨头缺血性坏死,方能逐渐负重。

二、髋关节前脱位

髋关节前脱位较少见。当膝关节受到外展暴力冲击时,股骨大转子与髂骨相碰,或股骨颈顶在髋臼前缘上,均可构成力的支点。若外展暴力继续作用,股骨头可冲破前下方关节囊而发生前脱位。脱位后股骨头位于闭孔处者,称为闭孔脱位;股骨头位于耻骨处者,称为耻骨脱位。

(一)临床表现和诊断

有明显外伤史。患肢呈外展、外旋和轻度屈曲畸形,伤肢变长。腹股沟下方肿胀,并在该处可触及移位的股骨头。X线摄片检查可显示脱位情况,明确诊断。

(二)治疗

在全身麻醉或椎管内麻醉下进行手法复位。患者仰卧,用宽布带固定骨盆。一助手协助固定骨盆。另一助手握住伤侧小腿上部,使屈膝90°,沿股骨纵轴外展方向牵引,并作轻度旋转摇摆。术者立于对侧,用两手掌将股骨头向外侧推压。若听到弹响声,提示复位成功,患肢即可伸直。

用持续皮牵引将患肢固定于伸直及轻度内收、内旋位3～4周。然后行功能锻炼,方法同后脱位。但应避免髋关节外展外旋位,以防发生再脱位。

第五节　膝关节脱位

一、定义

膝关节脱位有外伤性脱位和习惯性脱位。从位置上有外侧脱位、内侧脱位、关节内脱位,后两者较少见。

二、临床表现与诊断

(一)外伤性脱位

1.外伤史,有自行复位或被复位史。

2.膝关节肿胀、积液,股内侧肌于髌内上缘抵止部明显压痛。如有关节内脱位,髌骨常嵌于关节内,膝关节活动明显受限,且有明显肿胀和积液。

3.在股骨外髁外侧可摸到脱位的髌骨,膝关节主、被动活动均障碍。

4.浮髌试验阳性,Fairbank试验(即向外推动髌骨时,患者立即企图保护膝部)阳性。

5.髌骨轴位X线片有助于判断脱位的趋向,有无骨结构异常,以及是否有骨软骨骨折。

6.关节镜检查有助诊断治疗。

(二)习惯性脱位

1.以青少年女性较为多见。

2.长期病例可发生损伤性关节炎,关节腔有积液和关节疼痛。

3.查体患肢常出现膝外翻、胫骨外旋畸形,触摸髌骨和膝关节有松弛不稳感。

4.X线检查需摄屈膝髌骨轴位片,可见髌骨发育不良,股骨外髁变低,髌骨向外脱位。

三、治疗

(一)创伤性髌骨脱位

1.检查髌骨是否复位,必要时在伸膝位使髌骨复位。

2.关节内积血、积液应尽量抽出。将膝关节伸直用石膏托固定4～6周,练习股四头肌。

（二）习惯性髌骨脱位

习惯性髌骨脱位以手术治疗为主。

1.组织松解，股内侧股外侧移位术（krogius）

适用于外侧关节囊挛缩，内侧关节囊及股四头肌松弛的病例。

2.胫骨结节髌腱内移及内侧关节囊缝合术（Hauser）

适用于股四头肌和髌腱的力线不在一条直线上，有向内侧成角畸形的病例。

3.股骨外髁垫高术（Aibee）

适于股骨外髁低平的病例，应与前述手术联合应用。

4.截骨术

适用于明显膝外翻的病例，可行股骨下端截骨矫正膝外翻畸形。本术亦应与软组织松解和紧缩术结合使用。

5.术后处理

软组织手术后，石膏托固定 4～6 周即可；骨性手术后用石膏管型固定，直至骨性愈合。在固定期内应锻炼股四头肌。

（三）康复治疗

注意功能锻炼，配合理疗和体疗。

第六节　桡骨头脱位和半脱位

单纯的桡骨头脱位在临床上较为少见，常合并尺骨骨折。儿童桡骨头半脱位却很常见，也称为 Malgaine 半脱位。

一、损伤机制

（一）桡骨头脱位

可因桡骨头较短小，环状韧带松弛，狭窄的解剖因素，由间接暴力引起，大多是跌倒时手部撑地，当暴力由下而上传递到达桡骨头时，如前臂处于极度旋转位时，桡骨头肱骨小头撞击后就有可能不引起骨折，而是向前外弹跳，以致环状韧带断裂，形成桡骨头完全脱位，且多为前外侧脱位。

（二）桡骨头半脱位

多由于手腕和前臂被牵拉所致，故又称牵拉肘。儿童多在在步行、登高或穿衣时被家长牵拉过猛，因儿童体重的反牵引，导致桡骨头半脱位。4 岁以内幼儿的桡骨头尚未发育完全，肘关节的韧带、肌肉和关节囊较松弛。当肘关节突然受到牵拉时，肘关节腔内的负压将关节囊和环状韧带一并吸入肱桡关节间隙，环状韧带向上越过桡骨头，嵌于桡骨头和肱骨小头之间，阻碍了桡骨头回复原位。

二、临床表现

（一）桡骨头脱位

患者有外伤史。局部肿胀，疼痛及压痛。双侧对比检查下，可在伤侧肘前部触及向前或向前外侧脱出的桡骨头。肱二头肌腱紧张,该肌可有痉挛。旋前及屈肘活动均明显受限,部分病例可有桡神经损伤表现,拇、示、中指背侧痛觉减退和前臂背侧皮肤麻木,伸拇、伸腕力减退或消失。

(二)桡骨头半脱位

患儿有牵拉史,前臂被牵拉后立即哭闹不宁,多用健肢托患肢前臂或下垂患肢,前臂处于轻度旋前位,肘部微屈拒动,不敢旋后,不能上举拿物。局部有明显压痛,被动伸屈肘或旋转前臂时哭闹加剧。

三、X 线表现

小儿桡骨头半脱位时无异常表现,个别患儿可能发现桡骨头和肱骨小头空隙略增宽,检查的目的主要是除外桡骨头颈骨折和肘部其他损伤的存在。对于桡骨头脱位,主要观察桡骨头的移位方向及距离。

四、治疗

(一)桡骨头脱位

以手法复位为主。在麻醉下,屈肘 90°左右,术者一手握前臂牵引,另一手拇指压位桡骨头前外侧,迫使其回归原位,这时打闻及复位响声或触知复位振动,表示已复位。伸屈肘及前臂旋转自如,局部压痛消除。置于屈肘及前臂旋后位,石膏固定 3～4 周。

对于手法复位失败和陈旧性脱位者,可行切开复位,对于撕裂的似环状韧带,可行环状韧带修复术或环状韧带重建术。对于并有桡骨头粉碎性骨折不宜修复、环状韧带严重损伤难以较好重建或陈旧性桡骨头脱位时间较长的成人病例,可行桡骨头切除术。

(二)桡骨头半脱位

均可手法整复,一般不需麻醉。术者一手握患儿腕部牵引前臂,使前臂旋后并逐渐屈肘,同时另一手拇指顺势势按压桡骨头,可听到一声清脆响声或有滑入空隙振动感,则表明已复位,症状立即消失。此时患肢活动自如,并可接拿物品。手法复位过程中一次未能成功时,可反复伸屈肘和前臂旋转活动,以促复位。复位后用颈腕吊带或三角巾悬吊 1 周,防止再次发生脱位。若为多次复发者,复位后应用石膏固定屈肘位 2 周。一般到 5 岁以后就极少再发。

第七节　外伤性髌骨脱位

在这类脱位中,外伤虽是主要原因,但时常存在潜在的骨骼、筋膜或肌肉结构异常。如股骨外髁发育不良;内侧关节囊松弛,P 腱止点过度偏外等。

一、损伤机制与分型

外伤主要为直接暴力所致,如打击于髌骨前内侧或前外侧。偶尔为间接暴力所致,如股四头肌强力收缩成股四头肌断裂等。脱位的方向取决于直接暴力的方向和膝关节的状态,一般可分为以下五种:

(一)外侧脱位

最多见,当膝伸展位时,突然遭到外旋暴力,膑骨可滑过股骨外力;或屈膝位跌倒时,暴力来自内侧,使髌骨跳过股骨外髁而移向外侧。

(二)内侧脱位

受来自外侧的直接暴力而使骸骨向内侧脱位。

(三)向上脱位

多由 P 韧带断裂而引起。

(四)向下脱位

因股四头肌扩张部断裂所致。

(五)关节内脱位

当髌骨受直接暴力下脱位,并在膝关节伸屈活动中发生横向翻转或纵向旋转可发生这种脱位。因此,要造成关节内脱位,必须有一强大而复杂的暴力作用于膝部。当髌骨上板撕脱后,发生横向翻转而夹于关节内,髌骨关节面朝向胫骨;髌骨下板撕脱后发生横向翻转而夹于关节内,则髌骨关节面朝向股骨髁。当暴力使髀骨支持带断裂,膑骨沿纵轴发生旋转,位于股骨外先外缘,骸骨关节面向外;或夹于股骨髁间窝,髌骨关节面可向内或向外。

二、临床表现

有外伤史,但要注意外伤是直接暴力还是间接暴力。暴力的方向和作用点,对于估计脱位方向和合并伤有所帮助。由于患者来诊治前可能已自行复位或由他人复位,故可能仅有膝关节肿胀、积液和活动受限,局部有明显压痛。如未复位,屈膝位时膝关节的正常形态受到破坏,大多数髌骨外移,偏于膝部外侧,少数患者髌骨滑向上、下或内侧。如有膝关节内脱位,髌骨常嵌于关节内,膝关节活动明显受限,常有伴明显肿胀和积液。

三、X 线表现

发生脱位可摄片确诊。伸膝位时,脱位的髌骨可在正常位置,关节内积血时可见关节间隙加大,有时并有骨折影像。除摄正侧位片外,需摄髌骨轴位片,可发现股骨外髁扁平,髌骨后中嵴低平等骨性异常及骸骨移位情况,应尽量做双侧膝部对比摄片。

四、治疗

一旦发现脱位,使膝关节处于过伸位时,脱出的髌骨多能自动复位。伤后超过 1 周,在伸膝位下推动脱出的髌骨使之复位。复位后应给予伸膝位石膏固定 4~6 周,固定期间伸缩锻炼股四头肌。

如果髌骨脱位未能用手法复位,应手术切开复位,同时修复被撕裂的软组织。如果在膝关节内有骨和软骨碎片移位时,则应予以切除,并对被撕裂的股四头肌扩张部、髌韧带等予以修复。术后伸膝位用石膏固定 4~6 周。

(一)陈旧性髌骨脱位

以外侧脱位最常见,短时间内很少引起膝关节功能受限。若脱位已有很长时间,可产生膝外翻和胫骨外旋,常可发生创伤性关节炎,关节活动将受限,关节可有疼痛和无力。

如脱位时间短,髌骨关节尚未出现退行性改变或仅有很轻的改变,可行切开复位或关节囊成形术。如果髌骨关节有明显的退行性改变,可行髌骨成形术成髌骨切除术,如胫骨关节发生不可逆的退行性改变,可行膝关节成形术。

(二)习惯性髌骨脱位

髌骨习惯性脱位并不少见。系膝关节屈曲时髌骨脱出到股骨外髁的外侧;当膝关节伸直时髌骨即自动复位。患者多为青少年女性,由于髌骨反复脱位使伸膝装置不能发挥作用,股四头肌萎缩无力,走路时膝关节发软、不稳,易摔跤。患膝多有外翻畸形,检查髌骨和膝关节有松弛不稳感。

膝部结构的先天性发育不良是本病的基本条件,而外伤只是脱位的诱因。因此,应针对引起脱位的原因设计手术方案,不能采取一种手术方法来用于所有病例,有时须根据患者的年龄和畸形,采取一种或数种手术联合应用。

第七章　脊柱、脊髓损伤

第一节　脊柱骨折分类

胸腰段脊柱骨折的分类,目前国内外尚无统一的方法,一般根据损伤机制,损伤受累范围和椎管受压情况进行分类。

一、按损伤机制分类

(一)屈曲压缩损伤

此为最常见的损伤机制,例如在前屈腰体位,背部受砸伤则发生脊柱的屈曲压缩损伤,轻者椎体前楔形压缩骨折,重者发生骨折脱位,即脊柱前部压缩,后部分离。此型损伤属前柱损伤,由于压缩暴力导致椎体高度丧失,最常见的部位为 T_{12} 和 L_1 椎体前部压缩小于 50%,前纵韧带大都完整,后柱承受张力,X 线片显示椎体后侧皮质完整,高度不变;压缩大于 50%,后柱的棘上、棘间韧带可断裂。

(二)屈曲分离损伤

由严重屈曲暴力产生通过椎体的水平骨折,在张力作用下,三柱均发生损伤,X 线片表现为小关节脱位,椎间隙和棘突距离均增宽,后柱连续性分离。依据损伤平面的不同,屈曲分离型骨折又可分为 4 个亚型:Chance 骨折,经椎体、椎弓根、椎板和棘突水平面的劈裂;经韧带、椎间隙的损伤;后柱损伤通过骨组织,而前、中柱的损伤通过椎间隙;后柱损伤通过韧带组织,而前、中柱的损伤经椎体。如安全带发生损伤,躯干被安全带固定,头颈及上半身向前屈曲,致脊柱损伤,发生骨折或脱位,由于上部并无受压及砸力,故为分离损伤。

(三)垂直压缩

如重物砸于头部或肩部,或高处落下,足着地或臀部着地,脊柱受垂直方向的压力,导致椎间盘髓核突入椎体中致椎体发生骨折如爆炸状,故称为爆裂骨折。

(四)旋转及侧屈

脊柱由小关节及椎体等连接,由于小关节的方向不同,侧屈时常伴有旋转、旋转侧屈或前屈可发生单侧关节脱位,常见于颈椎损伤;侧屈可导致椎体侧方压缩骨折。

(五)伸展损伤

常发生于颈椎,例如向前摔倒时,头或前额撞击于物体上致颈向后过度伸展,从而导致伸展损伤,坐在汽车前座,突然撞车,头面撞于前挡风玻璃上致颈后伸损伤。常无骨折或脱位,有时可见棘突挤压骨折或椎体前下缘撕裂小骨折片,称泪滴样骨折。

上述损伤暴力亦可为复合的,如屈曲合并垂直压缩、屈曲旋转等。

二、按脊椎损伤部位分类

如棘突骨折、椎板骨折、关节突骨折、横突骨折(由肌肉突然强力收缩牵拉所致)、椎体骨折及骨折脱位等。

三、Denis 分类

(一)脊柱稳定性和 Denis 三柱理论

早在 1949 年 Nicoll 首先改变了对所有脊椎骨折均需复位固定的传统观点,提出将胸腰椎损伤分为稳定性和不稳定性损伤两种类型,认为 L 以上椎板骨折及单纯的椎体前方、侧方楔形骨折是稳定性损伤,不必进行复位固定治疗,而合并棘间韧带破裂的骨折和 Ln 以下的椎板骨折是不稳定性,必须进行复位和固定。此后于 1963 年,Holdsworth 修改和补充了 Nicoll 的分类方法,主张胸腰椎损伤的暴力分为屈曲型、屈曲旋转型、伸直型和压缩型,每型可以独立也可以两种以上同时存在,是否稳定视后方韧带复合结构的完整性而定,此种观点成为以后新的分类方法的基础。

第 2 代分类方法如下:根据脊椎解剖的两柱学说,1968 年,Kelly 和 Whitesides 认为胸腰椎分为两个负重柱,即空心柱(神经管)和实心柱(椎体)两部分。前柱为脊柱负重部分,包括前后纵韧带、椎体和椎间盘,后柱为脊柱抗张力部分,包括椎弓、棘上、棘间韧带,黄韧带和椎间关节等。外科治疗应以是否侵犯神经管而定,不稳定性爆裂骨折并有椎体后壁突向椎管内与单纯椎体前方压缩的治疗是完全不同的。Whitesides 用列表评分诊断方法判别胸腰椎损伤的程度,其方法如下:马尾神经损伤 3 分,骨折脱位超过 25% 为 2 分,脊椎前柱破坏 2 分,脊柱后柱破坏 3 分,估计存在负重危害 1 分,总分超过 5 分者为不稳定性骨折。

随着 CT 技术和病理机制的研究发展,出现了三柱分类学说。1983 年,Denis 根据 400 多例胸腰椎损伤的治疗经验,提出了一种新的三柱分类的概念,其前提是脊椎的稳定性决定于重柱的状况,而非决定于后方韧带复合结构。

三柱分类,即将胸腰椎分成前、中、后三柱,前柱包括前纵韧带、椎体前 1/2、椎间盘的前部,中柱包括后纵韧带、椎体后 1/2、椎间盘的后部,后柱包括椎、黄韧带、椎间小关节和棘间韧带。脊柱的稳定性依赖中柱的完整性,当前柱遭受压缩暴力,产生椎体前方压缩者为稳定性,而爆裂骨折、韧带损伤及脊椎骨折脱位,因其为三柱均损伤,则属于不稳定性。

(二)Denis 分类

Denis 分类,即将胸腰段骨折分为压缩型骨折、爆裂型骨折、屈曲牵张型(安全带损伤)、骨折脱位型四大类。

1.压缩型骨折

主要涉及椎体前柱,中柱后柱无损伤。椎体前方压缩骨折,压缩程度以椎体前缘的高度占后缘高度的比值进行计算,其可再分为 4 个亚型。

2.爆裂型骨折

骨折累及中柱,椎体后壁骨折,骨折可向两侧移位,导致两侧椎弓根间距增宽,严重的爆裂骨折可伴有后方椎板的骨折,爆裂的骨折块可突入椎管对神经结构形成压迫,并可再分为 5 个亚型。

3.屈曲牵张型(安全带损伤)

屈曲牵张型损伤最常见于车祸导致的安全带损伤,以前柱作为支点,造成后柱和中柱的牵张型损伤,可分为累及单节段和双节段,其可再分为 4 个亚型。

4.骨折脱位型

骨折脱位是由压缩、牵张、旋转、剪切等暴力机制造成了三柱断裂,形成了椎体间的相对移动,即引起了脱位,此型极不稳定,常伴有神经结构的损伤,绝大多数患者需要手术治疗。此型包括 A、B、C 3 个亚型,并可再分为 Aa、Ab 型,Ba、Bb、Bc 型和 Ca、Cb 型。

四、AO 分类

1994 年,Magerl 等基于两柱理论提出了脊柱骨折的 AO 分型。通过 AO 分型,脊柱损伤不仅根据损伤机制,而且根据影像学表现和伴发的脊柱软组织损伤,将其分为 3 个大类,每个大类中又分 3 个亚型。骨折分型由 A 到 C 损伤逐渐加重。A 型为轴向的不稳定,B 型则增加了矢状面的不稳定,而 C 型骨折则为 3 个面的不稳定,由于其分型是根据骨性和软组织结构损伤的程度进行逐级分类,故其可以评估脊柱的稳定性,对临床的指导意义较大。但 AO 分型较烦琐,记忆困难,可重复性稍差。

(一)A 型

由压缩损伤引起,仅有前柱损伤,无后柱损伤。根据前柱损伤的程度又分为 A1、A2、A3 三型。

(二)B 型

为牵张性损伤引起,累及前后两柱,且以损伤邻近椎体间的牵张为特点,多表现为椎体间解剖结构分离和间距增大。根据损伤的程度分为 B1、B2、B3 三个亚型。

(三)C 型

为旋转暴力引起,多合并压缩的损伤机制,也可再分为 3 个亚型。

第二节　脊髓损伤的检查及分类

一、神经学检查

神经检查包括感觉和运动两部分,进一步的神经检查有必查项目和选择项目。必查项目用来评定感觉、运动或神经平面,根据感觉或运动功能的特征评分确定损伤是否完全。所推荐的选择性项目虽不用于评分,但可以对特定患者的临床描述进行补充。

(一)感觉检查

1.感觉检查必查项目

检查身体两侧各自的 28 个皮节的关键点。每个关键点要检查 2 种感觉,即针刺觉(使用针头)和轻触觉(使用棉花),并按 3 个等级分别评定打分。0 分:缺失;1 分:障碍(部分障碍或感觉改变,包括感觉过敏);2 分:正常;NT:无法检查。在针刺觉检查时,不能区别钝性和锐性刺激的感觉应评为 0 分级。除对这些两侧关键点进行检查外,还要求检查者做肛门指检测试肛门外括约肌。感觉分级为存在或缺失。肛门周围存在任何感觉,都说明患者的感觉是不完全性损伤。

2.感觉检查选择项目

为评定脊髓损伤,可将位置觉和深压觉或深痛觉检查列入选择性检查。检查时可用缺失、障碍和正常来分级,同时建议每一肢体只查1个关节,建议用左右侧的示指和器趾。

3.感觉评分和感觉平面确定

(1)感觉评分:每个皮节感觉必查项目有4种情况:右侧针刺觉、右侧轻触觉、左侧针刺觉和左侧轻触觉。把身体每侧的皮节评分相加,即产生2个总的感觉评分,即针刺觉分和轻触觉评分,并用感觉评分量化评定感觉功能的变化。

(2)感觉平面确定:感觉平面是指身体两侧具有正常感觉功能的最低脊髓节段。通过必查项目可以用于判断感觉平面,部分保留区和残损分级。

(二)运动检查

1.必查项目

运动检查的必查项目为检查身体两侧10对肌节关键肌,左右侧各选一块关键肌。检查顺序为从上而下,C_5:屈肘肌(肱二头肌、肱肌);C_6:伸腕肌(桡侧伸腕长和短肌);C_7:伸肘肌(肱三头肌);C_8:中指屈肌(指深屈肌);T_1:小指外展肌;L_2:屈髋肌(髂腰肌);L_3:伸膝肌(股四头肌);L_4:踝背屈肌(胫前肌);L_5:长伸趾肌(踇长伸肌);S_1:踝跖屈肌(腓肠肌和比目鱼肌)。肌力分为6级:0分为完全瘫痪;1分为可触及或可见肌肉收缩;2分为在无重力下全关节范围的主动活动;3分为对抗重力下全关节范围的主动活动;4分为在中度阻力下进行全关节范围的主动活动;5分为(正常肌力)对抗完全阻力下全关节范围的主动活动;6分为(正常肌力)在无抑制因素存在的情况下,对抗充分阻力下全关节范围的主动活动。之所以选择上述肌肉是因为它们与相应节段的神经支配相一致,并且脊髓损伤时更适合于做仰卧位检查。禁止俯卧位检查。除对以上这些肌肉进行两侧检查外,还要检查肛门外括约肌,以肛门指检感觉括约肌收缩,评定分级为存在或缺失。如果存在肛门括约肌自主收缩,则运动损伤为不完全性。

2.选择检查项目

脊髓损伤评定还可包括其他肌肉,但并不用来确定运动分数或运动平面。可测定膈肌(通过透视)、三角肌、腹肌(Beevor征)、内腘绳肌和髋内收肌。肌力按无、减弱、正常来记录。在此还要指出,上述运动检查对确定哪一神经损伤是准确的。但对于手功能的运动检查,则是不足的。例如,旋前圆肌,屈腕肌,指浅屈肌等对截瘫手的分类与治疗都非常重要。同一平面损伤,如C_6骨折,C_6、C_7神经根都可损伤或未损伤。因神经根都装配2块肌肉,是否需手术减压,亦需上肢各个肌肉运动功能检查来确定。因此,对上肢各肌肉的运动功能检查都应进行常规检查。

3.运动评分和运动平面确定

(1)运动评分:必查项目是指各肌节按左、右两侧做运动评分,将两侧肌节得分相加。得出一个总的运动评分并用这一评分量化评定运动功能的变化。

(2)运动平面确定:运动平面指身体两侧具有正常运动功能的最低脊髓节段。通过该运动部分项目的检查,可以判断运动平面、部分保留区和残损分级。

每个节段的神经(根)支配一块以上的肌肉,同样大多数肌肉接受1个以上的神经节段支配,因此,用一块肌肉或一组肌肉(关键肌)代表一个脊神经节段支配的目的是简化检查。我们可以认为一块肌肉在丧失一个神经节段支配但仍有另一神经节段支配时肌力减弱。按常规，如果一块肌肉肌力至少在3级以上，则该肌节的上一个肌节存在完整的神经支配。在确定运动平面时，相邻的上一个关键肌肌力必定是5级，因为预计这块肌肉受两个完整的神经节段支配。例如，C_7支配的关键肌无任何活动，C_6支配的肌肉肌力为3级，若C_5支配的肌肉肌力为5级，那么，该侧的运动平面在C_6。

检查者的判断依赖于确定其所检查的肌力小于5级的肌肉是否有完整的神经支配。许多因素可以抑制患者充分用力，如疼痛、体位、肌张力过高或失用等。如果任何上述或其他因素妨碍了肌力检查，则该肌肉的肌力应被认为是NT。然而，如果这些因素不妨碍患者充分用力，检查者的最佳判断为排除这些因素后患者肌肉肌力为正常（5级），那么，该肌肉肌力评级为5级。

总之，运动平面（最低正常运动平面在身体的两侧可以不同）应根据肌力至少为3级的那块关键肌肉来确定，要求该平面以上的节段支配的关键肌肌力必须是正常的（5级）。对于那些临床应用徒手肌力检查法无法检查的肌节，如$C_{1\sim4}$、$T_2\sim L_1$及$S_{2\sim5}$，其运动平面可参考感觉平面来确定。如果这些节段的感觉是正常的，则认为该节段的运动功能正常；如果感觉有损害，则认为运动功能亦有损害。

（三）神经平面确定

神经平面，指身体两侧有正常的感觉和运动功能的最低脊髓节段。根据前面一和二的步骤确定的感觉和运动平面的最高部分。

（四）确定脊髓损伤的完全性

1.不完全性脊髓损伤

如果在神经平面以下包括最低位的骶段保留部分感觉或运动功能，则此损伤被定义为不完全性损伤。骶部感觉包括肛门黏膜皮肤交界处和肛门深部的感觉。骶部运动功能检查是通过肛门指检发现肛门外括约肌有无自主收缩。

2.完全性脊髓损伤

指最低骶段的感觉和运动功能完全消失。

3.判断

主要根据骶段脊髓感觉及运动功能存留情况进行判断。如果没有肛门的自主收缩，S1～3感觉评分为0，且无任何肛门感觉，损伤为完全性，否则为不完全性。

（五）确定ASIA残损分级（AIS）

1.ASIA残损分级

A级为完全性损伤：在骶段$S_{4\sim5}$无任何感觉或运动功能保留。

B级为不完全性损伤：在神经平面以下包括骶段$S_{4\sim5}$存在感觉功能，但无运动功能。

C级为不完全性损伤：在神经平面以下存在运动功能，且平面以下一半以上的关键肌肌力小于3级（0～2级）。

D级为不完全性损伤：在神经平面以下存在运动功能，且平面以下至少一半的关键肌肌力大于或等于3级。

E级为正常：感觉和运动功能正常。

（补充说明：当一个患者被评为 C 或 D 级时，必须是不完全性伤，即在骶段 $S_{4\sim5}$ 有感觉或运动功能存留。此外，该患者必须具备如下两者之一：①肛门括约肌有自主收缩；②运动平面以下有 3 个节段以上有运动功能保留。）

2.确定 ASIA 残损分级的步骤

（1）确定损伤是否完全？完全性损伤 AISA＝A 级，ZPP 记录每侧最低皮节或肌节的部分残留。

（2）确定运动损伤是否完全？不完全性损伤的患者如果其运动损伤是完全的，则 AISA＝B 级。如果患者有肛门自主收缩或检查侧运动平面下运动功能多于 3 个平面，则为运动的不完全损伤。

（3）是否神经平面下至少一半以上的关键肌肌力在 3 级或 3 级以上？运动不完全损伤的患者，若神经平面下少于一半以上的关键肌肌力在 3 级或 3 级以上，则 AISA＝C 级，若存在至少一半在 3 级以上，则 AISA＝D 级。

（4）如果所有节段感觉及运动都正常，则 AISA＝E 级。

（5）AISA 级仅用于脊髓损伤患者的随访评估中，表示患者脊髓神经功能恢复至正常。如果初始检查没有发现神经功能缺损，则患者神经功能是完整的，ASIA 残损分级不适用。

新的 ASIA 残损分级仍有不足之处，上肢与下肢运动功能未分开，即四肢与截瘫用一个标准存在不足。如 C 级损伤，上肢 5 组关键肌中有两组恢复，但连同下肢 5 组关键肌全瘫，无论如何都达不到大多数关键肌。在我院治疗并随访的病例中，截瘫的恢复大多数关键肌恢复肌力小于Ⅲ级者极少，经治疗多能达 D 级，而不是 C 级。而在胸腰段，腰神经丛恢复，髂腰肌与股四头肌恢复者，走步功能改善，但 2 组不占 5 组的大多数，因此建议参考本书运动功能评定的改进分级。

二、实验室检查

1.电解质

低钠血症是脊柱脊髓损伤患者尤其是高位颈脊髓损伤患者早期常见的并发症。急性重度低钠血症可导致患者出现神经性精神症状甚至死亡。颈脊髓损伤为急性脊柱脊髓损伤患者发生低钠血症的独立危险因素；完全性脊髓伤为脊髓损伤患者发生低钠血症的危险因素，在颈髓损伤患者中最为明显。急性脊柱脊髓损伤患者低钠血症发生率既与脊髓损伤的平面有关，又与脊髓损伤的程度有关；抗利尿激素不适当分泌综合征是少数患者（占本组病例中全部低钠血症患者的 20％）发生低钠血症的原因。所以应注意对脊髓损伤患者电解质的监测，做到及时发现及时处理。

2.血气分析

在 C_4 以上的颈髓损伤患者会影响到呼吸功能，严重者可造成死亡。原因有运动、感觉神经麻痹的因素，也有自主神经功能紊乱及肺部感染的影响。由于损伤平面以下运动功能丧失，导致肋间肌的收缩失去正常功能，肺的有效通气量又受到影响，肺扩张不全，肺栓塞乃至肺炎时有发生。患者较难达到深呼吸，咳嗽时无力，肺部分泌物不易排出，积存体内，是易发肺感染的主要原因。故对于脊髓损伤患者，尤其是颈部脊髓损伤的患者，监测其血氧分压及肺功能是非常必要的。

三、影像学检查

（一）X 线检查

X 线检查为最基本的检查手段，正位应观察椎体有无变形，上下棘突间隙、椎弓根间距等有无改变;侧位应观察棘突间隙有无加大。测量:①椎体压缩程度;②脱位程度;③脊柱后弓角,正常胸椎后弓角≤10°,在颈椎及腰椎为生理前突。

根据 X 线片脱位程度来间接评估脊髓损伤程度。在胸椎,脊椎脱位达 I 度以上,多为完全脊髓损伤,鲜有恢复;而在颈椎及腰椎,则 X 线片上显示的严重程度与脊髓损伤程度可以不完全一致。

在急性期过后,为检查脊柱的稳定性,应拍照前屈和后伸脊柱侧位片,如上下相邻椎体的前缘或后缘前后移位大于 3mm 即为不稳定的征象。

（二）CT 检查

CT 检查比 X 线检查能更加全面地显示脊柱骨性结构的损伤,并可间接反应椎间盘、韧带、关节囊结构的损伤程度。CT 能清楚地显示脊椎骨折累及的范围及具体部位,能观察到爆裂骨折骨折块突入椎管的程度,并以该骨折块占据椎管的前后径的比值,占 1/3 以内者为 I 度狭窄,1/2 者为 II 度狭窄,大于 1/2 者为 III 度狭窄。II 度、III 度狭窄多压迫脊髓。CT 可以提高椎板骨折及关节突骨折的检出率,根据轴位的扫描有助于骨折进行载荷分享法的分类,也可以根据周围骨折块的移位来观察椎管受累情况,判断神经损伤的可能性。尤其是,三维重建技术的应用使得脊柱骨折形态及关节突关节的关系更加直观,重建后椎间隙,棘突间距,椎体间、关节突间相对关系的变化反应了脊柱软组织结构的损伤程度。

（三）MRI 检查

1.脊柱和椎体损伤后的 MRI 表现

(1)椎体骨折:爆裂骨折表现为椎体正常结构与外形的消失,骨折线可贯穿椎体的前后缘。部分骨折片前后上下游离,向后嵌入椎管内,造成硬脊膜或脊髓等神经结构的损伤。骨折处椎体皮质凹凸不平,部分断裂的皮质可陷入椎体内。骨折处因组织渗漏而在 T_1WI 上呈长 T_1 低信号影,在 T_2WI 呈长 T_2 高强信号影;但部分病例在骨折处呈短 T_1 略高信号影,这可能与骨折处出血及骨松质内脂滴漏出并积聚有关。压缩型骨折在矢状面上呈现为典型的楔形变,并可根据异常信号所在位置而确定骨折是中心性或是边缘性压缩骨折。压缩性骨折线一般呈线状或宽带样长 T_1 长 T_2 信号。椎体骨折后,在矢状位和冠状位可观察到椎体移位的程度及脊髓受压的情况。

(2)椎间盘损伤:椎间盘在矢状位显示最佳。损伤后的椎间盘信号大多减低或消失,形态呈破碎状。部分的椎间盘后移,在轴位像上可观察到椎间盘突出的方位以及神经根是否受压。椎间盘后的椎间盘也可称 T_2 像的高信号,主要由于椎间盘内的损伤出血造成。

(3)附件骨折:椎板、棘突、横突或上下关节突的骨折在横冠位显示较好,骨折线呈长 T_1、短 T_2 信号的特征。

(4)软组织损伤:正常椎体前后纵韧带、棘间韧带在各成像序列上均呈黑色低信号影。韧带断裂后,断裂处在 T_2WI 显示为长 T_2 略高信号影;在 T_1WI 见正常的黑色条纹影中断或表现为皱缩的黑色条点影。肌肉水肿或瘀血,表现为长 T_1,长 T_2 信号;若为陈旧性出血,可表现为短 T_1 信号特征。

2.脊髓损伤的 MRI 表现

(1)脊髓受压:造成脊髓受压的因素很多,如骨折脱位,椎体脱位,外伤性椎间盘突出,椎管内血肿等,其结果是造成椎管前后径变小,硬脊膜囊或脊髓直接受压。当狭窄程度超过原椎管50%以上时,相应节段的硬膜囊显示不同程度的弯曲。在 T_2WI 上见受压段脊髓呈"S"形或"大于"形扭曲,局部硬膜囊呈弧形内陷。T_2WI 见脊髓受压弯曲并相同节段的蛛网膜下隙变窄。

(2)脊髓挫伤:若受伤节段的脊髓仅为单纯性水肿,各方位均可见受伤节段脊髓增粗。T_1WI 见增粗的脊髓影中有团块样或条状低信号影,T_2WI 表现为长 T,高强信号。若水肿合并出血,则 T_1WI 见水肿区内有点片状略高信号影出现。部分颈椎"挥鞭样损伤"及脊髓硬火器穿通伤患者,临床有明显运动及感觉障碍,但由于脊柱序列曲度形态无变化,X 线及 CT 检查无阳性征象,临床习惯统称之为"脊髓震荡"。自 MRI 应用以来,部分此类患者可发现不同程度的挫伤灶,这为临床的准确处置提供了依据。

(3)脊髓横断:在 MRI 各加权像上,均表现为髓腔扭曲、变形、脊髓横断及断端不同程度的分离。断端间隙呈黑色低信号影,而脊髓断端因出血与水肿并存而表现为不同宽度的长 T、短 T 的高信号影。

从以上各项讨论可以看出,MRI 多方位,多序列的成像特点,可显示脊柱、脊髓损伤后的一系列病理改变,如脊柱骨折线,脊髓挫伤、坏死、空洞,萎缩及胶质增生等,这可以准确判断脊柱、脊髓损伤程度,有助于对脊髓损伤做出早期诊断、预后估计及制订治疗方案等。但由于椎体及椎体附件等组织信号对比不明显,而 CT 及 X 线显示细微结构效果佳,故对某些较小的骨折、脱位还是应以 CT 及 X 线片检查结果为准。

四、电生理检查

临床神经电生理检查对脊髓的功能评定比较客观,它能合适地测量脊髓损伤程度及详细的足够的功能再生。目前常用的检查方法有:皮质体感诱发电位(CSEP)、脊髓诱发电位(SCEP),节段性体感诱发电位(SSEP)、运动诱发电位(MEP),H 反射(H−reflex)及肌电图(Electromus−clegram)。

不少学者在不同动物用不同方法造成脊髓不同的损伤模型后,观察到 CSEP 消失或暂时受抑制,有时虽伤后当时传导好,但以后由于病变的进展而逐渐恶化。CSEP 的恢复与脊髓损伤的严重性及损伤部位有关。研究表明:CSEP 虽与脊髓压迫有关,但是压迫程度与 CSEP 变化不呈线性关系;轻、中度压迫时,CSEP 无变化,慢性压迫而有 CSEP 改变者,提示有严重压迫。总之,CSEP 与组织学表现大体一致,CSEP 恢复较快者,其组织破坏往往较轻。

临床神经电生理检查技术对提高脊髓损伤的伤情判断、脊髓残存功能评价、手术监测,治疗评定及预后预测具有重要的、必不可少的价值。当然,必须将此与其他方法结合应用,以对脊髓损伤的各方面做出客观、准确、全面、可靠的评定。

五、脊髓损伤的分类

(一)按照损伤的程度分类

按照损伤的程度分类可分为完全性脊髓损伤、不完全性脊髓损伤及脊髓震荡。

(二)按照脊髓损伤的部位分类

1.中央型脊髓损伤

此类患者多伴有颈椎管狭窄,在青年人系发育性,在中老年人则系发育性狭窄基础上合并蜕变因素,其狭窄率可达 63.7%～80%。轻微损伤者如跌倒等占大多数,其次为交通事故,高处坠落等损伤。伤后即发生脊髓损伤症状。损伤机制以后伸损伤为多,其次为屈曲、垂直压缩损伤。脊椎多有椎管狭窄或蜕变,为损伤之基础。当存在椎管狭窄时,椎管储备间隙狭小,脊髓在椎管内退让余地消失或减小,当颈部过伸时,椎间盘向椎管内突出增加、黄韧带向椎管内皱褶以及脊髓矢状径的变化等因素的共同作用,使脊髓受到前后挤压的钳夹损伤,可导致中央管周围的出血和水肿。脊髓中央灰质总是先受累,因为灰质系由神经细胞、短轴突和突触组成,组织较脆弱,而白质则由长纤维组成,排列紧密,比较坚韧,对外力有较大抵抗力。其次,灰质代谢率高,血流要求比白质高 5～6 倍,故灰质易受损伤出现症状。

中央型损伤属于不完全性脊髓损伤,根据以上病理改变决定了其特征为上肢瘫痪重,下肢瘫痪轻,感觉不完全丧失,括约肌可无障碍或轻度障碍,此乃因中央脊髓损伤的范围,主要是中央灰质对白质的影响,近灰质者重,远离灰质近周边者轻,而皮质脊髓侧束和前束中的神经纤维排列,上肢者近中央,下肢者远离中央,故下肢神经纤维受累轻,其预后较好。

中央型脊髓损伤的平面并不一致,在爆裂骨折所致者,截瘫平面与骨折平面一致,在后伸损伤所致者,常累及中下颈椎,如三角肌麻痹,但麻痹最重者为手肌,特别是手内在肌,可完全瘫痪。中央型脊髓损伤可与半脊髓损伤并存,即上下肢均为中央脊髓损伤表现,但可半侧重,而另一半侧轻。

2.半脊髓损伤

常由后关节单侧脱位或横脱位引起。脊髓半侧遭受损伤,系不完全性损伤,伤侧平面以下运动障碍,对侧感觉障碍,括约肌功能多存在,因同侧皮质脊髓束下行受损,而肢体感觉传入脊髓后,交叉至对侧上行,故出现对侧感觉障碍。

3.前脊髓损伤

脊髓前部遭受损伤,见于颈椎爆裂型骨折,骨折块移位突然进入椎管,损伤压迫脊髓前部,亦可见于颈椎过伸型损伤。为何颈椎过伸型损伤既可引起中央型脊髓损伤又可引起前脊髓损伤呢?笔者的研究是与椎管的矢状径有关。当椎管较狭窄时,后伸损伤使椎管进一步变窄,前后挤压脊髓发生中央脊髓损伤;同理,爆裂骨折时,骨折块自前方损伤脊髓,后方因椎管狭窄对脊髓避让的空间减小,使脊髓受前后应力的损伤,成为中央型脊髓损伤。当椎管较宽时,后伸损伤时脊髓向后弯曲,后方未受挤压而前方被牵拉损伤成为前脊髓损伤。爆裂骨折致伤脊髓前部,因椎管较宽而后方无对冲损伤。

前脊髓损伤的主要表现损伤平面以下大多数运动完全瘫痪,括约肌功能障碍而深部感觉位置觉保存。此乃因薄束和楔束保存之故。其损伤机制除直接损伤脊髓前部外,还可有中央动脉损伤,其供养脊髓前 2/3,与临床表现一致,这也是前脊髓损伤运动功能恢复困难的原因之一。

4.后脊髓损伤

很少见,可见于椎板骨折下陷压迫脊髓后部,感觉障碍主要表现为深感觉丧失,其较运动障碍严重。

(三)按照脊髓损伤的节段分类

可分为颈脊髓损伤、胸脊髓损伤、胸腰段脊髓损伤和圆锥损伤。因脊髓圆锥位于脊髓的末端,其损伤后表现相对特殊,故对其进行单独描述。

圆锥损伤大多数人的脊髓圆锥位于 L_1 椎体平面,其上方为脊髓,周围则为腰骶神经根或称马尾神经,胸腰段损伤,L_1 爆裂骨折可造成圆锥损伤,亦可造成脊髓和神经根的损伤,因此,圆锥损伤可分为 3 类或 3 型:①脊髓,圆锥、神经根损伤,临床表现为脊髓平面损伤;②腰骶神经根圆锥损伤;③单纯圆锥损伤,支配下肢的腰骶神经根无损伤,仅表现为圆锥损伤即肛门会阴区感觉障碍,括约肌功能障碍,球海绵体反射和肛门反射消失。第 2 类马尾神经根损伤一般较圆锥损伤轻,可获得恢复,即下肢瘫痪恢复,而遗留包括括约肌障碍和会阴区感觉障碍。MRI 可观察到圆锥部损伤改变。

(四)按照脊髓致伤原因分类

绝大多数患者均为脊柱骨折脱位等损伤引起,还有患者有着特殊的致伤因素,如脊髓的锐器切割伤和脊髓火器伤等。

1.脊髓锐器伤

脊髓锐器伤较少见,常发生在青壮年,其发病率目前尚没有权威的统计结果。

由于锐器刺伤脊髓,可为全横断或部分横断,MRI 可显示脊髓损伤情况,脊椎多为无明显的损伤,因锐器常从椎板间隙或椎间盘刺入。根据我们的病例观察,脊髓锐器伤可分为 4 种类型,即脊髓全横断、脊髓左或右半横断、脊髓前或后半横断及马尾部分损伤。

2.脊髓火器伤

弹丸等投射物进入椎管或贯通,系弹丸直接损伤脊髓,多致脊髓横断,椎管外脊椎火器伤如击中椎体,椎弓,棘突,横突等,是弹丸的冲击压力波损伤脊髓,椎骨多系洞穿伤,极少破碎骨折片损伤脊髓,根据脊椎损伤部位至椎管的距离和弹丸速度,脊髓损伤程度分为完全性脊髓损伤、不完全脊髓损伤和脊髓轻微损伤不等。

(五)特殊类型脊髓损伤

1.创伤性上升性脊髓缺血损伤

多见于下胸椎损伤,伤后截瘫平面持续上升,有两种表现,笔者的 7 个病例中,3 例为 T_{10} 骨折脱位,4 例为胸腰段损伤,熊恩富、饶书城等报道 12 例,胸腰椎损伤部位是 $T_{4,5}$、T_{10}、$T_{1\sim12}$ 各 1 例,$T_{12}\sim L_1$ 共 9 例。伤后截瘫平面与骨折脱位一致。伤后 $2\sim3d$ 截瘫平面开始上升,其中 3 例上升至 $C_{2\sim4}$ 平面,因呼吸衰竭死亡,其余截瘫平面上升 $3\sim5$ 节段,大多数在 $T_{7\sim8}$ 平面停止上升,停止时间最晚在伤后 23d,死亡的 1 例解剖可见整个脊髓自 $C_5\sim L_5$ 脊髓节软化坏死,另 2 例于伤后 4 周~6 个月手术探查见胸髓自 T_4 以下坏死软化或呈瘢痕化。患者下肢截瘫一直呈弛缓而非痉挛性。其原因有二,笔者 1 例截瘫平面上升至颈脊髓致死者,系 T_{10} 伤段脊髓血管(前后动静脉)血栓,逐渐扩大并向上向下蔓延至颈脊髓和骶髓,致整个脊髓缺血坏死。另一种为胸腰段的大髓动脉(GMA)即过去所称的根大动脉受损,致其供应之脊髓段缺血坏死。

2.无骨折脱位脊髓损伤(SCIWORA)

发生率有日渐增多之趋势,可分为以下 4 型:

(1)儿童颈椎 SCIWORA:见于 6 个月至 16 岁儿童,8 岁以下者过半,多因车祸、高处坠落、牵拉等严重损伤,由于脊柱弹性较大,可发生脊髓损伤而无骨折脱位,脊髓中央损伤约占一半,其次为完全性脊髓损伤,不完全性脊髓损伤,个别为 Brown－Sequard。其一个特点是约一半病例在伤后至脊髓损伤症状出现有一个潜伏期,时间自数小时至 4d 不等。

(2)中老年人 SCIWOFD:以 50 岁以上较为多见。轻微损伤如摔倒、碰伤等后伸损伤占大多数,亦可发生于交通事故或高处坠落伤等,伤后即发生截瘫。中央型脊髓损伤约占 70%,其他为完全脊髓损伤,不全脊髓损伤,Brown－Sequard 和神经根损伤。X 线片,CT,MRI 等影像学检查发现,椎管狭窄占 70%,前纵韧带损伤,椎间盘突出者过半,后纵韧带出血,棘上韧带断裂等,个别有椎体骨折但无移位,故在 X 线片上未能显示。脊髓改变有受压、软化,断裂等与临床表现一致。

(3)胸椎 SCIWORA:主要发生在儿童和青壮年,儿童组指年龄在 1～11 岁,青壮年为18～38 岁。致伤原因系车祸、轧压伤,碾轧伤等严重砸压伤,成人伤后立即出现截瘫,截瘫平面在上部胸椎者占 1/3,在下部胸椎者占 2/3,绝大多数为完全截瘫,且系弛缓性软瘫,此乃因大段脊髓坏死所致。

胸椎 SCIWORA 还有一个特点即胸部或腹部伴发损伤较多,可达半数以上,胸部伤主要为多发肋骨骨折和血胸,腹部伤则主要为肝脾破裂出血。胸椎 SCIWORA 的损伤机制可能有:①大髓动脉(GMA)损伤;②由于胸腹腔内压力剧增所致椎管内高压,小动静脉出血至脊髓缺血损伤,部分病例表现为脑脊液中有出血,例如 18 岁女性,乘电梯发生故障,被挤于电梯与墙壁之间达 4h,经抢救之后发现 T, 以下不全瘫,胸锁关节脱位,右第 6～8 肋骨骨折,骨盆骨折,肉眼血尿,胸腰椎无骨折脱位,腰穿脑脊液红细胞增高。说明胸腹腔被挤压,可致脊髓损伤。

(4)一过性腰椎 SCIWOFD:少见,笔者和 Macmillan 共报道 5 例,青壮年男性,致伤原因有背部撞伤,冰上摔倒,车上摔下,倒立过伸位摔倒等,伤后双下肢不全瘫。经 X 线检查,4 例腰椎椎管狭窄,可能是发病的基础因素,经非手术治疗,截瘫完全恢复。

第三节　脊髓损伤非手术治疗

脊髓损伤(SCI)的治疗方法分为手术和非手术治疗。手术治疗的目的是解除脊髓压迫和(或)通过内固定维持脊柱稳定性。而且手术治疗旨在稳定脊柱,防止二次损伤,减轻脊髓继发性损伤,促进神经功能的恢复或再生。

一、治疗原则

(一)尽早治疗

根据前述脊髓损伤的病理改变,治疗应是愈早愈好,伤后 6h 内是黄金时期,24h 内为急性期。

(二)整复骨折脱位

使脊髓减压并稳定脊柱。骨折块或脱位椎压迫脊髓,应尽早整复骨折脱位恢复椎管矢状径,则脊髓减压;存在椎体骨折块,椎体后上角或椎间盘突出压迫脊髓者,需行前方减压,以稳定脊柱。

(三)治疗脊髓损伤

Ⅲ级以下不全损伤，无须特殊治疗，完全损伤与Ⅰ、Ⅱ级不全瘫，由于脊髓伤后出血、水肿及许多继发性损伤改变，需要进行治疗，才能争取恢复机会。

(四)预防及治疗并发症

包括呼吸系统、泌尿系统及压疮等并发症。

(五)功能重建及康复

主要为截瘫手及上肢的功能重建和排尿功能重建。

二、生命支持

髓损伤后，迅速死亡的大多数患者，是由呼吸和血液动力系统衰竭引起，所以需要我们了解和及时地干预这些生理变化。

(一)呼吸支持

脊髓损伤后的氧合作用对于缓解脊髓进一步缺血性损伤是非常重要。上颈椎损伤(发生在 C_3 以上)，往往由于呼吸肌瘫痪而引起猝死，常要现场进行气管插管。在插管的过程中应避免颈部过伸。呼吸系统的并发症与脊髓损伤的严重程度和发生休克有关。由于呼吸道分泌物阻塞和直接感染，肺部清理和呼吸道管理对于预防亚急性氧合作用失败是非常重要的。保持呼吸道通畅和早期固定是常用的方法，然而尽管如此，仍然有 62% 以上的脊髓损伤患者有严重的呼吸系统问题。

(二)血流动力学支持

损伤在 T_6 以上的急性脊髓损伤可以产生类似于功能性交感神经切断综合征的症状出现，导致神经的阻断，心跳加速，急性脊髓损伤后心脏的变时性和离子转移能力下降，正常情况下的低血压—心动过速反应被阻断。由于静脉容量增加出现相对的血容量减少，对于年轻患者扩容通常是应用增加血供和心搏出量，但要注意不要过度补液。如果持续性低血压，静脉内可应用 β—受体阻断药[多巴胺 $5\sim15\mu g/(kg\cdot min)$ 或多巴酚丁胺 $3\sim20\mu g/(kg\cdot min)$]，但应避免使用 α—受体阻断药(如左旋麻黄碱)，因为它将增加心脏后负荷，减少心脏输出量。

三、早期复位，有效稳定脊柱

非手术治疗的目标是稳定脊柱并承受生理负荷。损伤的脊柱可以通过轴向牵引或手法复位而重新恢复脊柱序列。主要方法如下所述。

(一)颈椎

对于颈椎骨折患者，急诊侧位颈椎拍片发现有脊柱序列改变应尽早应用牵引。应用颈椎牵引后患者神经功能明显改善。对于骨折伴有脱位或单纯颈椎脱位的患者，单纯牵引即可，若有后关节交锁可在颅骨牵引的同时，加大牵引重量，在严密观察患者神经体征的同时床边采用透视监视，试行闭合牵引下的复位，若脱位完全复位，则脊髓已行减压。

颈椎牵引的两个关键组成部分是牵引重量和牵引方向，小关节脱位通常需要轻度的屈曲帮助复位交锁的小关节，复位后牵引力量的方向应与损伤向量相反，例如屈曲损伤应位于轻度伸展位。通过尸体颈椎牵引观察到椎管增加 12%，过度牵引常见于应用不适当的大重量牵引复位不稳定的脊柱椎体节段，尤其是牵张性损伤，过度牵引将加重脊髓损伤，而且有损伤椎动脉的危险,牵张性损伤是不能用牵引复位的,通常需要切开复位。

(二)胸椎

T_{10} 以上胸椎有胸廓保护,除非剧烈暴力,不易发生严重脱位,但由于胸廓的存在,复位亦很困难。对 1/2 以内压缩骨折或爆裂骨折,未合并脊髓损伤者,可卧床 8 周或用石膏背心 8 周;对伴有脊髓损伤者应减压;对骨折脱位可行过伸复位或手术复位。由于有胸廓保护,胸椎骨折脱位愈合后,一般均较稳定,可不行内固定及融合。

(三)胸腰段

对于单纯压缩骨折,应行快速复位。患者仰卧,于胸腰段置横带向上在床牵引架上悬吊,固定股部于床边,悬吊至肩部离床,吊半小时,拍侧位 X 线片,复位后,打过伸胸腰石膏背心。此种处理常可加重胸腰段骨折致肠蠕动抑制腹胀,其优点是复位较好,可达 80%,石膏固定背伸肌锻炼 2 个月后戴支具起床活动 1 个月。对脊髓损伤者,复位即可减压。

(四)腰椎

对不伴神经损伤的爆裂骨折、单纯压缩骨折、Chance 骨折的处理原则同胸腰段骨折。所以区分为 $L_{2\sim5}$ 段者,系因此段为马尾损伤,故未将 L_2 骨折归类于胸腰段中。可行过伸复位和石膏固定,也可在腰下垫高圆枕保持腰椎过伸位置,腰背肌锻炼。腰段骨折后形成的腹膜后血肿,多易引起反射性肠麻痹,应对症治疗,一般数日后即可逐渐好转。

四、药物治疗

(一)大剂量甲泼尼龙

1.治疗方案

近 20 年人们进行了大量大剂量甲泼尼龙(MP)实验治疗急性 SCI 试验,其中糖皮质激素一直是研究的重点之一,且有一些成功的报道。糖皮质激素治疗急性 SCI 的机制是:①提高神经的兴奋性与传导性;②改善脊髓血流量;③减少由自由基介导的脂质过氧化;④稳定细胞膜的离子通道,促进 Ca^{2+} 外移;⑤抑制损伤后组织内儿茶酚胺的代谢与积聚等。1990 年 NASCISⅡ 和 1997 年 NASCISⅢ 用 MP 做临床试验,MP 治疗急性 SCI 的标准方法如下:首次剂量按 30mg/kg,静脉 15min 内输入,间隔 45min 后,用 5.4mg/(kg·h)静脉维持,其中首次剂量在急性 SCI 后 3h 内给药者,维持 23h;伤后 8h 内给药者,维持 47h。如果超过 8h 再给予首次剂量,不仅无益,而且还会增加不良反应的发生率。一些穿透性的损伤如火器伤和脊髓的锐性切割伤,经 MP 治疗无效。

2.大剂量 MP 相关反应

使用大剂量 MP 如同一把"双刃剑",糖皮质激素介导的不良反应如:感染、糖尿病并发症、切口延期愈合等有可能抵消其神经保护作用,并且有可能危及患者的生命,NASCISⅡ 研究表明,当 MP 应用超过其安全期 24h 时,其不良反应更加明显。大剂量应用 MP 治疗急性脊髓损伤的并发症包括感染、压疮、消化道出血、深静脉血栓等。然而,还有其他糖皮质激素相关的反应,虽然并不危及生命,但影响了 MP 的神经保护作用,并可出现如下反应:

(1)双相神经保护剂量反应:"U"形的剂量效应曲线,需持续静点给药以维持效应使 MP 的应用存在了一定的限制。例如,合适剂量的 MP 可以减弱脊髓损伤后的无氧代谢,减少乳酸的堆积。剂量过大或过小反而加重了创伤后乳酸的堆积。由于糖皮质激素受体介导的糖异生作用,不合适剂量的 MP 由于其升血糖作用而加重了无氧酵解和脂质过氧化反应。所以对于 MP 用量的计算非常严格,应严格按照体重计算,剂量过小达不到有效的保护,而剂量过大则不具有抗氧化的神经保护作用。无疑在 NASCIS Ⅱ 后大剂量 MP(NASCIS Ⅱ 24h 或 NASCIS Ⅲ 48h)应用的 14 年中,存在许多剂量的计算错误。如 Bracken 等所述,其中包括开始应用时间超过时间窗,无法做到 24h 内持续静点,或者偶尔将 24h 的剂量在 1h 内静点完毕,维持静点速度大于或小于 5.4mg/(kg·h),以及错误估计患者的体重。错误地应用大剂量 MP 对于脊髓损伤有害而无利。

(2)治疗持续时间取决于最初治疗时间:NASCIS Ⅲ 的研究结果表明,如果最初治疗时间为伤后 3h,则 MP 需持续静点至 48h。若在伤后 3h 内则采用 NASCIS Ⅱ 的方案。因此,应明确损伤至接受治疗的时间段,否则将会增加严重的并发症。

(3)超过时间窗的治疗可以加重损伤:Bracken 等发现超过 8h 后应用大剂量 MP 比反而加重了继发损伤,主要是由于 MP 抑制了细胞膜磷酸酯酶 A_2 从而妨碍了过氧化脂质的清除。所以临床医师必须确定损伤的确切时间,以决定是否使用 MP 方案,避免于 SCI 8h 后使用 MP 治疗。

(4)大剂量 MP 可能会抑制轴突的芽生和突触形成:以往研究发现糖皮质激素可以抑制中枢神经系统各区域内轴突的芽生和突触的形成,但对于大剂量 MP 的抗氧化的神经保护作用是否伴有以上的作用仍不是十分清楚。令人鼓舞的是,在进行的关于 MP 治疗 SCI 安全性及神经保护作用的动物实验中,发现大剂量 MP 确实减少了前庭脊髓束轴突的萎陷,并促进了横断脊髓损伤动物模型的末端抽芽。另有研究发现相同大剂量的 MP 可以促进横断脊髓损伤动物模型轴突的再生进入 Schwann 细胞,减少 Caspase-3 的活性。因此,大剂量 MP 发挥神经保护还是神经毒性,取决于剂量、时相、持续时间等多因素,尤其是受损神经元的部位。尽管 NASCIS Ⅱ 与 NASCIS Ⅱ 面临很多挑战,但 MP 仍旧是为数不多的治疗急性脊髓损伤有效的药物之一。另外,最近的研究发现它可以恢复轴突的完整性并促进脊髓节段功能的恢复尤其是颈髓节段,并可以获得重要的神经功能恢复。

3.应用大剂量 MP 的指征

完全性脊髓损伤和严重不全脊髓损伤;穿透性脊髓损伤并不推荐使用大剂量 MP 治疗。1997 年,原北京军区总医院应用大剂量甲泼尼龙,外科减压及两者联合使用分别对颈椎无骨折脱位脊髓损伤患者的治疗效果进行了比较研究。将 32 例颈椎无骨折脱位脊髓损伤患者分为 3 组:甲泼尼龙(MP)组 8 例,在伤后 8h 内给予大剂量甲泼尼龙;外科减压组 12 例,在伤后 48h 内给予手术减压;MP+外科减压组 12 例,在伤后 8h 内给予大剂量甲泼尼龙及伤后 48h 内行手术减压。根据脊髓损伤的神经和功能评分标准,评定脊髓损伤程度和疗效。随访 1 年,结果显示 MP+外科减压对感觉及运动的恢复,不论对完全性脊髓损伤者,还是不完全性脊髓损伤者均明显优于单纯大剂量甲泼尼龙或外科减压组,而三组之间并发症的发生率无明显差异。

4.大剂量 MP 并发症的预防及处理

(1)感染:对于合并四肢开放伤及存在感染情况的患者,在应用大剂量 MP 的同时可静点抗生素预防并治疗感染。

(2)消化道出血:不常规使用质子泵抑制药,仅在患者本身存在消化道溃疡病史、消化道出血史以及消化道疾病等情况时,联合使用奥美拉唑预防消化道出血。

(3)深静脉血栓:大剂量应用MP可导致凝血功能异常,致体内异常的高凝状态,从而引起深静脉的血栓,血栓脱落可危及生命。对于年龄偏大,既往有血管疾病基础病史如糖尿病等,或患者本身已处于高凝状态时,在使用MP治疗方案的同时应按照《预防骨科大手术深静脉血栓形成的专家建议修订版》处理方法进行预防。对于有出血倾向的患者应酌情使用。

(4)糖代谢异常:大剂量MP应用可以引起患者血糖增高,尤其是本身有糖尿病的患者,使用MP时应更加慎重。合理的方法如下在内分泌科降糖治疗的同时给予应用,而对于存在糖尿病严重并发症的患者,应权衡利弊后,酌情使用。尽管对NASCISⅡ及NASCISⅢ存在较多批评和争议,尽管此药物还存在其他的并发症,但由于其对急性脊髓损伤有益的作用,临床医师应该有意识地使用这个药物。随着对脊髓损伤病理生理机制认识的深入,我们希望在将来的10年内有其他的神经保护类药物进入临床应用。

(二)神经节苷脂

神经节苷脂(GM-1)是存在于细胞膜脂质双分子层上的主要成分之一,在哺乳动物的中枢神经系统含量尤其丰富,它在中枢神经系统损伤或疾病中具有神经保护作用和神经再生作用。体外实验发现GM-1与神经细胞膜结合后能明显增加神经生长因子的功能。Dawson等报道GM-1通过限制钙调节蛋白抑制一氧化氮合成酶活性,从而阻止一氧化氮的合成,抑制脂质过氧化。其他机制可能还包括:①调节细胞对神经生长因子的反应性,使神经生长因子浓聚;②保护细胞膜Na^+-K^+-ATP酶和$Ca^{2+}-ATP$酶活性,稳定细胞膜结构,防止细胞水肿;③对兴奋性氨基酸毒性作用的拮抗;④促进轴索通过受损脊髓部位;⑤提高Schwann细胞中层粘连蛋白的含量,保护Schwann细胞的生长;⑥提高神经节细胞对不利环境的耐受能力。

Geisler等报道在37例急性SCI患者的临床试验中,用GM-1治疗。伤后72h内首次用药,每日静脉注射GM-1 100mg,持续18～32d。1年后随访,脊髓神经功能学评分表明GM-1有明显疗效,神经功能再生取得了进展。在这个令人鼓舞的结果的推动下,Michael等在GM-1的多中心急性SCI研究中,对797名T;以上节段非手术的急性SCI患者随机分为3组。安慰剂组、低剂量GM-1组(首次剂量300mg,静脉给药,以后每天100mg×56d)和高剂量GM-1组(首次剂量600mg,静脉给药以后每天200mg×56d)。所有患者都按NASIS标准应用过MP。结果发现安慰剂组和GM-1组病死率没有明显区别,药物并发症发生率也比较相近。这项临床试验虽然得出了阴性结果,但是有迹象表明GM-1可能对不完全性运动功能丧失的急性SCI患者有效。傅强等将29例急性SCI患者随机分成大剂量GM-1组、小剂量GM-1组和安慰剂组,在伤后即刻、伤后3个月和伤后6个月分别进行神经功能评价,结果大剂量GM-1组患者的神经功能恢复优于其他两组,尤其运动功能改善更为明显,与Michael报道相似。杨礼庆等把50例急性SCI患者分为GM-1组和对照组,两组均先予手术治疗。结果GM-1组总体改善率高于对照组。

GM-1在国内外的临床应用表明,大剂量、长疗程是GM-1的基本使用方法。其优点是可以在伤后72h内使用,不良反应小。缺点是治疗费用昂贵,治疗时期偏长,患者依从性不够。

(三)神经生长因子

根据实验与临床观察,其主要作用:①局部应用,在急性脊髓横断损伤,可保护神经细胞,减轻或避免断端坏死,有利于脊髓修复;②保护后根节细胞,在完全脊髓损伤,常见其远侧后根节细胞坏死,应用 NGF 后,后根节细胞可免于坏死,有利于感觉恢复;③促进轴突再生,因此既可用于急性脊髓损伤,保护神经细胞,又可用脊髓损伤后期,有利于轴突再生,其适应证同 MP。用量及用法:1000pg,肌内注射,每日 1 次,连用 30d,可应用 2 个疗程,未见有不良反应。已有文献报道,应用上述药物治疗完全性与不完全性脊髓损伤,其脊髓功能恢复均较未使用者为佳。

(四)其他药物

1.利尿药

理论上讲,神经组织水肿应当用脱水治疗,但临床实践中,单独应用脱水治疗,效果不大,可与 MP 等治疗并用,可用 30% 尿素,1~1.5mg/kg,静脉给药,6h1 次,连续 2~3d,脊髓水肿的消退,需时 3~4 周,但长时间给以脱水剂,易致水、电平衡失调,并无必要。

2.阿片受体拮抗药

纳洛酮与 TRH 都可增大损伤脊髓的血流量,减轻脊髓继发损伤,应于伤后 8h 内开始应用,方法同 MP,即首次 5.4mg/kg,然后 4mg/(kg·h),维持 23h,但其作用低于 MP。

(五)其他非手术治疗

1.高压氧治疗(HBO):适用于严重不全截瘫与非横断性完全截瘫,在患者全身情况允许下,于伤后 6~8h 进行,每间隔 6h1 次,在 24h 内连续 3 次,HBO 治疗能改善脊髓损伤段的缺氧。

2.低温灌注治疗。

五、并发症的预防与处理

脊髓损伤患者由于肢体瘫痪和感觉丧失,更容易导致各类并发症的发生,其并发症可发生在损伤后的任何阶段,这主要与护理疏忽和缺乏科学的防护方法有关。复杂的并发症可使患者康复的周期延长,甚至可以威胁患者的生命。因此掌握处理好脊髓损伤患者的并发症,是使这部分患者能顺利进行康复和维持生存质量的前提。

(一)深静脉血栓形成

血栓静脉炎的真正危险是栓子松脱,进入肺静脉,造成肺栓塞。血栓性静脉炎发生在脊髓损伤患者,常见于卧床太久不动和血循环缓慢的患者。

最简单的办法是每日规律性的关节运动、下肢经常性抬高,裤腿不可太紧,以免影响血流。被动活动时,防止过度的牵拉动作,以防止髂、腹股沟静脉血栓形成。血栓性静脉炎的早期症状是肌肉肿痛,但由于脊髓损伤患者感觉丧失,患者没有明显征兆,医护人员只有在细心的查体、巡视过程中才可以发现,早期可以采取抗生素治疗、抗凝治疗、减少活动,经常测量肿胀下肢的周径了解变化趋势,给予更恰当的对症处理,深静脉血栓的治疗重在早期发现,早期治疗,可以遵循《预防骨科大手术深静脉血栓形成的专家建议修订版》的处理方法。

(二)呼吸系统并发症

C_4 以上的颈髓损伤患者会影响到呼吸功能,严重者可造成死亡。原因有运动、感觉神经麻痹的因素,也有自主神经功能紊乱及肺部感染的影响。由于损伤平面以下运动功能丧失,导致肋间肌的收缩失去正常功能,肺的有效通气量又受到影响,肺扩张不全,肺栓塞乃至肺炎时有发生。患者较难达到深呼吸,咳嗽时无力,肺部分泌物不易排出,积存于体内,是易发肺感染的主要原因。处理方法:①急性损伤伤员有气短、胸闷、多痰,呼吸频率快而浅,两肺布满痰鸣音或湿啰音时,保持呼吸道通畅,对于 C_4 以上损伤常规行气管切开术,对于 C_5 以下要分情况对待,应遵循气管切开的指征;若出现 R 大于 32 次、PO_2 小于 60％、呼吸道梗阻,应即时行气管切开;②做床上运动,经常变换体位;③摄取充足的水分,以免脱水;④做深呼吸练习或以腹式呼吸为主;⑤预防肺感染和上呼吸道感染;⑥呼吸肌麻痹或肺活量严重减少时,适时用吸入疗法,吸痰器和间歇性正压呼吸器。

(三)泌尿系统并发症

对脊髓损伤患者排尿障碍的治疗是恢复排尿反射及预防泌尿系感染与肾衰竭。排尿反射的建立,截瘫最初 2 周应留置导尿或耻骨上穿刺。以后随着脊髓休克的过去及自律神经系统的恢复,可采用间歇导尿;继续留置导尿者也应定时开放,鼓励患者增加腹压排尿,用拳头挤压小腹的方法需自上而下,以防压迫膀胱,使尿液反流经输尿管至肾脏,因压力升高而发生肾积水。坐位及站立排尿有助于排空,减少残余尿。残余尿太多,是尿路感染的重要原因。预防尿路感染最重要的是尽量排空尿液,一旦发生膀胱感染,则应留置导尿管,定时冲洗膀胱,应用抗生素。

(四)压疮

截瘫平面以下,皮肤失去知觉,下肢不能活动,迫使患者体位变化少,受压的皮肤缺血缺氧而坏死,最易发生在骶区、跟结节后方(仰卧)及大粗隆区(侧卧)等部位,还有坐骨结节区及骶尾部,均系坐位压疮。预防之方法如下 2h 翻身 1 次,受压皮肤部位进行轻轻按摩。床单应平,床垫应软,两踝间、足跟后方上面,均应有软垫。良好的护理,是完全可以预防压疮的。对Ⅰ度、Ⅱ度压疮定时翻身,更换敷料,可以愈合;对Ⅲ度压疮皮下深层肌肉坏死,骨质外露者,应切除坏死组织,修平骨面,以肌皮瓣修复之。

(五)关节挛缩

脊髓损伤后由于四肢瘫痪造成肢体长期处于一个非功能的位置,应给予患者及其家属交代保持肢体正常位置的重要性,早期不注意适当的功能护理,将逐渐发生下肢髋、膝、踝、趾的屈曲挛缩,或髋内收,内旋畸形及肌肉痉挛,甚至在肢体挤压处发生压疮。上肢肩、肘、腕、指也同样发生僵硬挛缩畸形。这些并发症只有靠早期预防。如已形成晚期畸形,则只有借助于矫形的肌肉肌腱软组织手术,如切断、延长、移位等。

(六)体温异常

体温恒定依靠产热和散热这两个过程之间的平衡。人体 80％ 左右的散热由皮肤完成,皮肤通过血管舒缩,汗腺分泌,辐射对流散热。呼吸、排泄和其他散热方式占人体散热的 20％。当颈椎骨折造成颈髓损伤后,皮肤血管扩张,损伤平面以下停止汗腺分泌,体内积热不能由汗腺蒸发和顺利的排泄渠道完成,因此使体温升高。很多患者有反复的发热现象,而无感染病灶和体征,因此对脊髓损伤患者的体温升高物理降温非常重要,当然也不排除有感染灶时的药物降温和补充液体的处置。部分自主神经调节异常的患者,可因肠和(或)膀胱的充盈刺激后,出现寒战,哆嗦甚至体温升高,随之出现多汗,这种现象往往呈周期性。

六、陈旧性脊髓损伤的脉冲电刺激治疗

有学者报道,直流电可以促进培养基中的原始神经细胞的神经生长,提高横断的轴突的生长速度,减少脊髓损伤后轴突蜕变的总数,但至今未见临床报道,1989年,原北京军区总医院对80例陈旧性脊柱骨折合并脊髓损伤的截瘫患者进行了脉冲电刺激治疗。

(一)适应证

完全性截瘫与不完全性截瘫相比,前者效果较差,后者有效率较高,所以不全瘫是脉冲电刺激治疗的绝对适应证,全瘫是相对适应证。

(二)治疗方法

1.电极针刺入

①针刺部位:在脊髓损伤的上、下端各置1针。颈段损伤者,上针置于损伤部位的上位棘突间隙,下针在 $L_{2\sim3}$ 棘突间隙。胸椎及胸腰段损伤者,伤段上下各置1针即可。 L_5S_1 损伤,下针可自骶管裂孔插入;②针刺深度:针经棘上,棘间韧带及黄韧带到达硬膜囊周围。一般深度颈段为3cm,胸段为3.5cm,腰段为4.5cm;③针刺方法:为脊椎中刺和侧刺两种。进针手法分为捻转和直刺两种。

2.脉冲电刺激

G6805-1治疗机和BT-701A电麻仪,频率为2~2.6Hz,置于连续波形位置,负极为治疗电极,多夹于下位针。在80例患者中,平均正脉冲18~20V,负脉冲3V,波幅0.8~1.2ms,此时肌肉可引起明显收缩,强度以患者能耐受为宜。

3.疗程

每日1次,每次30min,12次为一疗程。两疗程间隔7d,一般4~6个疗程。

(三)治疗效果

患者神经功能总有效率为78.5%,有用恢复率为47.5%。肌电图检查改进率为75.7%。IGI-3步态测试改善率为77.7%。并发症:80例进针部位无感染,39例不全瘫无一例症状加重,两例不全瘫患者,治疗前和治疗后10个月与1年两次磁共振检查,未发现电极部位有纤维环表现。

(四)影响治疗效果的因素

1.脊髓的MRI影像与治疗效果的关系密切。影像为脊髓横断,脊髓萎缩或脊髓大部分变性,蛛网膜下隙粘连者,均为较严重的脊髓损伤的病理改变,其治疗效果较差,即使有恢复,也是无用的恢复。而影像学表现为脊髓受压,脊髓囊肿,脊髓部分变性蛛网膜下隙粘连或马尾神经粘连者,均为不全瘫,其治疗效果较为满意。

2.针电极的深度与部位是重要的治疗条件:针尖最佳的位置应置于硬膜下蛛网膜上或硬膜周围,其深度一般为颈段3cm,胸段3.5cm,腰段4.5cm,根据患者的体重和局部形态进行调节;针电极的刺激部位以损伤部位上下各1针为宜。

3.脊髓是否存在压迫与治疗效果密切相关,只有在脊髓彻底解除压迫情况下,脉冲电刺激治疗才会发挥更大的作用。

尽管急性SCI的各种非手术治疗方法已有许多进展。但总的来说,仍然面临着现代医学

的巨大挑战,需要不断地努力。

第四节 颈椎损伤

一、$C_{1~2}$前后路手术

(一)前路枕枢椎融合术或寰枢椎融合术

1.适应证

寰枢椎间不稳和寰枢椎间脱位合并或不合并脊髓损害。扁平颅底、颅底凹陷等先天上颈椎畸形也可采用此手术。

2.术前准备

因感染是最危险的并发症,应加强预防感染的措施,龋齿,扁桃体炎、鼻窦炎以及口鼻腔的感染灶术前要治愈。术前 3d 口鼻腔内滴用广谱抗生素。每日 3 次或喷雾 3 次,或含服消炎片。术前 1d 全身给予抗生素。能牵引整复者可用头环背心架。

3.麻醉

多数人主张先做气管切开,插管气管内麻醉。

4.手术体位

平卧头部抬高,或用坐位但头要固定好。

5.手术操作

硫柳汞加过氧化氢、苯扎溴铵等口鼻内消毒。在胫骨近端或髂骨取带皮质和骨松质块,1.5cm×2cm 即够。从两鼻孔穿入细导尿管,自咽部拉出,上翻软腭,悬雍垂太长可缝一针翻上固定,以保证充的分手术野。用特殊开创压舌的开口器,使口张大,舌压低,便于手术操作。肾上腺素生理盐水(1:10 万)局部浸润,以减少手术野出血。咽后壁正中切开肌层,前纵韧带、骨膜一次切开达骨,剥离露出寰椎,前纵韧带,关节囊和残余瘢痕组织可用枪式钳切除。为确定是否为寰椎,特别对先天畸形患者,可在寰枢椎间插入短针头,行 X 线侧位片。在寰椎向前脱位不能复位的患者,用气动球钻或长咬骨钳,切除寰椎前弓,移位的齿突骨块及瘢痕组织,推动侧块试图使寰椎复位,若能复位,稍调整头环石膏背心的撑竿。用球钻磨削侧块及枢椎椎体上方,造成植骨床。不能减压或复位者,仅用气动球钻磨削寰椎前弓、侧块及枢椎前方造成植骨床。需要时此切口可达枕大孔前方枕骨,用气动球钻磨在枕骨上造成粗糙面,使植骨块能与枕骨融合。在侧块下和枢椎的小关节面,也可用凿或小球钻磨除一些关节面,填入骨松质。再将骨松质片放到植骨床中,面上盖准备好的植骨块,骨皮质向外。轻轻捶击嵌紧,以避免脱出,结核或肿瘤刮除干净即可。用能吸收的肠线全层缝合,不用拆线。

6.术后处理

气管切开者,按气管切开术后护理,未切开者拔管后,口鼻腔抗生素喷雾每日 3 次,持续 1 周。术后 2d 经静脉补液给营养,以后经胃管给予营养。缝合线脱落后伤口愈合,约 4 周后开始经口摄食。

咳嗽喷嚏会使植骨块脱落,故术后数周要用镇咳剂以预防咳嗽。

使用头环背心的患者,位置固定确实好,术后 2～3d 即可起床活动。X 线证明骨愈合约 3 个月,可以拆除头环背心。未用头环背心者,应在头颈胸石膏固定后,方准起床活动,直到骨愈合。

伤口裂开和植骨块脱出是严重的并发症,手术时植骨块不能过大,避免张力缝合。若出现伤口裂开,可持续口腔清洁,等待肉芽愈合。因侧块下小关节已去除了软骨面并充填骨松质,故骨块虽脱出,仍有寰枢融合的可能。

(二)寰枢椎后弓间植骨融合术

1.适应证

齿突骨折不愈合或其他原因引起的 $C_{1\sim2}$ 间不稳,$C_{1\sim2}$ 间结核,无移位或能够复位者可采用此手术。

2.术前准备

按一般局麻或全麻术前准备。

3.麻醉

局麻时用 0.5% 普鲁卡因加入数滴肾上腺素,若用全麻要气管插管。

4.体位

俯卧、颌面置头架上,以利于观察呼吸情况。

5.手术操作

自枕外隆凸向下到 C_4 棘突正中切开,锐性剥离棘突上附着的肌肉,棘突分叉露出后再用骨膜剥离器剥离椎板上肌肉,寰椎和枕骨上肌肉均用手术刀切下来,不能用骨膜剥离器。用自动拉钩拉开创口,清理和充分暴露寰椎后弓和枢椎棘突,用神经剥离子小心剥离寰椎下软组织,以利贯穿钢丝。移位者千万不能做此剥离,因会引起瘫痪。寰椎后弓下贯穿中号钢丝,下面绕过枢椎棘突,将植骨块嵌入寰椎后弓和枢椎棘突间,钢丝弯下来,将植骨块固定,末端绕枢椎棘突后结扎。近来还有各种改良方法如钢丝贯穿 $C_{1\sim2}$ 椎弓下,嵌入植骨块而上下结扎,或上下用搭钩钩住椎板中间植骨。

6.术后处理

因钢丝固定不住寰椎前脱位,故拆线后要用颈托维持伸展位 3 个月骨愈合后拆除。也有单纯寰枢椎钢丝结扎者,此会引起钢丝断裂或后弓骨折而失败。

(三)枕颈融合术,寰椎后弓切除减压术

1.适应证

$C_{1\sim2}$ 不稳脱位无法复位者。

2.术前准备

先在患者身上制前后石膏床,并嘱患者睡石膏床内,仰卧、俯卧锻炼数日。

3.麻醉

同后路寰枢间融合术。

4.手术体位

先仰卧,切取 1cm 宽、4～5cm 长髂骨两片。或全厚一片剖成两片备用。再嘱患者俯卧石膏床内,常规消毒。

5.手术操作

正中切口,上自枕后结节,下至 $C_{3\sim4}$ 棘突。暴露枕骨时保留骨膜、寰椎后弓及 $C_{2\sim3}$ 棘突及 $C_{2\sim3}$ 椎板。自动拉钩拉开创口后,可看到寰椎后弓前移,严重者可部分滑入枕骨大孔。

寰椎后弓切除,用鼠齿钳夹住寰椎后弓结节,稍加牵引,再用尖头咬骨钳,钳头刃口要薄,否则压迫延髓会引致呼吸停止。在鼠齿钳两侧 0.5cm 处咬断后弓,只要咬断 2/3~3/4 即够,稍摇动鼠齿钳,后弓即可取下,留有 1.5cm 的减压区,不能过宽,因椎动脉在两侧。后弓下有增厚的筋膜,要进行松解,以看到硬脊膜搏动为好。若压迫症状不重,也可不切除后弓。

枕颈融合术,在枕骨结节下方,用锋利薄骨刀在枕骨上凿两条骨瓣,约 1cm 宽、3cm 长,因骨膜未剥离,故此骨瓣带有血供,且不会断。向下翻转盖到寰椎处,再在枢椎棘突椎板上凿成鱼鳞粗糙面,将已经置备好的髂骨条松质向下盖于此处,上盖枕骨,下置枢椎椎板上,由于骨瓣有一些弹性,故会紧贴植骨块,助手用手指压牢植骨块,缝合项肌及皮肤。也可以从枕骨上凿一条宽骨瓣翻下来,植一块宽骨瓣的骨块。

6.术后处理

患者卧石膏床,翻身时要将前后石膏床盖拢,用绷带扎紧,再做翻身动作,千万不能不加捆扎即翻身,以免植骨块移位而出现险情,应当十分注意。

骨融合要 3~6 个月,若嫌卧床太久,1 个月后可将石膏床腹部锯掉,将前后石膏床合拢,用石膏加固,起床行走,当然也可以更换一个头颈胸石膏。

二、颈椎后路减压和扩大椎管术

颈椎后路减压是解除颈椎脊髓压迫的重要进路和手术之一。长期以来,这种手术方法广泛应用于颈椎外伤,颈椎病、肿瘤和后纵韧带骨化等所致颈脊髓的压迫减压。通常采用椎板切除或广泛椎板切除,暴露较彻底,对颈脊髓及椎管内观察较方便,也有利于进一步操作,尽管此类手术对某些病例的减压系属间接作用。近 30 多年来,颈前路的减压术不断推广和改进,并在理论研究上取得了进展。在倡导颈前路手术的同时,许多学者相继研究和改进了后路减压和扩大椎管的方法。

鉴于颈后路全椎板切除的许多弊病,诸如颈椎后部稳定结构的破坏,术后硬膜后侧广泛瘢痕形成等,许多学者根据颈椎损伤和病变特点设计了一些新颖的后路减压及扩大椎管的手术方式,力求减压彻底,持久地扩大颈椎椎管,保持颈椎的稳定性和脊髓功能的恢复。

(一)一侧椎板切除减压术

1.一侧椎板切除减压的优点

(1)由于对颈椎稳定性有重要作用的小关节突未遭破坏,颈后肌肉损害也小,因此能保证术后颈椎的静力和动力学稳定。

(2)有效并持久地保持扩大的椎管容积。采用 CT 测量椎管,证实一侧椎板切除椎管前后径增加,硬膜囊从椎体后缘向后移动,脱离椎管前方的致压物。其术后形成的瘢痕仅为新椎管周径的 1/4。

(3)大约有 50% 颈椎病的病例,在寰枢椎与硬膜之间有粘连,粘连的纤维束带将硬膜固定在颈后结构上,故颈椎屈曲时硬膜即受牵连。术中可以松解因牵拉造成的压迫因素。

2.一侧椎板切除与全椎板切除的比较

全椎板或广泛椎板切除,术后早期椎管可能扩大,但由于瘢痕广泛形成和收缩,椎管会因此逐渐缩小,这种变化能够解释为什么在手术后常有短时期的功能恢复而后来又发生恶化,病椎施行广泛椎板切除,其功能好转率为 $25\%\sim70\%$;尽管某些病例术后功能满意,但远期常有症状加重,还可能发生颈椎前凸或后凸鹅颈畸形。

与一例椎板切除做比较,全椎板切除后的问题在于:①术后颈后部瘢痕和其他软组织必然占据因棘突和切除椎板后所形成的间隙,使手术后新椎管再度缩小;②骨性切除范围大,瘢痕组织广泛,可覆盖椎管环形的 1/3;③全椎板切除后,尤其双侧小关节的切除致颈椎后结构破坏较多造成不稳定。

(二)部分椎板切除术

根据病损节段水平,将椎板切除减压,这种减压方式至今仍在应用。但单纯椎板切除减压,日后可能发生颈椎畸形和不稳,因此,许多学者在减压的同时,做自体骨移植融合。

1.Callahan 椎板切除及小关节突融合术,即椎板切除,并将两侧小关节突处采用自体髂骨条分别以钢丝加以固定融合。

2.Johnson 等在椎板切除减压术中,保留小关节,并单纯采用钢丝结扎固定,也能起到术后的稳定作用。

3.病变和损伤广泛者,将多节段病损的椎板和关节突全部切除,使脊髓和神经同时减压。这种手术对颈椎解剖结构破坏很大,不稳定性明显增强,有些学者用大块"H"形骨进行固定。

三、颈椎前路减压手术

颈椎骨折合并脊髓损伤的治疗已不再采用既往的消极措施。自 Smith－Robinson 和 Cloward 开创前路手术之后,40 多年来,许多学者对减压方法、减压范围和植骨形式做了不少改进,力图达到减压彻底,尽可能减少手术并发症及获得骨性愈合。

颈椎前路减压和融合术在治疗颈椎病和颈椎骨折脱位合并脊髓损伤时,具有明显的优越性,其疗效较为理想。这种手术疗法可直接清除来自脊髓椎管前方的致压物。在许多情况下,脊髓和神经所遭受的损伤并非在一个水平上,其范围为两个或多个椎节,治疗上应切除所有致压物,才能达到减压目的。在前路环锯钻孔减压的基础上,笔者医院于 1979 年设计了连续钻孔并纵行开窗减压治疗颈椎外伤和颈椎病,获得较好效果。其减压的范围节段多,同时采用自体髂骨移植融合,因而又能确保颈椎的稳定性。作为对晚期低位颈椎损伤,是扩大椎管减压的一种行之有效的良好方法。

手术优点和注意事项如下:

1.颈髓损伤的节段范围,从临床检查很难确定,但常常能够判断出损伤的最高节段。对受压的范围可借助 X 线或颈髓造影检查做出较正确的定位。颈椎外伤造成骨折或骨折脱位时,脊髓遭致压迫往往不只是一个节段,骨折椎体的上下椎间盘及后纵韧带都可能同时损伤,移位的椎体、骨片、椎间盘,甚至骨痂都可以造成对脊髓的压迫。因此,做一个椎间隙或一个椎体的减压显然不够充分,而纵行开窗减压就可以将这些致压物清除,达到减压目的。

前路纵行开窗减压术的应用并不排除在某些病例采用后路椎板切除减压。有时已做过前路减压,椎管后方仍然存在压迫,或者原来就在椎管的侧后方(如椎板,椎弓骨折以及关节交锁等)有压迫时,后路椎板切除减压是必要的。有时因前路减压技术条件的限制,进行多节段的椎板切除术,对扩大椎管可起一定作用。从多数颈椎损伤病理来讲,椎板切除减压有对脊髓的间接减压作用。笔者认为,强调前路减压时,对后路椎板切除减压不应完全持否定态度,有些情况恰能补充前路减压的不足。

2.前路纵向开窗减压的优点在于减压范围远较以往的方法广泛,开窗至少涉及 3 个椎体和 2 个椎间盘,加之采用窗底四周骨质的切除,使椎管扩大容量,损伤的椎体几乎近似次全切除。对爆裂性椎体后缘损伤的椎体也易彻底切除。

采用本手术治疗的 150 余例,并发症比率较少见。极少数病例有短暂的神经根刺激症状都在 1 周内消失,可能为窗底扩大减压时神经根受牵拉所致。笔者使用环锯钻孔偶有硬脊膜破裂并有脑脊液流出,术后未发现脊髓损伤症状,亦无手术死亡病例。

已解除脊髓压迫的颈椎,还必须具有一定的稳定骨性结构,才能防止日后可能发生鹅颈畸形及继发性脊髓受损。稳定的脊柱结构是维持颈椎稳定的基础条件,因此,要求移植骨必须牢固地愈合,在骨性愈合之前,借助移植骨的机械力量支持手术节段的长度,以防止因减压引起的短缩。因此,移植骨块的大小必须合适。形状应宜紧紧嵌入骨窗内,以防止骨块滑脱造成对颈髓的压迫。

为了能使椎间关节融合,Cloward、Robinson、Bailey、Green、Bollman 等都在减压后采用各自认为理想的植骨方法固定。但不论采用什么样的植骨方法,均应以操作简单,减压彻底、植骨牢固固定和容易愈合为首要目的。笔者采用自体髂骨修整成 T 形,这些操作均在颈椎暴露拍片定位的间隙时间进行,骨移植块的大小,应在术前估计好,并应略长于纵行窗的长度 2～4mm。本组除 4 例做了 3 个椎间隙连续钻孔其中 2 孔纵行开窗外,其余均为两个椎间隙。考虑到植骨的稳定性,做一个孔单独植骨,另两孔联通开窗。骨移植块最好为髂骨的自然厚度,在修剪时尽量保留两侧骨密质,实在太厚需要修剪时,必须保存一侧骨板,以保持移植骨硬度。植骨槽的上下断面如残有椎间盘组织必须刮除干净,使移植骨块和骨槽骨质紧密接触。移植骨块的深度以越过椎体矢状径约 2/3 为宜,避免过浅因颈部活动导致骨块脱出,过深有可能致伤脊髓。为使移植骨紧嵌和起到支撑作用,放置骨块时应让台下助手牵引颌和枕部,便于扩大开窗的长度。全组病例均获完全融合。有些病例发生骨移植块少许移位,其中整个骨块向外脱出约 1cm,植骨愈合后,突出的移植骨逐渐被吸收,但没有移植骨块脱离骨槽者。移植骨块突出椎体表面只有 1 例,早期吞咽时有异物感,3 个月后消失。因此认为,开窗减压术较为彻底,采用自体"T"形髂骨植骨嵌入槽内安全,可靠,并且易于融合。

四、颈椎脱位的复位和内固定

急性颈椎骨折脱位即颈椎骨折且伴有脱位往往合并脊髓损伤。损伤初期通常应用颅骨牵引,依骨折脱位类型,取不同重量和不同牵引方向在短时间内复位。椎体移位合并后部关节突关节骨折,跳跃或交锁。在许多情况单纯应用牵引不能获得良好复位,即使暂时复位,也可能再度发生移位。

各学者对手术开放复位的方法、时机及固定形式分歧较大,本节介绍一种基本的手术方法,也可根据其基本原理施行其他手术。

（一）适应证

1.低位颈椎骨折脱位合并或不合并脊髓损伤，或者下位颈椎骨折脱位，经颅骨牵引不能复位或复位再度移位者。

2.低位颈椎骨折脱位合并脊髓损伤，需做开放复位并做脊髓探查。

3.颈椎骨折及脱位合并后结构损伤如椎板、棘突与骨折碎片陷入椎管压迫脊髓者。

（二）禁忌证

1.损伤后全身情况差、高热、肺部或泌尿系统感染、年老体弱、原重要脏器有疾患、不能承受手术创伤者。

2.椎体爆裂性骨折，表示颈椎前柱和中柱均遭到破坏，后路减压不能直接处理从前方进入椎管的骨碎片，又增加不稳定因素，这种情况应施行前路减压和植骨融合。

3.麻醉和体位：颅骨牵引以便术中和术后制动之用。对于已发生呼吸困难者，应施行气管切开。笔者对C水平以上的损伤者，常规做气管切开。

应用全麻为宜，也可选择局部麻醉。患者俯卧位，颅骨牵引下，头额部置于马蹄形支架上，头颈部保持中立位略伸展以使棘突和椎板间距离增大，有利于手术操作。

4.手术步骤。

（1）以损伤节段为中心作颈后正中切口，其长度应包括损伤节段上下两个椎节棘突。还可根据损伤位置高低，使切口上下延伸，以达到良好的显露。

（2）显露椎板和关节突关节，与颈椎后路显露法基本相同，但必须注意损伤的病理特点，在剥离棘突和椎板时，使用的骨膜剥离器不宜用力过猛，防止进入椎管，在脱位或关节交锁时，下位椎板的小关节突向后侧，应仔细将撕裂的关节囊切除，以清楚地显示手术野。

（3）在颅骨牵引下，术者直视将损伤节段上下棘突分别向上下牵引，关节突即可复位，如有困难，则用骨膜剥离器伸入脱位的关节突下方撬拨使之复位。如仍不能复位，可将脱位的关节突关节用咬骨钳部分切除后再复位。

在作内固定时，可以采用钢板螺丝钉，也可应用Luque棒。如已获良好复位，仍以钢丝结扎较简便。可先用打孔器在棘突基底部，将拟固定的节段分别打孔，将选择的钢丝作连环贯穿棘突底孔，收缩结扎。可应用自身髂骨，修剪成两块，使骨松质面贴于椎板的关节突表面，以促进损伤节段的骨性愈合。

术中要注意，在复位时，由于后结构损伤，用力宜均匀缓慢，如果受阻应仔细观察复位障碍并去除之。遇有双侧小关节脱位，处理方法相同。陈旧性脱位关节突不能复位，则不能使用暴力强求复位，可在原位固定，然后再考虑下一步颈前路减压和融合术。

5.术后处理。

（1）维持颅骨牵引2～3周，或使用颈托固定，10d拆线后以颈胸石膏固定3个月。

（2）术中如对脊髓的扰动，则宜应用地塞米松和呋塞米脱水剂。

（3）常规应用预防感染剂量抗生素5～6d。

第五节　胸腰椎脊髓损伤

一、概述

(一)临床表现

1.胸腰椎损伤、骨折或骨折脱位

表现为伤部疼痛,活动受限,骨折脊椎棘突常有压痛,在明显的压缩骨折或骨折脱位,常见伤椎和上位椎的棘突后凸和压痛,有后方韧带复合体损伤断裂,或有棘突间韧带撕裂脱位者,该棘突间距增宽,严重者棘上韧带同平面的腰背筋膜撕裂,可见皮下瘀血,确切的检查诊断可依靠 X 线、三维 CT 重建、MRI 及其抑脂序列等影像学检查。

2.脊髓损伤

(1)胸腰段脊髓损伤主要表现为截瘫。胸腰段脊髓损伤可引起脊髓圆锥损伤和马尾神经损伤造成大小便的功能障碍。同一水平的骨折脱位,由于圆锥的水平不同,而出现不同的截瘫,可表现为痉挛性截瘫或弛缓性截瘫。截瘫平面大多与骨折脱位平面相一致。

(2)截瘫平面与骨折平面的关系:截瘫平面高于骨折脱位平面,通常脊椎骨折或骨折脱位损伤其同平面的脊髓与神经根,截瘫平面与脊椎损伤平面是一致的。虽然在病理学上,损伤节段脊髓内出血可以向上向下累及 1～2 个脊髓节,但因脊髓节段数比同序数脊椎的平面为高,例如对应 T_{12} 脊椎的脊髓节段为 $L_{2～4}$,其脊髓内出血,一般不会高于 T_{12} 节段,故截瘫平面与脊椎损伤平面一致。但下列情况中截瘫平面可以高于脊椎损伤平面 2 个脊髓节段。

在完全性脊髓损伤中约有 1/3 可出现截瘫平面高于脊椎损伤平面的表现,根据 45 例具备此体征的手术探查中,发现脱位上方脊髓发生缺血性坏死占 33.3%,脊髓横断占 29.3%,严重挫裂伤占 27.3%,脊髓液化囊肿与硬膜外血肿各占 6%,说明脱位上方的脊髓损伤严重,缺血坏死的原因可能系位于胸腰段的根大动脉损伤所致,因其常供应下胸段脊髓。因此,出现截瘫平面高于脊椎损伤平面,表示脊髓遭受严重损伤,恢复的可能性甚小,现在 MRI 检查可证明此种损伤情况。

腰椎侧方脱位,可牵拉损伤神经根。当上位腰椎向右脱位时,则牵拉对侧即左侧的神经根,可以是同平面神经根,亦可为上位椎神经根,则截瘫平面高于脊椎损伤平面,神经根损伤较脊髓损伤恢复之机会为多,如有恢复则此体征消失。

3.脊髓损伤并腰丛神经根损伤

完全截瘫患者的脊髓损伤不易恢复,腰丛神经根损伤,临床表现为髂腰肌、股四头肌、股内收肌的恢复,即屈髋和伸膝功能恢复,有利于患者行走。

(二)诊断与评估

胸腰段脊柱脊髓损伤的诊断并不困难,其诊断的重点在于如何根据患者的损伤机制,症状体征、影像学表现,来进行脊柱和脊髓的综合评估,从而指导进一步的治疗。

(三)治疗原则

1.早期处理

根据脊髓损伤的病理改变,治疗应是越早越好,伤后 6h 内是黄金时间,24h 内为急性期。

对于脊髓损伤的大剂量 MP 治疗,便存在明确的时间窗。但手术减压是否也存在类似的时间窗,目前还存在很多的学术争议,目前大多数医院对脊髓损伤患者,在条件允许的情况下,尽可能早地进行脊髓彻底减压的手术。

2.早期减压

无论使用非手术方法和手术治疗,都应使脊髓彻底减压并保持脊柱的稳定。骨折块和脱位脊椎压迫脊髓,应尽早整复骨折脱位恢复脊柱的矢状径,则脊髓减压;存在椎体骨折块,椎体后上角或椎间盘突出压迫脊髓者,需行前方减压;脊柱稳定可防止由不稳定引起的脊髓刺激和二次损伤等,详细方法见以下论述。

3.脊髓损伤治疗

脊髓的外部压迫的接触给脊髓创造了一个没有压迫的修复环境。但根据急性脊髓损伤的病理生理改变。脊髓损伤的程度受原发损伤的限制,但原发损伤医师无法控制,入院后应采取措施阻断其继发损伤的途径,比如说使用激素等抗感染性药物等。脊髓损伤的微环境包括促进因素和抑制因素两类,临床上可使用 GM-1 和神经营养因子等促进神经功能的恢复。虽然细胞移植和基因工程已经进行了脊髓损伤治疗的临床研究,但目前仍存在较多的问题,仍处于研究阶段。

4.功能重建和康复

有些截瘫肢体的功能,如手肌瘫痪、下肢剪刀步畸形等,可以通过矫形手术,重建手的部分功能,恢复手的捏握功能,或改善步态,提高其生活自理能力。对于不能恢复的截瘫患者,通过多种锻炼康复措施、职业训练等,使之能乘轮椅活动,参加家庭及社会生活,成为对社会有用之人,此即综合治疗或全面康复的观点。

(四)并发症防治

脊髓损伤后并发症较多,包括急性期并发症和慢性期并发症。重点在于并发症的预防。比如说针对于脊髓损伤,应注意预防泌尿系及呼吸系统的感染,预防压疮的发生。

二、手术治疗要点

根据影像及病理解剖学研究,脊髓神经损伤致伤因素主要来自伤椎骨折片或部分椎间盘突入椎管内所致,而实际在骨折形成时,对脊髓致伤的外力有两种,一种是在受伤瞬间,骨折移位对神经组织的撞击,对脊髓及神经根造成的牵拉或挫伤;另一种是骨折片或椎间盘组织对神经组织的持续压迫。前者是瞬间已形成的,不可逆性的动态损伤,因而外科复位减压对这类损伤并无确切的意义。而后者是持续的压迫,则需要尽早解除。实验研究表明:在骨折形成中脊髓所受的瞬间动态损伤远比静止状态的压迫损伤为大。而临床上影像学检查显示的均为静态下的椎管改变,故它不能完全反应脊髓神经受损的程度。尽管如此,椎管受压,外力再继续作用于脊髓神经,是阻碍神经功能恢复的一个重要因素,必须尽早解除对脊髓的压迫,整复固定重建脊柱的稳定性,为脊髓神经恢复创造条件。

(一)目的

一是重建脊柱的稳定性,使患者的早期活动,减少并发症,并为全面康复训练创造条件;二是为脊髓神经恢复创造宽松的内环境。因而外科治疗包括对骨折脱位的整复,矫形、椎管减压或扩容,同时进行必要的内固定与适当的植骨融合。

(二)适应证

胸腰段脊柱脊髓损伤的治疗存在很大争议,其原因主要是由于目前胸腰段脊柱脊髓损伤的分类方法都是将脊柱和脊髓看作两个独立的系统分开评定,如脊柱损伤的 AO 和 Dennis 分类,脊髓损伤的 ASIA 和 Frankle 分类。而没有将脊柱和脊髓损伤结合起来进行综合评定。其治疗主要是根据脊柱稳定性来选择,稳定的胸腰段脊柱损伤大部分可选择非手术治疗;不稳定的选择手术治疗,以预防神经功能的恶化和继发的症状性脊柱畸形发生。而对脊柱稳定性判断在学术界又存在着很多争议。美国脊柱损伤研究小组制订了一套胸腰段脊柱脊髓损伤程度的评分系统(TLICS)。孙天胜等对此分类方法进行了临床应用及初步评估,研究发现TLICS分类系统具有较高的可靠性和可重复性,且使用简单,易于掌握。此方法对胸腰椎损伤的评估较全面和准确,可以作为患者临床治疗选择的依据。

(三)手术入路选择

手术的入路选择取决于骨折的类型、骨折部位、骨折后时间以及术者对入路熟悉程度而定。

1.后路手术

解剖较简单,创伤小,出血少,操作较容易。适用于大多数脊柱骨折,对来自管前方的压迫小于 50%胸腰椎骨折,如正确使用后路整复器械,可使骨块达到满意的间接复位。椎管后方咬除椎弓根可获得椎管后外侧减压,或行椎体次全切除获得半环状或环状减压。后路手术器械可用于各种类型的胸腰椎骨折脱位。目前常用的整复固定器械:如经椎弓根螺钉固定系统其固定节段短,复位力强,特别是 RF、AF 固定系统可达到三维、6 个自由度的整复与固定。经后路前减压需要一定的经验,因减压存在盲区,故不能直视操作。

2.前路手术

以下情况下应考虑前路手术。①脊髓损伤后有前脊髓综合征者;②有骨片游离至椎管前方的严重爆裂骨折;③陈旧性爆裂骨折并不全瘫;④后路手术后,前方致压未解除者;⑤前方致压的迟发性不全瘫患者。近些年来,前方椎体内固定器的发展,促进了前路手术的发展。

3.载荷分享分类法

在前后路选择上胸腰段的争议更为突出。在临床中可以发现一些后路手术患者,取出内固定后出现了椎体塌陷和后凸畸形,引起疼痛和神经功能障碍。Mc Cormack 等提出载荷分享分类法(LSC),其是基于椎体粉碎程度和后凸的严重程度进行分类并量化,根据评分判断是单纯的后路减压固定还是同时进行前路重建。

三、骨折脱位整复

对无手术探查脊髓的适应证者,选用闭合复位;对具有手术探查脊髓适应证者,采用手术复位。于此需强调,对于需手术复位者,应在手术台上达到使脊柱过伸,才能使脊椎骨折脱位完全复位,解除对脊髓的压迫;未达到完全复位即行内固定者,往往遗留椎体后缘或后上角对脊髓的压迫,在椎板骨折下陷或椎体骨折块向椎管内移位者,则整复脱位并不一定能使骨折复位,需另行减压。对于关节突交锁的复位,应利用骨膜剥离器插入脱位的关节突之间,利用杠杆的原理协助复位。

四、脊柱内固定常用固定技术

腰椎损伤所用的后路内固定多数设计是以螺钉固定到伤椎的上下位椎体,用螺纹棒或钢板连接上下螺钉即钉棒系统和钉板系统。随着材料学、生物力学的发展,国内外已出现了大量的脊柱后路内固定器,下面结合具体术式,只选择有代表性的做一下介绍。

(一)椎弓根螺钉内固定术

通过椎弓根螺钉来固定脊椎,是近年来脊椎固定方法的一个明显进展。虽然早在 1959 年 Boucher 首先描述用长螺丝通过椎板、椎弓根至椎体中以固定 $L_{4\sim5}$,以至 S,进行融合,获得成功。但用于治疗胸椎及腰椎的骨折脱位,则是近些年的发展。这种内固定方法,既可应用于脊柱损伤,也可应用于脊柱外科的其他疾患。

本术式主要选用 Tenor 系统。其固定方法如下将复位螺钉直接置入骨折椎骨的上、下各一椎骨的椎弓根内。用已与棒连接好的夹头套入置入的复位螺钉。将螺母旋入复位螺钉的螺纹部分直至接触到夹头,但不要将锁紧口加长杆套在螺母上,使加长杆与夹头接触。用撑开器的特有槽爪钩住加长杆的底部,将加压器卡在加长杆的顶部上。用 T 形扳手将两边对称的适度撑开,通过棘爪机构保持撑开状态。通过转动带有滚花的转轮缩减加长杆顶端间的距离来恢复脊柱前凸。注意:加长杆顶端加压目的在于恢复脊柱前凸而不是减压获得预期的矫形效果(通过 X 线观察)后,进一步拧紧加长杆顶端的六角头,以确保矫形的维持。移去 Tenor Trauma 器械。套入对抗扭矩扳手,用螺母套扳拧断并移走螺母的折断部分。用复位螺钉折断器折断复位螺钉的螺杆部分。用横向连接杆组成创伤内固定器的框架,能增强结构的抗扭强度。任何内固定结构,在胸腰段和腰段都必须进行充分植骨。

(二)胸腰椎前路内固定术

前路内固定技术可分为 3 类:①压缩型固定器,主要用于矫正脊柱侧弯,对脊柱侧弯做长段固定,使凸侧加压矫正畸形。以 Dwyer 和 Zielke 系统为代表;②支撑型固定器,主要用于脊柱局部破坏性病灶如骨折和肿瘤等,实行短节段固定,并施以支撑作用力以恢复损害节段椎的高度;③替代型固定器,即各种人工椎体。在腰椎骨折者主要使用支撑型固定器。胸腰椎损伤所用的前路内固定多数设计是以螺钉固定到伤椎的上下位椎体,用螺纹棒或钢板连接上下螺钉。随着材料学、生物力学的发展,国内外已出现了大量的腰椎前路内固定器,这里只选择有代表性的做一下介绍。

(1)Z—plate 系统:对于胸段和胸腰段创伤的前路手术,通过术前 CT/MRI 检查,一般都选用左侧入路,但对于主动脉偏右的特殊病例,则应选用右侧入路。切口位置视病变段而定。对于胸段,损伤节段的上两节肋骨需切除。对于胸腰的过渡节段,从第 11 肋床入路。胸腰段损伤需从膈外周入路。中下部腰椎损伤从腹膜后入路。可通过拉伸手术台便于手术入路。对于胸段的暴露,需切除盖住椎间盘的肋头部分,确保椎体侧部完全暴露。在胸段上部还可能需切除横突。对于腰椎,向后牵开腰大肌,扎起手术节段的血管,将椎体侧部暴露至骨膜下,暴露出手术节段脊椎后,切除骨折的椎体及上下椎间盘。

第 1 步:测量椎体横径。使用深度计测量被切除椎体的上、下横径,由此确定螺栓/螺钉的长度。

第 2 步:置入第 1 颗螺栓。第 1 颗螺栓应置于下椎体的后缘,平行于椎体的边缘放置螺栓定位套。使用开路器打孔，决定螺栓置入位置时应小心，在胸腰段一般为椎体后上/下 8mm，在腰段椎体后、上/下 4～5mm。Z－plate 胸腰段系统和 Z－plate Ⅱ 胸段系统的螺栓、螺钉都应达到椎体的对面皮质。使用螺栓起子和快速连接手柄，按与下终板平行并且偏离椎管向前侧倾斜不超过 10°的方向置入第 1 颗螺栓，下旋直到螺栓起子的底部与椎体表面平齐。

第 3 步：置入第 2 颗螺栓。用螺栓定位套定位，用前路开路器打孔准备第 2 颗螺栓的置入点，第 2 颗螺栓应置于上椎体的后缘位置。为使对上椎间盘的损伤降至最低，在确定该螺栓的置入位置时一定要小心。使用螺栓起子和快速连接手柄，按与上终板平行并偏离椎管向前侧倾斜不超过 10°的方向置入第 2 颗螺栓。注意：置入螺栓时，螺栓起子的底部应与椎体表面平齐以获得恰当的螺栓置入深度，从而保证钢板与螺栓头之间毫无障碍的完全贴合。若螺栓置入过深，钢板与螺栓的球状头面之间的贴合将会受阻。

第 4 步：手术复位。如需要，可通过对后柱提供压力和使用标准椎体撑开钳撑住椎体终板来实现复位。最后使用撑开钳顶住螺栓上的螺杆撑开减压，完成后取下标准椎体撑开钳。

第 5 步：植骨块。使用卡尺测量所切除的椎体以确定所需植骨块的长度。修整椎体终板以便植骨和采集植骨块。置入植骨后取出撑开钳。注意在植骨过程中撑开钳应保持撑开状态，并且不能挡住植骨空间，以保证植骨块可与上下椎体的终板完全接触。

第 6 步：确定钢板的长度，置入钢板。使用模板来确定所需钢板的长度。模板既可用来测量两螺栓之间的距离，也可用来测量钢板的规格大小。注意当使用 Z－plate Ⅱ 胸段钢板时，钢板上的预弯必须与胸椎的生理弯曲相对应。如果手术入路是右侧路，则钢板带槽一端应向下，以保证钢板上的预弯与胸椎的生理弯曲相吻合。在先前已置入的螺栓上置入大小合适的钢板。如果左侧入路，将钢板的槽向上。为尽量避免侵入上椎间盘和达至最大加压，尽量选用短钢板。确保螺栓顶部穿过钢板槽里的滑块，需小心预备钢板的置入面，可用高速骨钻或咬骨钳修整椎体终板侧向的突出。

第 7 步：预紧螺母。用垫圈持取器持取多用/槽用垫圈，套入螺栓顶部安装在钢板上，并与钢板上的槽对齐，然后旋上螺母。用螺母套扳先预紧上下椎体上螺栓的螺母，应注意，此时手紧即可。先不完全拧紧该螺母，不取出螺母套扳。

第 8 步：加压，最终锁紧螺母。将压紧钳的弯足钩住仍留在上椎体的螺母套扳，确保压紧钳的尖足顶住钢板的槽边，用压紧钳将植骨压紧。仍保留压紧钳，用配有 7/16″(11.1mm)套扳头的扭矩套扳将螺母锁紧，需用 80～100 磅/英寸(9.04～11.3N－m)的力矩将两螺母最终锁紧，最终锁紧过程须使用对抗扳手(也可选用推棒器来取代对抗扳手)。

第 9 步：在前侧插入螺钉。用螺钉定位套和开路器预备上下螺钉的置入位置。螺钉须穿过螺孔，螺钉的方向与侧向中轴线成 0°～10°。用装上快速连接手柄的螺钉起子将螺钉插入先前预备好的置入位置(注意：若要抵达对面皮质，螺钉需比已置入的螺栓长 5mm)。螺钉头应贴紧在垫圈的环内。如需取出螺钉，可用骨凿插在环的间隙内使环轻微撑开。

第 10 步：折断螺栓露出部分。将自断螺栓扳手套入螺栓后部，顺时针旋转直至扭断为止，取出并扔掉折断部分。扭断过程需在钢板上使用对抗扳手。

手术应注意 L₄ 爆裂性骨折或椎体切除时，牵涉到 L₅ 的内固定入路是困难的而通常不是都可能的。需扎起髂骨血管和拉开腰大肌，还需在髂骨上开口。如果髂骨血管正好位于钢板的位置,就不能应用 Z—plate Ⅱ 系统。严重后凸畸形的患者,需要先行复位,在这种情况下,为使后凸畸形得以复位,在前侧也放置螺栓并在用手推患者背的时候施行撑开,在螺栓上置入钢板并槽向下。

(2)AO 前路胸腰椎带锁钛板(ATLP):手术前的计划方案在手术准备中有重要作用。钛金属 ATLP 系统 X 线模板可供用于辅助选择适当的钛板大小。从何侧入路进行手术则依据血管解剖和脊椎病理情况而定。

如果已切除了椎间盘或椎体,椎体间撑开器可用于恢复正常的矢状序列。通过用三面骨皮质植骨块或人工椎体可维持高度。将带螺纹钻头导向器放在钛板的中央孔。这个钻头导向器被装在带螺纹钻头导向器接合器上直到夹持钛板的作用。钛板放在椎体侧前方靠后 1/3 的位置。注意确保所有螺钉都位于椎体内。在大多数病例,手术过程中整个椎间盘已被切除或部分/全部椎体切除术已经施行,故椎体后缘的皮质能够看到。如存在疑问,应摄侧位像以保证螺钉的合适位置,避免螺钉进入椎管。

用带有控制挡的 2.5mm 三刃钻头与 2.5mm 长 DCP 钻头导向器通过 DCP 孔钻第一个临时孔,须将 DCP 钻头导向器套筒上的箭头指向植骨部位,以产生加压作用。2.5mm 钻头在 30mm 深时自动停止,这个长度与临时固定钉相同。用带有夹持套筒的长柄小六角改锥将一 4mm 钛金属松质螺钉拧入,但不要完全拧紧。以同样方式拧入第 2 枚临时螺钉。交替拧紧这两枚螺钉,使植骨块在最终完成钛板固定之前先被加压。用带螺纹的钻头导向器安放器从中央孔上取下带螺纹钻头导向器并将其安装于后侧孔中的一个。在另一后侧孔上安装第二个带螺纹导向器,同样用带螺纹钻头导向器安放器来安装。

上述钻头导向器可保证钻头垂直于钛板进入。

用 5.0mm 可弯曲型带控深挡的钻头通过预先装好的带螺纹钻头导向器钻后侧孔。鉴于并无必要穿透对侧骨皮质,钻头在 30mm 处带有自动控深挡,以防止钻孔过深。如果骨质稀疏,则可能有必要使螺钉穿透对侧骨皮质,在这种情况下,可通过将 AO 测深标尺的末端紧靠在对侧骨皮质上进行测量来确定螺钉的长度。用带螺纹钻头导向器安放器取下带螺纹钻头导向器。用长柄大六角改锥及夹持筒将适宜长度 7.5mm 的钛金属前路脊椎带锁螺钉拧入。必须将螺钉完全拧进钛板,以保证螺钉的锁定作用,应特别注意牵开周围的软组织,以便使螺钉被拧入钛板时其垂直位置不变。

起临时固定作用的 40mm 钛金属骨松质螺钉此时必须取出,植骨区的加压可由永久性 7.5mm 带锁螺钉来维持,不及时去除临时螺钉将妨碍前侧带锁螺钉的拧入。用带螺纹钻头导向器安放器将螺纹钻头导向器拧入前侧孔。用带控深挡的 50mm 可弯型钻头通过预选装好的带螺纹钻头导向钻头导向器安放器取下带螺纹钻头导向器。用长柄大六角改锥及夹持套筒拧入 7.5mm 带锁螺钉。特别应注意将周围软组织适当牵开,以便使螺钉拧入钢板时的垂直位置不受影响。再次强调,必须将螺钉完全拧进钢板以保证螺钉的锁定作用。

五、脊髓的探查与减压手术

(一)适应证

对于外伤性截瘫,是否需对脊髓进行手术治疗。手术适应证的掌握各学者不尽相同,凡影像学检查对脊髓有压迫者,减压是治疗中的最重要措施。根据脊椎脊髓损伤的病理,需对脊髓进行减压或处理的选择如下：

1.椎管内有骨折块压迫脊髓

如椎板骨折下陷压迫脊髓者，需行椎板切除减压；椎体骨折自前方压迫脊髓者，行侧前方减压。

2.完全截瘫

(1)估计脊髓并未横断，而为完全性脊髓损伤者，或者严重不全截瘫，拟对脊髓进行探查治疗者。

(2)腰椎严重骨折脱位，完全截瘫，估计马尾横断，拟手术缝合修复者。

3.不完全截瘫

伴有严重神经根疼痛，表示神经根被压者，或者神经症状进行性加重者。不完全截瘫，已行复位，但截瘫无恢复者，应进一步检查并手术探查。

(二)手术时机

总的来说手术应当愈早愈好，但亦应根据不同情况，对伴有重要脏器损伤的患者，应首先救治危及生命的损伤，在此基础上尽早治疗脊髓损伤。

(1)对于非横断的完全性脊髓损伤，手术应当愈早愈好，在伤后 6h 内为黄金时期，患者入院后应迅速检查确定，并在全身条件允许下，即行手术。

(2)对于马尾断裂伤，于伤后 24～48h 手术。

(3)对于不完全截瘫，具有以上手术适应证者也应尽快手术。

(三)术式选择

1.胸椎骨折脱位

除椎板骨折下陷压迫脊髓，应做椎板减压外，胸椎压缩骨折对脊髓的压迫，主要来自脊髓前方，骨折椎体后上角向椎管内的突出压迫脊髓。胸椎骨折脱位程度多较轻，其对脊髓的压迫，系由于骨折椎体的后上角及向前脱位椎体的椎板，虽然脊髓前后均受压迫，但仍以前压迫为主。整复脱位，则后方椎板即不再压迫，但前方压缩骨折的椎体后上角，多不能整复而继续压迫。这就是对此类损伤如仅做椎板切除，不能完全解除压迫的原因。对此，应行侧前方减压术。

胸椎管侧前方减压的入路有 3 种选择：①伤椎处肋横突切除，前外侧减压；②肋切除，剖胸或剖胸胸膜外侧前方减压术；③一侧椎板关节突内半切除，经椎弓根行侧前方减压术。对于急性截瘫患者，前二者须在全麻下手术，进路显露创伤较大，出血较多，对于一个急性截瘫患者，手术负担较大，后者可在局麻下施行，手术创伤及出血均少，未损伤的神经根及脊髓有感觉存在，在术中可避免新的损伤，但去除椎体后缘不如前二者易于操作。

2.胸腰段骨折脱位

此段脊柱正常曲线为后弓，椎体损伤多为压缩骨折，椎体后上角向椎管内突出，从前方压迫脊髓是主要病理改变。骨折脱位压迫与胸椎者相同。胸腰椎可发生爆裂骨折，椎体骨折块向后移位，亦从前方压迫脊髓。故脊髓减压除椎板骨折下陷压迫脊髓，单纯椎板切除可解除压迫外，大多亦应行椎管侧前方减压术。入路有 3 种选择：①经一侧椎弓根行侧前方减压；②侧前方入路或 Larson 入路椎管侧前方减压术；③侧前方入路椎管侧前方减压术和脊柱前路内固定术。

3.腰椎骨折脱位

腰椎椎管较大,其中为马尾,有较多的操作空间,不像在胸椎或胸腰段,牵拉脊髓进行操作,可加重脊髓损伤。故多选用后入路,关节突脱位亦以后入路整复为方便,硬膜前方的骨块,可牵开马尾(硬膜)进行去除。疑有马尾断裂损伤者,应切除椎板,探查修复。

(四)减压方法

1.椎板切除减压术

患者俯卧,切口局麻,后中线切口,显露拟切除椎板的棘突,分离两侧骶棘肌等,显露椎板及关节突。

(1)椎板骨折下陷的切除操作:自骨折椎板的下位椎板开始,用咬骨钳自椎板下缘向上咬除,显露硬膜向上至骨折下陷处,先插入剥离子,将下陷骨折块托起后,再咬除,如此可避免增加对脊髓的损伤。

(2)脱位椎板的切除操作:脱位椎体前移,其椎板下缘清楚,但多压迫脊髓,如直接插入咬骨钳,有压伤脊髓的可能,故应先整复脱位,于未完全整复前,咬除椎板,再完全复位。

(3)椎板切除的长度主要根据压迫长度及拟显露脊髓的长度而定。仅一节椎板骨折或移位压迫者,仅切除该椎板,再将其上下方椎板各切除相对的下缘或上缘,使总共切除范围约相当于两个椎板,则已够显露损伤段脊髓;若椎板骨折下陷,为防直接切除该骨折块时损伤脊髓才切除下位椎板外,一般不需全切除下位椎板。而上位椎板则不然,脱位上方的脊髓损伤多较重,为显露损伤的脊髓,常需部分或全部切除上位椎板。椎板切除的宽度应限于关节突内侧,切除完毕后,骨创面以骨蜡止血。缝合切口,硬膜外置负压引流,缝合棘韧带、皮下及皮肤。负压引流于48h后拔除。

2.侧前入路椎管前方减压术

适用于胸椎或胸腰段损伤,从椎管前方压迫脊髓者。

(1)患者侧卧,根据前方致压物偏左或右侧而选择进入侧别。显露方法同脊柱结核肋横突切除术,显露损伤椎的椎弓根、其上下椎间孔及椎体后部,分离椎弓根上下方软组织,上位椎间孔的神经根有时需向上牵开,咬除椎弓根,显露脊硬膜侧方,在硬膜前可看到向后移位压迫脊髓的椎体及其上位椎间盘。

(2)去除椎体后缘的方法:在椎体后缘或骨折块后缘前1cm处,以气动钻钻入椎体,并逐渐向上、向下、向后扩大,只留下椎体后缘一薄层骨皮质,深度需超过中线至对侧脊硬膜边缘,向上至椎间盘,向下至后突压迫脊髓的骨突下缘处,向前不再扩大,剩下的椎体后缘,可在剥离子保护脊髓下,以金刚砂钻头磨去,或用血管钳夹住后缘皮质,向椎体腔中折断去除。

(3)如无气动钻,可用环锯锯除椎体后缘,在后缘皮质前2mm处下锯,深度超过中线至对侧,自椎体上缘向下逐步钻除,用刮匙向上向下扩大,并向后刮除直至剩下薄层皮质,以血管钳夹除。后突的椎间盘刮除及切除,直至硬膜前的压迫完全除去为止。对新鲜骨折或骨折脱位,可同时行椎体间植骨融合,在椎间盘上方,将上位椎体的软骨板刮除或切除,取切下的肋骨或自髂骨取骨块,植于切除椎体的腔隙中至上位椎体下缘。

3.后正中入路经椎弓根前方减压术

胸腰椎爆裂骨折或压缩骨折椎体后上角突入椎管压迫脊髓者,常选用此方法行椎管前减压,且多在局部麻醉下施行。

(1)局部麻醉,以 0.25％利多卡因＋肾上腺素适量,先做切口皮内浸润;然后于椎旁直刺至椎板,每侧每椎板注药 10～15mL,上下各 2 个椎板,不但无痛,还可减少出血,一次注药足量,3～4 个椎板,则需麻药 200mL,至术终无痛。

(2)显露正中切口,劈开棘上韧带,分离椎板两侧至关节突外缘处,自动钩牵开,两端以纱布填塞。

(3)椎板切除,一般单侧切除骨折椎的椎板和上位黄韧带至上位椎板下缘,对于侧别选择,可根据临床症状较重的一侧,如两侧相等,参考影像学,骨折块向后压脊髓较重的一侧,如两侧相等,选择左侧,因术者一般在左侧,观察硬脊膜情况,并以小剥离子探查硬膜前受压情况及范围,骨折椎上位椎间盘有无突出(或术前 MRI 显示),有突出者,需切除部分上位椎板下缘。

(4)前减压,咬除或凿除骨折椎椎弓根以上的上下关节突内侧部分,椎弓根内半,向上至椎间盘,椎体后上角突出和上位椎间盘压力至椎体爆裂骨折者,压迫范围自椎体后上缘至椎弓根平面为主,其下大多已无压迫。对于新鲜爆裂骨折,主要以塌陷法将骨折压回椎体内,小碎片或不能压回的大骨折,可以取出,使脊髓前减压,椎间盘突出,以髓核钳咬除。对椎体后上角突入椎管,需沿椎弓根向上于椎体后缘开槽至上位椎间盘,伸入弯刮匙,刮除脊髓前椎体后部骨松质。向对侧深入 1.5～2cm,刮薄椎体后缘骨质后,以骨刀自椎弓根处向对侧横断椎体后缘,椎体上缘需刮透至椎间盘,最后以直角器将此范围的椎体后缘塌陷,向对侧的宽度,应达硬膜囊宽度的一半或更多,如少于一半,则需于对侧行同样减压,或者从术侧刮至对侧。对侧仅凿断椎板后缘即可。塌陷减压后,小弯离子探查脊髓前,减压彻底而终,此步减压是最重要的步骤,需细心做好,塌陷前,为减少椎体刮除面渗血,可先置吸收性明胶海绵于骨洞中,塌陷后即可止血。

(5)对侧植骨:在胸腰段和腰椎,骨折椎和其上位椎之间应行植骨融合,将该侧椎和小关节处刮出粗糙面和去除小关节面,将切的骨质植于该处,骨量不够,可取髂骨长条碎骨,固定方法同于前述。

(6)术后检查,术后应行骨折椎和上位椎间盘的 CT 检查,观察减压范围是否达脊髓前椎管的 1/2 以上。

六、植骨融合术

脊柱植骨术,又名脊柱融合术,是以病损脊椎为中心,使损伤节段发生骨性连接,融合成一片,形成一个力学上的整体,从而达到重建脊柱稳定性和保护脊髓神经的目的。即使使用了内固定器,为维持长期的复位及稳定性,植骨依然是必要的,因为内固定器的主要作用是获得即刻稳定性和短期内维持复位,如固定节段内的骨性结构未达到融合,反复活动则将使内固定松动或取出将使复位丢失,继发脊柱不稳。

(一)融合范围

胸腰段和腰椎的骨折和骨折脱位的融合范围,因损伤情况不同而异,对骨折脱位应融合脱位间隙,对压缩骨折,于复位后融合骨折椎与其上位椎,对爆裂骨折,视其上位或下位椎间盘破坏而定,融合骨折椎与椎间盘损伤的邻位椎,如 DenisB 型的爆裂骨折,由于损伤发生在骨折椎体的上位椎间盘,因此只融合上位椎间盘这一个节段,而固定范围则包括骨折椎体的上下两个节段,称为长固定短融合方法,术后 1 年须取出内固定物。在植骨愈合后,融合节段成为一个力学整体,病变区域不受运动影响。活动发生在融合节段两端,此处椎间盘,小关节和韧带均应是正常结构。对上胸椎损伤截瘫,两侧躯干肌麻痹,为维持脊柱姿势,有主张长段脊柱融合者,但融合区过长,有以下不利之处:①增加不必要的手术创伤;②增加融合失败和假关节的发生率;③减少了脊柱活动节段;④与融合区相邻的上下活动节段因蜕变而疼痛的可能性增加,融合节段过长者,上下位的活动节段将发生应力集中和代偿性活动度增加,更易发生椎间盘和小关节的蜕变。融合节段过短,可使得病变区域暴露在应力之下而发生疼痛或畸形逐渐加重,导致手术失败。

(二)融合方式

脊柱融合手术一般分为后外侧融合,椎体间融合和 360°融合。植骨位置越接近脊柱的运动中心,或接近重力传导线,则融合效果越好。一般以相邻的两个脊椎和其间的椎间盘及小关节为一个运动节,脊柱各运动节的运动中心大多位于椎间盘内髓核处。在脊柱发生运动时,接近运动中心的质点位移很小;远离运动中心的质点则需作较大范围的位移。植骨区受运动影响越小则越有利于骨愈合,因此椎体间植骨效果最好。在良好的站立姿势时,从侧面观,身体重力线经过耳垂、肩中点、股骨大粗隆、膝外侧中点及外踝。由于身体重力线通过脊柱的前方,需要骶棘肌和臀肌收缩来对抗重力,维持站立姿势,从而使重力在脊柱的传导主要经过椎体和椎间盘。因此,椎体间植骨是处于重力传导线上的。

植骨融合手术后,经过复杂的骨性愈合过程,植骨片和受骨区连接区连接形成一整片融合骨块。根据 Wolff 定律,新生骨块的内部结构将按照所受应力而重塑。若融合区处在压应力下,则融合骨块将变得更加坚固;若融合区受到张应力则难于愈合,或将发生融合骨块的逐渐变形而致畸形复发。若融合骨块位于重力线的后方,则融合骨块将受到张应力,把脊柱比作一条弯曲的棒状物,当棒受到垂直压力时,棒横截面凹侧的 60% 受到压应力,而凸侧 40% 受到张应力。同样原理,椎体间植骨是处在压应力之下,而椎板后植骨是处在张应力之下;在脊柱后凸畸形者,脊柱所受的屈曲力矩加大,椎板后融合骨块受到更大的张应力,致后路融合较易失败。因此,对于后凸畸形大于 50°或不可能矫正到 50°以下的患者,前路椎体间植骨远优于后路融合;前后路两期手术更能保证融合成功。

(三)基本方法

1.植骨床的准备

(1)去除软组织:彻底清除受骨区表面附着的一切软组织,包括肌肉、韧带、骨膜、关节囊及软骨面等,以免软组织嵌夹在骨和植骨块之间而妨碍骨性愈合。

(2)去骨皮质:以骨刀,骨圆凿或咬骨钳等,除去受骨区表层的骨皮质,做成整片的成鳞片状的骨松质裸露区,以利于新骨生长。

2.大量植骨

在预定融合区内移植骨块,使发生骨性融合。植骨块的选择应注意如下事项:

(1)自体骨或异体骨:新鲜的自体植骨块比库存的异体骨更容易发生融合。一般认为采用库存骨移植后,假关节发生率较自体骨将增加 2～3 倍。异体骨移植主要适用于自体骨的切取有困难或植骨量不足时,如应用于儿童或在脊柱长段融合时可作为自体骨的补充材料。

(2)骨皮质或骨松质:骨松质较骨皮质能更迅速地与受骨区融合,除非需要植骨块具有一定的强度,一般最好选用骨松质,切取自体骨松质的最佳部位是髂嵴,在髂后上棘处可以挖取大量骨松质,在髂嵴前或中 1/3 处可以切取三面是骨皮质而内含大量骨松质的移植骨块。骨皮质可以取自体胫骨片或腓骨段。肋骨兼有骨松质与骨皮质,但强度较弱。

(3)块状植骨或碎片植骨:块状骨可按手术要求修剪成一定形状,从而起到支撑负载,桥接骨质缺损区,以维持骨骼形态,覆盖硬脊膜裸区和保护脊髓神经等作用。而将移植骨剪成碎片或火柴棍样,可使生骨面大大增加,毛细血管易于长入,能较早地发生骨性融合。

(四)常用的植骨融合术

1.脊柱后外侧融合术

Develand、Bosworth 和 Thompson(1948 年)描述一种脊柱融合术,把骨移植物放在后方一侧的椎板、小关节的外侧缘和横突的基底,手术可以在一侧或双侧进行。根据融合部的稳定状态,融合可以包括一个或多个小关节。切除关节囊后暴露小关节。用骨刀切除小关节的关节软骨,并修整该部位,使植骨块能紧贴小关节、关节突峡部和横突基底部。用峨眉凿或骨刀将小关节凿成碎块,并从小关节、骶骨上部和横突凿起小碎骨片向上下翻转。取大块髂骨修整成长条状,使之适应已准备的植骨床,放置植骨块后再用取自髂骨的骨松质条或小碎骨片填充在植骨块四周。融合范围包括椎板、小关节和横突。手术中应注意勿折断横突,以避免损伤神经根。

2.后路椎间植骨融合术

早在 20 世纪 40 年代,RalpH 值 Cloward 就提出了"后路腰椎椎间融合"的概念。因其能在减压的基础上同时完成椎体间植骨,就生物力学角度而言颇具合理性,是一种较为理想的手术融合方法。

后正中入路经椎弓根前方减压术完成后,须切除损伤节段的椎间盘及上位椎体下终板,取自体髂骨并修剪成块状,植入椎体间行椎体间植骨融合。

七、脊髓冷疗与脊髓切开

脊髓损伤后脊髓水肿、出血等改变,减压除去了外部压迫,但对脊髓损伤本身的病理改变还需进一步处理。在急性期,即伤后当日至第 2 天是脊髓肿胀出血继续加重的时间,对脊髓的处理更为重要。脊髓切开可直接减轻水肿及出血的进展。

(一)脊髓冷疗

对于脊髓损伤,局部低温治疗是一种很有效的治疗方法,有助于减轻脊髓水肿及出血。

1.低温液体灌注时间

由于冷疗的作用系减少脊髓急性创伤性水肿,减少或延缓脊髓伤后出血坏死等病理改变的进行。故持续时间,一般不应短于 3h,因停止冷疗后,损伤组织还可有反应性肿胀及原病理改变继续进行,如冷疗时间太短,将不能延缓病理改变的进行。根据完全性脊髓损伤后脊髓中央出血等病理改变,在伤后 6h 即可达到高峰。24～48h 后,中央坏死以至全脊髓坏死多已形成,故冷疗应持续 6h 或更久为当。超过 24h,过久的连续冷疗,从病理组织学观点看,似乎也不能再提高治疗效果。

2.低温液体灌注

(1)硬膜外与硬膜相结合低温灌注:Bricolo 及 White 均主张硬膜外与硬膜下相结合的冷治疗,椎板切除显露硬膜后,观察如局部脊髓肿胀,估计硬膜下腔已消失者,可先行硬膜外低温灌注 0.5～1h,待脊髓肿胀有所减轻之后,再切开硬膜,切开时应从触之有硬膜下腔处开始,以免在脊髓肿胀严重,硬膜下腔消失处切开时,有损伤脊髓的危险;也可防止当脊髓内压较大,硬膜切口较小时,发生脊髓组织从硬膜裂孔中疝出,有加重脊髓损伤的可能。

(2)切开硬膜后,两端硬膜下腔用棉花填塞,放置两根塑料管,用 1～3℃盐水进行连续灌注治疗:速度为 500～1000mL/h,连续 3h。此种方法延长手术时间,冷疗持续时间也受到一定限制。由于脊髓肿胀者硬膜切开后,一般不再缝合,故可将两根塑料管分别经过两侧背肌引至皮肤外,除硬膜外,分层严密缝合切口。而回病房持续冷疗,则可延长达 6～8h。

(3)Bricolo 局部低温灌注:如脊髓肿胀,则先用 5℃盐水于硬膜外灌注 30min,切开硬膜探查脊髓,同样灌注 10～20min,待脊髓肿胀消退,则将硬膜缝合,于硬膜外放置塑料管,缝合切口,继续冷疗可达 24h 以上。灌注液的成分及温度:在 6～12h 之内用 50%酒精和蒸馏水,维持 5℃,其后可维持 15℃。

(4)切开硬膜,如脊髓肿胀,两端均无脑脊液流出,亦可暂不用棉花填塞两端,而行冷疗,待脊髓肿胀有所消退,则两端可流出脑脊液并出现波动,这也是说明脊髓肿胀消退的征象,此时再堵塞两端,以免冷液体向两端溢出。

3.冷疗反应

硬膜外冷疗者无不良反应,硬膜下冷疗,对于体温、脉搏、心电图等多无影响。有 1 例不全瘫曾引起截瘫平面下肌肉颤动,停止冷疗后消失,此例术后很快恢复。另 1 例引起全身肌肉颤动,持续 4 日后停止。

(二)脊髓切开

1.切开指征

(1)临床神经学为完全性截瘫。

(2)X 线片及临床体征,估计为非横断性损伤,MRI 脊髓出血水肿。

(3)手术探查见硬膜完整,切开硬膜时、蛛网膜下隙因脊髓肿胀而消失,脊髓表面血管存在,其实质较正常为硬,张力增加者,可以做脊髓切开。在伤后数天致数周者,脊髓内可有囊肿形成,此种情况亦应做脊髓切开。

2.切开时机

根据实验研究观察,脊髓切开之时机愈早愈好,只有在伤后十余小时之内做脊髓切开,才有恢复脊髓功能的希望。临床上脊髓损伤的程度虽然与实验研究者不同,个例之间也可有较大差异,但完全性截瘫病例,临床上脊髓神经功能恢复者仅为极少数,且恢复之程度甚差,说明此种损伤程度的脊髓组织,大部分在早期发生坏死蜕变。脊髓切开治疗也是愈早愈好,即在脊髓伤后早期肿胀之时,予以切开。至形成脊髓内囊肿时,表明脊髓中央已坏死液化,形成囊腔,此时切开,对脊髓功能恢复,可能已为时太晚。孙德霖等在 85 例外伤性截瘫患者中,观察到 7例在伤后 1～3 个月间形成脊髓囊肿,对 9 例在损伤 24h 之后做了脊髓切开,但未见到明显效果,说明脊髓切开法应早期在伤后 24h 之内施行。

3.切开方法

临床所见脊髓损伤的部位,最多为胸腰段骨折脱位损伤腰骶脊髓膨大部,其次为下颈段骨折脱位损伤颈膨大部。故脊髓切开术在胸腰段及下颈段施行的机会较多。操作方法及步骤如下:

(1)手术最好在局部麻醉下施行,后正中切口显露硬脊膜。

(2)正中纵行切开损伤段硬脊膜,长度以头尾两端各超过脊髓肿胀部位,蛛网膜下隙有脑脊液流出为宜。以脑棉片覆盖脊髓两侧及两端。

(3)在手术显微镜下,用新保险刀片,避开脊髓表面中间纵行血管,在后正中沟处,先切开脊髓软膜,如脊髓实质向外膨出,则即纵行切开脊髓,长度略超过肿胀区,深度约达中央管附近,可见有损伤之脊髓组织或血样组织溢出。

(4)以林格液或生理盐水,轻轻冲洗脊髓切开处。

(5)由于脊髓肿胀,硬膜切口多不能缝合,可用椎旁肌膜或蛋白膜贴覆于硬膜切开处,周边可与硬膜数针固定。

(6)在手术显微镜下,如能完全沿脊髓后正中沟切开,则很少损伤脊髓白质及灰质。

(三)硬脊膜及软膜切开

脊髓损伤后迅速肿胀,由于受硬脊膜的约束,使蛛网膜下隙闭塞消失,临床上腰椎穿刺奎克试验,表现为脑脊液梗阻不通,脊髓内压力亦随之增高。将硬膜做纵行切开,使肿胀的脊髓不再受约束,可减低脊髓内压,而利于其血供改善。软膜对肿胀之脊髓亦有一定的约束力,可限制其肿胀。对肿胀严重的脊髓,需切开软膜,才能减压。与脊髓切开相比,硬膜切开减压的效果,可能不如脊髓切开,但其优点是不会增加脊髓的损伤,在不切开脊软膜者,也不会使脊髓内组织暴露于周围组织之中,受到肉芽组织的侵袭。硬膜切开的范围,应略长于脊髓肿胀的范围,两端均有脑脊液流出为宜,切口太短,有使脊髓膨出成疝的危险,可能加重脊髓损伤。硬膜切开的适应证、时机及操作同"脊髓切开"。

急性期过后,3d 至 8 周脊髓损伤处水肿的消退是很慢的,伤后 24～48h 是水肿的严重时期,此后水肿减消退,水肿有轻重不同,4～8 周才能完全消退,临床为完全截瘫或 ASIA A 及 ASIA B MRI 脊髓水肿,而临床无恢复现象者,可晚期行脊髓切开或硬膜切开,此时硬膜外或硬膜下可能有粘连,可于术中一并解除。术中先分离硬膜外粘连,然后切开硬膜并分离粘连,如观察脊髓有水肿,则行脊髓切开,如无水肿可不切开。Wise Young 等一组 30 例 ASIA A 或 B 患者,于伤后 3～80d 内行脊髓硬膜或脊髓切开,观察有一半以上病例运动功能得到改善。

八、内固定并发症

(一)早期并发症

1.螺钉位置不良

常见的螺钉位置不良种类包括:螺钉过长,穿透椎体前缘皮质,易致大血管损伤;螺钉位于椎弓根外侧,固定作用减弱;螺钉的横向角过大,进入椎管,易致脊髓损伤;螺钉位置过低,容易损伤神经根;螺钉后方过度加压,导致腰前凸增加,椎间孔狭窄,神经根受压。

避免螺钉位置不良发生的关键在于:

(1)正确选择椎弓根内固定系统进钉点。

（2）正确掌握进钉方向的横向角（TSA）和矢状角。

（3）螺钉的正确植入依赖于进钉点及进钉方向的正确选择。

（4）螺钉应与椎体上终板平行，避免螺钉穿入椎间盘。

（5）术中避免反复置椎弓根螺钉。

（6）近年来有学者提出使用计算机辅助导航技术以提高螺钉的正确置入率。

2.椎弓根爆裂、骨折

椎弓根骨折多由于螺钉穿出椎弓根皮质所致，最常见的是椎弓根的内外侧皮质骨折，其次是螺钉切出椎弓根骨皮质，此常见于胸椎的椎弓根螺钉内固定。螺钉完全穿出椎弓根及椎弓根上、下缘穿钉性骨折发生较少见。术前应根据 CT 对椎弓根的测量结果选择合适直径的螺钉，术中应仔细探测骨隧道并确认孔道位于椎弓根管道内，并根据椎弓根解剖的节段性差异选择适当的椎弓根内固定是预防椎弓根爆裂及骨折的关键，对于骨质疏松患者选择的椎弓根螺钉直径不应超过椎弓根外径的 70%，以防椎弓根爆裂的发生。

3.椎间隙定位错误

常见的原因有：①对脊柱正常解剖知识掌握不全面；②忽视术前定位的作用，仅凭经验操作；③术中不透视定位或术中摄片不清晰；④手术训练不足，缺乏脊柱手术的经验。为避免术中发生定位偏差，近年来提倡在 C 形臂定位监测下行椎弓根内固定。

4.血管、内脏损伤

大血管及内脏的损伤在椎弓根内固定时尽管少见，但若不注意操作及选择过长的螺钉，则术中可能导致血管损伤及内脏损伤等并发症的发生。胸椎椎弓根螺钉对血管及胸膜、肺脏等周围脏器的损伤，术后可导致血气胸，甚至心脏压塞而引起的患者死亡。而在腰椎经椎弓根内固定时若螺钉向外侧倾斜角度过大，在拧入螺钉的旋转操作过程中可将输尿管周围组织和输尿管一并拧入，从而导致输尿管损伤的发生。因而在置入椎弓根螺钉时要注意方向，并且螺钉不能过长，通常进钉的深度应为椎体前后径的 50%～80%，避免穿破椎体而造成副损伤，但椎弓根螺钉过短则会造成固定强度的下降。

5.硬膜、神经损伤

经椎弓根内固定时对椎弓根钉进针位置、角度误差等可导致螺钉位置不良而引起脊髓及马尾神经根的损伤，由于螺钉穿破皮质进入椎管或皮质破损后的血肿及骨块压迫所致，患者常出现手术后的肢体疼痛及感觉异常。此外，手术时选择过粗的螺钉可能挤爆椎弓根，而导致脊髓神经根的损伤；还可能因术中反复重新置钉增加了螺钉对椎弓根和椎体的剪切作用，导致术后患者出现神经损伤的症状。

6.术后早期感染

脊柱内固定术后的早期感染常同患者术前准备不足有关，如术前未发现患者有潜在的牙科感染及泌尿系感染而导致术后的血源性感染，此外局部的消毒不严格可导致种植性感染，螺钉误入椎间隙术后可能导致椎间隙的感染。

（二）晚期并发症

1.腰背痛

后路椎弓根内固定时由于手术中需要行椎旁组织的广泛剥离，可导致术后支配肌肉的神经支损伤,而发生腰背痛,但不少患者系由于手术者术前不了解患者的情况及各种手术内固定器械的特点和使用而致术后钉尾过长,内固定连接板、棒压迫皮肤刺激肌肉、筋膜等软组织而导致术后的疼痛,此外由于操作不当如内固定螺钉紧固不佳,术后内固定松动及固定节段上下的代偿性活动增加或蜕变加速亦可导致术后的腰背痛。研究表明脊柱内固定融合后对邻近运动节段产生额外的应力,固定节段越长,固定节段的刚度越强,其邻近运动节段应力的增加也越明显。后路固定融合后,由于固定区域的刚度增加以及旋转中心的移位,使邻近关节突关节的应力增加,尽管邻近运动节段的应力增加并未超过其生理极限,但邻近运动节段的关节常处于高负荷状态下工作,高应力环境下软骨的蜕变可导致软骨基质的破坏加剧,小关节局部发生骨关节炎等退行性变,刺激脊神经后支而引起术后的下腰痛。此外,内固定的应力遮挡效应、螺钉骨界面的高应力和微动亦是导致术后腰背痛的原因之一。Wetzel 等报道椎弓根内固定术后背痛的发生率 2 年时可高达 30%。

2.椎弓根内固定钉、棒断裂

内固定术后发生螺钉断裂、弯曲可能与螺钉的设计和材料有关,同手术的操作技术亦密切相关,如脊柱爆裂性骨折的前柱未得到重建,患者术后早期活动和负重,医师脊柱手术的经验不足等均可以引起术后内固定的弯曲、折断。手术操作时螺钉矢状角过大,螺帽拧紧后钉棒接触区剪力过大容易造成术后的断钉;术中椎体撑开过度,脊柱周围肌肉韧带的反作用力,增加了椎弓根螺钉的剪力,可造成术后的断钉。椎弓根螺钉长度过短,钉尾残留在椎弓根外长度过长,螺钉对抗扭转达负载及伸直负载的能力下降,导致术后螺钉的断裂。术中选用过细的椎弓根螺钉,植骨不充分,术后植骨不融合假关节的形成以及金属的过度疲劳常可发生内固定的折断,螺钉通常在屈曲应力或剪力下发生断裂,压缩应力通常不易导致螺钉的断裂。

3.螺钉棒连接松动、脱落

手术操作不规范,手术医师经验不足及椎弓根内固定技术使用不当,术中钉棒连接不良、螺钉紧固不佳以及锁定装置使用不当均可导致术后螺钉棒连接松动,从而导致术后连接杆滑动甚至脱落,螺钉连接杆的微动亦可导致螺钉棒连接松动、脱落。

4.椎弓根螺钉松动、术后拔除

术中多次钻孔或置钉,可致螺钉的把持力下降使内固定力量减弱,导致术后螺钉松动,移位或退出,以致使螺钉拔除时螺钉连接部脱落时有发生,这同螺钉的放置技术有关。

5.植骨不融合,假关节形成

椎弓根内固定术后明显提高了脊柱融合后的骨融合率,文献报道融合率约 90%,但一些学者认为脊柱后路融合术后假关节的发生率可自 0～30% 不等,植骨不融合、假关节形成常可导致术后的疼痛,并可引起椎弓根螺钉及杆连接部位的微动而导致术后椎弓根螺钉的疲劳的松动,甚至折断,但并不是所有的假关节形成均与术后的疼痛有关,因而术后假关节的发生对脊柱后路手术疗效的影响尚有待于进一步研究。

6.矫形丢失

螺钉的角度不当、穿透椎体终板、进入椎间隙,螺钉位于椎体外,脊柱不能对抗扭转负荷及屈负荷应力,术后内固定承受的剪切力加大及其恢复加强后柱的作用丧失,容易导致矫形丢失的发生。植骨不融合假关节形成,内固定松动及失败亦可导致术后矫形的丢失。手术方法选择不当如对椎体严重的爆裂性骨折仅行后路固定融合而忽视了对前柱的重建,术后容易导致矫形的丢失。

7.邻近椎体节段应力变化

当某运动节段的椎体行内固定后,整个脊柱的生物力学就发生了改变,尤其是相邻的椎体运动节段。通过静态运动力学分析模型和有限元分析模型,已经证实椎弓根内固定术后其邻近椎体节段的活动增加,从而导致邻近节段的蜕变。有学者通过研究发现,椎弓根内固定术后邻近节段的椎间盘内压力发生明显增加,因此有学者建议椎弓根内固定术中应注意保护邻近节段的棘上韧带、棘间韧带及黄韧带和关节囊韧带,这对恢复矢状面平衡,避免邻近椎体节段的蜕变十分重要。

8.异物排斥反应

个人的体质及选用材料的组织相容性同术后的异物排斥反应密切相关。

9.迟发性感染

迟发性感染为术中接种或污染所致或血源性播散所引起。

10.迟发性椎体压缩

脊柱不稳定性骨折脱位及老年患者经椎弓根内固定术后,应辅以适当的外固定支持,否则由于老年患者的骨质疏松及脊柱不稳定,术后过早下床活动及负重,导致椎弓根螺钉松动、骨螺钉界面稳定性的丧失,而产生迟发性椎体压缩。内固定的强度不足是骨质疏松患者发生椎体迟发性压缩的常见原因。

11.椎弓根应力性骨折

脊柱经椎弓根内固定融合后,特别是在内固定去除后可能发生椎弓根的应力性骨折,骨折的发生可能系重复负荷及前方的椎间盘继续活动而导致椎弓根的应力增加所致,骨折常发生于融合的上方椎体。

12.迟发性神经炎

经椎弓根内固定手术若不能正确掌握椎弓根内固定系统固定的生物力学特点及固定技巧,术中导致椎弓根皮质穿破或爆裂及椎弓根螺钉的位置不良均可对神经根产生刺激,导致术后迟发性神经炎的发生。

第八章　骨与关节结核

第一节　脊椎结核和骶髂关节结核

一、脊椎结核

脊椎椎体结核约占所有骨关节结核患者的50%,曾多见于儿童,近年来以青壮年居多,女性略多于男性。多发生于身体负重较大的腰椎,后依次为下段胸椎,胸腰椎,上段胸椎,颈椎和腰骶椎。有两处椎体病灶者占3%～7%,而其间为无病的椎体所隔开,称之为跳跃型脊椎结核。

(一)病理类型

由于初起病变所在的部位不同,而将脊椎结核分为以下四型:

1.中心型

病变起于椎体中心松质骨,椎体破坏后塌陷呈楔形,此型应与椎体肿瘤特别是转移癌相鉴别。

2.骨骺型

此型最常见,往往相邻椎体骺部同时受累,早期X线摄片显示间盘狭窄。

3.骨膜下型

常见于胸椎椎体前缘,脓肿在前纵韧带和骨膜下,纵向广泛剥离,多椎体前缘被破坏。此类型应与胸主动脉瘤侵蚀椎体相鉴别。

4.附件型

系指病变原发于棘突,横突,椎板或上下关节突的致密骨处。CT问世之前,X线常规摄片所见本类型仅占脊椎结核的0.2%～2%,应与椎体附件肿瘤特别是脊椎转移瘤相鉴别。

(二)症状与体征

病起隐渐,发病日期不明确。患者倦怠无力,食欲减退、午后低热、盗汗和消瘦等全身中毒症状。偶见少数病情恶化急性发作,体温39℃左右,易被误诊为重感冒或其他急性感染。相反,有病例无上述低热等全身症状,仅感患部钝痛或放射痛,也易被误诊为其他疾病。

患处钝痛与低热等全身症状多同时出现,在活动,坐车震动、咳嗽、打喷嚏时加重,卧床休息后减轻;夜间痛加重,疼痛可沿脊神经放射,上颈椎放射到后颈部,下颈椎放射到肩或臂,胸椎沿肋间神经放射至上、下腹部,常误诊为胆囊炎、胰腺炎、阑尾炎等。下段胸椎$_{11～12}$可沿臀上神经放射到下腰或臀部,为此X线摄片时多仅摄腰椎,从而下段胸椎病变经常被漏诊。腰椎病变沿腰神经丛多放射到大腿的前方,偶牵涉腿后侧,易被误诊为椎间盘突出症。

姿势异常是由于疼痛致使椎旁肌肉痉挛而引起。颈椎结核患者常表现有斜颈、头前倾、颈短缩和双手托着下颌。挺胸凸腹的姿势常见于胸腰椎或腰骶椎结核。

正常人可弯腰拾物,而患者因不能弯腰而屈髋屈膝,一手扶膝,另一只手去拾地上的东西,称之为拾物试验阳性。

幼儿不能伸腰,可让其俯卧,检查者用手提起其双足,正常者脊柱呈弧形自然后伸,而患儿因病椎间固定或脊旁肌痉挛,腰部不能后伸。颈椎和腰椎应注意有无生理前突消失,胸椎有无生理后突增加。自上而下触摸每个棘突有无异常突出,特别是局限性成角后突,此多见于脊柱结核,与青年椎体骺软骨病、强直性脊柱炎、姿势不良等成弧形后突所谓圆背有别。

就诊时 70%~80%脊椎结核并发有寒性脓肿,位于深处的脊椎椎旁脓肿藉 X 线摄片或 MRI 可显示出。脓肿可沿肌肉筋膜间隙或神经血管束流注至体表;寰枢椎病变可有咽后壁脓肿,引起吞咽困难或呼吸障碍;中下颈椎脓肿出现颈前或颈后三角;胸椎结核椎体侧方呈现张力性球形、梭形或柱形脓肿,可沿肋间神经血管束流注至胸背部,偶可穿入肺、胸腔,罕见的穿破食管和胸主动脉;胸腰椎的脓肿可沿一侧或两侧髂腰肌筋膜或其实质间向下流注于腹膜后,偶穿入结肠等固定的脏器,向下直至髂窝、腹股沟、臀部或腿部;骶椎脓液常汇集在骶骨前方,或沿梨状肌经坐骨大孔到股骨大转子附近。掌握寒性脓肿流注的途径和其出现的部位对诊断有所帮助。

扩展至体表的寒性脓肿,经治疗可自行吸收,或破溃形成窦道。窦道继发感染时,病情将加重,治疗困难,预后不佳,应尽量避免。

(三)影像学检查

1.X 线摄片

在病早期多为阴性,据 Lifeso 等(1985)观察,起病后 6 个月左右,当椎体骨质约 50%受累时,常规 X 线摄片才能显示出。

X 线摄片早期征象有椎间变窄,椎体骨质稀疏,随后有死骨和椎旁阴影扩大等。椎体骨质破坏区直径小于 15mm 者,侧位摄片不能显示出,而体层摄片破坏区直径在 8mm 左右就能查出。

脊椎结核 X 线摄片通常见到椎间隙狭窄,但在椎体中心型结核椎间隙多无变化,很难与椎体肿瘤鉴别;而某些生长缓慢的肿瘤如甲状腺转移癌和脊索瘤等则可显示不同程度的椎间狭窄,值得注意。

X 线摄片通常可见扩大的椎旁阴影,除陈旧即将治愈者外,扩大的椎旁阴影多为双侧。脊椎肿瘤中如椎体骨巨细胞瘤、脊索瘤、恶性淋巴瘤以及某些转移癌等,在正位 X 线摄片上也可见到扩大椎旁阴影,特别限于一侧者,应注意鉴别。

2.CT 扫描

能早期发现并确定病变的范围,特别是寰枢椎、颈胸椎和外形不规则的骶骨等处,常规 X 线摄片不易获得满意影像的部位。有人将 CT 在脊椎结核显示的影像分为四型:①碎片型:椎体破坏后留下小碎片,其椎旁有低密度的软组织阴影,其中常有散在的小碎片;②溶骨型:在椎体前缘或中心有溶骨性破坏区;③骨膜下型:椎体前缘有参差不齐的骨性破坏,椎旁软组织中可见环形或半环形钙化影像;④局限性骨破坏型:破坏区周围时有硬化带。

CT 扫描显示的影像四型中以碎片型最为常见,而脊椎肿瘤 CT 影像与之有相似之处,故应结合临床资料综合分析。如椎旁扩大阴影中,有钙化灶或小骨碎片时,就有助于脊椎结核的诊断。

3.MRI检查

具有软组织高分辨率的特点,在颅脑和脊髓检查优于CT,可在矢面、轴面和冠面等扫描成像。MRI表现病变的椎体、间盘和附件与其上下正常的脊椎对应处的正常信号相比,高于其者为高信号,低于其者为低信号。

(1)椎体病变:T_1加权像显示病变处为低信号,或其中杂有短T_1信号。椎体病变T_2加权像显示信号增强。图像显示病变椎体除信号改变外,可见椎体破坏的轮廓和椎体塌陷以及排列等改变。

(2)椎旁脓肿:脊椎结核椎旁脓肿在T_1加权像显示低信号,而T_2加权像呈现较高信号。冠面能描绘出椎旁脓肿或双侧腰大肌脓肿的轮廓与范围。

(3)椎间盘改变:脊椎结核X线摄片间盘变窄是早期征象之一。MRI的T_1加权像呈现低信号变窄的间盘。在T_2加权像正常的髓核内有横行的细缝隙,当有炎症时,此细缝隙消失,能早期发现间盘炎症。最近资料报道,MRI在早期脊椎结核的诊断,较其他任何影像学检查包括ECT在内更为敏感。具有临床症状2个月,疑为脊椎结核的一组病例,X线摄片无异常,MRI显示受累椎体及椎旁软组织(脓肿)T_1加权像为低信号,T_2加权像为高信号。将早期脊椎结核MRI影像分为三型;①椎体炎症;②椎体炎症合并脓肿;③椎体炎症,脓肿合并椎间盘炎。然而受累椎体处于炎症期,而无软组织和椎间盘信号改变者,尚不能与椎体肿瘤相鉴别,必要时应行活检证实。

(四)治疗

无手术指征的患者,应用拟定的化疗方案治疗和局部制动。患者低热和脊背痛,应卧硬板床休息,体表有脓肿可行穿刺抽脓。Glisson布带牵引适用于颈椎不稳定的患者。寰枢椎结核咽后壁脓肿较大时可穿刺抽脓,因其局部血供好,经合理化疗可以治愈。

按手术适应证,在全身结核中毒症状减轻后,择期施行病灶清除术。手术采用的途径,应根据病情、客观条件和术者所熟悉的途径选取。胸椎结核一般采用胸膜外入路。年龄60岁以下,其心肺功能尚可,椎旁脓肿长,椎体破坏4~6个,死骨多,要准备椎前植骨;或椎旁脓肿穿入胸腔或肺脏者可考虑经胸病灶清除。腰椎结核经腹膜外途径,如腰大肌等脓腔较大,术毕可置硅胶管闭式引流,术后48~72小时拔除引流管。脊椎多段(跳跃型)结核病灶清除的原则:①优先处理可能引起截瘫的病灶;②两段病灶严重性相近者,先处理上段,而后处理下段;③先处理较重的病灶,而轻者不手术可治愈;④颈椎结核血供好,不手术可治愈。脊椎结核并发窦道经非手术治疗3~6个月未愈者,可手术治疗。术前应控制继发感染并行窦道造影。碘造影剂过敏者,采用MRI。加权像冠状面也可显示窦道的位置,借以决定手术途径,彻底清除之,消灭残腔,局部放置引流管,手术前后加用敏感的抗生素4~6周。脊椎结核手术后一般卧床休息6~8周,脊柱疼痛减轻,原有脓肿消失,体温趋于正常,血沉下降,脊柱结构稳定者,可锻炼起床。先自理生活琐事,随后逐渐加大活动量,并坚持化疗满疗程。

二、脊椎结核并发截瘫

脊椎结核患者中约10%~30%并发截瘫,其中病变在胸椎中、下段居多,占80%,后依次为颈椎、颈胸椎和胸腰椎结核,其中第一腰椎以下极为少见。

（一）脊椎结核并发截瘫的原因和分型

1.脊椎病变活动型截瘫

病灶中的脓液、干酪物质和肉芽组织（软性致压物），死骨或坏死椎间盘（硬性致压物），局部血管栓塞脊髓水肿，极少病例由结核性肉芽组织穿过硬膜，引起结核性脊髓炎（Hodgson等,1967）等综合性原因致使截瘫。此类型约占截瘫病例的89%，除血管栓塞和结核性脊髓炎病例外,治疗效果一般较好。

2.脊椎病变治愈型截瘫

在病晚期,可由椎管内肉芽组织纤维化瘢痕包绕脊髓外,椎体病理性脱位,特别病变在颈胸段和胸腰段为甚。脊椎发生后突畸形,使椎管拉长,脊髓过度延伸、萎缩或变性,紧张跨于椎管前方的骨嵴上等多种原因引起瘫痪。此类型约占截瘫病例的11%，一般预后不佳。

脊髓的主要功能是传导大脑皮层对主动运动和大小便的控制以及感觉的传入。截瘫是以主动运动功能障碍为主。一些学者将截瘫运动功能障碍的程度分为四级,以便于观察治疗中截瘫的发展和治疗后的效果。

（1）Frankel法：

A级：肌肉运动完全丧失,大小便失去控制。

B级：肌力Ⅰ～Ⅱ级。

C级：肌力Ⅲ级以上。

D级：肌力Ⅳ级以上。

E级：肢体主动运动深浅感觉及二便功能均正常。

（2）ASIA残损指数：

1）完全损伤,骶段$S_{4\sim5}$无任何运动、感觉功能可有部分保留。

2）不完全损伤,脊髓功能损伤平面以下至骶段$S_{4\sim5}$,无运动功能而有感觉的残留。

3）不完全损伤,脊髓损伤平面以下,有运动功能保留,但一半以下关键肌的肌力在3级以下。

4）不完全损伤,脊髓损伤平面以下有运动功能保留。且一半以上关键肌的肌力均大于或等于3级。

5）正常,运动、感觉功能正常。

（二）临床表现

脊椎结核骨病灶活动型截瘫,通常有倦怠无力,午后低热和盗汗等结核病全身中毒症状,借之区别其他病因的截瘫。骨病灶治愈型患者,全身结核性症状多不明显。

通常是先有脊椎结核后出现截瘫,少数病例以截瘫为首发症状来就诊。截瘫进展多较缓慢,早期先是脊髓传导束障碍,表现为下肢肌肉自发性抽动,步态笨拙,病理反射阳性,腱反射亢进,髌腱和跟腱阵挛等。

截瘫进展的过程,多由痉挛性轻瘫,转变为痉挛性伸直型截瘫,随后发展为痉挛性屈曲型截瘫,这时提示椎体束和椎体外束传导完全受压。一般下肢运动障碍较重之后,才会出现不同程度感觉障碍。感觉平面的确定十分重要,可用以明确脊髓受压的平面。一般说,膀胱和肛管括约肌功能障碍,肢体远端位置觉和震动觉最后消失。最严重者,患者由痉挛性截瘫迅速转变为弛缓性截瘫,比如脊髓休克。

大小便功能障碍多见于运动和感觉障碍之后,最初表现为排尿困难,有尿意但不能及时将尿排出,以后发展为尿闭。膀胱反射功能恢复后出现小便失禁。大便功能障碍,初期表现为腹胀和便秘,有时可见腹泻现象。

自主神经功能障碍:早期截瘫平面以下皮肤干燥无汗。截瘫恢复后,排汗功能也随之恢复。在屈曲痉挛型,弛缓型截瘫和病灶治愈型等严重截瘫患者,除 X 线常规摄片外,MRI 检查为首选,在 T_1 加权像低信号和 T_2 加权像显示相对高信号,能显示椎旁脓肿及其侵入椎管的范围,矢面结合轴面能准确显示脊髓受脓液或肉芽组织压迫的位置。当图像显示 60% 硬膜外腔受压迫时,一般临床检查都有不同程度的脊髓神经功能障碍,直至完全瘫痪。

椎管内结核病变截瘫型占所有结核患者中的 0.2%,椎管内结核病变大多在胸椎,X 线摄片可无改变,受累脊髓 MRI T_2 呈高信号,T_1 呈低信号或等信号,或有脊髓萎缩、脊髓软化症或脊髓空洞症者,其预后极差。

(三)治疗

骨病变活动型不全截瘫,可行短期的非手术治疗,若不见好转可做病灶清除椎管减压术。病变治愈型截瘫,特别是不全截瘫,先采用非手术治疗。如无好转,术前最好作 MRI 查清脊髓压迫的部位、程度和脊髓本身有无病变等。病变治愈型截瘫除机械性压迫者外,手术效果一般不佳。手术最好在体感诱发电位(SEP)监护下进行。要求减压位置准确,手术操作轻巧,避免震动,器械勿触压脊髓,为保持脊柱的稳定性和避免损伤主要的根动脉,椎管减压范围要适度,并解除脊髓环形卡压的瘢痕组织。减压后 SEP 潜伏期缩短,Pa 波幅上升如超过 50% 者一般预后好,术毕应完善止血。据国内资料,截瘫病例术后完全恢复者约占 89%。值得提出,泌尿系统感染和严重压疮是截瘫患者死亡的主要原因,应加以预防。

手术后神经功能开始恢复的时间:据北京市结核病研究所骨科临床观察,最快的于减压术后 24 小时开始恢复,90% 病例于术后 6 周开始恢复。Tuli(1993)资料表明,多数病例于术后 12 周开始恢复,完全恢复约需 3～6 个月。香港(1988)报道 22 例晚发截瘫,病灶活动型术后恢复时间平均为 6～8 个月,病灶治愈型者最长为 24 个月。

脊髓神经功能恢复的顺序:先是震动觉,关节位置觉,随之依次为温、触和痛觉,自主运动,括约肌功能和肌萎缩等。

三、骶髂关节结核

本病不少见,多见于青壮年,其中 21～30 岁中育龄妇女较多,10 岁以下儿童较少见,该病的年龄分布在诊断时值得注意。

骶髂关节结核 50% 病例同时伴有其他部位结核,如肺结核、胸膜炎或淋巴结核等。相邻的腰骶椎或髋关节结核常并存。

病情隐渐,常见跛行,疼痛多限于患侧臀部,可沿坐骨神经方向放射。患者坐时着力于健侧臀部,盘腿穿鞋袜时较困难。脓肿或窦道可出现臀部、髂窝或股骨大粗隆等处。患侧分髋试验(4 字试验)和骨盆挤压试验常为阳性。

X 线摄片早期关节面模糊,边缘糜烂,关节间隙增宽,晚期关节间隙变窄。并有窦道,常继发感染,关节呈现硬化。

关节破坏严重者,同侧髂骨和耻骨可上移发生病理性脱位。

本病诊断不难,应与腰椎间盘突出、急性化脓性关节炎、类风湿性关节炎、腰骶椎结核、致密性髂骨炎和骶骨及髂骨转移癌相鉴别。

本病常合并身体其他部位结核,系统化疗更不可忽视。患者一般情况差,特别年纪大的患者术前应给予内科支持疗法。合并瘘管继发感染者,术前应给予敏感的抗生素治疗。患者有较大的脓肿或死骨,窦道久治不愈者,应行手术治疗,否则可单纯药物治疗。

手术根据病灶脓肿及窦道的位置而定,可经前方或后方途径。脓肿位于髂窝,可经前方腹膜后通过脓腔达到病灶,注意勿损伤神经和血管。尽可能采用后方途径,手术野宽广,便于处理病灶。手术时应避免损伤臀上动静脉血管损伤后断端缩回盆腔不易控制出血。有窦道者术毕应放置引流管。

第二节　上肢关节结核

一、肩关节结核

肩关节结核在上肢三大关节中发病率最低,大多数在青壮年,患者多同时患有活动性肺结核。患者就诊时以全关节结核最为多见。脓肿可沿肱二头肌腱沟至上臂内侧,也可在腋前、后方或腋窝内,常破溃形成窦道。

肩关节周围肌肉丰富,局部血运好,脓肿易被吸收,因此曾称肩关节结核为干性骨疡,但不多见。肩关节发病后,因冈上肌、冈下肌和三角肌萎缩,加有上肢重力,肱骨头常呈向下半脱位。

早期肩部隐痛,劳累时加重,上肢多呈内收位置。从单纯骨结核转变成全关节结核时,由于炎性渗出液增加,关节腔内压力升高疼痛加重。随后脓液穿破关节囊,关节内压力下降,局部疼痛又减轻。窦道继发化脓性感染时,局部疼痛又加重。至晚期关节纤维强直疼痛消失。

单纯骨结核肩关节运动仅有轻度受限。全关节结核功能障碍明显,患臂不能高举、外旋、外展、前屈和后伸均受限。患侧三角肌,冈上肌和冈下肌萎缩,出现方肩畸形。

X线摄片单纯肩关节滑膜结核仅见局部骨质疏松和软组织肿胀,有时可见关节间隙增宽。在肩峰,肩胛盂或肱骨头的病变常为中心型破坏,或有死骨形成。肱骨大结节病变可呈中心型骨破坏,破坏处边缘局限性模糊。晚期全关节结核关节严重破坏,肱骨头变形,可见半脱位。MRI可于早期做出诊断。

全身抗结核药物治疗。单纯滑膜结核,可自关节前方经喙突外下方进针,注入抗结核药物。若无效,应作滑膜切除,经前方途径进入关节,术中仅切除滑膜组织,保留关节囊的纤维层,冲洗干净,按层缝合,应缝合纤维层。术后患肢用三角巾悬吊,3周后开始功能锻炼。单纯骨结核的手术可按病变部位,选择相应的手术途径。晚期全关节结核作病灶清除,肩关节融合在外展40°、前屈30°和外旋25°功能位。术后用肩人字石膏或外展架固定4～6个月。按适应证,成人患者可施行人工关节置换术。

二、肘关节结核

肘关节结核较常见,在上肢三大关节中居首位,患者以青壮年最多,男女患者和左右侧大致相等。有报告同一患者双侧肘关节均受累。多数患者合并其他器官结核,值得注意。

单纯滑膜结核较少见,骨结核多见于尺骨鹰嘴,次为肱骨外踝。破坏严重的全关节结核可发生病理性脱位。

与其他关节一样发病缓慢,初起时症状轻,其主要表现是疼痛和活动受限。体征有局部肿胀、压痛、关节功能受限、脓肿和窦道形成。单纯骨结核的肿胀与压痛只限于病变部位,如鹰嘴结核的肿胀和压痛只限于鹰嘴,其他部位骨结核也一样。鹰嘴结核寒性脓肿见于其附近。外踝结核脓肿可延伸肌间隙向前臂流注。上述脓肿可破溃形成窦道。单纯滑膜结核在关节周围出现肿胀,轻度肿胀首先出现肘三头肌腱内外侧,肱骨内、外踝和尺骨鹰嘴间凹陷处变为饱满。肘关节周围压痛广泛。病变发展为全关节结核,肿胀和压痛加重,患肢常呈梭形肿胀,多有脓肿窦道形成。关节活动功能更加受限,当肘关节病变治愈时,关节多强直于非功能位。

X线摄片单纯滑膜结核显示局部骨质疏松和软组织肿胀。在鹰嘴或外踝中心型结核,可见死骨形成。若病变累及邻近骨干,可见骨膜性新骨形成。早期全关节结核,可见关节边缘局限性骨质破坏,或轻度关节软骨下骨板模糊。晚期全关节结核,关节软骨下骨板广泛模糊,关节间隙变窄。窦道继发感染骨质显示硬化。

单纯滑膜或骨结核,用石膏托将肘关节固定 90°屈曲和前臂旋转中立位,直至肘关节肌肉痉挛疼痛消失为止,每日取下石膏托,行肘关节屈曲活动 2～3 次。单纯骨结核特别位于关节外者,应及早手术清除。单纯滑膜结核,可关节内注射异烟肼治疗,可经肱骨外踝和桡骨小头间,或肘关节后侧尺骨鹰嘴和肱骨滑车间注入。

若滑膜结核保守治疗未见好转,可行滑膜切除术。早期全关节结核及时手术切除水肿增厚的滑膜和骨病灶,刮除关节软骨面边缘的病灶。晚期全关节结核适于手术作病灶切除。12 岁以上可做叉状切除关节成形术。采用后方 S 状切口,进入肘关节后方,清除病灶,切除桡骨小头,将尺骨鹰嘴部分切除,最后将肱骨小头和滑车切除,保留肱骨内、外上踝,冲洗干净。用两根克氏针经鹰嘴向肱骨端钻入。维持肘关节间隙 1～1.5cm 于功能位。术后石膏托固定 3 周,拆线、拔针,开始功能锻炼。按适应证,成人患者可施行人工关节置换术。

三、腕关节结核

腕关节结核较常见,在上肢关节中居第二位。多见于成人。与其他肢体关节一样,患者同时多合并有其他部位的结核病灶。

腕关节由尺桡、桡腕、腕间和腕掌等四个关节腔组成。早期结核疼痛和肿胀从某一点或某一关节腔开始,而类风湿关节炎主要侵犯滑膜,普遍性肿胀是其特点。

单纯骨结核多见于桡骨下端或腕骨。出生后,腕部中头状骨的化骨核首先出现,结核初染血播时它首先受累,故头状骨结核发病率最高,次为钩骨和大多角骨等。病变易蔓延至腕骨间小关节,累及掌骨和腕的伸肌腱鞘,造成广泛破坏,在手背形成脓肿与窦道较为常见。腕关节滑膜少,故单纯滑膜结核较少见。

早期腕关节背侧肿胀,随之发生疼痛和活动功能障碍。腕关节严重破坏后,可发生腕下垂和尺偏畸形。

X线摄片,早期单纯滑膜结核,可见骨质疏松和软组织肿胀。尺桡骨下端结核可有死骨的中心型或溶骨性破坏的边缘型。晚期可见多个腕骨、尺、桡下端和掌骨关节面广泛破坏、腕关节出现畸形。早期病变特别是单纯滑膜结核,很难与单发的类风湿腕关节炎相鉴别。

用石膏托固定腕关节于功能位。经药物治疗无效者,可采用腕背侧纵行的S形切口行滑膜切除术和病灶清除术。尺桡骨下端骨结核应根据病灶的部位采取相应切口。晚期全关节结核腕骨破坏严重者,可行远排或近排腕骨乃至全腕关节切除术。术后用石膏托固定于功能位3~4周。

第三节　下肢关节结核

一、髋关节结核

髋关节结核,在全身骨关节结核中仅次于脊椎结核居第二位。年龄最小的患者为6个月,最大63岁,多发生于儿童和青壮年,男性多于女性,双髋同时受累者在500例中仅有1例。

髋关节结核以骨结核型多见,骨病灶常见的部位依次为髋臼、股骨颈和股骨头。滑膜型较骨结核型较少见。患者就诊时大多是全关节结核,真正来源无法确定。

股骨头或髋臼破坏后,常导致髋关节不稳定而脱位。髋关节病理性脱位的发生,常是渐进性且疼痛不重,易被人们所忽视。

晚期全关节结核手术时,常见结核性肉芽穿出关节囊,骨破坏处软骨面剥脱,有脓液或死骨,寒性脓肿在腿部或穿破骨盆内壁,形成盆腔内脓肿。

儿童髋关节结核患肢缩短是由于股骨上端骨骺破坏,关节半脱位或脱位所致。Dobson报告的病例患肢缩短,平均为7.2cm,主要的原因是股骨下端骨需提前闭合。

(一)临床表现与体征

患者多见于30岁以下的儿童和青年。患者多有食欲减退、发热、消瘦、盗汗、小儿夜哭和暴躁等全身中毒症状,有的全身症状轻或不明显多被忽视。初期髋部疼痛较轻,休息时可缓解,患儿常诉同侧膝关节内侧疼痛,因而常背误诊为膝关节疾病。发展为全关节结核时全身症状明显,局部疼痛加重,日夜不能平卧,不敢移动患肢。

跛行是常见的最早体征,单纯骨结核跛行不明显,滑膜结核者较明显,全关节结核者跛行最重。患者仰卧,充分显露两侧肢体和骨盆以便检查比较。两下肢伸直并拢,观察两侧股三角,病侧有时可见稍饱满隆起,大粗隆,大腿根,大腿外侧有无肿胀。因大腿肌肉丰富,肌肉的假性波动应与脓肿相鉴别。不少病例可查到脓肿或窦道,约10%患者有髋关节半脱位或脱位。

髋关节活动检查与健侧比较能早期做出诊断,早期病变髋关节后伸和内旋受限为最常见体征。将健侧髋和膝关节极度屈曲,直到患者腰部完全与床面接触,这时髋关节屈曲畸形即可显示称之为Thomas征。

患肢伸直,检查者手握住患肢踝部使之外旋,这时另一手触摸患肢的内收肌群,该肌群出现收缩者,提示髋关节仍有活动性病变存在。

X线摄片检查,早期应摄双侧髋关节进行比较,可无任何异常发现。单纯滑膜结核的表现:①患侧髋臼、股骨头脱钙稀疏,骨小梁变细,骨皮质变薄;②患侧滑膜和关节囊肿胀,小儿闭孔内肌超过正常宽度(2~8mm),提示关节内有积液;③患侧髋关节间隙增宽或变窄,有时表现患侧股骨头向侧方轻度移位,其他非特异性滑膜炎也可出现;④骨盆前倾,患侧闭孔变小。

全关节结核的表现:软骨面破坏的程度和范围与软骨下骨板损害的范围是一致的。如果股骨头虽然无明显破坏,但软骨下骨板完全模糊,显示软骨面已剥脱游离,应属于晚期全关节结核;破坏程度和范围较局限的,则属于早期全关节结核。

断层:X线双髋关节冠面体层摄片,能早期发现髋臼、股骨头、股骨颈等处骨型结核病灶。本病一般不难诊断,但在早期病变轻微时,要反复检查,比较双髋部X线片,可做出早期诊断。

(二)鉴别诊断

在构成关节的骨骼,排除瘤样、良性以及恶性原发肿瘤或转移瘤之后,需与下列疾病鉴别:

1.化脓性感染

髋关节结核有时与化脓性感染相似也可急性发作,伴有全身中毒症状,必要时应行穿刺涂片检查或细菌培养。

2.一过性髋关节滑膜炎

多见于儿童,可能由轻微创伤、上呼吸道感染或过敏反应引起髋关节反应性改变。血尿常规检查和X线平片均为阴性,经短时间卧床休息制动,症状可消失。

3.股骨头骨软骨病

男孩多于女孩,年龄5~8岁,早期关节疼痛、跛行、关节外展和内旋活动受限明显。X线摄片股骨头骺致密扁平,关节间隙增宽,以后可见股骨头碎块、坏死及囊性变,股骨颈粗而短,髋关节活动受限不明显,血沉正常。

4.股骨头骨骺滑脱症

多见10~17岁男孩,常有外伤史,髋痛跛行。X线平片股骨头骺密度和外形正常,侧位X线片可见股骨头向后下方滑脱。

5.强直性脊椎炎

多见于男性青壮年,病初起两侧骶髂关节和腰部疼痛,常累及一侧或两侧髋关节,因此易与髋关节结核混淆。

6.成人股骨头坏死

系外伤性髋脱臼或股骨颈骨折后,服用大量肾上腺皮质激素或长期饮酒引起。股骨头上部致密、变扁,以后碎裂,患者血沉不快。

(三)治疗

根据患者年龄、病变的部位类型,采用不同的治疗措施。

单纯滑膜结核的治疗:抗结核药物治疗,卧床休息,关节内注入异烟肼200mg,每周1次。行皮肤牵引维持髋关节于功能位置,牵引重量儿童0.5~1kg,成人2~3kg。效果不佳者,应及时行滑膜切除术。单纯骨结核核病变在髋臼和股骨头最容易累及关节,应及时施行病灶清除术。在转子间线或髋臼顶部处关节外病变,手术时尽可能不切开关节囊,股骨头也不脱出。骨缺损较大且无继发感染者,应就地取髂骨松质骨植入,保证植骨块不脱落到关节腔,术后皮肤牵引6~8周,病变稳定时可拄双拐下地,摄片直到植骨愈合才能弃拐行走。

早期全关节结核若无手术禁忌证,手术前后应加强抗结核药物治疗,及时施行手术治疗,使病变治愈的同时,较好地恢复关节功能。

晚期全关节结核病变时好时坏或已治愈,但患髋仍疼痛、畸形或关节强直于非功能位者需要治疗。晚期全关节结核,年龄在15~60岁可行髋关节融合术。关节成形术:有股骨(颈)凹成形术,Whitman髋关节成形术,Girdlestone关节切除成形术等。全髋置换术,适用于患者早年髋关节融合术之后,因患髋位置不好有腰腿痛,有同侧膝关节或健侧髋部疼痛者,可重新施行全髋置换术。至于病灶有活动性病变的患者,多数学者认为应于病变控制3年以后才可以施行手术。但术后病变的复发率仍为10%左右。

二、膝关节结核

膝关节滑膜面积最大,松质骨丰富,下肢负重大,活动多且易扭伤等有关因素,因此,患病率较高,仅次脊椎结核和髋关节结核,居四肢关节结核第二位。患者多为儿童或青壮年。

膝关节滑膜组织丰富,故滑膜结核的患病率较高。

滑膜结核病程,可持续存在数月或更长时间,随后滑膜结核性肉芽的血管翳侵入关节软骨及软骨下松质骨,就诊时多数已发展为全关节结核。

骨结核可发生在股骨下端或胫骨上端,可分为中心型和边缘型两种。中心型病变多有死骨,边缘型病变常见于干菱端,死骨较少见。

滑膜结核和骨结核渗出性病变,关节积液可扩展进入髌上囊、关节腔的两侧或腘窝。

晚期全关节结核除软骨面和骨质病变外,半月板和十字韧带也被破坏,关节囊和侧副韧带松弛,关节周围腘绳肌、髂胫束和股二头肌等痉挛,引起膝关节屈曲,胫骨常向后移位,同时可有外展和外旋畸形。晚期膝关节可严重屈曲,外展,外旋、半脱位或畸形强直。

X线检查:滑膜结核表现为骨质疏松。因滑膜和关节囊增厚或积液,软组织呈肿胀影像。滑膜结核发展为早期全关节结核,关节边缘特别滑膜附着处有腐蚀性骨破坏改变,关节腔变窄,骨质破坏。晚期全关节结核,关节腔明显变窄,骨端破坏有空洞或死骨,严重者关节屈曲和脱位。下肢全长的67%由股骨下端和胫骨上端两骺板生长,如骺板受累时,日后患肢将明显短缩。发病较缓慢,通常为单关节患病。单纯早期滑膜结核的症状为关节弥散性肿胀,局部疼痛不明显。关节穿刺有黄色混浊的液体。单纯骨结核局部症状更不明显,在骨病灶处有肿胀和压痛。早期全关节结核肿胀,疼痛和关节功能受限都比较明显。至晚期症状严重,股四头肌萎缩,膝关节肿胀呈梭形。膝关节因疼痛和肌痉挛处于半屈曲位。因骨质、关节囊破坏和韧带松弛,胫骨多向后半脱位。MRI检查和关节穿刺液结核菌培养,关节镜检查活检可做出早期诊断。

滑膜结核患者应卧床休息、局部制动,全身和局部应用抗结核药物治疗。

髌上囊肿胀穿刺抽液后,将抗结核药物注入。成人可每次注入异烟肼200mg,儿童减半。每周1次,3个月为一疗程。

治疗2个月效果差,滑膜增生肥厚者,可施行滑膜次全切除术。术后继续全身和局部抗结核药物治疗。早期开始关节功能锻炼。

骨病灶近关节若有死骨脓肿,有可能累及关节腔者,骨病灶虽远离关节,但非手术治疗效果不佳者,应及时行病灶清除术,用松质骨填充骨缺损处,术后管型石膏固定3个月。

对全关节结核,15岁以下者做病灶清除术。15岁以上关节破坏严重时,在病灶清除同时施行膝关节加压术,置膝既不外翻也不内翻位置,屈曲50°～15°位,加压钢针一般4～6周后拔除,改用无衬垫管型石膏固定2个月。按适应证,成人患者可施行人工关节置换术。

三、踝关节结核和跗骨结核

踝关节结核较为少见,患者多见于15岁左右儿童或青壮年。

踝关节与跗骨等在解剖及功能上都是密切相关。踝关节和足部骨骼化骨核出现的先后顺序,与其发病年龄似有关系。婴儿期距骨化骨核首先出现,而跗骨尚未形成,这时初染血行播散距骨先受累。儿童期跗骨化骨核出现,继之胫、腓骨下端化骨核形成,所以跗骨或踝关节结核多见于15岁左右的儿童或青年人,少数为老年人。

滑膜结核多见于儿童,骨结核最常发生在距骨,次为距下关节、跗骨和距舟关节。距骨结核和滑膜结核,最易转变为全关节结核。少数患者由腓骨肌腱病变侵入踝关节。

踝关节周围肌肉少,脓肿可早期发现,最易破溃形成窦道。

青春期之前,足部结核通常为单发,青春期之后,可有肺或其他器官同时受累。

症状和体征:发病多较缓慢,常在扭伤后引起患者注意。局部肿胀、疼痛和跛行为三个特征。午后低热、疲乏等全身症状多不明显。

单纯内踝或外踝骨结核,在相应处局部肿胀明显,且有固定性压痛点。滑膜结核或全关节结核,在关节前方、内踝、外踝和跟腱的内侧广泛肿胀。踝关节跖屈和背伸受限。

跗骨或跖骨结核在其相应解剖部位有局限性肿胀和压痛,晚期可波及足背。晚期踝关节或足部诸骨结核、小腿肌肉萎缩较明显,足常呈下垂畸形。

X线表现在单纯骨结核边缘型可见局部溶骨性破坏。中心型可见局部磨砂玻璃样改变或有死骨及空洞形成。滑膜结核可见骨质疏松和软组织肿胀。由单纯滑膜结核转变为早期全关节结核,除上述改变外,可见关节边缘骨破坏,关节面软骨下骨质模糊。破坏严重时,关节间隙狭窄,骨质萎缩,骨皮质变薄,关节畸形强直。窦道继发感染可见骨质硬化。

X线片对排列重叠的跗骨,或距骨基底等处松质骨破坏不易发现,行CT扫描并与健侧相应部位比较,可发现松质骨中细微的破坏及其周围软组织改变。

单纯滑膜结核可经踝关节前方,于胫前肌腱和长伸肌腱之间进针,关节内注入异烟肼200mg,儿童酌情减量。若效果不佳,可经踝关节外侧切口行滑膜切除。单纯骨结核可根据病灶部位采取相应切口清除病灶。无继发感染,术中可用自体松质骨充填空洞。早期全关节结核,应及早施行病灶清除术,能保持关节功能。对于晚期全关节结核病变,仍处活动期或关节畸形强直者,可行病灶清除,15岁以上患者同时可将踝关节融合于90°～95°位。

四、结核性骨髓炎

孤立的骨骼结核病变而不侵犯其相邻的关节,诸如在肋骨、掌骨、骨、跟骨、股骨、胫骨、腓骨、桡骨、肱骨、胸骨、骨盆或颅骨等受累,为便于归在一起叙述和讨论,统称为结核性骨髓炎。这类病变约占全身骨关节结核的2%～3%(Tuli 1969,Martini 1986),其中7%的病例有两处或更多的骨骼受累。结核性骨髓炎的患者全身与局部的症状多较轻微,因而常被漏诊。患处疼痛、有压痛，病灶接近体表者，局部皮肤温度增高，或有潮红。严重者有脓肿或窦道形成，所属淋巴结可肿胀并有触痛。X线摄片见不规则的骨骼破坏区，其边缘有轻微的硬化带，骨破坏的空洞内时可见少量小块状或羽毛状的死骨，骨膜下或有新骨形成；若有继发性感染，反应性骨硬化表现较为明显，病理性骨折较为罕见。应与慢性化脓性骨髓炎、Brodies脓肿、类肿瘤病（嗜伊红肉芽肿）骨囊肿和骨肿瘤等相鉴别。必要时应行穿刺活检。采用抗结核药物治疗，无效者多有脓肿或窦道，病变波及关节者应行手术清除。

第四节　骨干结核

一、长骨骨干结核

长骨骨干结核很少见，其发病顺序为股骨，胫骨，桡尺骨干，肱骨干和腓骨干。以10岁以下的儿童最多，且常为多发。30岁以上的患者则很少见。

(一)病理

骨干结核的病理变化以增生为主，溶骨性破坏次之，死骨形成较少见。除胫骨外，其他长骨干的周围都有丰富的肌肉包围，因而脓肿不易被发现，脓肿容易被吸收，窦道形成比较少见。由于病变离骨骺板和关节都较远，故对骨的生长影响不大，对关节功能也无明显影响。若骨干病变向骨端发展，可穿破。板和关节软骨面而进入关节，造成关节结核。由于骨干结核以骨膜性新骨增生为主，一般不易发生病理性骨折。

(二)临床表现

1.症状和体征

在儿童中，病变多波及几个长骨干，常并发肺结核或其他骨结核。患者有明显的全身症状。单发病例的全身症状不明显，局部症状也轻微。早期，局部疼痛和肿胀都不明显，但有局部压痛。仔细触诊可发现骨干变粗。脓液流到软组织内，形成寒性脓肿，但很少有窦道形成。关节多保持良好的功能，或仅轻微受限。只有当病变向骨端发展侵犯关节后，关节才引起肿胀和功能受限。下肢骨干结核患者，跛行多不明显。

2.X线表现

X线片可见骨干周围有新骨形成，其边缘光滑整齐，有时呈葱皮样改变。髓腔内或新骨内可见单发或多发的椭圆形溶骨性破坏区。死骨较少见。

(三)诊断和鉴别诊断

有明显结核病接触史的患者比较容易做出诊断，但有时也不易与慢性化脓性骨髓炎鉴别。根据脓液的细菌学检查和病理切片检查，可以确诊。此外，从临床上与尤因肉瘤有时也很难区别，可做针吸或切取活检做出鉴别。还应与嗜酸性肉芽肿和维生素C缺乏病作鉴别。

(四)治疗

长骨骨干结核的诊断有时虽然很困难，但在治疗上却比较容易。经过适当的非手术疗法都能好转。局部有明显死骨或经非手术疗法无效者，也可采用手术清除病灶。手术切口和入路可根据病灶位置选择。到达骨干后,切开骨膜,凿开骨膜新骨及骨皮质,显露病灶,并加以清除。混合感染严重者,可做碟形手术,或用带蒂肌肉瓣充填骨腔。术后一般不用外固定。

二、短骨骨干结核

手足短骨骨干结核较为常见。患者多为 10 岁以下儿童,成年人和老年人较少见,病变也常多发。

(一)病理

与一般坚质骨结核相同,短骨骨干结核也以增生为主,溶骨性破坏次之。其病理变化不同于长骨骨干结核,表现为:①骨气臌即骨皮质膨胀变薄,骨髓腔因溶骨性破坏而扩大。②死骨形成较多,可能因为骨体细小,病变容易将骨干血供全部破坏。③由于骨干细小,病变波及骨髓或骨端,以及侵入邻近关节的可能性要比长骨骨干大得多。

短骨的发病率高于长骨的原因可能是:①短骨干周围肌肉较少,缺乏肌肉的保护作用;②短骨干位于肢体的远端,营养血管较细,血流速度缓慢,细菌栓子容易在局部滞留而发病。

在手骨结核中,掌骨结核比指骨结核多见。在掌骨中,又以第 1、2、3 掌骨最多。在足骨结核中,第 1 跖骨和大趾骨的发病率远超过其他四趾,约等于其他四趾的总和。

(二)临床表现

1.症状和体征

不合并其他结核的病例,一般没有明显的全身症状。早期局部症状也轻微,晚期病变部位肿胀,病骨显著增粗,局部皮温升高,有压痛。脓肿易破溃,形成瘘管。局部淋巴结偶见肿胀或溃破。

2.X 线表现

X 线片可见短骨骨干有骨膜新骨形成,或形成骨气臌。也有形成死骨的,老年患者新骨增生不明显,甚至出现病理性骨折。

(三)诊断和鉴别诊断

根据病史,临床症状和 X 线所见,诊断无困难。但须与化脓性骨髓炎、内生软骨瘤、纤维异样增生、痛风、疲劳骨折、跖骨头骨骺坏死(Freiberg 病)、指骨骨骺坏死(Thiemann)病鉴别。

(四)治疗原则

由于短骨骨干结核的自愈力强,一般都可采用非手术疗法。包括局部注射和石膏托间接固定。局部注射每周 1 次,每次注射异烟肼 100mg,儿童减半,3 个月为一疗程。多数病例经两个疗程后可治愈。

非手术疗法无效,或有明显死骨的,也可采用手术治疗,清除骨病灶及死骨。术后用石膏托作短期固定。

第九章　骨肿瘤

第一节　骨巨细胞瘤

一、定义

骨巨细胞瘤(GCT)是一种良性肿瘤,但存在侵袭性,由破骨样巨细胞、成纤维样间质细胞和血管组成。在较大和长期存在的肿瘤内,可见坏死、纤维变性和出血现象。多数人认为其是潜在恶性骨肿瘤,其易于复发,甚至恶变,可向其他部位转移。另有一部分肿瘤一开始就表现为恶性。

二、临床表现及分型

我国的发病率较高,约占所有原发性骨肿瘤的 1/5。患者多是 20～40 岁青壮年,男女发病率相近。好发于长管状骨的骨髓处,其中股骨下端最多,胫骨上端次之,脊柱的骨巨细胞瘤多在骶椎。其病隐匿,发展缓慢,起初只有局部间歇性轻度隐痛,随病程发展,逐渐出现肿胀、压痛及邻近关节的运动障碍,就诊时多已有数年病程,有时因病理性骨折而来就医。如遇肿瘤生长增快,且疼痛较剧,则显示有恶变倾向。较大的肿瘤,局部皮肤可有温度增高、潮红或静脉曲张,压之除感疼痛外,有时可有羊皮纸样感觉。个别肿瘤富有血管,可有波动感。根据间质细胞的多少和分化程度,以及巨细胞核数的多少,可分为不同等级。Ⅰ级为良性,间质细胞较少,巨细胞大,核多,偶有肺转移;Ⅱ级介于良、恶性之间,间质细胞较多,核有轻度异形性,有分裂象,巨细胞较少,核较少;Ⅲ级为恶性,间质细胞增多密集,胞核有程度不同的异形性,分裂象多,巨细胞很小,核很少且有异形。

三、诊断

(一)病史

病史具体见临床表现。

(二)推荐检查

1.X 线检查

肿瘤多起源于骨骺线闭合以后的骨骺或干骺端。早期多为偏心性溶骨变化,皮质有不同程度膨胀、变薄或破裂,肿瘤向一侧横径扩张的程度较明显,一般无骨膜反应,也无骨质硬化现象。可出现皂泡样的囊状阴影,为巨细胞瘤特征性改变。发展较快者,整个骨端有破坏,常合并有病理性骨折。明显恶变者,肿瘤多向髓腔蔓延,可穿破皮质向软组织内浸润。

2.活检

肿瘤组织为淡红色脆弱的肉芽样组织,因出血可呈暗红色。其中常混有坏死组织,瘤内有大小不等的囊腔形成。

镜下可见丰富的血管网,充满形状一致的短梭形、圆形或椭圆形间质细胞和散在的多核巨细胞,巨细胞胞核相似。

(三)可选择的检查

1.计算机体层扫描(CT)

CT对确定肿瘤边界帮助较大,对于明确肿瘤与关节软骨及关节腔的关系和肿瘤侵犯周围组织的程度很有帮助。

2.磁共振成像(MRI)

MRI具有高质量的对比度和分辨率。肿瘤在T_1加权像呈现低强度信号,在T_2加权像表现为高强度信号。MRI在显示任何骨外的侵犯及关节受累程度上很有优势。对早期发现肿瘤的复发非常有用。

四、治疗

骨巨细胞瘤的治疗方向应该是直接控制病灶,而不影响关节的功能。

手术方式的选择:外科治疗的选择是根据肿瘤的分期、部位、年龄及患者的病情评估特点而定。然而,彻底刮除及局部辅助治疗法是治疗首选。下述情况应采用刮除术:所有Ⅰ级,多数Ⅱ级的病灶,残存骨能够承受机械应力,并且瘤段截除是不适合的或者是功能损害很大的情况下(如脊椎部位)。

节段性截除(瘤段切除)的指征为:部分Ⅱ级及多数Ⅲ级的病例。肿瘤已经广泛破坏病变骨,有病理性骨折发生,病变位于非重要的骨骼,瘤段切除应广泛,包括反应性骨壳周围组织。

(一)肿瘤内切除(刮除)

肿瘤切口入路的选择是根据解剖部位和肿瘤累及的范围而定。切口应包括反应性接缝及周围的正常骨,显露的范围可以允许开窗和蝶形切除病变。企图通过一个瓶颈去进行瘤内切除是不可取和危险的,而应做充分的碟形手术,在直视下完全刮除病灶,避免有骨顶壁覆盖刮除后的骨腔。在充分刮除肿瘤后,应选择辅助的灭活方法处理残腔。如无水酒精浸泡瘤腔、氯化锌烧灼残腔以及10%高渗盐水浸泡等。如条件许可,可用氩气刀或大功能激光进行炭化空腔内壁。空腔可用自体骨、同种异体骨、人工骨以及骨水泥填塞。

(二)广泛的局部切除和边缘切除

广泛的局部或边缘切除,一定要暴露到正常皮质与病变交界处,以便确认正常组织到病理组织的移行,这一点很重要。在肿瘤膨胀部之外找到反应的接缝,进行锐性解剖。对于已有软组织侵犯的病例,使用钝性剥离,容易造成污染。因此,手术时一定要沿着正常组织间隙进入,切除的边缘均应位于正常组织内。如果肿瘤已破入关节内或施行活检等时造成关节腔污染,应同时施行滑膜切除术。

(三)重建

骨巨细胞瘤常影响长骨骨端,使关节功能丧失,需要关节重建,不论是原发的或是复发的病变,有三种重建方式可供选择:截肢及装配假肢、人工关节重建和生物学重建。

(四)化疗

甲氨蝶呤(MTX)等化疗药物,在体外培养条件下,对骨巨细胞瘤有较强的杀伤作用,因而可用作对骨巨细胞瘤的局部化疗。使用掺有MTX的骨水泥填充刮除后的骨腔,可降低局部复发率。

（五）放疗

使用放射治疗骨巨细胞瘤，发生的部位有继发肉瘤的危险。但有些方法可以使用，如超高电压和不同粒子的放疗。如对少数诊断明确的良性肿瘤，不能手术切除的原发或继发病变，可以施行高电压放射治疗。

第二节　骨肉瘤

骨肉瘤是一种恶性骨肿瘤，多发生在 10～20 岁，男性多于女性，约为 2∶1。骨肉瘤易于侵及生长迅速的干骺端。股骨远端及胫骨的近端是最常发病部位（约 80％）。全部患者的 50％～70％病变发生在膝关节周围。发生在腓骨、髂骨、下颌骨、上颌骨和脊柱的骨肉瘤较少见。

一、临床表现

1.疼痛

主要症状是疼痛，由间歇性变为持续性，由隐痛变为刺钻样剧痛，尤以夜间为甚。由于骨肉瘤多发生于干骺端，因此引起邻近关节功能发生障碍。肿瘤的血管相当丰富，所以局部皮肤发热，静脉怒张。已转移到肺部者，有咳嗽、胸痛、咯血等症状。溶骨性骨肉瘤因侵蚀皮质骨而导致病理性骨折。核素骨显像可以确定肿瘤的大小及发现转移病灶。

2.X 线表现

溶骨性骨肉瘤多数合并病理性骨折。当侵袭超过骨组织后，可掀起骨膜，形成骨膜下的三角状新骨，称 Codman 三角。肿瘤骨与反应骨沿新生血管沉积，形成放射状，抵达掀起的骨膜，形成 X 线上的"日光射线"现象。肺转移可出现于病程早期，因此胸片检查必不可缺。

二、诊断

（一）病史

病史具体见临床表现。

（二）推荐检查

1.X 线检查

根据肿瘤组织新生骨存在与否或其程度的多少，一般将骨肉瘤分为成骨型及溶骨型两种。骨膜变化：在早期，骨膜的反应性新生骨表现为科德曼（Codman）三角及日光放射样阴影。前者是被肿瘤组织所掀起的骨膜在其与骨皮质连接处的三角区的新生骨，后者是沿骨膜通向骨皮质的血管周围沉积的新生骨。晚期由于肿瘤向周围发展，科德曼（Codman）三角及日光放射样的新生骨也被侵蚀或破坏而变得不典型，呈蓬松的毛发状阴影或消失。

皮质变化：当肿瘤发生于骨膜深层或骨皮质内时，早期为一侧皮质骨的轻度破坏，骨纹理紊乱而致密，有不规则的肿瘤骨增生阴影。

2.计算机体层扫描（CT）

CT 扫描可以清晰地显示肿瘤骨的病变范围、软组织的侵袭情况及肿瘤与主要血管的关系。

3.磁共振成像(MRI)

MRI在观察骨肉瘤软组织侵袭范围方面,起到积极的作用,还是显示髓腔内浸润范围的最好方法。在保肢手术中,对瘤骨扩大切除长度定位有关键性的指导作用。

4.活检

在不同的病例间,表现差异很大。根据基质细胞和梭形细胞的数量分为成骨细胞型、成软骨细胞型、成纤维细胞型和混合型等。对于术前化疗的患者,术后病理检查病灶坏死率的高低对术后化疗方案的制订有指导意义。

(三)可选择的检查

1.同位素骨扫描。

2.血管造影。

3.血清碱性磷酸酶。

三、治疗

(一)化学治疗

术前化疗一般有两种途径,即静脉化疗和动脉化疗。目前常用的化疗药物为甲氨蝶呤(MTX)、多柔比星(阿霉素,ADM)、顺铂(CDDP)和长春新碱(VCR)。

术前化疗的意义在于:控制肿瘤的局部发展和全身亚临床病灶的扩大;由于局部肿瘤得以控制,使保肢手术成为可能;通过手术中对肿瘤坏死率的评估,为术后化疗药物的选择提供根据。

(二)放射治疗

骨肉瘤对放射治疗不敏感,使用高电压大剂量放疗曾有治愈者,剂量一般在$60\sim80Gy$以上,需分期放射。

(三)手术治疗

手术方案应根据术前化疗的效果及肿瘤的外科分期而定。此外,还要参考患者、家属的意愿,患者的年龄、心理状态,肿瘤的部位、大小,软组织、神经血管束的情况,可预见的术后功能等。手术主要分两大类,即保肢和截肢。保肢手术包括瘤段骨灭活再植术、人工假体置换术、异体骨移植术及临时骨胶塑形术等。

第三节　骨样骨瘤

骨样骨瘤属骨源性良性骨肿瘤,由骨样组织或骨细胞构成$1\sim2cm$直径的"骨巢",周围包绕硬化骨,不持续生长,较少见,好发于骨干,症状以疼痛为主。

一、临床表现

属少见的良性肿瘤。临床特征是持久性疼痛,特别是夜间疼痛加剧。多数可用阿司匹林止痛,并可以此作为重要诊断依据。病损在关节附近,可出现关节炎症状,出现肌肉萎缩、骨骼畸形、斜颈等并发症。影响关节功能。多见于儿童和青少年,好发于长骨,其他部位也可发生,体表无任何征象。X线片检查,皮质骨上可见致密阴影,呈硬化带,中央有瘤巢;瘤巢与硬化带之间有透光带。骨软骨瘤在临床上分为单发性与多发性两种。

(一)单发性骨软骨瘤的临床表现

骨软骨瘤常见于儿童或青少年。20岁以前占70%~80%,男性多见。肿瘤生长缓慢,疼痛轻微或完全无症状,多因发现肿大的包块而来就诊,局部探查可触及一硬性包块,无压痛,位于关节附近的可引起关节活动受限,关节活动时引起疼痛或弹响,也可以压迫邻近血管、神经而引起相应症状。成年后骨软骨瘤若继续生长或出现明显的疼痛,则应考虑有无恶变可能。

(二)遗传性多发骨软骨瘤的临床表现

与单发性骨软骨瘤相比,其发病率为1:10。发病年龄较单发性骨软骨瘤早,自婴幼儿至青少年,其发病率逐渐减少,20岁以后少见,遗传性多发骨软骨瘤在新生儿期很难发现,特别是女性。男性多于女性,发病比率约为3:1。大约2/3的患者具有明显的遗传性。在一个家族中,如果某个男性发病,而他的子女不会发病;相反,在同一家族中即使某个女性患者表面上正常,她也有可能将此病遗传给后代。

多发性骨性包块通常较对称,是本病最重要的症状和体征。患者可出现肢体短缩及肢体畸形。肢体短缩有时像软骨发育不全,但无软骨发育不全的特征。最典型的畸形是前臂及腕部畸形,由于骨软骨瘤腕关节比肘关节发病率高,因此,尺桡骨发育不平衡,导致桡骨向桡侧及背侧弯曲或尺偏畸形伴桡骨小头脱位。

二、诊断

(一)病史

病史具体见临床表现。

(二)检查

1.X线片检查

骨软骨瘤有典型的影像学表现。在骺板附近骨表面的骨性突起与受累骨皮质相连部可有窄蒂和宽阔基底两种,但其特点是受累骨与骨软骨瘤皮质相连续,之间没有间断,病变的松质骨与邻近的骨干髓腔相通。肿瘤表面有透明软骨覆盖,称为软骨帽,其厚薄不一。薄者,经X线检查不易发现;厚者,则可见菜花样致密阴影,但边界清楚。儿童软骨帽超过3cm时,才考虑恶性病变可能。病变分布为点状或环状钙化,也是骨软骨瘤的典型特征。

2.病理检查

(1)肉眼所见:带蒂的骨软骨瘤呈管状或蘑菇形,顶部表面光滑,也可呈结节状。无蒂形骨软骨瘤呈蝶状、半球形或菜花状。在肿瘤的纵切面中,显示三层典型结构:表层为微血管稀少的胶原结缔组织,与周围骨膜衔接并与周围组织隔开;中层为灰蓝色的透明软骨,即软骨帽,类似于正常的软骨,一般为几毫米厚;基层为肿瘤的主体,外缘为皮质骨与正常骨相连,内部为松质骨,与宿主骨髓腔相通。

(2)镜下所见:主要是检查骨软骨瘤的软骨帽,生长期骨软骨瘤患者的软骨帽的组织学表现类似于骨髓板。在年轻患者,肿瘤细胞生长活跃,可见多数为双核软骨细胞;软骨层生长紊乱时,软骨中可有钙质碎屑沉积;当发生恶变时,常变为软骨肉瘤。其组织像可见软骨的明显钙化和骨化,软骨细胞具有异型性。

三、治疗

(一)单发性骨软骨瘤的外科手术指征

其手术指征包括成年后持续生长;出现疼痛;影响关节活动;肿瘤较大影响外观;有邻近骨骼、血管、神经压迫;位于中轴部位,如骨盆、肩胛骨、脊柱等;怀疑有恶变倾向。

(二)遗传性多发性骨软骨瘤的外科手术指征

其手术指征包括肿瘤较大从而影响美观;有临床症状,压迫邻近血管神经;引起邻近关节功能障碍;存在畸形,切除肿瘤纠正畸形;肿瘤有恶变倾向。

(三)手术方法

手术时应做骨软骨瘤的膜外剥离,充分显露,并于基底部周围的正常骨边缘做整块切除。基底部切除过少,局部可遗留有骨性突起。软骨帽切除不干净,易于复发。位于中轴骨骼(即躯干、头颅、胸廓骨骼)的骨软骨瘤,即使没有恶变征象,手术切除也应相应广泛,以减少术后复发。

第四节　骨软骨瘤

骨软骨瘤属于较常见的良性骨肿瘤,由骨组织和软骨帽所构成,可发生恶变。好发于长骨干骺端附近。一骨多发或多骨多发的肿瘤通称为多发性骨软骨瘤病,可伴有骨髓畸形。多发者有明显恶变倾向。

一、临床表现

骨软骨瘤多见于青少年,好发于股骨下端、胫骨上端、肱骨近端及桡骨下端,也可发生于扁平骨、手足骨。早期一般无症状,多因外观隆起而就医。有时可影响骨髓发育,出现肢体畸形和关节功能障碍。也可因其表面的黏液滑囊发生炎症而产生疼痛。有时肿瘤基部发生骨折而引起疼痛。骨骺融合后,如继续生长,可能是恶变的征兆。恶变时可出现疼痛、肿胀、软组织包块等症状。

依据症状及解剖的不同,可分为单发性内生软骨瘤(孤立性软骨瘤)、多发性内生软骨瘤(内生软骨瘤病)及皮质旁软骨瘤(骨膜软骨瘤)。

(一)单发性内生软骨瘤(孤立性软骨瘤)的临床表现

内生软骨瘤可见于任何年龄组,尤其是在10～50岁较多见,男女发病率相当。但相当一部分患者无任何症状,至年龄较大时才被发现。内生软骨瘤生长缓慢,体积小,可长期无症状,但表浅部位,如手部的管状骨易因骨膨胀刺激引起局部胀痛,或因病理性骨折引起疼痛。四肢长骨或躯干骨的内生软骨瘤若出现疼痛而无病理性骨折,应高度怀疑恶变。

内生软骨瘤的分布极有特点,2/3位于手部的软骨,大部分位于近节指骨,其次是掌骨、中节指骨以及远节指骨。

(二)多发性内生软骨瘤(内生软骨瘤病)的临床表现

多发性内生软骨瘤的发病率是单发性软骨瘤的 1/10,男多于女。与多发骨软骨瘤不同,本病无遗传倾向,常见于 10 岁以内的儿童,近 90％的病例发生在 30 岁以前。

出现临床症状较早,生长快,并可导致肢体短缩和弯曲畸形。多发内生软骨瘤发生于身体的半侧,有时仅局限在一个或几个手指,很少发生于足,除手部以外,易受侵犯的骨骼依次是足的管状骨、股骨、胫骨、肱骨、尺桡骨和骨盆。

(三)皮质旁软骨瘤(骨膜软骨瘤)的临床表现

皮质旁软骨瘤的发病率男性多于女性,比例为 2∶1。多见于 30 岁以下的人群。主要表现为较长时间的肢体局部肿胀,伴有轻度至中度的间歇性疼痛。临床检查可在肢体上发现生长缓慢的、不规则的肿块。

皮质旁软骨瘤好发于长管状骨,特别是肱骨及股骨,其次为手足部。主要侵及干骺端,典型的部位是肱、胫骨的近端及股骨的远、近端,常位于肌腱、韧带的附着点处。

二、诊断

(一)病史

病史具体见临床表现。

(二)检查

1.X 线检查

(1)单发性内生软骨瘤表现为边界清楚的溶骨区,有时由于肿瘤软骨的分叶状结构形成多环状。肿瘤一般位于骨中心,骨皮质变薄、有轻度膨胀。瘤内通常有许多细小的不透光颗粒,此为肿瘤钙化影。此外,由于钙化和骨化,可有大片状或带状非透亮区。在成年患者,钙化征象是内生软骨瘤最具诊断意义的放射学特点。

(2)多发性内生软骨瘤有其明显的特征,在长骨的干骺端可见溶骨性破坏,呈偏心性,像一大的、垂直的水滴状,白骨骺向骨干发展,这是其典型特征。溶骨性破坏的边界清晰,并见一薄层硬化骨,在两水滴状破坏区之间有骨化影,这些骨化可能呈"W"或"M"形征象。位于手部或长骨干骺端的病变,骨皮质呈膨胀或网状,软骨块突向软组织。溶骨性破坏区大多向骨干膨隆,有时发生骨膜下溶骨。在软骨瘤的团块中,可见到典型的颗粒状软骨瘤钙化。影像学亦可见到肢体短缩和弯曲畸形等继发病变。

(3)皮质旁软骨瘤靠近皮质表面有明显的软组织肿块阴影,软组织影的界限较清楚,病变可将其附近的骨皮质压成一表浅缺损,骨表面显示粗糙不平,可出现骨膜反应,骨髓腔内有硬化现象,约有 50％病例有明显的钙化,这些钙化点常是诊断的重要线索。

2.病理检查

(1)肉眼所见:单发性内生软骨瘤主要为透明软骨,故在肉眼下很有特点,肿瘤组织有白而亮的透明软骨形成,呈分叶状,几乎无血液,边缘不规则,并侵蚀皮质骨;多发性内生软骨瘤与单发者相同,病变呈分叶状,在手部骨骼,病变骨皮质可以明显膨胀、变薄,甚至阙如,外面仅以骨膜覆盖;典型的骨皮质软骨瘤是位于骨皮质表面的一个圆形或卵圆形肿块,表面有纤维组织包膜,切面可见肿瘤呈分叶状,为浅蓝色或灰白色透明软骨,其中有黄白色钙化点。

(2)镜下所见:单发性内生软骨瘤为分化良好的成熟软骨细胞,软骨细胞分布疏松,呈圆形,核浓染,细胞群成串排列,多为单核,双核细胞较罕见;多发性内生软骨瘤与单发内生软骨瘤不同,组织中细胞多,核大,不均一,并常见双核,可有淡染的星状细胞;骨皮质软骨瘤由透明软骨小叶组成,某些镜下表现与典型的内生软骨瘤相同,也有一些细胞大而肥硕,细胞核不典型或为双核细胞。

三、治疗

(一)单发性内生软骨瘤

若无症状可以暂时不处理,也可刮除植骨治疗。由于刮除时可能有肿瘤组织残留,所以手术时如能将硬化边缘一并切除则效果更好,残腔可用酒精、石炭酸等处理,以减少术后复发的可能性,疑有恶变时,可先活检,确诊后可采用局部广泛切除,必要时截肢。对于复发的病例,需行广泛切除,预后较好。

(二)多发性内生软骨瘤

引起症状时需手术治疗,有时需切除或截肢,特别是发生于一列或多列指。骨畸形可通过截骨进行矫正,有骨折倾向的,可以进行病灶清除,相应内固定,疑有恶变的病例,可行广泛切除。

(三)骨皮质软骨瘤

骨皮质软骨瘤采用手术治疗,手术应包括肿瘤、包膜及其靠近的骨皮质与部分正常骨质。囊内切除可有肿瘤残留,易复发,在可疑有恶变或难以与周边型软骨瘤相区分时,可行瘤段截除,以达到广泛切除的目的。

第五节　骨囊肿

骨囊肿是骨内充满浆液的囊性病变,是生长缓慢的破坏性骨病,病因尚不明确。多见于儿童和青少年,好发部位是肱骨上端、股骨上端、胫骨上端和桡骨下端。骨囊肿一般无疼痛,膨胀缓慢。容易发生病理性骨折。很多病例是因病理性骨折而就诊。病理性骨折后,出现疼痛、肿胀。

一、临床表现

(一)症状

一般很少有症状,个别病例在病变部位有轻微疼痛及压痛。多数病例因摔倒外伤而发生病理性骨折后才来就诊。

(二)X 线表现

单房性骨囊肿表现为界限清楚的透光区,呈圆形或椭圆形,骨皮质膨胀,有硬化边缘。

病理性骨折后,在囊肿内可出现骨痂致密影。

临床上将骨囊肿分为以下两型:

(一)活动型(活动期)

患者年龄在 10 岁以下,囊肿与骨髓板接近,距离小于 5mm,说明病变正处于不断发展、膨胀的过程中,任何方法治疗,都易复发。

(二)潜伏型(静止期)

患者年龄在 10 岁以上,囊肿巨骨骺板较远,距离大于 5mm,病情表现稳定,很少有进展趋向。囊肿多为单房,有时为多房。此期治疗后的复发率较低。

二、诊断

(一)病史

病史具体见临床表现。

(二)检查

1.X 线检查

骨囊肿的 X 线表现是一溶骨性的病变,皮质变薄、膨胀,周围没有任何骨膜反应,最重要的特点是,病变从不穿透骨皮质,也不进入软组织中。典型的活动性骨囊肿具有下列 X 线征:囊肿为邻近骨骺板的干骺部中心性病变,但不超越骨骺板,股骨上端病变可邻近大粗隆骨骺;其长轴与骨干方向一致,显示为基底在骨骺板侧的截头圆锥体;其横径往往不大于骺板。病理性骨折为其最常见的并发症,可显示为细裂纹或完全骨折,偶有移位。骨折后局部产生骨膜反应,囊腔内可出现不规则骨化阴影。骨折愈合后囊腔内出现不规则骨嵴,骨折可致游离骨片落入囊内,形成所谓的"碎片陷落征"或"落叶征"。有时骨片不能从皮质上完全游离而出现"悬片或折叶征"。

2.病理检查

骨囊肿内由疏松的网状及细纤维状结缔组织构成许多囊状部分,又逐渐合并成一个大的囊腔。囊壁被一单层间皮细胞所覆盖。在囊腔中充有澄清或半透明的黄色略带血色的液体。当合并有病理性骨折时,囊内的液体则为血性。囊肿周围为光滑的骨壁,在骨壁上有高低不同的骨痂,但很少见到完整的骨性间隔。在显微镜下无特殊的组织学表现。壁的骨质为正常骨结构,囊肿的覆盖膜可为疏松的结缔组织,或为粗厚而富含血管的结缔组织。有时,在覆盖膜上可看到散在的骨样组织或成熟骨。

三、治疗

治疗的目的在于彻底清除病灶,消灭囊腔,防止病理骨折及畸形的发生,恢复骨的坚固性,外科手术是过去常用的方法,然而对于低龄儿童,其病变靠近骺生长板,其手术后复发率接近50%,并且可以损伤骺生长板。

近年来,许多学者认为,该病具有自限性和自愈性。因而,非手术疗法也具有重要的作用。保守疗法包括囊内注射皮质类固醇类药物如醋酸泼尼松龙等,经皮环形钻孔、石膏托或管型固定,定期摄 X 线片观察等。

手术主要采用病灶刮除植骨术,充分显露后,开足够大的骨窗,一般应与病灶的长短相一致,以使骨囊腔内各个角落均在直视之下,彻底刮除病灶特别是近骨窗的周围及骨峪间的凹陷处以及囊壁包膜,用 95%酒精溶液处理骨壁后充分植骨。年龄大的患者也可用骨水泥填充。对于股骨上端病变,尤其是靠近股骨颈的病变,刮除病灶后应使用金属内固定物以防止病理骨折。

手术是成年人骨囊肿的首选治疗方法,复发率低。但对于儿童,特别是 X 线检查证实为活动期的,则应采用保守治疗。合并病理性骨折的,可待骨折愈合后再做进一步治疗。

第六节　骨淋巴瘤

一、概述

淋巴瘤是一种起源于淋巴结的恶性肿瘤,它可以分为霍奇金淋巴瘤(HD)及非霍奇金淋巴瘤(NHL)两大类,临床上霍奇金淋巴瘤较少见,而非霍奇金淋巴瘤较常见。

骨淋巴瘤是一类较少见的恶性肿瘤,它可以是原发于骨的单一病变,也可以是淋巴瘤晚期全身播散的表现,有时两者很难区分。1928 年,Oberlin 首次发现了原发性骨淋巴瘤 PLB)。1939 年,Parker 和 Jackson 首次提出了骨原发性淋巴瘤的概念。以后陆续有文章对该病的临床、病理、诊断及治疗进行了系统的讨论,过去又称之为网状细胞瘤或淋巴肉瘤。据国外统计,原发性骨恶性淋巴瘤约占所有结外淋巴瘤病例中的 3%～5%,占所有原发性恶性骨肿瘤的5%,大多数为非霍奇金淋巴瘤。

二、诊断思路

(一)病史要点

1.发患者群

各年龄组均可发病,主要见于 20～40 岁,男女之比为 2∶1。原发性骨淋巴瘤的发生率较低,但也以成年人为主,儿童较少见。近年来,国外感染人体免疫缺陷病毒的患者增多,上述人群中淋巴瘤骨侵犯较为常见。

2.发生部位

淋巴瘤侵犯骨的部位较广泛,几乎全身各骨均可累及,其中颌骨、颅骨、骨盆、脊柱、股骨等部位较常见。有学者统计其颌骨为最常见的发病部位,四肢长骨中股骨最常见,也是原发性骨淋巴瘤常见的发生部位。

3.症状及体征

骨淋巴瘤患者常见症状为疼痛,约 2/3 的患者疼痛为首要症状,甚至为首诊症状,表现为钝痛、胀痛。有些患者以局部肿胀、包块为首诊症状。发病早期,疼痛较轻,呈间歇性,因此,有些患者自出现症状至就诊时间可达 16 个月以上,一般为 4～8 个月,通常患者的一般状况良好。病程晚期,疼痛可发展为持续性,并有夜间疼痛现象。由于该病早期症状轻微,起病较缓慢,有相当数量的患者直到发生病理性骨折时方才就诊。有文献报道病理性骨折发生率可达20%以上,椎体淋巴瘤主要症状为局部疼痛,但较轻微而骨破坏较为明显,因此,病理性骨折更为常见,有些患者可造成截瘫。

(二)查体要点

骨淋巴瘤患者可伴有发热、无力、体重减轻等全身症状。根据统计,全身播散的骨淋巴瘤累及骨病变的病例中,约 20%～30%的患者伴有全身症状;而在原发性骨淋巴瘤患者中,伴有全身症状的病例非常少。四肢长骨淋巴瘤除局部疼痛外,可有肿胀及软组织包块,表面有静脉怒张,皮温高,压痛明显等。

(三)辅助检查

1.实验室检查

部分病例可有贫血、白细胞增高、血沉增快、碱性磷酸酶增高,但原发性骨淋巴瘤患者化验检查多正常,有些病例有轻度的碱性磷酸酶增高。骨髓征象检查常无特异性,可见粒细胞、原核细胞增多,网状细胞、浆细胞增多等,肝肾功能检查应常规进行,对判断淋巴瘤的全身播散有一定帮助。

2.影像学检查

骨淋巴瘤 X 线片检查变异很大,并无特征性表现。X 线片也很难与其他类型的恶性骨肿瘤相区别,长骨淋巴瘤位于干骺端,也可见于骨干。根据 X 线片特点可分为溶骨型、硬化型及混合型三种,其中溶骨型最常见,文献报道约占 46%～77%;其次为混合型,占 16%～40%;单纯硬化型较少见,文献报道在 4.3%～15%之间。溶骨性病损往往范围较广泛,有些与正常组织之间有轻度硬化带。这种硬化带常是不连续的。单纯溶骨型 X 线片上较少见骨膜反应,少数有骨膜反应。四肢长骨淋巴瘤常伴有明显的软组织包块影。椎体淋巴瘤以骨破坏为主,但间隙尚存在,严重者附件可受累,有时多个椎体同时受累,椎旁软组织多有梭形肿块,类似椎旁寒性脓肿。病理性骨折在淋巴瘤患者中较常见,无论是四肢骨还是椎体,其有时是患者就诊的主要原因。

像其他骨肿瘤一样,放射性核素扫描(SPECT)是一种敏感的检查方法,可以早期发现骨的病变,缺点是假阳性率较高,且不能准确判断其病理类型。20 世纪 70 年代开始,国外采用镓 67(^{67}Ga)扫描成像诊断淋巴瘤,阳性率较高,该方法对骨淋巴瘤的诊断率也较高,可以作为对疗效判断的指标之一。近年来,CT 及 MRI 广泛用于淋巴瘤的诊断。特别是 MRI 能很好地显示淋巴结的病变。对于骨淋巴瘤,CT 及 MRI 除可以判断肿瘤的部位及骨破坏程度外,尚可以清晰地显示周围软组织肿块的情况,也可以看到瘤内结节形成情况。对于有条件的病例,应考虑行腹部、胸部的 CT 及 MRI 检查,这对于淋巴瘤的诊断及分期有较大意义。

3.病理检查

骨的原发恶性淋巴瘤为肉眼观察病变呈灰白色、在骨内弥散性浸润生长的肿瘤。组织学活检要求未经挤压的非脱钙标本,才能很好地显示细胞形态,一般穿刺活检通常不能满足要求。有多种细胞类型,最常见的为大细胞型,肿瘤细胞体积大,细胞核不规则成分叶状,细胞被基质内嗜银染色阳性的网状纤维包绕,未分化的非割裂小细胞样淋巴瘤及分化好的小淋巴细胞样淋巴瘤比较少见。除此之外尚有浆细胞、淋巴细胞、组织细胞(巨噬细胞)和嗜酸性细胞。典型的里斯细胞体积大,轮廓清楚,胞浆丰富,核仁成对,如镜影。有些骨的恶性淋巴瘤,其细胞呈圆形,组织学上类似肉瘤表现,常用免疫组织化学方面来帮助诊断。

(四)鉴别诊断

1.尤文肉瘤

组织学上,特别是在儿童,需与尤文肉瘤鉴别诊断。一般来说,淋巴瘤的细胞核比尤文肉瘤大,呈圆形,胞浆边界较清楚。两种肿瘤所具有的不同标志物也可帮助鉴别诊断。恶性淋巴瘤的特征之一是嗜银染色,可发生网状纤维围绕单个细胞或穿插于细胞群中,但在低分化或未分化的恶性淋巴瘤细胞中,可能缺少这种网状纤维。有些肿瘤可以介于淋巴瘤与尤文肉瘤之间的移行方式出现,在此情况下鉴别诊断比较困难,但尤文肉瘤的瘤细胞糖原染色阳性,而多数淋巴瘤网状纤维染色阳性,这些方法有助于鉴别诊断。

2.嗜酸性肉芽肿

有一些少见类型的嗜酸性肉芽肿,其中绝大多数细胞是组织细胞,只有少量的嗜酸性细胞存在,此时,很容易与组织细胞型的淋巴瘤相混淆。

3.慢性骨髓炎

有些慢性骨髓炎的病理组织中可有大量淋巴细胞浸润,此时,需要将淋巴细胞样与组织细胞样混合型的淋巴瘤鉴别。

4.软骨母细胞瘤

细胞学上有些大细胞型的淋巴瘤与软骨母细胞瘤有相似之处,但鉴别应该不是很困难。恶性淋巴瘤细胞缺少软骨母细胞瘤中的软骨基质形成、钙化及多核细胞。但软骨母细胞瘤及大细胞型淋巴瘤都具有网状纤维染色阳性,不能用银染色对两者进行鉴别。

三、治疗措施

(一)保守治疗

淋巴瘤对放疗、化疗均较敏感,特别是放疗,是多数学者推荐使用的治疗方法。骨淋巴瘤也遵循这一原则,包括原发性骨淋巴瘤。常用的放疗剂量是 35~45Gy,范围应包括肿瘤周围4~5cm 边界,如伴有淋巴结肿大,可同时行放疗。放疗可以不受年龄的限制,根据国外报道有些年龄小于 10 岁的儿童患者行放疗,也取得了较好的效果。20 世纪 60 年代以来,化疗引入淋巴瘤的治疗中,也包括骨淋巴瘤的治疗,取得了良好的效果,常用的药物有环磷酰胺、长春新碱、泼尼松等。

(二)手术治疗

除非发生病理性骨折,一般外科干预是不需要的。有些学者报道四肢长骨溶骨性病损经放疗后出现硬化,使肿瘤得以控制。也有学者主张对原发性骨淋巴瘤特别是单一长骨病变采取手术切除病变,辅以放疗、化疗,也可取得较好的效果。对于脊柱骨淋巴瘤,许多学者主张手术治疗,即使是合并截瘫的病例,采用前方或侧前方减压术成为一种普遍应用的方法。另外,高位截肢术也是某些学者推荐的治疗四肢长骨淋巴瘤的方法。

四、预后评价

骨淋巴瘤预后良好,目前国内外报道的资料,无论是放疗、化疗和放疗联合应用或手术治疗辅以放疗、化疗均取得了较好的效果。据 Mayo Clinic 对 400 余例骨淋巴瘤治疗效果分析,采用放疗、放疗和化疗联合应用,5 年及 10 年生存率分别是 53% 和 42%。而哈佛医学院的统计该病 5~10 年生存率分别达到 78% 和 73%。髂骨、脊柱骨淋巴瘤治疗后复发率高,治疗效果相对也差。脊柱骨淋巴瘤患者治疗后的 5 年生存率仅为 24%,而单一股骨病变的患者治疗效果则较好,5 年生存率可达 79%。一般认为,儿童骨淋巴瘤行放疗、化疗后局部、复发率高,成年患者中,淋巴瘤全身播散机会更大些。

第十章　骨与关节感染

第一节　化脓性骨髓炎

化脓性骨髓炎是一种常见病,病因为化脓性细菌感染,它涉及骨膜、骨密质、骨松质与骨髓组织,"骨髓炎"只是一个沿用的名称。本病的感染途径有三个:①身体其他部位的化脓性病灶中的细菌经血液循环播散至骨骼,称血源性骨髓炎;②开放性骨折发生了感染,或骨折手术后出现了感染,称为创伤后骨髓炎;③邻近软组织感染直接蔓延至骨骼,如脓性指头炎引起指骨骨髓炎,慢性小腿溃疡引起胫骨骨髓炎,称为外来骨髓炎。各种类型骨髓炎的发病机制全然不同,治疗方法也有差别。

一、急性血源性骨髓炎

(一)病因

溶血性金黄色葡萄球菌是最常见的致病菌,约占 75%;乙型链球菌占第二位,约占 10%;其他血属流感杆菌也可致病,其他的细菌有大肠埃希菌和产气荚膜杆菌,亦可是肺炎球菌和白色葡萄球菌。近年来溶血性金黄色葡萄球菌感染发病率有下降的趋势。本病的致病菌系经过血源性播散,先有身体其他部位的感染性病灶,一般位于皮肤或黏膜处,如疖、痈、扁桃体炎、中耳炎和上呼吸道感染等。原发病灶处理不当或机体抵抗力下降,都可诱发细菌进入血循环成为脓毒症。菌栓进入骨营养动脉后往往受阻于长骨干骺端的毛细血管内,原因是该处血流缓慢,容易使细菌停滞;儿童骨骺板附近的微小终末动脉与毛细血管往往更为弯曲而成为血管袢,该处血流丰富而流动缓慢,使细菌更易沉积,因此儿童长骨干髓端为好发部位。

发病前往往有外伤病史。儿童常会发生磕碰,因此创伤的真实意义不详,可能局部外伤因组织创伤、出血,易于发病。外伤可能是本病诱因。本病发病与生活条件及卫生状况有关,往年农村发病率明显高于城市,近年来在沿海大城市中血源性骨髓炎已很罕见,但在边远地区,本病仍是常发病。成年人因免疫性疾病需长期使用皮质类激素时,因机体抵抗局限感染灶的能力低下,亦容易罹患本病。

(二)临床表现

以儿童多见,80%以上为 12 岁以下的小儿。好发于下肢,以胫骨上段和股骨下段最多见,其次为肱骨与髂骨,脊柱与其他四肢骨骼都可以发病,肋骨和颅骨少见,发病前往往有外伤病史,但找不到原发感染灶,或在病史中询问出原发感染灶者却不多见。

起病急骤,有寒战,继而高热至 39℃ 以上,有明显的毒血症症状。儿童可有烦躁、不宁、呕吐与惊厥。重者有昏迷与感染性休克。

早期只有患区剧痛,肢体半屈曲状,周围肌痉挛,因疼痛而抗拒作主动与被动运动。局部皮温增高,有局限性压痛,肿胀并不明显。数天后局部出现水肿,压痛更为明显,说明该处已形成骨膜下脓肿。脓肿穿破后成为软组织深部脓肿,此时疼痛反可减轻。但局部红、肿、热、压痛都更为明显。如果病灶邻近关节,可有反应性关节积液。脓液沿着髓腔播散,则疼痛与肿胀的范围更为严重,整个骨干都存在骨破坏后,有发生病理性骨折的可能。

急性骨髓炎的自然病程可以维持3～4星期。脓肿穿破后疼痛即刻缓解,体温逐渐下降,脓肿穿破后形成窦道,病变转入慢性阶段。

部分病例致病菌毒性较低,特别是白色葡萄球菌所致的骨髓炎,表现很不典型,缺乏高热与中毒性症状,体征也较轻,诊断比较困难。

(三)临床检查

1.白细胞计数增高

一般都在 $10 \times 10^9/L$ 以上,中性粒细胞可占 90% 以上。

2.血培养可获致病菌

但并非每次培养均可获阳性结果,特别是已经用过抗生素者阳性率更低。在寒战高热期抽血培养或初诊时每隔 2 小时抽血培养 1 次,共 3 次,可以提高血培养阳性率。所获致病菌均应作药物敏感试验,以便调整抗生素。

3.局部脓肿分层穿刺

选用有内芯的穿刺针,在压痛最明显的干骺端刺入,边抽吸边深入,不要一次穿入骨内,以免将单纯软组织脓肿的细菌带入骨内,抽出混浊液体或血性液可做涂片其检查与细菌培养涂片中发现多是脓细胞或细菌即可明确诊断。任何性质的穿刺液都应作细菌培养与药物敏感试验。

4.X 线检查

起病后 14 天内的 X 线检查往往无异常发现,用过抗生素的病例出现 X 线表现的时间可以延迟至 1 个月左右。X 线检查难以显示出直径小于 1cm 的骨脓肿,因此早期的 X 线表现为层状骨膜反应与干骺端骨质稀疏。当微小的骨脓肿合并成较大脓肿时才会在 X 线片上出现骺区散在性圭蛀样骨破坏,并向髓腔扩展,密质变薄,并依次出现内层与外层不规则。骨破坏的结果是有死骨形成,死骨可大可小,小死骨表现为密度增高阴影,位于脓腔内,与周围骨组织完全游离。大死骨可为整段骨坏死,密度增高而无骨小梁结构可见。少数病例有病理性骨折。

5.CT 检查

可以提前发现骨膜下脓肿,对细小的骨脓肿仍难以显示。

6.MRI 检查

可以更早期发现在长骨干骺端与骨干内有炎性异常信号,还可以显示出骨膜下脓肿。

7.核素骨显像

病灶部位的血管扩张和增多,使 ^{99m} 锝早期浓聚于干髓端的病变部位,一般于发病后 48 小时即可有阳性结果。核素骨显像只能显示出病变的部位,但不能做出定性诊断,因此该项检查只具有间接帮助诊断的价值。

(四)诊断与鉴别诊断

在诊断方面应解决两个问题,即疾病诊断与病因诊断。诊断宜早。因 X 线表现出现甚迟,不能以 X 线检查结果作为诊断依据。急性骨髓炎的诊断为综合性诊断,凡有下列表现均应想到有急性骨髓炎的可能:①急骤的高热与毒血症表现;②长骨干骺端疼痛剧烈而不愿活动肢体;③该区有一个明显的压痛区;④白细胞计数和中性粒细胞增高。局部分层穿刺具有诊断价值,但只有发展至骨膜下脓肿阶段,分层穿刺才能有所收获。MRI 具有更早期获得诊断的可能,有条件的医疗单位对疑为急性骨髓炎的病例可做 MRI 检查以做出早期诊断。

病因诊断在于获得致病菌。血培养与分层穿刺液培养具有很大的价值,为了提高阳性率,需反复做血培养。

应该在发病后早期做出明确诊断与合适治疗,才能避免发展成慢性骨髓炎。据文献报道,在发病后 5 天内即做出诊断与合理治疗,可以减慢转变至慢性阶段。

在鉴别诊断方面应该与下列疾病相区别:

1.蜂窝织炎和深部脓肿

早期急性血源性骨髓炎与蜂窝织炎和深部脓肿不易鉴别。可以从下列几方面进行鉴别:

(1)全身症状不一样:急性骨髓炎毒血症症状重。

(2)部位不一样:急性骨髓炎好发于干骺端,而蜂窝织炎与脓肿则不常见于此处。

(3)体征不一样:急性骨髓炎疼痛剧烈,但压痛部位深,表面红肿不明显,出现症状与体征分离现象;而软组织感染则局部炎性表现明显,如果鉴别困难,可做小切口引流,骨髓炎可发现骨膜下脓肿。

2.风湿病与化脓性关节炎

特别是儿童类风湿性关节炎,也可以有高热。鉴别不难,这两类疾病都是关节疾病,疼痛部位在关节,浅表的关节可以迅速出现肿胀与积液。

3.骨肉瘤和尤文肉瘤

部分恶性骨肿瘤也可以有肿瘤性发热。但起病不会急骤,部位以骨干居多数,特别是尤文肉瘤,早期不会妨碍邻近关节活动,表面有曲张的血管并可摸到肿块。部分病例与不典型的骨髓炎混淆不清,必要时需作活组织检查。

(五)治疗

以往急性血源性骨髓炎病死率高,由于应用了抗生素,病死率已明显下降。但由于诊断不及时,急性骨髓炎往往演变为慢性骨髓炎,使医疗费用明显增加。因此治疗的目的应该是中断骨髓炎由急性期趋向于慢性期的阶段,早期诊断与治疗是主要的关键。

1.抗生素治疗

对疑有骨髓炎的病例应立即开始足量抗生素治疗,在发病 5 天内使用往往可以控制炎症,而在 5 天后使用或细菌对所用抗生素不敏感,都会影响疗效。由于致病菌大都为溶血性金黄色葡萄球菌,要联合应用抗生素,选用的抗生素一种只针对革兰阳性球菌,而另一种则为广谱抗生素,待检出致病菌后再予以调整。近年来,由于耐药菌株日渐增多,因此选择合适时期进行手术很有必要。急性骨髓炎经抗生素治疗后将会出现以下四种结果:

(1)在 X 线片改变出现前全身及局部症状均消失。这是最好的结果,说明骨脓肿形成以前炎症已经得到控制。

(2)在出现 X 线片改变后全身及局部症状消失,说明骨脓肿已被控制,有被吸收掉的可能。上述两种情况均不需要手术治疗,但抗生素仍宜连续应用至少 3 周。

(3)全身症状消退,但局部症状加剧,说明抗生素不能消灭骨脓肿,需要手术引流。

(4)全身症状和局部症状均不消退。说明:①致病菌对所用抗生素具有耐药性;②有骨脓肿形成;③产生迁徙性脓肿,为了保全生命切开引流很有必要。

2.手术治疗

手术的目的:①引流脓液,减少毒血症症状;②阻止急性骨髓炎转变为慢性骨髓炎。手术治疗宜早,最好在抗生素治疗后 48～72 小时,仍不能控制局部症状时进行手术,也有主张提前为 36 小时的。延迟的手术只能达到引流的目的,不能阻止急性骨髓炎向慢性阶段演变。手术有钻孔引流或开窗减压两种。在干骺端压痛最明显处作纵形切口,切开骨膜,放出骨膜下脓肿内高压脓液。如无脓液,向两端各剥离骨膜 2cm,不宜过广,以免破坏骨密质的血液循环,在干骺端以 4mm 口径的钻头钻孔数个。如有脓液逸出,可将各钻孔连成一片,用骨刀去除一部分骨密质,称为骨"开窗"。一般有骨膜下脓肿存在时,必然还有骨内脓肿,即使钻孔后未发现有骨内脓肿损伤亦不大。不论有无骨内脓肿,不要用探针去探髓腔,亦不要用刮匙刮入髓腔内。

伤口的处理:

(1)作闭式灌洗引流:在骨髓腔内放置两根引流管作连续冲洗与吸引,关闭切口。置于高处的引流管以 1500～2000mL 抗生素溶液作连续 24 小时滴注;置于低位的引流管接负压吸收瓶。引流管一般留置 3 周,或至体温下降,引流液连续 3 次培养阴性即可拔除引流管。拔管前先钳夹引流管 1～2 天,局部及全身均未出现反应时方可拔除。

(2)单纯闭式引流:脓液不多者可放单根引流管接负压吸引瓶,每日经引流管注入少量高浓度抗生素液。

(3)伤口不缝,填充碘仿纱条,5～10 天后再做延迟缝合。

3.全身辅助治疗

高热时降温,补液,补充热量。化脓性感染时往往会有贫血,可隔 1～2 日输给少量新鲜血,以增加患者的抵抗力。也可服用些清热解毒的中药。

4.局部辅助治疗

肢体可做皮肤牵引或石膏固定,可以起到下列作用:①止痛;②防止关节挛缩畸形;③防止病理性骨折。如果包壳不够坚固,可上管型石膏 2～3 个月,并在窦道处石膏上开洞换药。

二、化脓性脊椎炎

化脓性脊椎炎比较少见。临床上有两种类型:一种为椎体化脓性骨髓炎,另一种为椎间隙感染。

(一)椎体化脓性骨髓炎

1.病因和病理

本病的致病菌以金黄色葡萄球菌最为多见,其次为白色葡萄球菌,链球菌,绿脓杆菌和变形杆菌等。病原菌进入脊椎的途径有三种:①通过血液途径播散,先有皮肤及黏膜化脓性感染病灶,经血液途径播散;②邻近脊椎的软组织感染直接侵犯;③经淋巴引流蔓延至椎体。

本病多见于成人,以腰椎最为常见,其次为胸椎,颈椎发病少见。病变多数局限于椎体,向椎间盘与上下椎体扩散,偶有向椎弓扩散侵入椎管内的。大多数病例则形成椎旁脓肿,在腰椎则为腰大肌脓肿,在上颈椎则为咽后壁脓肿。病变发展迅速,并有硬化骨形成,彼此融合成骨桥,甚至出现椎体间融合。

2.临床表现

按起病急缓可分成急性型、亚急性型与慢性型三种类型。

(1)急性型:又名椎体型。这种类型通常来源于血液途径播散。起病急骤,有畏寒,寒战及高热,体温可达40℃,毒血症症状明显。腰背痛或颈背痛明显,卧床不起,不能翻身或转颈。椎旁肌肉痉挛明显,并出现叩击痛。血白细胞计数明显升高,超过10×10^9/L,中性粒细胞占80%以上,并有中毒颗粒,血培养可检出致病菌。高热可持续2周以上,部分病例出现肢体瘫痪。大型腰大肌脓肿可在腰部或流至股部时被触及。该类病例早期X线检查往往无异常发现。至少在1个月后才出现椎体内虫蚀状破坏,一旦出现X线征象后,骨破坏迅速发展,椎体形状不对称,成楔状改变,密度浓白成硬化骨,并向邻近椎体蔓延,使椎间隙变窄,并可见有椎旁脓肿。最后形成骨桥或椎体间骨性融合。CT与MRI检查可以提前发现椎体内破坏灶与椎旁脓肿。

(2)亚急性型:又名骨膜下型或边缘型。这类病例通常在近期内有过腹腔内炎症或腹内手术后感染病史。在感染病灶控制后或化脓性阑尾炎手术出院后不久发生腰背痛及发热,体温一般不超过39℃,毒血症症状亦比较轻微,血白细胞计数增加和血沉加快。本病的病理变化发生在椎体的边缘,因此早期的X线检查往往没有阳性发现,X线表现往往延迟到1~2个月后,表现为椎体边缘破坏和椎间隙变窄以及进行性骨硬化。这类病例的致病菌大都毒性比较低,或机体抵抗力比较强,因此整个病程表现为良性过程。

(3)慢性型:起病隐匿,患者在不知不觉中出现了腰背痛,没有神经根症状,体温不高,或仅有低热,状如结核,血白细胞计数不高,但血沉可增快。早期X线检查往往无阳性发现,1~2个月后椎体呈对角线状,有半个椎体密度增高,出现骨硬化表现,随着病变发展,椎间隙进行性变窄,通常需半年之久。如果患者年龄较大,往往被诊断为转移性硬化性骨肿瘤。用抗生素后症状会有所改善,但会反复发作,因此整个病程表现为慢性迁徙性病程。

3.诊断与鉴别诊断

(1)急性型:病程急骤,有高热及毒血症症状,血培养往往可以检出致病菌。早期发现病灶有赖于核素骨显像,而MRI检查有助于早期诊断,可以表现出炎性异常信号和骨破坏。本病还必须与脊柱结核相鉴别,部分儿童椎体结核起病时亦可有高热,椎体破坏成楔形并有椎旁脓肿形成。但结核性病变不会出现骨硬化表现,X线表现进展亦相应缓慢。本病必须与有癌性发热的脊柱肿瘤相鉴别。本病大都局限于椎体,很少蔓延至附件;而脊柱肿瘤早期即侵犯椎弓根,可资鉴别。

(2)亚急性型:如曾有腹腔内炎性病变病史或腹内手术感染病史者,可以提醒诊断;无此类病史者往往与成人椎间盘型脊柱结核混淆不清,但骨硬化表现有助于诊断。本病与椎间隙感染难以鉴别,甚至有人认为本型便是椎间隙感染的一种类型。

(3)慢性型:易与硬化性脊柱肿瘤混淆,特别是年老者更与前列腺癌骨转移难以鉴别。根据完整的椎弓根与进行性椎间隙变窄,诊断不难。由于影像学依据出现较迟,难以做出早期诊断,因此某些病例需做骨穿刺活组织检查。

4.治疗

（1）早期使用足量有效的抗生素，血培养可以帮助检出致病菌与挑选合适的抗生素。在全身和局部症状控制后还需使用口服抗生素至少 4～6 周。

（2）全身性支持疗法十分重要。

（3）急性型大都是致病性较强的溶血性金黄色葡萄球菌所致，有很强的椎体间骨性融合的倾向，一旦融合完全，很少有后遗症状。亚急性与慢性型病致病菌毒性较低，以白色葡萄球菌或其他细菌为主，不容易产生骨性融合，以后很容易产生腰椎不稳定与反复急性发作。因此主张在起病后或诊断后睡石膏床或上石膏腰围带一腿，以利于骨桥的连接。

（4）化脓性椎体骨髓炎以药物治疗为主，只有出现截瘫或巨大椎旁流注脓肿者需作手术治疗。视病情的需要与患者的一般情况决定施行椎板减压术，病灶清除术或脓肿引流术。

（二）椎间隙感染

对儿童的椎间隙感染认识较早，在 20 世纪 60 年代，即经过穿刺或手术活检分离出金黄色葡萄球菌。而对成人的血源性椎间隙感染则认识较低，一般认为起病于儿童期化脓性感染，后来才将椎体骨髓炎与椎间隙感染区分开来。

1.病因

椎间隙感染的致病菌以金黄色葡萄球菌与白色葡萄球菌最为常见。细菌进入椎间隙的途径有两种：

（1）经手术器械的污染直接带入椎间隙，以往最常见的是椎间盘手术后感染，发生率在 0.1%～0.5% 之间。近年来由于经皮穿刺椎间盘抽吸术和经内镜椎间盘切除术的盛行，一旦器械消毒不严格，亦可发生椎间隙感染。因此总的发患者数有所增加。

（2）经血液途径播散：一般认为成人椎间盘无血供，但也有人认为 30 岁以下仍有充足的血供，甚至认为至老年期仍有血供。随着年龄的增大，来自邻近椎体穿透椎体骨板进入髓核的血供逐渐减少，但从周围血管仍可获得足够的血液。因此可以认为椎间盘感染来源与椎体感染来源相似。原发病灶大都来自皮肤黏膜或泌尿道感染，可能系通过 Batson 脊椎静脉丛的反流。Batson 通过阴茎背静脉造影，发现阴茎背静脉与前列腺静脉丛和脊椎静脉丛相通，因而认为泌尿系感染亦可引发本病。有报告于导尿术后发病，并获得阳性血培养。血培养阳性率约为 39%。各种病因中以来自泌尿道的感染最为常见。

2.临床表现

因手术污染所致的椎间隙感染起病或急骤，或缓慢。由溶血性金黄色葡萄球菌所致的感染往往起病急骤，有寒战与高热，腰背痛加剧，并有明显的神经根刺激症状，患者因剧烈疼痛而不敢翻身，轻微的震动都可以触发抽搐状疼痛而大叫。体征则有腰部肌痉挛与压痛，活动障碍，原有的神经根刺激体征都加重，做直腿高举试验时甚至足跟难以离开床面，而病员往往因疼痛剧烈而拒绝做任何检查。由毒性较低的细菌，如白色葡萄球菌所致的感染则起病缓慢，全身症状与体征都比较轻些，病程趋向于慢性。血源性椎间隙感染一般见于年轻成人，儿童则比较少见，腰椎的发病率较高。一般起病缓慢，有发热、食欲缺乏等症状，腰椎病变者都有腰背痛与坐骨神经痛。体征则有压痛，腰肌痉挛和活动障碍。经过石膏制动、抗生素治疗后症状可缓解，一旦活动过多或停止治疗后症状又加重。病程趋向慢性。在发热期白细胞计数增高，但血沉持续增快提示病变仍处于活动状态。最严重的并发症为截瘫。Kemp 报告了一组病例,截瘫发生率竟高达 40%,其中 1/2 病例合并有糖尿病。

3.诊断

急性型诊断不难,根据高热,剧烈的疼痛和神经根症状的加重,可以迅速做出诊断。慢性椎间隙感染的诊断则有赖于影像学检查,但椎间隙感染的 X 线表现要迟至 1 个月左右时才出现。可以分成四个阶段:①第一阶段为椎间隙变窄,发生于起病开头 3 个月以内;②第二阶段从 3 个月后开始,表现为软骨下骨质进行性硬化,邻近椎体密度增加,侧位片上特别明显,这是由于骨膜下新骨形成;③第三阶段为邻近椎体骨板进行性不规则,椎体缘出现反应性硬化,说明炎症进展;④第四阶段为椎间隙成气球样改变伴椎体侵蚀,仍可见椎体密度变化。

椎间隙感染的诊断比较迟,特别是血源性椎间盘感染诊断更迟,最短的亦要 3 个月,最长的于发病后 18 个月被才诊断,比化脓性椎体骨髓炎几乎迟了 3 倍。MRI 可以早期发现病变,在 MRI 上可见病变椎间隙的两个相应的椎体有对称性炎性异常阴影。

4.预后

经过治疗后约 1/2 病例病变局限于椎间盘内,另 1/2 病变炎症扩展至邻近椎体。后期表现为出现骨桥,极为硬化。除急性金黄色葡萄球菌感染外,一般很少有骨性融合。有几个因素不利于预后:第一,慢性病例大多数诊断延迟。X 线表现出现较迟,难以在疾病的早期得以识别。目前核素骨显像与 MRI 可以帮助及早诊断;第二,本病有慢性迁徙性倾向,所幸儿童病例少见;第三,脊髓损害的出现。根据手术所见,引起截瘫的主要原因为炎性肉芽组织向后方伸展侵入脑脊膜与脊髓。脊髓损害的机制为受压,硬膜炎性浸润和水肿,脊髓血管感染性血栓形成。

5.治疗

(1)以非手术治疗为主,选用足量抗生素与全身支持疗法。在全身与局部症状消退后还需口服抗生素 4~6 周。

(2)神经根刺激症状明显,难以忍受者,可行椎间盘穿刺抽吸,或留置塑料管引流,并可获得病原菌。

(3)由于诊断往往迟延,特别是血源性椎间隙感染不易诊断,局部组织粘连明显,手术操作困难,并发症多,因此手术适用于已出现截瘫的患者。手术方法有两种:椎板切除减压术和病灶清除术。

(4)部分慢性病例症状反复出现,出现了脊椎不稳定的表现者,如一般情况良好,为减少并发症,可以做病灶清除术或脊柱融合术。

三、慢性血源性骨髓炎

急性血源性骨髓炎转入慢性阶段的原因:①急性感染期未能彻底控制,反复发作演变成慢性骨髓炎;②系低毒性细菌感染,在发病时即表现为慢性骨髓炎。

(一)临床表现

在病变不活动阶段可以无症状,骨失去原有的形态,肢体增粗及变形。皮肤菲薄色泽暗;有多处瘢痕,稍有破损即引起经久不愈的溃疡。或有窦道口,长期不愈合,窦道口肉芽组织突起,流出臭味脓液。因肌肉的纤维化可以产生关节挛缩。急性感染发作表现为有疼痛,表面皮肤转为红、肿、热及压痛。体温可升高 1～2℃。原已闭塞的窦道口可开放,排出多量脓液,有时可掉出死骨,在死骨排出后窦道口自动封闭,炎症逐渐消退。急性发作约数月,数年 1 次。由于体质不好或身体抵抗力低下的情况下可以诱发急性发作。

长期多次发作使骨骼扭曲畸形、增粗、皮肤色素沉着,因肌挛缩出现邻近关节畸形,窦道口皮肤反复受到脓液的刺激会癌变。儿童往往因骨骺破坏而影响骨骼生长发育,使肢体出现短缩畸形。偶有发生病理性骨折的。

影像学变化:早期阶段有虫蛀状骨破坏与骨质稀疏,并逐渐出现硬化区。骨膜掀起并有新生骨形成,骨膜反应为层状,部分呈三角状,如骨肿瘤样。新生骨逐渐变厚和致密,坏死脱落成为死骨。由于周围骨质致密,死骨在常规正侧位 X 线片上可能不能被显示,需要改变体位。在 X 线片上死骨表现为完全孤立的骨片,没有骨小梁结构,浓白致密,边缘不规则,周围有空隙。CT 片可以显示出脓腔与小型死骨。部分病例可经窦道插管注入碘水造影剂以显示脓腔。

(二)诊断

根据病史和临床表现,诊断不难。特别是有窦道及经窦道排出过死骨,诊断更易。摄 X 线片可以证实有无死骨,了解其形状、数量、大小和部位以及附近包壳的生长情况。一般病例不需要作 CT 检查。因骨质增白难以显示死骨者可做 CT 检查。

(三)治疗

以手术治疗为主,原则是清除死骨、炎性肉芽组织和消灭无效腔,称为病灶清除术。

1.手术指征

有死骨形成,有无效腔及窦道流脓者均应手术治疗。

2.手术禁忌证

(1)慢性骨髓炎急性发作时不宜行病灶清除术,应以抗生素治疗为主,积脓时宜切开引流。

(2)大块死骨形成而包壳尚未充分生成者,过早取掉大块死骨会造成长段骨缺损,该类病例不宜手术取出死骨,须待包壳生成后再手术。但近来已有在感染环境下植骨成功的报告,因此可视为相对性禁忌证。

3.手术方法

手术前需取窦道溢液作细菌培养和药物敏感试验,最好在术前 2 日即开始应用抗生素,使手术部位组织有足够的抗生素浓度。

每个病例施行手术后必须解决下列三个问题:①清除病灶;②消灭无效腔;③伤口的闭合。

(1)清除病灶:在骨壳上开洞,进入病灶内,吸出脓液,清除死骨与炎性肉芽组织。一般在骨壳上原有洞口处扩大即可进入病灶。在扩大洞口处不可避免要切除一部分骨质,才能取出死骨;而过多切除骨质又会形成骨缺损或容易发生病理性骨折。病灶清除是否彻底是决定手术后窦道能否闭合的关键。不重要部位的慢性骨髓炎,如腓骨,肋骨、髂骨翼等处,可将病骨整段切除,一期缝合伤口。部分病例病程较久,已有窦道口皮肤癌变,或足部广泛骨髓炎骨质毁损严重,不可能彻底清除病灶者,可施行截肢术。

(2)消灭无效腔方法:

1)碟形手术:在清除病灶后再用骨刀将骨腔边缘削去一部分,使成平坦的碟状,以容周围软组织贴近而消灭无效腔。本法只用于无效腔不大,削去骨量不多的病例。

2)肌瓣填塞:无效腔较大者做碟形手术丧失的骨骼太多会发生病理性骨折,可将骨腔边缘略施修饰后将附近肌肉作带蒂肌瓣填塞以消灭无效腔。

3)闭式灌洗:小儿生长旺盛,骨腔容易闭合。因此小儿病例在清除病灶后不必做碟形手术。可在伤口内留置 2 根塑料管:1 根为灌注管,另 1 根为吸引管。术后经灌注管滴入抗生素溶液(视药物敏感试验结果决定选择何种抗生素)。开头 24 小时内为防血块堵塞,应加快滴入灌洗液。灌洗持续时间一般为 2～4 周,待吸引液转为清澈时即可停止灌洗并拔管。

4)庆大霉素-骨水泥珠链填塞和二期植骨:将庆大霉素粉剂放入骨水泥(即聚甲基丙烯酸甲酯)中,制成 7mm 左右直径的小球,以不锈钢丝串联起来,聚合固化后即成为庆大霉素-骨水泥珠链,每一颗小球约含庆大霉素 4.5mg。将珠链填塞在骨腔内,有一粒小珠露于皮肤切口外。珠链在体内会缓慢地释放出有效浓度的庆大霉素约 2 周之久。在 2 周内,珠链的缝隙内会有肉芽组织生长。2 周后即可拔去珠链。小型的骨腔去除珠链后迅速被肉芽组织所填满,中型的尚须换药一段时间也有闭合的可能,大型的拔去珠链后尚需再次手术植入自体松质骨。

(3)伤口的闭合:伤口应该一期缝合,并留置负压吸引管。一般在术后 2～3 天内,吸引量逐渐减少,此时可拔除引流管。周围软组织缺少不能缝合时,可任其敞开,骨腔内填充凡士林纱布或碘仿纱条,包管型石膏,开洞换药。让肉芽组织慢慢生长填满伤口以达到二期愈合,称为 Orr 疗法。伤口不能闭合,窦道不能消灭的主要原因是病灶清除不彻底与不能消灭无效腔。

四、局限性骨脓肿

(一)病因

局限性骨脓肿,又名 Brodie 脓肿。通常发生于长骨的干骺端,多见于胫骨,股骨与肱骨。产生 Brodie 脓肿的主要原因是细菌的毒力不大和病员的抵抗力较高。脓肿的内容物初期为脓液或炎性液体,中期为炎性肉芽组织所替代,后期则为感染性瘢痕组织。

病员通常无急性血源性骨髓炎的病史。病程往往无迁徙性,可持续数年之久。当劳累或轻微外伤后局部有疼痛及皮温升高,罕见有皮肤发红,使用抗生素后炎症表现迅速消退。少数病例炎症不能控制而穿破流脓。

X 线片表现为干骺端囊性病变,周围有硬化骨区。需与骨囊肿鉴别。骨囊肿周围只有薄层成带状硬化骨。

(二)治疗

偶有发作时可以使用抗生素。反复急性发作的需手术治疗。手术时间为在两次急性发作的间歇期。术前后都需使用抗生素。手术方法为彻底刮除病灶内炎性组织,冲洗干净后取自体髂骨松质骨,咬成小粒,与抗生素粉剂混合后填充于骨腔。伤口缝合后可望一期愈合。也有分期植骨的:先在骨腔填充庆大霉素-骨水泥珠链,2 周后取出,再植以自体松质骨粒。

五、硬化性骨髓炎

(一)病因

硬化性骨髓炎又名 Garre 骨髓炎。病因尚未完全确定,一般认为是骨组织低毒性感染,有强烈的成骨反应,亦有认为系骨组织内有多个小脓肿,张力很高。本病多发生在长管状骨骨干,以胫骨为好发部位。

硬化性骨髓炎起病时为慢性病程,局部常有疼痛及皮肤温度高,很少有红肿,更罕见有穿破的。使用抗生素后症状可以缓解。多次发作后可以摸到骨干增粗。

X线片上可以看到多量骨密质增生。因X线片表现为大片浓白阴影,难以看出狭窄的骨髓腔与小透亮区。体层摄片与CT检查可以探查出普通X线片难以辨出的小透亮区。

(二)治疗

使用抗生素可以缓解急性发作所致的疼痛。由于病灶部位硬化骨很多,药物难以经血循环进入病灶内,因此部分病例抗生素难以奏效而需作手术治疗。手术的方法:①凿开增厚的骨密质,找到小脓腔,将其中的炎性肉芽组织及脓液清除后疼痛可望立即得到缓解;②找不到脓腔的可在骨密质上开一个窗,一期缝合皮肤,使骨髓腔内有张力的渗液引流至软组织内,疼痛亦可解除;③因手术时找不到小脓腔,或多个小脓腔在手术时难以一一发现者手术后效果可能不佳。因此,可以先在密质骨上开一个窗,再从干骺端开孔行髓腔扩大,清创及冲洗术,清除全部的脓腔。脓腔内置庆大霉素-骨水泥珠链,2周内逐渐取出,可望伤口一期愈合及解除疼痛症状。

六、创伤后骨髓炎

(一)病因

创伤后骨髓炎的最常见原因是开放性骨折术后感染,其次为骨折切开复位或其他骨关节手术后出现感染。可为急性或慢性,病变都在骨折端附近。小腿开放性骨折发生率较高,因此创伤后骨髓炎好发于胫骨。急性期的感染以髓腔内感染最为严重,有高热、寒战等毒血症症状,与急性血源性骨髓炎相似,但大部分病例为骨折端周围积液感染,开始时只在骨折端的一侧,随着脓液的增多,脓液沿着骨干的周径扩展,使整个骨干浸泡在脓腔中。初起时脓液并不进入骨髓腔内,随着脓腔内压力增高,感染扩展入脓腔内。另一种为骨折附近的皮肤肌肉坏死感染,使失去血供的骨折段暴露于空气中干燥坏死,病程转入慢性,往往还伴有感染性骨不连或骨缺损。

临床上经常引用Gustillo的开放性骨折分类法,Byrd根据暴力强度,骨折类型和软组织损伤情况对损伤分型做了相应的改良。

第一型损伤,骨外周与骨内的血液循环仍保持完整。

第二型损伤,骨内的血液循环已阻断,只依靠外周骨膜与软组织的血供。

第三型损伤,骨外周与骨内的血循环全部丧失,骨愈合完全依靠周围软组织的血管长入。

(二)临床表现

第一型开放性骨折都为骨折断端刺破皮肤而形成开放性骨折,如果未进行清创即将骨折端回纳至伤口内容易发生感染。而第三型的骨折周围的软组织受到了不同程度的挫伤而失去活力。在清创时失去活力的软组织被切除,但留下的受到过挫伤的皮肤肌肉组织会在伤后48~72小时内因组织内血管内血栓形成,而再度失去活力而形成大面积软组织坏死,使失去血供的骨折端暴露于空气中干燥坏死,病程转入慢性。因此,开放性骨折特别是小腿开放性骨折术后的表现可以以感染为主,或以软组织坏死为主,或两者兼有。创伤后骨髓炎大都发生于第三型病例。

(三)治疗原则

①急性期立即敞开创口引流,以免脓液进入骨髓腔内。②全身性使用抗生素,并按细菌培养及药物敏感试验的结果调整用药。③分次清创,清除创口内异物、坏死组织与游离碎骨片。④用管型石膏固定,开洞换药;或用外固定支架固定,以便换药。⑤内固定物的去留问题:大部分病例不存在髓腔内感染,不出现松动,即使内固定物暴露,应该继续保留内固定物,保持伤口的引流通畅,并定期复查 x 线片,如发现有螺钉松动或钉眼处骨腐蚀应及时取掉内固定物。⑥清创的范围:分批分次清除坏死组织,即使是大块骨片或整段骨骼,只要证实其已失去活力时,应毫不犹豫予以清除,留下的骨缺损问题容日后处理。⑦大的肉芽创面可植以断层皮肤。

经过处理后疾病便转入慢性阶段。在慢性阶段病变的主要特征是:①有骨暴露和暴露后的骨密质干燥坏死,使邻近的肉芽组织难以长入。②有感染性窦道及溢液。③有皮肤缺损。④有感染性骨不连或骨缺损。

现以胫骨创伤后骨髓炎为例,它可以分成五型。

1.Ⅰ型

没有骨缺损,只有软组织覆盖问题和骨暴露。处理方法如下:在骨密质上钻洞,使洞内生长肉芽组织,覆盖骨面,但生长的肉芽组织往往是不健康的;也可用骨刀将暴露于空气中的死骨削去一层,直至切削面有渗血为止。有渗血的骨面会迅速生长肉芽组织,根据创面的大小决定是否需要植皮。

2.Ⅱ型

本型有部分性骨缺损,只有占周径 1/4 的骨缺损才会影响胫骨的力学强度而需行植骨术。按有无皮肤缺损和窦道溢液,本型又可分成四个亚型。

(1)Ⅱa 型:没有皮肤缺损和窦道溢液。通常为单纯性腔隙性骨缺损,处理比较简单,可以取髂嵴咬成碎屑填充植骨。如合并有骨不连者还需使用内固定物或外固定支架。

(2)Ⅱb 型:有皮肤缺损,但没有窦道溢液。先解决皮肤覆盖问题,可以采用显微外科技术作皮瓣移植,一期或分期行植骨术。植骨的来源一般来自髂骨,可以咬成碎屑填充植骨,也可以移植带旋髂深血管的髂嵴,甚至与皮瓣串联在一起成复合组织瓣于一期移植完成。

(3)Ⅱc 型:没有皮肤缺损,但有窦道溢液。

(4)Ⅱd 型:兼有皮肤缺损和窦道溢液。

Ⅱc 型和Ⅱd 型的特点是都有窦道溢液,有时还合并有感染性骨不连接,对于此类病例,应分期手术,首先解决骨感染,待伤口愈合后 6 个月不复发才能再次手术植骨。也可以在抗生素保护下行快速植骨术,具体步骤如下:

1)取窦道溢液作细菌培养与药物敏感试验,找出合适的抗生素连续静脉内给药 2 周。

2)给药 2 周后作第 1 次清创手术,清除一切死骨、坏死组织与肉芽组织,伤口内置入庆大霉素-骨水泥珠链及引流管后,将手术切口缝合,珠链完全埋入伤口内。

3)手术后继续静脉内给抗生素 2 周。如果清创术是彻底的,引流管引流量会逐日减少,拔去引流管后手术切口会一期愈合,这样便有条件二期植骨。如果伤口感染化脓穿破,则手术宣告失败。

4)在第 1 次清创术后 2 周时再次打开切口,取出珠链,行第 2 次清创术。取髂骨咬成骨粒混合抗生素粉剂后充填在骨性腔隙内,放引流管引流。有骨不连者同时行外固定支架固定术。

5)术后继续静脉内给抗生素 2 周,总计 6 周。停药后再口服抗生素 4～6 周。

6)有皮肤缺损的病例的处理方法:大面积皮肤缺损者需在第一次清创术时同时行皮瓣移植术,在感染的环境下行血管吻合术是危险的,因此主张作就近的带血管蒂皮瓣岛形转移,如胫骨远端有骨缺损时可应用足底皮瓣岛形转移。

小面积皮肤缺损而骨性腔隙不大,植骨量不多时可采用开植植骨法。第 1 次清创手术和第 2 次植骨手术方法如同上面所述,皮肤有缺损伤口难以缝合时,可裁剪小片人造皮肤缝在伤口上。待骨性腔隙壁生长出肉芽组织并充填于植骨粒间隙内,最后将骨粒完全埋藏时可在肉芽组织表面植以薄层皮片。大型骨性腔隙也可采用开放植骨法,但必须每 2 周更换人造皮肤并植入呈 V 形更换核心的植骨骨粒。此法费时长,骨粒损耗量多,很不经济,难以普及。

3.Ⅲ 型

有节段性胫骨缺损,长度 9cm 以内,同侧腓骨完整,皮肤缺损可有可无。该类病例最适宜行带旋髂深血管的髂嵴移植术或用外固定支架作骨延长术。皮肤缺损应行皮瓣移植术,与植骨术同期或分期完成。

4.Ⅳ 型

有节段性胫骨缺损,长度 9cm 以上,腓骨完整,皮肤缺损可有可无。该类病例可按有无皮肤缺损选用同侧或对侧的吻合血管的腓骨移植或腓骨骨皮瓣移植。选用同侧腓骨者必须在术前做下肢动脉造影,以确保术后小腿留有足够的动脉灌注。也可应用外固定支架作骨延长术。

5.Ⅴ 型

有节段性胫骨缺损,长度 9cm 以上,同侧腓骨不完整,皮肤缺损可有可无。该类病处理困难,可选用对侧的吻合血管腓骨移植,或者腓骨骨皮瓣移植,或用外固定支架作骨延长术。

第二节　化脓性关节炎

化脓性关节炎为关节内化脓性感染。多见于儿童,好发于髋、膝关节。

一、病因

最常见的致病菌为金黄色葡萄球菌,可占 85％ 左右;其次为白色葡萄球菌,淋病双球菌、肺炎球菌和肠道杆菌等。

细菌进入关节内的途径有:①血源性传播:身体其他部位的化脓性病灶内细菌通过血液循环传播至关节内;②邻近关节附近的化脓性病灶直接蔓延至关节腔内,如股骨头或髂骨骨髓炎蔓延至髋关节;③开放性关节损伤发生感染,细菌经伤口直接进入关节腔内;④医源性:关节手术后感染和关节内注射皮质类固醇后发生感染。本节只叙述血源性化脓性关节炎。

二、临床表现

化脓性关节炎常见于儿童及婴儿,青少年次之,成年人更少见。男性多见。主要发生在膝及髋部大型关节,其次为肘,肩,踝等关节。一般为单发性,儿童病例可为多发性,但不对称。

原发化脓性病灶表现可轻可重，主要在皮肤、黏膜及扁桃体，但大多数病例都找不到原发病灶。一般都有外伤诱发病史。

起病急骤，有寒战高热等症状，体温可达 39℃ 以上，甚至出现谵妄与昏迷，小儿惊厥多见。病变关节迅速出现疼痛与功能障碍，浅表的关节，如膝、肘和踝关节，局部红、肿、热、痛明显，关节常处于半屈曲位，这样使关节腔内的容量最大，而关节囊可以较松弛以减少疼痛；深部的关节，如髋关节，因有厚实的肌肉，局部红、肿、热都不明显，关节往往处于屈曲，外旋、外展位。患者因剧痛往往拒做任何检查。关节腔内积液在膝部最为明显，可见髌上囊明显隆起，浮髌试验可为阳性，张力高时使髌上囊甚至坚实，因疼痛与张力过高有时难以作浮髌试验。因为关节囊坚厚结实，脓液难以穿透，一旦穿透至软组织内，则蜂窝织炎表现严重，深部脓肿穿破皮肤后会成为瘘管，此时全身与局部的炎症表现都会迅速得到缓解，病变转入慢性阶段。因关节结构的破坏，可以发生病理性半脱位或脱位。

三、临床检查

(一)化验

周围血中白细胞计数增高可至 $10 \times 10^9/L$ 以上，并有大量中性多核白细胞。红细胞沉降率增快。关节液外观可为浆液性(清的)，纤维蛋白性(混的)或脓性(黄白色)。镜检可见多量脓细胞，或涂片作革兰染色，可见成堆阳性球菌。寒战期抽血培养可检出病原菌。

(二)X 线表现

早期只可见关节周围软组织肿胀的阴影，膝部侧位片可见明显的髌上囊肿胀，儿童病例可见关节间隙增宽。出现骨骼改变的第一个征象为骨质疏松；接着因关节软骨破坏而出现关节间隙进行性变窄；软骨下骨质破坏使骨面毛糙，并有虫蚀状骨质破坏。一旦出现骨质破坏，进展迅速并有骨质增生使病灶周围骨质变为浓白。至后期可出现关节挛缩畸形，关节间隙狭窄，甚至有骨小梁通过成为骨性强直。邻近骨骼出现骨髓炎改变的也不少见。

(三)MRI 检查

可以早期发现相应骨骼有炎性异常阴影，比 X 线片更早些看到软骨下骨质的腐蚀；MRI检查可以察觉出深部关节内有多量积液。MRI 检查不是诊断化脓性关节炎的主要检测手段。

(四)关节镜检查

可见滑膜急性充血，水肿、血管扩张，滑膜上有红色的绒毛，有白色或淡黄色脓苔沉着于绒毛上。滑膜因过度充血触碰后极易出血。软骨面广泛性变黄，边缘部分容易剥落。关节镜检查结束时可注入适量的抗生素。

四、诊断

根据全身与局部症状和体征，一般诊断不难。X 线表现出现较迟，不能作为诊断依据。关节穿刺和关节液检查对早期诊断很有价值，应做细胞计数、分类，涂片革兰染色找病原菌，抽出物作细胞培养和药物敏感试验。

鉴别诊断方面，需与下列疾病做鉴别：

(一)关节结核

发病比较缓慢，低热盗汗，罕见有高热，局部红肿，急性炎症表现不明显。

(二)风湿性关节炎

常为多发性,游走性,对称性关节肿痛,也可有高热,往往伴有心脏病变,关节抽出液澄清,无细菌。愈后不留有关节功能障碍。

(三)类风湿性关节炎

儿童病例亦可有发热表现,但关节肿痛为多发性,往往可以超过 3 个以上,且呈对称性。部分病例为单关节型,鉴别困难。抽出液作类风湿因子测定,阳性率高。

(四)创伤性关节炎

没有发热,抽出液清或为淡血性,白细胞量少。

(五)痛风

以拇趾,跖趾关节对称性发作最为常见,夜间发作,亦可有发热。根据部位与血尿酸增高,可资鉴别。关节抽出液中找到尿酸钠盐结晶,具有诊断价值。

五、治疗

(一)早期足量全身性使用抗生素

原则同急性血源性骨髓炎。全身性支持疗法也很重要,患者往往有贫血,适量输血可以提高全身抵抗力。高热期间进食很差,应注意补充水分和电解质。

(二)关节腔内注射抗生素

每天做 1 次关节穿刺,抽出关节液后,注入抗生素。如果抽出液逐渐变清,而局部症状和体征有所缓解,说明治疗有效,可以继续使用,直至关节积液消失,体温正常。如果抽出液性质转劣而变得更为混浊甚至成为脓性,说明治疗无效,应改为灌洗或切开引流。

(三)经关节镜灌洗术

经关节镜灌洗术可以用多量抗生素溶液反复洗涤关节腔,能最大限度清除关节内渗出液、脓苔和脱落的组织碎屑,以保存最佳的关节功能。在关节灌洗结束时应留置敏感的抗生素,可望术后症状改善。

(四)关节腔灌洗

适用于表浅的大关节,如膝部在膝关节的两侧穿刺,经穿刺套管插入两根塑料管或硅胶管留置在关节腔内。退出套管,用缝线固定两根管子在穿刺孔皮缘以防脱落。1 根为灌注管,另 1 根为引流管。每日经灌注管滴入抗生素溶液 2000~3000mL。引流液转清,经培养无细菌生长后可停止灌洗,但引流管仍继续吸引数天,如引流量逐渐减少至无引流液可吸出,而局部症状和体征都已消退,即可以将管子拔出。

(五)关节切开引流

适用于较深的大关节,穿刺插管难以成功的部位,如髋关节,应该及时作切开引流术。切开关节囊,放出关节内液体,用盐水冲洗后,在关节腔内留置 2 根管子后缝合切口,按上述方法做作关节腔持续灌洗。

关节切开后以凡士林油布或碘仿纱条填塞引流,往往引流不畅而成瘘管,目前已很少应用。

为防止关节内粘连尽可能保留关节功能可做持续性关节被动活动。在对病变关节进行了局部治疗后即可将肢体置于下(上)肢功能锻炼器上做 24 小时持续性被动运动,开始时有疼痛感,很快便会适应。至急性炎症消退时,一般在 3 周后即可鼓励患者做主动运动。没有下(上)肢功能锻炼器时,应将局部适当固定,用石膏托固定或用皮肤牵引以防止或纠正关节挛缩。3 周后开始锻炼,关节功能恢复往往不甚满意。

后期病例如关节强直于非功能位或有陈旧性病理性位者,须行矫形手术,以关节融合术截骨术最常采用。为防止感染复发,术前,术中和术后都须使用抗生素。此类患者行人工全膝关节置换术感染率高,须慎重考虑。

第三节 椎间盘炎

椎间盘炎是原发于椎间盘的感染。Menelaus(1964)、Ryan 与 Taylor(1987)描写的一种自限性小儿脊柱病变,表现为腰痛、椎间盘厚度变薄与血沉快。因发生在儿童,故又称儿童椎间盘炎或自发性椎间盘炎。在成人中,椎间盘可由于椎间盘造影、椎间盘手术污染而引起,也可由于脊柱骨髓炎继发椎间盘感染,这些都起始于椎体终板。近年来,将本病分为医源性椎间盘炎与儿童椎间盘炎。

一、医源性椎间盘炎

因成年人椎间盘内无血管,病菌不能随血管进入椎间盘,因此成人椎间盘炎多半是病菌直接进入,如经椎间盘造影、椎间盘髓核摘除术、髓核化学溶解治疗、经皮髓核摘除及腰穿或硬膜外穿刺等。近年来,学者认为本病并不少见,发病率高达 6%。美国髓核化学溶解术(29 075例)发病率为 2%。Menab(1983)报道 6000 例感染中占 1%。Me Culloch(1985)显微镜下髓核摘除术,椎间盘炎发病率较高。

(一)病因

已证实医源性椎间盘炎由于细菌污染,而不是化学过敏引起。动物实验证明椎间盘炎是椎间盘受污染引起的可能性最大。椎间盘造影用不带空心针套筒感染发病率为 2.7%(272例),带空心针套简降至 0.7%。

(二)病理

椎间盘炎由于椎间盘被细菌污染典型的病理改变:①椎体及间盘被血运丰富成熟的肉芽组织覆盖,或逐渐替代。②终板的骨与软骨破坏,伴有纵向间盘突出。③在慢性感染基础上有时有急性炎症细胞。

(三)临床表现

平常最典型的临床表现为严重腰背痛。当术后(或穿刺后)出现腰背剧痛,并持续加重。这类疼痛休息后仍不能缓解,需服强力镇痛药方可缓解。严重时患者惧怕床铺受碰撞。活动时疼痛加重伴有腰肌明显痉挛。行走时患者腰呈过伸姿势。直腿抬高试验因腰痛而受限。在早期手术切口无明显炎症反应,仅有深压痛,常因此被认为不是感染。常有发热,某些病例开始疼痛并不严重,经数月后疼痛逐渐消失。医源性椎间盘炎的自然规律,疼痛慢慢自行缓解,大约需数周或数月。少数患者发展为椎体骨髓炎,形成脓肿,扩展到硬膜外。

(四)实验室检查

血白细胞计数可升高或正常,血沉明显加快,C反应蛋白升高。有学者认为C反应蛋白检查比白细胞计数、血沉等反应更敏感、更快。血培养往往是阴性。活组织检查Rawlings等检查14例中有7例为阳性。

(五)影像学检查

X线片在早期无明显异常,3~4周后开始看到变化,主要表现为病变椎间隙变窄,椎体骨质疏松,终板被侵蚀破坏。术后6个月以上,逐渐发生椎体终板硬化,骨增生与相邻椎体间为骨性融合。放射性核素扫描,表现为感染椎间隙局部核素浓聚,但特异性差。CT可看到终板及椎体横断面上骨破坏,后期有骨增生改变。MRI检查在T_1加权与T_2加权像矢状位可看到早期炎症改变。这是因为骨髓有改变能较早地反映在MRI扫描上。MRI对椎间盘炎诊断的敏感性、特异性及正确率均可在90%以上,与CT、核素检查相比更能起到早期诊断的作用。

(六)诊断与鉴别诊断

当术后开始几日,伤口疼痛逐渐见轻后,又出现腰背剧痛,翻身困难,血沉快,C反应蛋白增高,虽此时局部切口并无明显炎症反应,但有深压痛。上述临床表现就应考虑椎间盘感染的可能性。MRI检查可做为早期诊断,但需与下列情况鉴别:

1.腰椎间盘突出症手术失败,摘错节段,突出物压迫神经依然存在,这类疼痛并不十分剧烈,血沉、C反应蛋白不会升高很多。

2.腰椎骨关节病,虽可引起疼痛,但可用药物控制,卧床休息可使症状明显缓解。无手术史。

(七)治疗

本病预防是主要的。椎间盘介入的手术或操作,都应严格遵守无菌操作,如备皮、皮肤灭菌、铺巾、手术器械消毒、手术者刷手及手术间的环境等都应按无菌技术的要求去做,避免污染。预防性抗生素的应用,也很必要,有学者通过动物实验得出结论,应用预防性抗生素的动物,椎间盘感染发病率明显低。

本病大多数患者采用保守治疗,如卧床休息,应用广谱抗生素。若疼痛不缓解,为避免炎症扩散,或出现神经症状,应考虑手术。一般采用后路清创引流。也有学者主张前路清创引流。

二、儿童椎间盘炎

儿童的椎间盘是由血管供给营养,因而病菌通过血运进入椎间盘。儿童椎间盘炎过去认为是良性病,病因不明,表现为腰痛。X线片显示椎间隙变窄,病情能自行缓解。本病并不多见。Menelans在16年间共收治35例。spiegel等在洛杉矶儿童医院19年报道中,诊断为椎间盘炎48例。

(一)临床表现

最主要症状为腰背痛,有时放射到臀部与大腿。家长看到孩子坐与走都很困难。少数人在腰痛前有发热、乏力,或伴有扁桃体炎与呼吸道感染。检查腰部活动受限,腰呈过伸状态,腰肌严重痉挛。因脑绳肌痉挛,直腿抬高受限。血沉快,血白细胞计数多数人是正常的。血培养,wenger等报道22例中10例为阳性结果。X线检查在早期是正常的,3周后可看到间隙变窄。CT可看到椎体破坏。MRI检查可做早期诊断。

(二)治疗

卧床休息，广谱抗生素治疗，直至血沉恢复正常。开始从静脉给药，以后可改为口服。抗生素可防止病情发展为脊柱骨髓炎。有学者认为儿童椎间盘炎病情进展较慢，极少见到病情扩散到硬膜外组织。

第四节　化脓性脊柱炎

化脓性脊柱炎又称化脓性脊柱骨髓炎。从广义上讲它包括椎间盘炎。近年来不少学者将椎间盘炎列为单独病名。自广泛应用磁共振(MRI)检查脊柱炎后，认为除穿刺、导管插入等直接进入硬膜外引起感染外，所有的脊柱骨髓炎若不经治疗，都会发展为硬膜外脓肿，而不伴有硬膜外脓肿者极为少见。

因此，认为这两种病是不能分开的。本病各年龄段都可发病，但小儿与老年人比较多见，Eimont报道70%患者在50岁以上，这可能与老年人体弱、免疫功能低下与并存糖尿病有关。所有脊柱节段都可发病，可单发或多节段，其中以腰椎与下胸椎最易受累，颈椎较少见。现能早期诊断与及时应用有效抗生素，病死率由70%降至25%。

一、病因

有学者报道约1/2或2/3的病例有既存感染灶。致病菌以金黄色葡萄球菌最为多见，儿童中有链球菌，白色葡萄球菌。少数为革兰阴性杆菌，如变形杆菌来自泌尿生殖系感染。肾透析患者有表皮葡萄球菌，也可来自有创性诊断检查。

感染途径：①可来自血源性，多数学者认为原发灶的病菌，通过动脉进入脊柱，也可通过椎静脉系途径进入脊柱，如骨盆、会阴部感染。泌尿系检查及手术，如导尿、膀胱镜检查、泌尿生殖系器械的介入、前列腺切除等。②可直接侵入，如腰穿、椎间盘造影、腰椎间盘突出髓核摘除(包括经皮穿刺椎间盘手术)、致病菌直接污染脊柱与椎管。

二、病理

化脓性感染的发生取决于细菌的致病毒力与患者机体的抵抗力，如糖尿病患者、长期应用激素、酗酒及吸毒者等发病率相对较高。老年人体弱与免疫能力减低，易患此病。

在成人脊柱的髓板为造血功能最为活跃的区域，当致病菌随血流侵入脊柱后，可在邻近椎体髓板的毛细血管内停留。因该处为动静脉的毛细血管返折移行部位，血流速度减慢，细菌容易停留，并造成终末毛细血管栓塞，形成局部脓肿。当机体抵抗细菌能力较弱、细菌致病毒力强与治疗不及时时，可使感染迅速蔓延。感染起始于骺板，向椎体、椎间盘扩散，少数情况可累及椎弓及附件。病变也可发生椎体前缘，在椎体表面沿骨膜下扩散，可波及多个椎体，但椎间盘较少被累及。部分病变起始于椎体中央，其感染仅限1个椎体，而上下间盘仍保持正常。

化脓性脊柱炎与化脓性骨髓炎的病理特点有相似之处，如骨破坏与骨形成可同时存在，在感染早期以骨破坏溶解为主，但同时也出现新骨，晚期骨硬化比较多，新骨形成，椎间隙因椎间盘炎而变窄,椎体塌陷较少见。当感染得到有效控制,可出现骨增生改变,相邻椎体间可发生自行骨融合。

若感染未能控制,形成脓肿随着阻力小的组织间隙扩散,如顺腰大肌至腰部、腹股沟处,胸椎有椎旁脓肿,颈椎至咽后壁或颈后三角。脓肿流至皮下组织,穿破皮肤流出体外。病变向后蔓延可破坏椎体后侧皮质和椎间盘纤维环,形成硬膜外脓肿,甚至导致硬脑膜炎、蛛网膜炎、脊髓炎,造成截瘫。

三、临床表现

(一)全身症状

如发热、寒战、乏力、脱水及其他败血症症状。小儿会有食欲差、烦躁、呕吐等。但也有少数病例,无典型中毒症状。应用抗生素治疗后,症状有所改变,造成诊断困难。

(二)局部症状

急性期,绝大多数患者有局部剧痛,可持续几周。它的特点是卧床休息疼痛并不能缓解,活动时明显加重。有深压痛及棘突叩击痛。有学者认为局限性压痛、血沉快有时是本病仅有的不正常临床表现。脊椎活动明显受限,直腿抬高试验因腰痛加重而受限。脓肿有深有浅,浅表脓肿容易穿破,脓液流出体外。腰大肌脓肿可使髋关节呈屈曲位。慢性期脊柱有后突畸形。大约有 15% 患者出现神经行症状,尤其急性期的直接因素是脓肿。

椎体前后破坏,脊柱不稳是间接因素,使供应神经营养的血管发生感染性栓塞。硬膜外脓肿可为局限性或广泛性。若脓肿压迫硬膜可发生脊膜脊髓炎。颈椎是最易发生神经损害的部位。

四、实验室检查

白细胞计数增高、血沉快及 C 反应蛋白高。血沉及 C 反应蛋白测定可做为治疗效果的监测。若怀疑原发灶在泌尿系统,应作尿液培养。常规做脓液培养及药敏试验。为了排除结核应作 OT 试验。病灶在椎体可做穿刺检查,抽出物送培养及组织学检查,但成功率不高。若条件许可,可在 CT 扫描下定位穿刺,成功率较高。

五、影像学检查

X 线脊椎片,在早期看不到病变,3 周后可见软骨下骨组织有破坏,相邻椎体有破坏。椎间隙变窄,可见软组织脓肿形成,后期(6～12 周)可见骨增生与骨硬化,同时有终板不整齐溶骨改变。若药物控制感染有效,则有骨组织密度高与骨桥形成。

近年来应用 CT 诊断化脓性脊柱炎,可显示椎体破坏及椎旁软组织肿胀阴影。MRI 在骨与间盘感染 T_1 加权像见到低信号,而 T_2 加权像呈高信号,但在椎间盘切除手术后早期,MRI 常可见到在 T 加权像椎体也是高信号,这不等于存在感染。

因此,在早期 MRI 很难区分是否有感染。放射性核素[99m]Tc 骨扫描,对骨感染的敏感性高于 CT 与 X 线片,近年来[67]Ga 及[111]In 核素骨扫描,诊断骨髓炎的特异性与正确率较[99m]Tc 高,但很多骨髓炎患者有严重脊柱退变,核素扫描显得无特异性,这就很难与感染鉴别。因人们怕穿刺带入病菌,脊髓造影与 CT 造影很少采用。

六、诊断与鉴别诊断

根据病史,尤其有手术史、体征、实验室检查及影像检查,诊断本病困难不大,但需明确感

染病菌,还要依靠脓液及感染组织的细菌检查结果。需与下列疾病鉴别:

(一)脊柱结核

根据结核病史,发病缓慢、疼痛较轻、常有低热、盗汗等结核中毒症状。通过 OT 试验与典型的 X 线片,可做鉴别。

(二)脊柱恶性肿瘤

疼痛较重,夜间更为明显,缺乏感染症状(如高热、寒战与白细胞计数升高等)可做鉴别。发热不高与症状不典型的脊柱骨髓炎有时与脊柱恶性肿瘤较难鉴别,此时应做穿刺活检。

七、治疗

早期诊断与积极的抗生素治疗等,大多数患者可取得较好的疗效。

(一)保守治疗

全身支持疗法,如卧床休息,输液,必要时输血,高热时物理降温等。急性期致病菌尚未明确前,应采用静脉大剂量广谱抗生素,主要针对最常见致病菌——金黄色葡萄球菌等。当得知细菌培养结果与药敏时,应及时更换高效杀菌的抗生素。多数化脓性脊柱炎经积极治疗,病情能得到有效控制。

(二)手术适应证

1.保守治疗无效,病程长,血沉持续快,并有症状,感染未能有效控制。

2.神经受脓肿压迫,需要及时引流减压。

3.椎体破坏严重,引起脊柱不稳,压迫脊髓,防止发生后突畸形。

4.穿刺失败,为了取活检明确诊断。

化脓性脊柱炎病变,根据脊柱三柱学说,多半发生于脊柱的前柱与中柱,后柱附件很少发生。因病变在前侧应从前外侧入路进行病灶清除。胸椎从左右开胸(或胸膜外不开胸)进入病灶。腰骶部可通过腹膜后(或腹腔),清除坏死组织、间盘组织。根据局部条件考虑是否同时进行自体髂骨植骨,是否采用内固定物。术后颈椎用头胸背心支架(Halo—vest),胸椎、腰椎先卧床 6 周后用支架固定 6~12 周。对于附件病变,应采用后路手术。

第十一章　骨软骨疾患

第一节　软骨损伤

软骨是具有支持作用的特殊分化的结缔组织,有一定的抗压能力和韧性,构成耳、鼻和气管的支撑。各关节大部分有软骨构成的接触面,表面光滑,减少摩擦、利于活动。某些关节间盘则起衬垫作用。骨化中心即骨骺亦为软骨组成,与生长发育有关,在发育过程中大多数四肢和中轴骨都经软骨阶段。软骨本身无血管神经,代谢率低,但在生长期,骺端都有繁殖旺盛的软骨细胞,保持骨骼不断生长发育。一般按软骨细胞间的纤维成分分类:①透明软骨:主要分布在肋软骨、喉、气管及小支气管等处。各大关节软骨面也是透明软骨。②弹力软骨:主要见于耳郭、会厌软骨。③纤维软骨:与关节囊、韧带等密切连接,基质内含大量胶原纤维束,分布于椎间盘、耻骨联合、腱附着于骨处。

由于各类软骨本身构成及所在部位的不同,其功能及发展情况也各有不同,一旦损伤,各具其特征,临床表现及后果也就不一。

一、关节软骨损伤

(一)关节软骨的结构及功能特点

关节软骨为透明软骨,与纤维软骨不同,其胶原成分主要为Ⅱ型胶原。关节软骨具有复杂的三维结构以适应关节活动的需要。软骨细胞与基质的分区分布构成软骨独特力学性能的基础。根据细胞排列和胞外的基质将关节软骨由浅至深分为以下4层:

1.浅表层

细胞呈梭形,被基质包绕,与关节面平行排列。分泌的蛋白可润滑关节,同时分泌聚合素,含大量水分。抗压性强。此层胶原含量最高,抗拉力强。

2.中间层或过渡层

细胞呈圆形,代谢活跃,为Ⅱ型胶原,较粗大,互相交错。无蛋白分泌。

3.深层或辐射层

为关节软骨最厚部分,细胞大、圆,垂直于表面,呈椎状排列。胶原纤维最短,含聚合素最多。

4.钙化软骨层

位于潮线深面,分隔透明软骨与软骨下骨。此层为第二骨化中心的残迹。软骨细胞呈肥大状态,可分泌X胶原。此层与软骨下层紧密结合,防止血管长入,并有助于抗剪切应力。关节软骨周边部分覆盖有来自滑膜扩展部位形成的软骨膜,软骨在此处变为纤维性组织,此处有血管相依,以与中心部分区别。软骨无血供,其营养有以下多种来源:

(1)软骨紧依骨的部分的营养来自骨的血管。软骨下骨血供丰富,但有潮线阻挡,供血少。

(2)软骨中心部分的浅部营养由滑液供给。为其主要营养来源,可单独维持软骨生活能力。

(3)软骨周围部分的营养由掩盖滑膜上的纤细血管所供给,来源有限。

(4)关节软骨的愈合慢,无新的软骨细胞生成。周围部分血液供给较中心部分丰富,愈合较快。

软骨含有糖原、乳酸、胶原、硫酸软骨素、钙盐及蛋白聚糖,还含有脱氧酶、磷酸已糖酶。体内某些部分的软骨随年龄而退变,软骨细胞将失去产生基质中蛋白聚糖的作用,水分减少,出现纤维束,甚至钙化。营养来源受阻,糖原消失。关节软骨不能再生,一旦损伤、破坏、变性或骨折时,则由纤维组织替代,清理处理关节软骨伤时,需削切至软骨下层,方可生长修复。

(二)关节软骨骨折

多为直接碰撞引起,多见于股骨髁部。损伤较局限,最初有破裂,继之变化、软化、表层坏死,甚至脱离成游离体。

临床上受伤局部肿痛,严重者可有滑膜渗出,但积液不明显,影响活动。若损伤范围小,可手术切除软化层直至软骨下骨渗血,以待其纤维化愈合,大块骨折如可能应予整复细针固定。

(三)髌骨软化症

此名称顾名思义是指髌骨软骨面变软引发髌后疼痛的一种综合征,特别在屈膝时加剧,多发于髌骨内侧关节面。

1.应用解剖

髌骨后面有下、中及上三对关节面及一个第四或内侧垂直的关节面,此面的下1/4为非关节面。关节面在伸、微屈和全屈时依次形成关节。

2.病因及病理

常是反复微小损伤引致,伤及髌骨内及非关节面区,进而侵及内关节面。其真实原因可能是由于股四头肌外侧扩张部较紧(常为先天性),关节屈伸活动时受压,使软骨受损。最初软骨肿胀,随之退变,表层软骨细胞坏死软化,其周围软骨细胞增生。但一般无深层及软骨下骨损伤。根据软骨损伤侵及范围,可分为以下4度(Bentley,1970):

Ⅰ度:软骨面纤维化或裂纹<2.5cm;

Ⅱ度:软骨面纤维化或裂纹<0.5cm;

Ⅲ度:软骨面纤维化或裂纹<1.2cm;

Ⅳ度:软骨面纤维化或裂纹<2cm,显露或不显露软骨下骨。肉眼可见软骨面粗糙、纤维化、软化失去光彩。开始发生在内侧或非关节区,此与骨性关节炎之发生在外侧有所区分。

3.临床表现

多见于女性运动员(女性占2/3),常无急性外伤,发病缓慢。髌压痛,坐及跪位加重。髌内侧压痛,偶有摩擦感。可有少量积液,重型者由于滑膜炎和大面积软骨损伤才有明显积液。

此型患者多无肢体对线不正,但有时可伴有小及高位髌骨。关节镜检直接观察可以确诊。

4.治疗

主要是疼痛,其产生是关节软骨损伤下负重或软骨释放溶酶体酶作用使痛阈减低,刺激表层神经末梢的结果。治疗目的在于止痛,以待其愈合。

早期症状轻,均采用非手术疗法,包括止痛、休息。具体可服用阿司匹林,避免屈膝,软固定,加强静力性股四头肌活动锻炼(15min1 次,4 次/d),改善肌力,防止萎缩,常有机会自愈,一般约 3 个月。

如保守治疗无效或损伤较重,不易恢复,应手术治疗,手术在于纠正已存在的半脱位(松解股四头肌外侧,髌腱转位,加强内侧),清除软化病灶,软骨下骨钻孔,纠正力线,减少受压(胫骨结节抬高),或髌骨切除。根据具体情况选用治疗方法,争取机会修复,恢复功能。

(四)干脆性骨软骨炎

此病是指软骨下骨覆盖的关节软骨部分或全部与其分离的一种疾患,多发生在膝关节,也见于肘、踝和髋关节,偶双侧发病。常累及关节凸面,膝关节多在股骨髁内面,肘关节在肱骨小头,踝关节在距骨外滑车面,髋关节则在股骨头上面。

以往认为伤后伤面部分缓慢脱离(Paget,1870,Konig 1888),随后脱落而病程进度消失,故 Konig 即命名为干脆性骨软骨炎。也有创伤学说认为是直接伤及软骨下层,骨片分离,血管受损,伤处有炎性反应。也有认为是反复剪力,逐渐伤及使关节软骨及软骨骺分离,股骨内髁可被胫骨内棘损伤(内胫骨棘正常高于外棘,有时有肥大),胫骨用力旋转或内移,使胫骨棘触及软骨面使之致伤(Smillie,1970)。更有认为其本身就是骨折(Fairbank,1940),因此病症无炎性变,游离体含有关节软骨成分,早期手术所见也即为骨折。

临床上不同时期有不同表现。早期症状轻,活动后偶有不适和失落感,反复轻微积液,X线可显示病变。如形成游离体,最初有蒂相连,脱离后即可游动,有时可摸到,甚至可发生卡顿。屈膝位病变处压痛,有失落感。沟状位 X 线片可显示髁部缺损区及游离体。凭借滑液营养,游离体还可生长,呈光滑小体。

治疗在未成熟青少年以对症为主,减少活动,适当固定(3 周),有机会愈合。成人未形成游离体前,可在关节镜下将骨片钻孔固定,已形成游离体可予摘除。

第二节　髌骨软骨软化症

一、概述

髌骨是全身最大的籽骨,上极与股四头肌腱相连,下极由髌韧带固定于胫骨结节,其关节面与股骨内、外髁相互形成髌股关节。髌骨软骨软化症是髌骨软骨面因慢性损伤后,软骨肿胀、侵蚀、龟裂、破碎、脱落,髌骨软骨下骨质外露,最后与之相对的股骨髁软骨也发生相同病理改变,而形成髌股关节的骨关节病。髌骨软骨软化症的病因有:

1.先天性髌骨发育障碍、位置异常及股骨髁大小异常;或后天性膝关节内、外翻,胫骨外旋畸形等,均可使髌骨不稳定,在滑动过程中髌股关节面压应力集中于某点,成为慢性损伤的基础。

2.膝关节长期用力、快速屈伸,增加髌股关节的磨损,如自行车、滑冰、田径运动员的训练,是本病的常见原因。

3.髌骨软骨的营养主要来自关节滑液,各种原因所致滑液成分异常,均可使髌骨软骨营养不良,易受到轻微伤力而产生退行性变。组织蛋白酶的释放可破坏基质的糖蛋白链,进一步削弱软骨。

二、诊断思路

(一)病史要点

青年运动员多见,初期为髌骨下疼痛,稍加活动后缓解,运动过久后又加重,休息后渐消失。随病程延长疼痛时间多于缓解时间,以致不能下蹲,上下阶梯困难或突然无力而摔倒。

(二)查体要点

常见体征有髌骨边缘压痛,伸膝位挤压或推动髌骨可有摩擦感,伴疼痛。单纯髌骨软骨损害时,无关节积液,后期形成髌股关节骨关节病时,可继发滑膜炎而出现关节积液,此时,浮髌试验阳性。病程长者,有股四头肌萎缩。

1.髌骨压磨试验

检查时使髌骨与其相对的股骨髁间关节面互相挤压研磨或上下左右滑动,有粗糙的摩擦感、摩擦声和疼痛不适;或检查者一手用力将髌骨推向一侧,另一手拇指按压髌骨边缘后面可引起疼痛。有关节腔积液时,浮髌试验可呈阳性。

2.单腿下蹲试验

患者单腿持重,逐渐下蹲到 90°～135°时出现疼痛,发软,蹲下后单腿不能起立。

(三)辅助检查

1.X 线片

膝关节正、侧位及髌骨轴位 X 线片,早期无异常所见,晚期可因软骨大部磨损,髌骨与股骨髁部间隙变窄,髌骨和股骨髁部边缘可有骨质增生。

2.放射性核素骨显像

放射性核素骨显像检查时,侧位显示髌骨局限性放射性浓聚,有早期诊断价值。

3.关节镜检查

关节镜检查可以观察到关节软骨面软骨破坏程度,可以确诊。

(四)诊断标准

1.髌骨下疼痛。

2.髌骨压磨试验和单腿下蹲试验阳性。

3.X 线片辅助检查。

4.放射性核素骨显像可早期诊断。

5.关节镜检查可以确诊。

(五)鉴别诊断

1.半月板损伤

大多数患者有明确膝扭伤史,受伤后,膝关节有剧痛,不能自动伸直,关节肿胀,可有弹响征或交锁征,膝关节间隙处的压痛是半月板损伤的重要依据。

2.髌下脂肪垫劳损

多发生于 30 岁以上,经常爬山、下蹲及步行者。髌下肿胀疼痛,可放射至腘窝及小腿后外侧,关节伸直或劳累时疼痛加重。双侧膝眼处饱满,压痛明显,浮髌试验可呈阳性,病久可见股四头肌萎缩。膝关节过伸时疼痛加重。X 线检查髌骨无明显异常。

三、治疗措施

(一)保守治疗

1.避免能引起疼痛的各种活动,如剧烈活动、过度屈膝、下跪、下蹲。

2.肿胀、疼痛突然加剧时,应行冷敷,48h 后改用湿热敷和理疗。

3.可使用非激素类抗感染止痛药物减轻滑膜炎及缓解疼痛。

4.关节内注射玻璃酸钠(透明质酸钠)可增加关节液的黏稠性和润滑功能,保护关节软骨,促进关节软骨的愈合和再生,缓解疼痛和增加关节活动度。通常每次注射 2mL,每周 1 次,4～5 次为一疗程。

(二)手术治疗

严格非手术治疗无效,或有先天性畸形者可手术治疗。手术目的:①增加髌骨在关节活动过程中的稳定性,如外侧关节囊松解术、股骨外力垫高术等;②刮除髌骨关节软骨上较小的侵蚀病灶,促进修复;③髌骨关节软骨已完全破坏者,有用髌骨切除方法减轻髌股关节骨关节病的发展。近年来,随着微创外科技术的发展,开展了关节镜下手术治疗髌骨软骨软化症,治疗方法包括灌洗、刨削和膝外侧松解等,对病变轻者效果较好,重者较差。

四、预后评价

该病症状早期常不严重,休息或服一般止痛药即可缓解,病变在"隐蔽状态"下不断发展,一旦发展至髌股关节炎阶段,非手术治疗疗效甚微,所以,早期诊治是非常重要的。该病的早期常被医生忽视或误诊,如被简单诊断为"轻度骨质增生"、"生长痛"等。

五、最新进展

"髌骨软骨软化症"这一诊断名词只是对手术中所见髌骨软骨面病变的肤浅的形态学描述,病因则不清楚。目前,多数学者倾向于认为髌骨软化症不是原发病,而是由于各种原因引起的髌股关节的生物力学关系紊乱,造成髌骨半脱位或侧倾,致使髌股关节外侧压力过度集中和磨损,而内侧则缺乏应力刺激,从而导致髌股关节面的软骨水肿、软化,进而碎裂,逐渐发展则出现软骨面"蟹肉"样变,软骨逐渐脱落,软骨下骨质裸露、增生硬化,最终形成髌股关节骨关节炎,其发生、发展和恶化和髌股关节的解剖关系紊乱密切相关。

第十二章 运动系统畸形

第一节 先天性肌性斜颈

先天性肌性斜颈系一侧胸锁乳突肌挛缩所致的头颈部向患侧倾斜的一种先天性畸形。先天性肌性斜颈的发生原因仍不清楚。

一、诊断

1.根据生后两周内出现颈部质硬包块,无红肿热痛,边界清楚,可活动,X线片未见颈椎异常可做出诊断。

2.头斜向患侧,下颌转向健侧。

3.有时在胸锁乳突肌中下 1/3 处可扪及一个椭圆形或梭形包块,基底不固定,可活动。无红肿热痛,质地较硬,至 4 周时可增大到 2cm 左右。6 个月内包块多可自行消失。

4.严重时头面部继发性畸形加重,患侧面部缩小,两眼不在同一平面,下颌向患侧转动受限,胸锁乳突肌挛缩呈条索状。

5.X线片显示颈椎骨质无异常。

二、鉴别诊断

1.先天性颈椎畸形颈部短而粗,活动度减小,常见有颈椎半椎体、颈椎融合(KlippelFeil syndrome)等。

2.颈椎半脱位多为 3～5 岁儿童,咽部炎症后引起颈椎周围软组织充血,突然出现头颈部偏斜,活动受限,颈肌紧张。颈椎开口正侧位片可见颈 1～2 半脱位。

3.眼科疾病患儿由于一侧近视,另一侧远视,可出现头颈部向一侧倾斜。但胸锁乳突肌无挛缩,头颈部旋转无受限。

4.其他颈部椎间盘病变、脊髓空间症、一侧胸锁乳突肌阙如等均可引起头颈部倾斜。

三、治疗

CMT 的治疗包括单纯的临床观察、应用矫形支具、积极的家庭锻炼、轻柔的手法牵引以及各种手术治疗。普遍接受的观点是大于 1 岁的患儿,应外科手术治疗,但是对小于 1 岁的患儿的处理则没有共同接受的标准。

(一)理疗、手法牵张锻炼及支具

这些方法适用于 1 岁以内的婴儿,包括局部热敷、按摩、手法矫治和矫形帽外固定。其中由医生或监护人牵拉患者患侧胸锁乳突肌最为重要,亦称被动牵张锻炼(PSE)。PSE 由 3 个动作构成,即颈部的前屈、左右侧屈和左右旋转。上述 3 种锻炼动作每组依次重复 10 次,每种姿势保持 10s,所有锻炼均在喂养前进行,最高每天达 8 组。教父母促使患儿向患侧主动地旋转下颌,晚上婴儿睡觉后用沙袋保持头部于矫正位。在行 PSE 锻炼时,动作应轻柔,避免使用

暴力。

(二)手术治疗

经过保守治疗后仍遗留头颈倾斜或症状仍持续 1 年以上的 CMT 患者,则应考虑外科手术治疗。这些患者临床表现为颈部旋转障碍及颈部侧屈与健侧相差大于 15°,能触及紧张的胸锁乳突肌条索或肿块。经过手术治疗,大多数患儿预后良好,症状能完全消失。常用的手术方式有三种:

1.锁骨端切断术

在锁骨上约 1cm 做横切口,切开颈阔肌,即见挛缩的锁骨头或胸骨头,根据颈部组织挛缩的范围、部位和程度决定手术方法,如术中首先切断挛缩的锁骨头,相反方向被动旋转头颈部,发现胸骨头有挛缩再予以切断,随后如有肌鞘或颈深筋膜紧张挛缩者,也应松解切断,总之应切断所有允许切断的挛缩组织。手术时切断胸骨端和锁骨端肌肉后,胸锁乳突肌向上回缩,回缩的距离应大于术前测得的挛缩长度,才能达到矫枉过正的目的。

如果小于术前挛缩长度,应进一步切断颈部有挛缩的筋膜、纤维束或前斜角肌,甚至切断胸锁乳突肌的乳突端,直至达到过度矫正为止。该手术适合于 1～3 岁患儿、肌腱挛缩明显或肌肉呈束带状限制颈部活动者。手术后是否要固定视颈部挛缩畸形程度而定,重者可用头颌带或头颈胸石膏固定,1～4 岁畸形轻者,不需固定,待切口愈合后鼓励做相反方向转动。

2.胸锁乳突肌锁骨与乳突头二极切断术

适用于 4～8 岁的儿童、未经治疗或首次手术失败、脸部畸形明显颈部旋转减退者。手术时,在乳突、锁骨各做横切口,分出上、下切口中的肌腱,切除上下各 1cm 使之松弛,横断上下腱鞘而纠正畸形。术后需石膏背心固定头、颈、胸、腹 4～8 周。

3.胸锁乳突肌"z"字形延长术

为了使患者术后颈部外形美观,近年来有些学者采用胸锁乳突肌"z"字形延长术,显露胸锁乳突肌的锁骨端和胸骨端,在锁骨上方横断锁骨端,然后将胸骨端做"z"字形成形。

四、临床路径

1.仔细询问病史。

2.临床体格检查与临床症状较明显,诊断相对简单。

3.注意与其他相关疾病进行鉴别。

4.治疗时可以非手术疗法,也可以手术治疗。5 岁以上患者需要相应整形手术。

5.注意随访。

第二节 先天性马蹄内翻足

先天性马蹄内翻足是一种常见的先天性足部畸形,我国发病率约 1%,男性约为女性的 2 倍,双侧畸形约占一半。病因病理尚不十分清楚,可能为胚胎早期受到内、外因素影响发育异常所致,也可能与胎儿的足在子宫内的位置不正有关。常同时存在足内翻、下垂、前足内收和胫骨内旋畸形。畸形有轻有重,严重者称僵硬型,软组织挛缩严重,足有骨性畸形、关节僵硬,非手术治疗较难奏效,复发率约在30%～60%。非僵硬型者畸形较轻,骨的僵硬不明显,早期非手术治疗效果良好。总之,如能在婴幼儿期及时选择恰当的非手术或手术治疗,坚持长期按摩和康复治疗,治疗优良率可达90%以上。

一、临床表现

出生时即有一侧或双侧足部出现程度不同的马蹄内翻畸形,轻者可用手扳正,重者只能部分扳正,至小儿学走路后,畸形逐渐加重,开始用足尖或足外缘走路,步态不稳,严重者足背着地,负重处产生滑囊和肿胀。

二、诊断要点

(一)临床表现

出生时即可发现一侧或双侧足内翻、下垂,前足内收,跟腱挛缩,胫骨内旋,一般诊断并不困难。

(二)X线摄片

在正位片上正常距骨轴与第一跖骨呈一直线(距骨轴心线),跟骨轴朝向第4、5跖骨(跟骨轴心线),两者的交角,正常为30°,患足约为零度。侧位片上,正常距骨与第一跖骨轴线同在一纵轴线上,患足则两轴线相交成角。患儿3岁以后,舟骨骨化中心出现,正位X线片上可见舟骨向内移位。畸形矫正后则跟距骨恢复正常轴线关系。

三、治疗

先天性马蹄内翻足由于就诊年龄不同,畸形严重程度不同,治疗方法较多,应正确选择手术或非手术治疗。若取手术治疗,术前必须反复检查,仔细设计术式,选择手术种类。术后还需康复治疗,定期随诊,才能获得理想疗效。

(一)非手术治疗

新生儿一经诊断即应被动按摩,手法矫正,胶布固定或支架维持。手法按摩适用于6个月以内婴幼儿,畸形较轻,软组织挛缩不严重者。按摩时先把前足牵拉外展,纠正前足内收;继将足部背伸,跟部外翻,2次/d,每次按摩后用胶布或布带捆绑,或用石膏夹板、热塑夹板固定在矫正位。每2～3个月需调整夹板或支架1次,一般需坚持手法按摩和夹板或支架固定1～3年,以防止畸形复发。

(二)手术治疗

1.对畸形严重、软组织挛缩明显、年龄在6个月至1岁的幼儿,应做跟腱延长、胫前肌外移至第三楔状骨的手术,术后石膏固定4周,拆石膏后手法按摩,局部理疗。

2.1～5岁患者,除做跟腱延长外,常需做踝关节和距下关节后关节囊松解,切开第一跖蹬关节囊,胫前肌外移以平衡肌力。对于前足严重内收的儿童,除内侧关节囊切开松解外,还可考虑骰骨楔形截骨术,术后石膏固定4周,去石膏后应理疗按摩和康复锻炼。

3.5岁以上儿童多已继发较明显的骨性畸形,常需做骨性手术。骨性手术可视畸形情况酌情选用跟骨、距舟关节融合术,1～5跖骨底截骨术,跟骨外侧楔形截骨术纠正跟骨内翻;选用距骨外侧楔形截骨术纠正距骨旋转畸形。

4.12岁以上儿童可采用三关节融合术,术后小腿石膏管型固定3个月。

四、注意事项

1.先天性马蹄内翻足应早期发现,早期治疗,在婴幼儿期尽量采用手法按摩纠正。

2.对于用胶布、石膏或垫塑板外固定矫形时,应随时观察患儿的局部皮肤及血运,随时调整捆扎术的紧度,避免造成皮肤压疮或因捆扎过紧造成缺血性坏死。

第三节　先天性髋关节脱位

先天性髋关节脱位(CDH)是一种并不少见的先天性畸形。随着研究的不断深入,越来越多的人认为该病除了先天因素之外,后天的因素也起着重要作用,而且是可以预防的。

一、病因

发病原因迄今不十分清楚。发病女男比例为 6∶1,可能与内分泌因素有关。约 20％患儿有家族史,说明有一定的遗传因素。发病与胎位有关,经临床统计臀位产发病率最高。其他还有生活习惯和环境因素,如寒带习惯行双下肢捆绑婴儿的地区发病明显增高。另外,原发性髋臼发育不良及关节韧带松弛症是髋关节脱位发病的重要原因。

二、病理变化

原发性病理变化包括:髋臼、髋臼前、上、后缘发育不良,平坦,变浅,其中脂肪组织、圆韧带充塞其中。最终脱位的股骨头压迫髂骨翼出现凹陷,假臼形成。股骨头:股骨头骨髓出现迟缓,发育较小,随着时间的推移股骨头失去球形而变得不规则。股骨颈:变短变粗,前倾角加大。盂唇:在胚胎发育至 7～8 周时,间质细胞分化形成关节囊和盂缘,当受到任何刺激均可使正常间质停止吸收出现盂唇。盂唇在盂缘上方常与关节圆韧带连成一片,有时呈内翻内卷状影响股骨头复位。圆韧带:改变不一,有的可拉长、增粗、增厚,有些病例部分消失或全部消失。关节囊松弛,随股骨头下移而拉长、增厚,关节前方髂腰肌经过处出现压迹严重呈葫芦状,妨碍股骨头复位。

继发性病理改变:骨盆:单侧脱位骨盆倾斜。双侧脱位骨盆较垂直,前倾。脊柱:由于骨盆倾斜出现代偿性脊柱侧弯。双侧脱位由于骨盆的垂直,腰生理前凸加大,臀部后凸肌肉与筋膜随着股骨头的上移脱位,内收肌、髂腰肌紧张,臀肌、阔筋膜张肌的不同程度挛缩所致。

三、临床表现和诊断

(一)症状与体征

新生儿和婴幼儿(站立前期)临床症状不明显,若出现下述症状则提示有髋脱位的可能:①单侧脱位者大腿,臀以及脑窝的皮肤皱褶不对称患侧下肢短缩且轻度外旋;②股动脉搏动减弱;③屈髋 90°外展受限;④牵动患侧下肢时有弹响声或弹响感。下列检查有助于诊断:

1.Allis 征

平卧位双髋屈曲 90°,双腿并拢对齐,患侧膝关节低于健侧。

2.Ortolni 征(弹入试验)

患儿平卧,屈膝,屈髋各 90°,当外展至一定角度后突然弹跳为阳性。

3.Barlow(弹出)试验

患儿仰卧位,屈髋屈膝逐步内收髋关节,检查者用拇指向外、后推压,听到弹响声或感到弹跳(股骨头自髋臼脱出);当解除推压力时,复现弹跳(股骨头自然弹回髋臼内),即为阳性。阳性结果表示髋关节不稳定,有可能脱位。

4.外展试验

大于三个月的婴儿两髋,两膝各屈 90°,外展髋可达 70°～80°。如果外展受限在 70°以内时应疑有髋关节脱位。

脱位期上述 Biarlow 征、Ortolani 征均成阳性、Allois 征及外展试验仍为阳性。除此以外还需检查:①跛行步态,单侧脱位时跛行,双侧脱位表现为"鸭步",臀部明显突出;②Nelaton 线,髂前上棘与坐骨结节连线正常通过大转子顶点称为 Nelaton 线,脱位时大转子在此线之上;③Trendelenburg 试验:嘱患儿单腿站立,另一腿尽量屈髋屈膝,使足离地。正常时对侧骨盆上升,脱位后股骨头不能托住髋臼臀中肌无力,使对侧骨盆下降,从背后观察尤为清楚,称为 Trendelenburg 征。阳性是髋关节不稳的体征。

(二)X 线检查

髋关节脱位患儿股骨头骨化中心出现较正常晚,先天性髋关节脱位在 X 线照片上,可见股骨头向外上方脱位,髋臼发育差。一般在骨盆正位 X 线片上划定几条连线有助于诊断。

1.Perkin 象限

当股骨头骨髓核骨化出现后可利用 Perkin 象限,即两侧髋臼中心连一直线称为 H 线再从髋臼外缘向 H 线;作一垂线把髋关节划分为四个象限,正常股骨头骨髓位于内下象限内。若在外下象限为半脱位在外上象限内为全脱位。

2.髋臼指数

从髋臼外缘向髋臼中心连线 H 线相交所形成的锐角,称为髋臼指数,其正常值为 20～25°,当小儿步行后此角逐年减小,直到 12 岁时基本恒定于 15°左右。髋脱位则明显增大,甚至在 30°以上。

3.CE 角

称中心边缘角,即股骨头中心点 C 到髋臼顶的外缘 E 点引一直线,再自 E 点作一对直线的垂线,两线所构成的角即 CE 角。其意义是检测髋臼与股骨头相对的位置,对判断髋臼发育不良,半脱位有价值。正常为 20°以上。

4.Shenton 线

即股骨颈内缘与闭孔上缘的连续线。正常情况下为平滑的抛物线,脱位者此线中断。

5.Sharp 角

该角对 Y 字形软骨闭合后检测髋臼发育不良有意义,它不是诊断髋脱位的一项指标,而是随访判定髋臼发育情况的指标。即两侧下端的连线与髋臼顶端连线所形成的夹角。

四、鉴别诊断

(一)先天性踝内翻畸形

正常值男为 32°～44.5°,女为 34.5°～47.5°。同样有跛行,患肢短缩,屈髋自如,外展受限。X 线片显示颈干角小,Allis 征(+),Treudelenburg 征(+),股骨头内下方近颈部可见三角形骨块。

(二)病理性髋脱位

常有新生儿期髋部感染史,X线片示股骨头骨骺阙如,但髋臼指数正常。

(三)麻痹或痉挛性脱位

前者多为婴儿麻痹后遗症,存在部分肢体瘫痪,有明显肌萎缩,肌力低,X线片"半脱位",一般容易鉴别。后者多为早产婴儿或出生后窒息者及有脑病史者,出现半身瘫或截瘫的上神经元损伤的表现。

五、治疗

对于先天性髋关节脱位的治疗应强调早期诊断、早期治疗,婴儿期的治疗效果最佳,年龄越大,效果越差。一般认为2~3岁后治疗,即使非常成功,于35岁以后,都将发生髋关节痛,因此,大多数学者强调要对新生儿进行普查,是获得痊愈的重要措施。典型的先天性髋脱位,若能早期正确治疗,在正常功能刺激下,发展成正常髋关节可能性很大。在3岁以内治疗者,有很高的治愈率,随着年龄的增长,股骨头和髋臼的骨性成分增加,可塑性减少,病理变化加重,虽经正确治疗,功能难于达到正常。

治疗方法有闭合复位+支架,闭合复位+蛙式石膏;闭合复位+旋转截骨纠正前倾角;切开复位,并根据不同情况附加髋臼再造和各种截骨术。具体治疗原则如下:

(一)出生至2个月

不需牵引和麻醉,可屈曲双髋至90°,而后逐步外展,将拇指置于大粗隆外向前内方推压即可使其复位。复位时切忌暴力,如复位成功后可用支架固定于髋关节屈曲90°,外展70°,固定时间约为2~3个月,视复位时的年龄而定。支架应于摄片检查后再定拆除时间。支架的种类很多,有外展尿枕、Begg塑料支架等。以上两种支架在换尿布时必须打开,比较麻烦,目前较少应用。Barlow支架和Rosen支架效果确实,但对皮肤有压迫,容易造成疼痛及压疮,并有发生股骨头缺血性坏死的可能。Pavlik支架可避免暴力引起缺血性坏死的并发症,它利用双下肢屈曲90°时,双下肢本身的重量而达到外展,使其自然复位和维持复位位置,对髋关节的发育和塑形均有利,并有一定的髋关节活动范围。其缺点是支架由帆布做成,比较硬,肩胸部如果包扎过紧,影响呼吸,过松容易滑脱,影响治疗。

(二)3个月以上,2~3岁以下

这组病例因脱位时间长,髋周的软组织有不同程度的挛缩,因而在复位之前,先做牵引,一般不超过2周。如有肌肉挛缩比较明显者,必须在复位前做松解,如内收肌切断、髂腰肌延长等,而后经床旁X线片证实,股骨头的位置已与髋臼水平时,在全身麻醉下用手术复位。如复位后,位置满意,则应用蛙式石膏固定。为了适应小儿生长发育需要,每2~3个月更换石膏1次,每次均需摄X线片以证实股骨头在髋臼内的位置。如发现更换石膏后又脱位者,必须再行复位。每次更换石膏使大腿逐步内收,直到髋臼发育正常后,才能拆除石膏固定。如果复位失败,则应考虑髋臼内有脂肪纤维组织增生、圆韧带肥厚、哑铃状关节囊等情况存在,阻碍股骨头进入髋臼,因而需做切开复位。

(三)3岁以上至8岁

该组病例脱位时间长,软组织挛缩更为明显,髋臼发育更差,往往小而浅,而且臼底有大量脂肪纤维组织存在,手法复位极为困难,因而绝大多数需做切开复位。但在切开复位前必须做牵引2～3周,直至股骨头牵引到髋臼平面,才能行手术治疗,如不能牵到髋臼平面,则说明软组织挛缩明显,如果这时做切开复位,股骨头缺血性坏死的可能性很大,因而必须先做软组织松解,再做牵引。切开复位后,根据不同情况选择行其他附加手术有以下几种:

1.股骨头加盖手术

一般适用于半脱位患儿,髋臼发育差,股骨头不能完全被盖住。这类手术主要有三种:

(1)骨盆截骨术(Salter手术):手术前必须要有良好的复位,如手法复位有困难,手术时还需行切开复位,而后进行骨盆截骨,手术中必须将下截骨片向前下方拉,以增加股骨头的覆盖面和髋关节的稳定性。

(2)骨盆内移截骨术(Chiari骨盆截骨):这种手术必须在牵引床上进行,并配有X线监视,定位要正确,关节囊的附着点要辨认清楚,手术中有时会损伤坐骨神经,手术中的污染机会亦多,因而目前采用这种方法比较少用。

(3)关节囊周围截骨术(Pemberton手术):该手术使髋臼上部向前,外侧折转,增加其覆盖面。在髂骨上取骨片嵌入撬开的截骨处,稳定髋臼的重建。术后石膏固定。

2.Zahradnick手术

先做切开复位,加深髋臼。复位后,由于股骨颈前倾角大,因而下肢在极度内旋位时才能得到复位,因而必须在粗隆下做旋转截骨,而后用钢板螺丝钉固定,手术后石膏固定,4～6周后拆除前半石膏,锻炼髋关节屈伸功能,夜间继续固定。X线检查截骨处愈合即可下床进行功能锻炼。对于8岁以上的儿童,一般行切开复位均有困难,而且并发症多,故一般不做切开复位,而应用一些保守的以稳定髋关节为目的的手术,如髋臼植骨加盖术、股骨口端截骨术。近年来,应用缩短股骨的方法再做切开复位,短期疗效尚可。

先天性髋关节脱位治疗后出现的并发症大多由手法粗暴、牵引不够、手术指征未掌握、未弄清阻碍复位因素和固定不当等原因所导致。多数可以避免。

3.常见并发症

(1)再脱位:常因阻碍复位因素未消除。X线检查出现假象,换石膏时不小心,前倾角过大或髋臼发育不良,因而即使复位后,还是较易再脱位。

(2)股骨头缺血性坏死:这类并发症主要是由于手法粗暴或手术创伤过大,损伤了股骨头的血供;固定时强力极度外展;复位前牵引不够或内收肌、髂腰肌未松解,复位后股骨头受压过度等所致,还有一些原因不明。

(3)髋关节骨关节病:是晚期的并发症,一般在年龄较大患儿手术后,待到成年后往往较难避免有此类并发症出现。

(4)股骨头骨髓分离、股骨上段骨折、坐骨神经损伤等,这些均由牵引不足,复位时使用暴力或麻醉太浅等原因引起,一般均可避免。

第四节 先天性高肩胛症

一、概述

该病为较少见的一种先天性畸形。特征是肩胛骨处于较高的位置,患侧肩关节高于健侧,患肢上臂上举活动受限,可同时合并有肋骨、颈、胸椎的畸形。

二、诊断

1.临床表现主要为患儿在1岁之后即能发现患肩增高,即是指呈耸肩短颈的外形,肩关节外展上举功能明显受限,患肢肩胛带肌肉不发达,年龄稍大的患者可合并脊柱及胸廓畸形,肩胛骨发育小,下角升高,上下径变短,横径变宽。

2.肩关节的外展上举受限,与肩胛骨的部位及发育畸形有关。如:①肩胛带的高度超过胸廓高度,内上角甚至向前弯曲。②肩胛骨的内侧缘紧靠椎体棘突。③肩胛骨折。④肩胛骨周围诸肌的异常。

3.X线表现可见患侧肩胛骨发育较小,下角升高,上界可超过胸廓高度,肩胛骨的腋缘与脊柱缘之间(横径)宽度增加,下角转向腋部,内上缘转向脊柱,可见肩胛骨与脊柱有骨桥相连以及其他的胸颈椎及肋骨畸形。

4.功能障碍取决于畸形的程度,根据畸形程度分成四级。一级:畸形不明显,两肩在同一水平线上,穿衣后外观近于正常。二级:畸形较轻,两肩接近同一水平,但穿衣后可以看出畸形,颈蹼处可见隆起肿块。三级:中等度畸形,患肩关节可高于对侧2～5cm,畸形则很容易看出。四级:严重畸形,患肩很高,肩胛骨内上角几乎与枕骨相抵,有时常合并有短颈畸形。

三、鉴别诊断

本病临床表现与体格检查后较容易确诊,注意与脊柱侧凸时肩胛骨位置异常表现相鉴别。

四、治疗措施

1.畸形不严重、功能障碍不显著者,不考虑手术治疗,可做些被动和主动的上肢活动,如外展、上举、下压及内收,伸展牵引短缩的肌肉,改善和增进肩的外展和上举功能。

2.手术治疗适用于畸形严重,功能障碍明显的患儿。手术原则是松解肩胛骨周围软组织,使肩胛骨下降至正常位置,切除阻碍肩胛骨下降的骨性、肌性连接,应注意避免血管、神经损伤。

3.几种常用的手术方法:肩胛骨内上部的肩椎骨桥切除术、肩胛骨大部分切除术、肩胛骨下移固定术等。

五、临床路径

1.本病是儿童较少见的一种先天性畸形。

2.根据临床表现及体格检查,进行诊断。

3.完善相关检查,如X线、活动度等。

4.早期畸形不严重、功能障碍不显著者采用保守对症治疗,晚期进行手术矫形。

5.注意随访治疗。

第五节　拇外翻

一、概述

拇外翻是指第一跖骨内翻,拇趾过度斜向外侧的一种畸形。拇趾在纵轴上向外略有旋转畸形,称为第一跖骨内翻。第一、二跖骨间夹角增大,跖拇关节轻度半脱位。拇外翻严重时,第二趾可被拇趾挤向背侧,形成锤状指,足掌前部增宽,足的负重点发生改变,足部常感疲劳。患者在拇外翻形成后难以自行矫正,局部疼痛逐渐加重,行走困难。有的患者的第一跖骨头在足内侧形成一骨赘,因长期受鞋帮的摩擦,局部皮肤增厚,严重时红肿发炎,称为"拇囊炎",引起疼痛、影响行走等症状。此类畸形多见于女性。

二、病因

1.遗传史:家族中发病率较高,约一半患者发病与遗传有关。

2.外力作用:经常穿尖头鞋或高跟鞋站立过久、行走过多,是拇外翻发病的另一原因。尖头鞋的前部成三角形,高跟站立,重力促使足前部强塞入这一窄小的三角形区域内,拇趾被迫外翻并略外旋,小趾内翻略内旋,中间三趾的跖趾关节过度背伸,近端趾间关节过度屈曲与远端趾间关节过度伸直。鞋跟愈高,跖趾关节的背伸愈为明显。再者,拇长伸肌由于无腱鞘,容易滑脱至拇趾外侧,产生弓弦作用,加剧拇外翻畸形。

3.女性患者多见,多在青年时期形成。男女之比为 1：10。

4.足部缺陷:最常见的导致发生拇外翻的解剖结构缺陷有:

(1)原发性跖骨内翻畸形。

(2)第一跖骨及其连接的趾骨活动度增多。

(3)纵弓及横弓下塌。

三、诊断

(一)临床症状与体征

疼痛是拇外翻的主要症状。拇趾外翻,跖趾关节内侧发生拇囊炎而引起疼痛。但是,畸形与疼痛并不呈正比,另外,第二、三趾锤状趾及胼胝,也是产生症状的重要体征。

(二)X 线正位摄片

可发现第一跖趾关节半脱位,第一跖骨向内倾斜,拇趾向外倾斜,两骨中轴线夹角＞20°,即可诊断本病。晚期患者可发现第一跖趾关节退行性改变,有明显的骨关节炎表现。

四、预防和治疗

(一)非手术治疗

对于早期或者轻度的拇趾外翻、疼痛症状较轻的患者,可以采用非手术疗法,包括按摩、扳动拇趾向足内侧、在沙土地赤足行走、锻炼足肌、热敷和休息等。轻度拇外翻可在第一、二趾间夹棉垫,夜间在拇趾内侧缚一直夹板,使拇趾逐渐变直。还可以在左右第一趾上套皮筋带做左右相反方向的牵引动作,每天 4 次,每次 5～10 分钟。或者将橡皮筋套在所有脚趾上,然后脚趾做分离动作。如果患者同时患有脚垫、扁平足或跟痛症等疾病,还可以同时使用跖骨垫、平足垫或跟骨垫。在选择鞋的时候以鞋头平宽的为好,鞋跟不宜太高。

(二)手术治疗

畸形和疼痛较重、影响生活质量者,可以考虑手术治疗。临床上最常用的手术方式有六七种,分为软组织手术、骨性手术以及骨和软组织联合矫正手术三类。

1.软组织手术

一般选择改良 Mc Bride 手术,即切除内侧增生骨赘、切断内收肌腱、紧缩缝合内侧的跖趾关节囊等。

2.骨性手术

(1)Keller 手术该手术是截除近节趾骨近端 1/3～1/2,再用骨刀切除跖骨头内侧骨赘,一般适用于有跖趾关节炎、外翻严重、年龄较大的患者。

(2)Chevron 手术:在跖骨头颈部,即跖骨头中点远端 2mm 截骨,截骨角度约 55°,后将远侧骨块向外侧推动宽度的 1/3,用克氏针斜穿固定,再将近端突出骨块去除。一般适用于有症状的轻中度拇外翻畸形、不伴有明显骨关节炎的患者,也适用于单纯滑囊切除和内侧关节囊紧缩后效果不理想的患者。

(3)Akin 手术:将第一跖骨头内侧隆起切除和拇趾近节趾骨内侧楔形截骨矫正拇外翻,必要时可做外侧关节囊的松解手术。适用于由于跖趾关节位置满意、跖间角不大、拇外翻是由于拇趾趾间关节畸形而引起疼痛的患者。

(4)小切口手术:切口较小,切除内侧增生骨赘,将跖骨远端闭合截骨,再向外侧推一个骨皮质的距离,跖骨头向跖侧移位约半个皮质距离,术后通过纱布包扎进行固定,需定期复查 X线片,以便调整位置。不适用于远侧关节角大以及有跖趾关节骨关节炎的患者。

(5)骨和软组织联合矫正手术:方法如下远端用 Mc Bride＋跖骨近端截骨手术,近端截骨一般用新月形,跖骨不缩短,但需要内固定。临床实践发现远端软组织手术平均矫正拇外翻角 17°,跖间角 5°左右,如加上近端截骨可使拇外翻角减小 30°,跖间角改变 8～11°。

第六节　平足症

平足症又称扁平足,是因正常足弓低平引起的足部畸形。病因可能是先天性或后天性因素所致,必须针对病因进行治疗。

一、分类

(一)先天性平足症

出生后即有足骨、肌肉和韧带先天性缺陷,如舟骨结节增大、副舟骨、第一跖骨缩短、垂直距骨、跟距桥。足的内在肌或外在肌发育缺陷或肌腱止点变异。足的跟舟韧带、跖侧长短韧带、跖腱膜弹性薄弱等因素,可引起平足症。

(二)后天性平足症

1.外伤如足部骨折、软组织损伤所致。

2.其他疾病如脊髓前角灰质炎、大脑瘫、化脓性感染、类风湿性关节炎、足部肌肉萎缩均可继发畸形。

3.过度肥胖、过分负重、长期穿高跟鞋等引起。

4.痉挛性平足症常因外伤、炎症或原有足部先天性畸形的基础上诱发腓骨长肌痉挛,引起平足症。

二、临床表现

临床表现一般无症状,远行或负重过多后有足部和小腿酸胀痛,休息后好转。

三、诊断要点

舟骨结节向内突出,有的有压痛。足弓塌陷,前足外展,跟部外翻,内踝突出,外踝缩小,跟腱止点外移。足印显示足的腰部和跟部变宽。痉挛性平足症表现腓骨长肌痉挛,肌腱隆起紧张,足底外翻,足部严重疼痛,步行困难。

X线足部正位片显示楔状骨和跖骨内移;侧位片显示前足背伸,距骨头下垂。

四、治疗

(一)手法矫正

1.在婴幼儿期应尽早手法矫正,先将前足跖屈、内翻,然后取屈膝位石膏固定病足在内翻位,直至畸形矫正。

2.痉挛性平足症应及时在全麻下用手法按摩,再把患足置于内翻、内收位,用石膏固定4～6周。拆石膏行理疗、热敷,穿矫形鞋或用平足症鞋垫。

(二)手术治疗

1.若伴有垂直距骨、副舟骨、跟距桥、舟骨结节肥大,则需做相应的手术才能矫正平足症。

2.对于病程较长,已有骨性畸形,关节僵硬,步行长期疼痛的患者,年龄达 12 岁以上者可考虑做三关节融合术。

(三)康复治疗

不论是手法按摩或手术矫治,均应进行康复治疗,以增强足部内在肌和外在肌肌力。方法如下站立位双足着地,足跟离地,足趾抓屈,足底外侧着地,做足部肌肉锻炼和外纵弓负重锻炼。

五、注意事项

平足重在预防,有遗传倾向者应经常用足底外缘练习走路,早期足部各关节尚未失去弹性时,体疗法可奏效,具体方法:①用足趾行走;②作屈趾运动,如足趾捡物,或使足围绕一抗力作屈曲运动;③提足外旋运动,穿用平足鞋垫或平足矫形鞋。矫形鞋要求鞋跟及鞋腰要窄,鞋缘要紧。鞋跟外侧恰在外踝前缘。内侧要延长到距舟关节,并垫高 3～6mm,目的是使足内翻,矫正跟骨外翻,并将距骨头托起防止下陷。

第七节 脊柱侧弯

脊柱侧弯(scoliosis)是指脊柱的侧向弯曲畸形。它是症状,而不是单一性疾病。

一、病因

许多因素可引起脊柱侧弯,大体有:

(一)先天性因素

如先天性半椎体、椎体阙如、楔形椎体等。

(二)后天性因素

如姿势性、癔症性、神经肌肉性、外伤性、瘢痕性、代偿性脊柱侧弯等。

(三)特发性因素

即病因不明,约占脊柱侧弯的 70%～80%。

二、病理

脊柱侧弯的病因虽然多种多样,但病理变化却基本相似。侧弯多发生于脊柱的胸段和胸腰段,首先出现的某一部位弯曲称为原发性曲线,也称主要曲线。原发曲线的上下可出现相反方向的曲线,称继发性曲线,也称代偿性曲线或次要曲线。在弯曲曲线范围内的椎间隙总是凹侧变窄,凸侧变宽,顶端最凸处最宽。脊柱侧弯除先天性侧弯外,早期均为功能性,即畸形呈可逆性。但若得不到有效治疗,则可进展为结构性脊柱侧弯,椎体已有楔形变,畸形呈不可逆性。在脊柱侧弯代偿期,原发曲线的角度应与上、下两继发曲线角度之和相等。至代偿期,即严重的脊柱侧弯,原发曲线角度可大于上、下两继发曲线角度之和,造成躯干的扭曲畸形。结构性脊柱侧弯时,脊柱还有旋转畸形,致使脊柱凸侧的肋骨向后突出,胸廓畸形,肋骨角的角度增大,可大于 90°,使后胸壁形成一条嵴状隆起,有如老式剃须刀,故称剃刀背畸形。脊柱侧弯与胸廓畸形可使胸腔容量变小、活动受限、发育不良,从而影响心肺功能,严重者亦可影响腹腔脏器,畸形越严重对脏器及其功能的影响越大。

三、检查及诊断

因脊柱侧弯多属特发性,故体格检查显得很重要。主要方法有:①直立位检查:当脊柱侧弯时,棘突偏离中线,形成"C"或"S"形曲线,从颈棘突或枕外隆突挂一铅锤线,它不与棘突和臀裂相重合,应记录偏离最远的棘突和臀裂的距离。②脊柱前屈位检查:患者站立,两足并拢,两膝完全伸直,脊柱向前屈至 90°,两上肢自然下垂。检查者坐于患者身后,从水平位观察背部。若脊柱有侧弯,凸侧背部将高于凹侧。此法可显露于直立位时不能检查出来的轻微畸形。③骨盆检查:用手摸于两髂嵴上,看其是否在同一水平上,骨盆有否倾斜。若有骨盆倾斜,在低的一侧足底垫木块使两髂嵴恢复至同一水平位,若脊柱侧弯消失,说明这种侧弯是由下肢不等长造成的非结构性侧弯。明显的脊柱侧弯,体格检查即能确诊。但是 X 线检查不可缺少,它可以测定侧弯的角度和排除脊椎结核、肿瘤、类风湿关节炎等疾病。拍 X 线片时应包括直立位的脊柱正、侧位和卧位的左、右侧屈位。在 X 线片上测定角度,常用的方法有两种:①Cobb 法:确定中立位椎体后,于上端中立位椎体的上缘和下端中立位椎体的下缘各画一条延长线,此两线的垂直线相交的角即为侧弯角度。这是最常用的测量方法。②Ferguson 法：确定中立位椎体和顶椎(即侧凸顶端的椎体)，在此三个椎体上，各画两对角线，其相交点即为椎体中心，将此三点连接起来成两条交叉线，交叉角度即为侧弯角度。

另外，还可采用背部云纹摄像法进行检查，来判断脊柱侧弯的程度。根据病变、体格检查、X 线检查等可以明确诊断脊柱侧弯。

四、鉴别诊断

脊柱侧弯是一种症状，诊断较容易，但应鉴别是属于哪种类型的脊柱侧弯，如：先天性脊柱侧弯、后天性脊柱侧弯或是病因不明的特发性脊柱侧弯。

五、治疗

脊柱侧弯应尽早治疗，方法有：

(一)非手术疗法

采取正确的坐姿以及体操疗法、支具疗法、电刺激疗法、腰背肌、腹肌、髂肌以及肩部肌锻炼，这些疗法的目的在于纠正姿势性侧弯，增强肌力，增加脊柱的活动度，控制脊柱畸形的恶化。

(二)手术疗法

经保守治疗无效，脊柱侧弯明显，且进行性加重者，需手术治疗，一般来说，侧弯 45°以上就可考虑手术矫正。

1.脊柱植骨融合术

用自体骨或异体骨植入侧弯椎体的后侧，使脊柱融合以维持脊柱稳定，保持已矫正的位置。

2.脊柱特殊器械矫形术

(1)Harrington 器械矫形术：即在脊柱侧弯凹侧用支持棒，在凸侧用压缩棒，以达到脊柱矫形及稳定。脊柱两端上下 Harrington 支持钩都应置于侧弯两端中立体椎体上，上钩置于胸椎关节突，下钩置于下方椎体椎板上。现在这种术式逐渐被其他术式替代或被加以改进，如单用凹侧支持棒及使用胸椎椎弓根钩代替上钩，以减少脱钩、断棒等并发症的发生。

(2)节段性脊柱器械矫形(Luque)：Luque，首先创用，其特点是在脊柱矫形区内的多个椎体节段上，用钢丝通过椎板下或棘突基底部将矫形棒固定于椎体上进行脊柱矫形。Luque 棒和记忆合金棒均属于节段性脊柱器械，术后不需石膏床外固定，卧床 6 周后可下地，但操作复杂，风险大。

(3)Zelke 器械矫形术：系由前方入路显露椎板凸侧，对侧弯椎体凸侧进行加压，以缩短凸侧长度来达到矫形目的一种器械。器械由不同长度的四枚椎体螺钉及螺纹杆组成，术中需切除矫正段椎间盘，以缩短凸侧长度。

(4)Dywer 器械矫形术：与 Zelke 器械相似，不同之处在于用钢丝绳代替螺纹杆，以起到椎体间加压作用。

(5)C-D手术：1987 年由法国医生 Cotrel 及工程师 Dubousset 研制成功。该系统是将两根具有宝石粗糙面的金属棒，用多个钩子固定于两侧椎板上，并用两个横向牵引装置横向牵拉组成一个长方形的强有力的三维固定装置。术后不需石膏外固定。

目前脊柱侧弯矫形手术方法多样，常常几种术式和器械联合应用，以达到最佳的矫形效果。

第十三章 老年脊柱疾病

第一节 老年脊柱骨质疏松的内科治疗

骨质疏松症是一种以骨量降低、骨微结构破坏,导致骨脆性增加,易发生骨折为特征的全身性骨病。骨质疏松骨折的发生与骨强度下降有关,而骨强度由骨密度和骨质量决定。由于目前尚缺乏较理想的骨强度直接测量或评估方法,临床上采用骨密度测量作为诊断骨质疏松症的最佳定量指标。世界卫生组织(WHO)定义的骨质疏松症的诊断标准:DXA 测定骨密度值低于同性别、同种族正常成年人的骨峰值≥2.5 个标准差(t≤−2.5)为骨质疏松。骨密度降低程度符合骨质疏松诊断标准同时伴有脆性骨折为严重骨质疏松。

由于人类寿命延长和老龄化社会的到来,骨质疏松症已成为全球严重的公共卫生问题。目前,我国 60 岁以上老龄人口估计有 1.73 亿,是世界上老龄人口绝对数量最多的国家.2003−2006 年一次全国性大规模流行病学调查显示,50 岁以上人群以椎体和股骨颈骨密度值为基础的骨质疏松症总患病率中女性为 20.7%,男性为 14.4%。>60 岁人群中骨质疏松症的患病率明显增高,女性尤为突出。据调查,估算全国 2006 年在>50 岁人群中约有 6944 万人患有骨质疏松症,约 2.1 亿人存在低骨量。骨质疏松症是一种常见却又十分隐匿的疾病,常常发生了脆性骨折后才如梦初醒。发生脆性骨折常见的部位是脊椎、髋部和前臂远端。北京等地区基于影像学的流行病学调查发现,>50 岁女性脊椎骨折的患病率为 15%,相当于每 7 例>50 岁女性中就有 1 例发生过脊椎骨折。脊柱骨质疏松骨折的发生,预示着全身骨强度明显降低,新的脊柱骨折或非脊柱骨折的危险性明显增加。脊椎骨折的常见症状,腰背痛、身高缩短和脊柱畸形易引起生活质量下降,出现各种并发症时,可致残或致死。

然而,临床医师对于接受初级保健护理的椎体骨折患者,经常不做骨质疏松症的诊断,从而错过了最佳的防治机会。Neuner 等研究报道显示,在椎体骨质疏松骨折的受试者中,仅有38%(女性 46%和男性 19%)的患者通过常规 X 线检查被诊断为骨质疏松症,只有 32%的患者接受了抗骨质疏松症的药物治疗。因此,临床医师应强化骨质疏松的防治意识,重视对高危患者的筛查及骨质疏松的药物治疗,重视初次骨折的预防和再次骨折的发生。

一、分类、病因及病理生理

(一)分类

骨质疏松症分为原发性和继发性两大类。

1.原发性骨质疏松症

又分为绝经后骨质疏松症、老年性骨质疏松症和特发性骨质疏松症 3 类:绝经后骨质疏松症一般发生在女性绝经后 5~10 年;老年骨质疏松症一般指 70 岁以后发生的骨质疏松症。

2.继发性骨质疏松症

指由任何影响骨代谢的疾病和(或)药物导致的骨质疏松。

(二)病因

1.内分泌因素

老年人由于性腺功能减退,合成代谢类固醇(雌激素、雄激素)的生成减少,影响蛋白质的合成,使骨基质形成不足,继而出现骨质疏松。绝经后女性最容易发生骨质疏松,其主要是由于卵巢功能减退,雌激素水平下降所致。雌激素具有促进降钙素分泌、抑制破骨细胞、刺激成骨细胞的作用,雌激素缺乏,一方面使破骨细胞过度活跃,骨吸收大于骨形成,影响骨胶原的成熟、转换和骨矿化;另一方面抑制甲状旁腺素(PTH)分泌,使肾 25 羟 1α 羟化酶的活化发生障碍,造成 1,25(OH)$_2$D$_3$ 合成减少,肠钙吸收减少造成负钙平衡,骨矿含量减少,导致骨质疏松症。糖皮质激素包括内源性分泌过多,如库欣综合征及药物治疗持续＞1 年,最终将产生骨量减少。

2.营养因素

钙摄入减少、吸收不良、排出增加是造成负钙平衡的主要原因。长期蛋白质营养缺乏,造成血浆蛋白降低,其骨基质蛋白合成不足,新骨生成相对较少,如果同时再有钙缺乏,骨质疏松就会加快出现。维生素 C 是骨基质羟脯氨酸合成不可缺少的,若缺乏即可使骨基质合成减少。饮酒可减少钙的摄入,增加尿钙的排泄,咖啡因摄入过多也可使尿钙及内源性粪钙丢失。

3.失用因素

各种原因的失用,如石膏固定、瘫痪或严重关节炎,由于不活动、不负重,对骨骼的机械刺激减少,成骨细胞活性减弱,而破骨细胞活性相对增强。卧床较久的患者、其尿钙和粪钙亦明显增加,产生负钙平衡,故发生骨质疏松。

4.遗传、免疫因素

调查发现,无论是男性还是女性,同年龄段中白种人和黄种人患骨质疏松的危险高于黑种人。另外,还有一些属于遗传,免疫性骨代谢疾病(如成骨不全症、高胱氨酸尿症、类风湿关节炎,系统性红斑狼疮等),均可引起不同程度的骨量减少,甚至产生骨质疏松症。绝经后女性有家族性骨折史者则发病率较高。

(三)病理生理

老年人骨量等于 18～25 岁正常年轻人所测得的峰值骨量减去增龄性丢失的骨量。峰值骨量主要由遗传因素决定,但营养,内分泌状态、生活方式和健康状况等对骨峰值也有明显影响。正常成熟骨的代谢主要以骨重建形式进行,在调节激素和局部细胞因子等的协调作用下,骨组织不断吸收旧骨,生长新骨,如此周而复始地循环进行,形成了体内骨转换的相对稳定状态。骨重建的平衡失调常发生于绝经期和老龄人群,一旦骨重建过程出现平衡失调,骨的净吸收增加导致骨量的丢失,进而出现骨质疏松的发生。在绝经期,骨重建的速率增加加剧了骨重建的平衡失调,骨量的大量丢失导致骨代谢疾病的发生和骨折风险的增加。

二、临床表现及辅助检查

(一)临床表现

1.疼痛

腰背痛是脊柱骨质疏松症最常见的临床表现,占疼痛患者中的 70%～80%。疼痛沿脊柱向两侧扩散,仰卧位或坐位时疼痛减轻,直立、后伸或久立、久坐时疼痛加剧,日间疼痛轻,夜间和清晨醒来时加重,弯腰、肌肉运动、咳嗽、排便用力时加重。一般骨量丢失12%以上时即可出现骨痛。老年骨质疏松症时,椎体骨小梁萎缩、骨量减少,椎体压缩变形,腰背肌为了纠正脊柱前屈,加倍收缩,肌肉疲劳甚至痉挛,产生疼痛。新近胸腰椎脆性骨折,亦可产生急性疼痛,相应部位的脊柱棘突可有强烈压痛及叩击痛,一般2~3周可逐渐减轻,部分患者可呈慢性腰痛。若压迫相应的脊神经可产生相对应的根性症状,双下肢感觉运动障碍、肋间神经痛、胸骨后疼痛(类似心绞痛),也可出现上腹痛(类似急腹症)。若压迫脊髓、马尾可影响膀胱、直肠功能。

2.身高缩短和脊柱畸形

脊椎椎体主要为松质骨结构,是身体的支柱,负荷量大。老年骨质疏松时椎体容易压缩、楔形变,使脊椎呈后凸畸形。身高的缩短可由于多节段骨折而发生。椎体骨质疏松骨折常发生于胸腰段,一般骨量丢失20%以上时易发生骨折,有20%~50%的患者可无明显症状。但多节段的胸椎骨折,特别是继发胸椎侧弯可导致胸廓畸形,影响心肺功能;多节段的腰椎脆性改变了腰椎矢状位和冠状位的解剖结构,可导致便秘,腹痛,腹胀、食欲减退和过早饱胀感。

(二)辅助检查

1.X线摄片法

X线摄片定量诊断骨质疏松的敏感性和准确性较低,骨量丢失达30%以上才显示明显异常,主要用于骨质疏松的普查或初筛及与其他骨病的鉴别诊断。脊柱骨质疏松X线主要表现为骨密度减低骨小梁稀疏、骨皮质变薄。椎体是骨质疏松性骨折的好发部位,X线主要表现为椎体压缩呈楔形变。因此,对拟诊脊柱骨质疏松性骨折的患者应结合查体确定投照部位及范围,避免漏诊。

2.骨密度检查

骨密度测量作为诊断骨质疏松症、预防骨质疏松性骨折风险、监测自然病情及评价药物疗效的最佳定量指标,其主要的测定方法有双能X线吸收测定法(DXA),外周双能X线吸收测定法(pDXA)以及定量计算机断层照相术(QCT)。其中DXA测量值是目前国际上公认的骨质疏松症诊断的金标准。

2011年原发性骨质疏松症诊治指南推荐的骨密度测定的临床指征有8项:

(1)女性65岁以上和男性70岁以上,无论是否有其他骨质疏松危险因素。

(2)女性65岁以下和男性70岁以下,有1个或多个骨质疏松危险因素。

(3)有脆性骨折史和(或)脆性骨折家族史的男性、女性成年人。

(4)各种原因引起的性激素水平低下的男性、女性成年人。

(5)X线摄片已有骨质疏松改变,接受骨质疏松治疗、进行疗效监测。

(6)有影响骨代谢疾病或使用影响骨代谢药物史。

(7)国际骨质疏松症基金会(IOF)骨质疏松症风险一分钟测试题回答结果阳性。

(8)亚洲人骨质疏松自我筛查工具(OS-TA)结果≤-1。

3.实验室检查

(1)根据需要可选择检测血、尿常规,肝、肾功能,血糖、钙、磷、碱性磷酸酶、性激素、25

(OH)维生素 D 和甲状旁腺激素等。原发性骨质疏松症患者的血清钙、磷以及碱性磷酸酶水平通常是正常的,骨折后数月碱性磷酸酶水平可增高。

(2)根据病情监测、药物选择、疗效观察和鉴别诊断的需要,有条件者可检测骨代谢和骨转换生化标志物(包括骨形成和骨吸收标志物),以便进行骨转换分型,评估骨丢失速率,病情进展及再骨折风险,选择干预措施。骨形成标志物包括血清碱性磷酸酶、骨钙素、骨源性碱性磷酸酶、Ⅰ型原胶原 C-端前肽和 N-端前肽。骨吸收标志物包括空腹尿钙/肌酐比值、血清抗酒石酸酸性磷酸酶及Ⅰ型胶原交联 C-末端肽、尿吡啶啉和脱氧吡啶啉、尿Ⅰ型胶原交联 C-末端肽和 N-末端肽等。低骨密度而高骨转换率提示骨折。国际骨质疏松基金会推荐Ⅰ型原胶原 N-端前肽和血清Ⅰ型胶原交联 C-末端肽是敏感性相对较好的两个骨转化生化标志物。

三、诊断及鉴别诊断

应结合患者的年龄、性别、脆性骨折史,临床表现、影像学检查、骨密度检查及骨转化标志物等结果进行综合分析,做出诊断。临床上诊断骨质疏松症包括两方面内容:确定骨质疏松和排除其他影响骨代谢疾病。

(一)诊断

参照 WHO 推荐的诊断标准,DXA 测定骨密度值低于同性别、同种族健康成年人的骨峰值不足 1 个标准差属于正常;降低 1～2.5 个标准差为骨量低下或骨量减少;降低程度等于或大于 2.5 个标准差为骨质疏松;降低程度符合骨质疏松诊断标准,同时伴有 1 处或多处骨折为严重骨质疏松。临床上常用的测量部位是 L_1～L_4 及髋部。骨密度通常用 t 值表示,t 值=(测定值-骨峰值)/正常成年人骨密度标准差。诊断正常、骨量低下、骨质疏松分别是 t≥-1.0、-2.5≤t<-1.0、t≤-2.5。

脆性骨折是指非外伤或轻微外伤后发生的骨折,这是骨强度下降的明确表现。发生了脆性骨折,临床上即可诊断为骨质疏松症。

(二)鉴别诊断

在诊断原发性骨质疏松症之前,需要排除其他影响骨代谢的疾病,主要有几大类:影响骨代谢的内分泌疾病;类风湿关节炎等免疫性疾病;影响钙和维生素 D 吸收和调节的消化道和肾病;影响骨代谢的遗传性疾病和多发性骨髓瘤等恶性疾病;糖皮质激素或其他影响骨代谢药物诱发的疾病。

四、风险评估及预防

(一)风险评估

骨质疏松症是一种常见却又十分隐蔽的疾病,患者常常发生了脆性骨折后才如梦初醒,而防治骨质疏松的根本目标是降低骨折风险,防止骨折发生。因此,那些没有骨折却存在骨折高风险者正是我们预防和治疗骨质疏松的目标人群。如何发现这一目标人群?最好的方法就是进行风险评估。推荐 3 种国际公认的简易的骨质疏松症及骨质疏松性骨折的风险评估方法。

1.骨质疏松的风险评估

(1)国际骨质疏松症基金会(IOF)骨质疏松症风险的一分钟测试题:①您的父母有没有轻微碰撞或跌倒就会发生髋骨骨折的情况? ②您是否曾经因为轻微的碰撞或者跌倒就会伤到自

己的骨骼？③您经常连续 3 个月以上服用"可的松、泼尼松"等激素类药品吗？④您的身高是否比年轻时降低了(超过 3cm)？⑤您经常大量饮酒吗？⑥您每天吸烟超过 20 支吗？⑦您经常患腹泻吗(由于消化道疾病或者肠炎而引起)？⑧女性回答：您是否在 45 岁前就绝经了？⑨女性回答：您是否曾经有过连续 12 个月以上没有月经(除了妊娠期间)？⑩男性回答：您是否患有阳痿或缺乏性欲这些症状？

只要其中有一题回答为"是"，即为阳性。

(2)亚洲人骨质疏松自我筛查工具(OSTA)：OSTA 基于对亚洲 8 个国家和地区绝经后女性的研究，收集多项骨质疏松危险因素并进行骨密度测定，从中筛选出 11 个与骨密度具有显著关系的风险因素，再经过多变量回归模型分析，得出能最好体现敏感度和特异度的两项简易筛查指标，即年龄和体重。OSTA 指数计算方法：(体重－年龄)×0.2。

结果评定：风险级别低、中、高的 OSTA 指数分别是＞－1、－1～－4、＜－4。

(3)也可以通过根据年龄和体重进行快速评估。

2.骨质疏松骨折的风险预测

FRAX 测评系统由世界卫生组织(WHO)开发，用于评估患者的骨折概率。此系统的开发是基于患者实例的真实数据，将骨折概率与多种临床危险因子以及股骨颈的骨质密度(BMD)相结合。FRAX 测评系统的开发是根据人口数量，通过对来自欧洲，北美、亚洲和澳大利亚的患者的研究而开发形成的。FRAX 运算法则可评估 10 年内患者的骨折概率，测评结果包括 10 年内髋骨骨折以及主要的骨质疏松性骨折(脊椎、前臂、髋骨或肩部骨折)的发生概率。

(1)FRAX R 测评系统明确的骨折常见的临床危险因素：①年龄；②性别；③体重；④身高；⑤既往的骨质疏松性骨折史(包括椎体骨折)；⑥父母髋部骨折史；⑦目前抽烟行为；⑧曾长期服药糖皮质激素类药物(≥3 个月)；⑨类风湿关节炎；⑩继发性骨质疏松症；⑪过量饮酒；⑫股骨颈骨密度。

(2)适用人群：在临床上，对大量没有发生过骨折又有骨量减少的人群(t≥－2.5)往往难以做出决策，使用 FRAX 测评系统，可以十分方便快捷地计算出该个体的骨折绝对风险，从而为制订治疗策略提供依据。

(3)FRAX 测评系统与治疗决策：FRAX 测评系统能快速地评估出哪些人的骨折风险高，从而应当开始积极预防骨折或再骨折。然而，确切地讲，FRAX 测评系统评估还不能直接告诉我们谁应进行治疗，因为这样的决策还要根据当地的卫生经济学资料综合考虑，即药物治疗的价/效比。我国目前还缺乏系统的药物经济学研究，所以对治疗的阈值可暂时参考其他国家的资料。美国应用 FRAX 测评系统评估后确定的治疗阈值是 10 年骨折概率高于 3%，而欧洲一些国家的治疗值为 5%。我们在应用中可以根据个体情况酌情决定。

(二)预防

骨质疏松症给患者生活带来极大的不便和痛苦，治疗收效很慢，一旦发生骨质疏松性骨折，可致残或致死。因此，要特别强调积极预防。美国国家骨质疏松基金会(NOF)推荐的普通人群防治骨质疏松性骨折的干预措施：摄入足够的钙和维生素，终身参加定期的负重和肌肉强化运动，采取防止跌倒的各种措施以及避免吸烟和过量饮酒。

中华医学会骨质疏松和骨矿盐疾病分会定义的初级预防指尚无骨质疏松但具有骨质疏松

症危险因素者,应防止或延缓其发展成为骨质疏松症并避免发生第一次骨折;骨质疏松症的二级预防指已有骨质疏松症,t≤-2.5或已发生过脆性骨折,其预防和治疗的最终目的是避免发生骨折或再次骨折。

中华医学会推荐的防治的基础措施主要包括两方面内容:

1.调整生活方式

(1)进食低盐,富含钙和适量蛋白质的均衡膳食。

(2)适当户外活动及日照,有助于骨健康的体育锻炼和康复治疗。

(3)避免嗜烟、酗酒,慎用影响骨代谢的药物。

(4)采取防止跌倒的各种措施:注意是否有增加跌倒危险的疾病和药物。

(5)加强自身和环境的保护措施(包括各种关节保护器)等。

2.骨健康基本补充剂

(1)钙剂:我国营养学会制订成年人每日钙摄入推荐量800mg(元素钙量)是获得理想骨峰值,维持骨骼健康的适宜剂量,如果饮食中钙供给不足可选用钙剂补充,绝经后女性和老年人每日钙摄入推荐量为1000mg。我国老年人平均每日从饮食中可获钙约400mg,故平均每日应补充的元素钙量为500~600mg。钙摄入可减缓骨的丢失,改善骨矿化。用于治疗骨质疏松症时,应与其他药物联合使用。目前,尚无充分证据表明单纯补钙可以替代其他抗骨质疏松药物治疗。选择钙剂要考虑其安全性和有效性。

(2)维生素D:有利于钙在胃肠道的吸收。维生素D缺乏可导致继发性甲状旁腺功能亢进,增加骨的吸收,从而引起或加重骨质疏松。成年人推荐剂量为200U(5μg)/d,老年人因缺乏日照和摄入不足以及吸收障碍常有维生素D缺乏,故推荐剂量为400~800U(10~20μg)/d。有研究表明,补充维生素D能增加老年人肌肉力量和平衡能力。因此,降低了跌倒的危险,进而降低骨折风险。维生素D用于治疗骨质疏松症时,应与其他药物联合使用。临床应用时应注意个体差异和安全性,定期监测血钙和尿钙,酌情调整剂量。

五、药物治疗

近10年来,越来越多的抗骨质疏松药物的疗效获得了肯定,并都有相应的临床随机试验证据表明这些药物能降低骨质疏松骨折发生的风险,且预防椎体骨折的效果较非椎体骨折更好。开始药物治疗前,应评估骨质疏松症的继发病因及测定骨密度值,并实行个体化设计药物治疗方案。

(一)用药指征

具备以下情况之一者,需考虑药物治疗。

1.确诊骨质疏松症(t≤-2.5)患者

无论是否有过骨折。

2.骨量低下(-2.5<tK-1.0)患者

并存1项以上骨质疏松风险因素,无论是否有过骨折。

3.无骨密度测定条件时

具备以下情况之一者,也需考虑药物治疗:①已发生过脆性骨折;②OSTA筛查为"高风险";③FRAX R测评系统计算出髋部骨折概率≥3%或任何重要的骨质疏松性骨折发生概率≥20%。

(二)抗骨质疏松药物

1.双磷酸盐类

双磷酸盐是焦磷酸盐的稳定类似物,其特征为含有 P－C－P 基团。双磷酸盐与骨骼羟磷灰石有高亲和力的结合,特异性结合到骨转换活跃的骨表面上,抑制破骨细胞的功能,从而抑制骨吸收。不同双磷酸盐抑制骨吸收的效力差别很大。因此,临床上不同双磷酸盐药物使用的剂量和用法有所差异。

(1)阿仑磷酸钠(Alendronate):国内已被 SFDA 批准的适应证为绝经后骨质疏松症,男性骨质疏松症和糖皮质激素诱发的骨质疏松症。用法:口服片剂,70mg,每周 1 次;或 10mg,1次/d。还有阿仑磷酸钠 70mg＋维生素 D 2800U 的复合片剂,每周 1 次。临床研究证明,增加骨质疏松症患者腰椎和髋部骨密度、降低发生椎体及非椎体骨折的风险。目前的临床经验,患者服用药物 3～6 个月才起效,最长使用的患者已有 10 年。

注意事项:胃及十二指肠溃疡、反流性食管炎慎用。

(2)依替磷酸钠(Etidronate):国内已被 SFDA 批准的适应证为原发性骨质疏松症,绝经后骨质疏松症和药物引起的骨质疏松症。用法:口服片剂,每次 0.2g,2/d,两餐间服用。本品需间歇,周期服药,服药 2 周后需停药 11 周,然后开始第 2 周期,停药期间可补充钙剂及维生素 D。服药 2h 内,避免食用高钙食品(例如牛奶或奶制品)以及含矿物质的营养药或抗酸药。临床研究证明,增加骨质疏松症患者腰椎和髋部骨密度,可降低椎体骨折风险。

注意事项:肾功能损害者、妊娠期及哺乳期女性慎用。

(3)伊班磷酸钠(Ibandronate):国内已被 SFDA 批准的适应证为绝经后骨质疏松症。用法:静脉注射剂,每 3 个月 1 次间断静脉输注 2mg,加入 250mL 生理盐水,静脉滴注 2h 以上。临床研究证明,增加骨质疏松症患者腰椎和髋部骨密度,降低发生椎体及非椎体骨折的风险。

注意事项:肾肌酐清除率＜35mL/min 的患者不用。

(4)利塞磷酸钠(Risedronate):国内已被 SFDA 批准的适应证为绝经后骨质疏松症和糖皮质激素诱发的骨质疏松症。用法:口服片剂 5mg,1 次/d;或片剂 35mg,每周 1 次。临床研究证明,增加骨质疏松症患者腰椎和髋部骨密度,可降低发生椎体及非椎体骨折的风险。

注意事项:胃及十二指肠溃疡,反流性食管炎者慎用。

(5)唑来磷酸注射液(Zoledronic acid):国内已被 SFDA 批准的适应证为绝经后骨质疏松症。用法:静脉注射剂,5mg,静脉滴注至少 15min 以上。每年只用 1 次。临床研究证明,增加骨质疏松症患者腰椎和髋部骨密度,可降低发生椎体及非椎体骨折的风险。

注意事项:肾肌酐清除率＜35mL/min 的患者不用。

2.降钙素类

是一种钙调节激素,能抑制破骨细胞的生物活性和减少破骨细胞的数量,从而阻止骨量丢失并增加骨量。特别是在骨折的当时,能明显阻止骨量的减少。降钙素药物的另一突出特点是能明显缓解骨痛,对骨质疏松性骨折或骨骼变形所致的慢性疼痛以及骨肿瘤等疾病引起的骨痛均有效。因而,其更适合有疼痛症状的骨质疏松症患者。

(1)鲑鱼降钙素(Salmon calcitonin):国内已被 SFDA 批准的适应证为治疗绝经后骨质疏

松症。用法：鼻喷剂应用剂量 200U/d；注射剂一般应用剂量为每次 50U，皮下或肌内注射，根据病情每周 2～7 次。临床研究证明，增加骨质疏松症患者腰椎和髋部骨密度，可降低发生椎体及非椎体骨折的风险，能明显缓解骨痛。

注意事项：少数患者可有面部潮红，恶心等不良反应，偶有过敏现象，可按照药品说明书的要求确定是否要做过敏试验。

（2）鳗鱼降钙素（Elcatonin）：国内已被 SFDA 批准的适应证为治疗绝经后骨质疏松症。用法：注射制剂，用量 20U/周，肌内注射。临床研究证明，增加骨质疏松症患者腰椎和髋部骨密度，能明显缓解骨痛。

注意事项：少数患者可有面部潮红，恶心等不良反应，偶有过敏现象，可按照药品说明书的要求确定是否要做过敏试验。

3.雌激素类

雌激素类药物能抑制骨转换，阻止骨丢失。临床研究已证明激素疗法（HT），包括雌激素补充疗法（ET）和雌、孕激素补充疗法（EPT）能阻止骨丢失，降低骨质疏松性椎体、非椎体骨折的发生风险，是防治绝经后骨质疏松的有效措施。

适应证：60 岁以前的围绝经和绝经后女性，特别有绝经期症状（如潮热，出汗等）及有泌尿生殖道萎缩症状的女性。

禁忌证：雌激素依赖性肿瘤（乳腺癌、子宫内膜癌），血栓性疾病、不明原因阴道出血及活动性肝病和结缔组织病为绝经禁忌证。子宫肌瘤、子宫内膜异位症、有乳腺癌家族史，胆囊疾病和垂体泌乳素瘤者慎用。

用法：有口服、经皮和阴道用药多种制剂。药物有结合雌激素、雌二醇，替勃龙等。激素治疗的方案、剂量、制剂选择及治疗期限应根据患者个体化情况选择。临床研究证明，增加骨质疏松症患者腰椎和髋部骨密度，可降低发生椎体及非椎体骨折的风险，能明显缓解绝经相关症状。

注意事项：严格掌握实施激素治疗的适应证和禁忌证，绝经早期（60 岁以前）开始用，应使用最低有效剂量，规范进行定期（每年）安全性检测，重点是乳腺和子宫。

4.甲状旁腺激素（PTH）

PTH1－34，特立帕肽（复泰奥，Forsteo）。特立帕肽是目前临床上最具代表性地促成骨药物，能有效增加成骨细胞数量和活性，从而促进新骨生成，这一机制使得该药不仅能大幅增加骨密度，还能全面重建骨微结构，全面提高骨强度，显著降低骨质疏松患者骨折发生率。

2002 年成为第一个被美国 FDA 批准用于治疗骨质疏松症的促骨形成药，随后也获得欧盟批准，在我国台湾地区已经成功应用了 6 年，2011 年 11 月 19 日正式在国内上市。FDA 批准治疗绝经后女性和男性具有高度骨折风险的骨质疏松症患者，也批准治疗长期使用糖皮质激素且具有高度骨折风险的骨质疏松症患者。用法：注射制剂。一般剂量是 $20\mu g/d$，皮下注射。初次使用患者应取坐位或卧位时注射，以防发生直立性低血压。欧洲的临床研究表明，抗骨吸收药物效果不佳者，使用特立帕肽能显著增加骨密度。最近亚洲的两项临床研究发现，特立帕肽可以在短时间内（疗程 6 个月）显著增加患者腰椎骨密度，降低骨折风险。此外，对那些严重骨质疏松已经骨折的患者，特立帕肽能显著缓解躯体疼痛，让老年患者恢复生活自理能力,大大提升生活质量。

特立帕肽的总体安全性和耐受性是好的,但临床中曾有报道,有些患者出现腿部痉挛和头晕症状,因此,一定要在专业医师指导下应用。用药期间应监测血钙水平,防止高钙血症的发生。对大鼠的研究提示,特立帕肽长期给药会使骨肉瘤发生率增加。因此,对合并派杰(Paget's)病、骨骼疾病放射治疗史,肿瘤骨转移及合并高钙血症的患者,应避免使用。使用特立帕肽治疗 2 年以上的疗效与安全性尚未评估。因此,不建议使用本药超过 2 年。

5.选择性雌激素受体调节剂类(SERMs)

SERMs 不是雌激素,其特点是选择性地作用于雌激素的靶器官,与不同形式的雌激素受体结合后,发生不同的生物效应。如已在国内外上市的 SERMs 雷洛昔芬在骨骼上与雌激素受体结合,表示出类雌激素的活性,抑制骨吸收,而在乳腺和子宫上则表现为抗雌激素的活性,因而不刺激乳腺和子宫。国内已被批准的适应证为治疗绝经后骨质疏松症。用法:口服片剂,60mg/片,每日 1 片。临床试验表明,雷洛昔芬可降低骨转换至女性绝经前水平,阻止骨丢失,增加骨密度,降低发生椎体骨折的风险。降低雌激素受体阳性浸润性乳腺癌的发生率。

注意事项:少数患者服药期间会出现潮热和下肢痉挛症状,潮热症状严重的围绝经期女性暂时不宜用。有静脉栓塞病史及有血栓倾向患者,如长期卧床和久坐期间禁用。

6.锶盐

锶是人体必需的微量元素之一,参与人体许多生理功能和生化效应。锶的化学结构与钙和镁相似,在正常人体软组织,血液、骨骼和牙中存在少量的锶。人工合成的锶盐雷奈酸锶是新一代抗骨质疏松药物。国内已被 SFDA 批准的适应证为治疗绝经后骨质疏松症。用法:口服,2g/d,睡前服用,最好在进食 2h 之后。研究证实,可同时作用于成骨细胞和破骨细胞,具有抑制骨吸收和促进骨形成的双重作用。临床研究证实,能显著提高骨密度,改善骨微结构,降低椎体骨折及非椎体骨折的风险。

注意事项:不宜与钙和食物同时服用,以免影响药物吸收。不推荐在肌酐清除率<30mL/min 的重度肾功能损害的患者中使用。

7.活性维生素 D 及其类似物

包括 1,25 双羟维生素 D_3(骨化三醇)和 1α 羟基维生素 D_3(α—骨化三醇)。前者因不再需要经过肝和肾羟化酶羟化就有活性效应,故得名为活性维生素 D。而 1α 羟基维生素 D_3 则需要经 25 羟化酶羟化为 1,25 双羟维生素 D_3 后才具有活性效应。所以,活性维生素 D 及其类似物更适用于老年人、肾功能不健全以及 1α 羟化酶缺乏的患者。

(1)1,25 双羟维生素 D_3(骨化三醇):国内已被 SFDA 批准为治疗骨质疏松药物。用法:口服,0.25～0.5μg/d。适当剂量的活性维生素 D 能促进骨形成和矿化,并抑制骨吸收。有研究表明,活性维生素 D 对增加骨密度有益,能增加老年人肌肉力量和平衡能力,降低跌倒的危险,进而降低骨折风险。

注意事项:长期使用应注意监测血钙和尿钙水平。

(2)1α 羟基维生素 D_3(α—骨化三醇):国内已被 SFDA 批准为治疗骨质疏松药物。用法:口服,0.5～1.0μg/d。适当剂量的 α—骨化三醇能促进骨形成和矿化,并抑制骨吸收。有研究表明,活性维生素 D 及其类似物对增加骨密度有益,能增加老年人肌肉力量和平衡能力,降低跌倒的危险,进而降低骨折风险。

注意事项:肝功能不全者可能会影响其疗效,不建议使用。

8.维生素 K_2(四烯甲萘醌)

四烯甲萘醌是维生素 K_2 的一种同型物,是 γ-羟化酶的辅酶,在 γ-羟基谷氨酸的形成过程中起着重要的作用。γ-羟基谷氨酸是骨钙素发挥正常生理功能所必需的。动物实验和临床试验显示,四烯甲萘醌可以促进骨形成,并有一定的抑制骨吸收的作用。国内已获 SFDA 批准为可用于治疗绝经后骨质疏松症女性,国外已批准用于治疗骨质疏松症,缓解骨痛,提高骨量,预防骨折发生的风险。用法:成年人口服 15mg,3 次/d,饭后服用(空腹服用时吸收较差,必须饭后服用)。能够增加骨质疏松患者的骨量,预防骨折发生的风险。

注意事项:少数患者有胃部不适、腹痛、皮肤瘙痒,水肿和转氨酶暂时性轻度升高。禁忌用于服用华法林的患者。

9.生物制剂

狄诺塞麦是 2010 年 6 月经美国 FDA 批准用于治疗绝经后骨质疏松症的一种新型单克隆抗体类生物制剂,对 RANK 配合体具有靶向性灭活作用。RANK 配合体是骨吸收过程中必需的信号物质,狄诺塞麦通过对其的灭活作用而延缓骨吸收进程,从而能有效地降低骨折风险。这也是首个被批准用于骨质疏松症的"生物学疗法"。研究者对狄诺塞麦开展了为期 3 年的随机、双盲、安慰剂对照性临床研究,共选取了 7808 例 60～91 岁的绝经期女性。结果显示,狄诺塞麦治疗组骨折平均发生率为 2%,而安慰剂对照组为 7%。此外,狄诺塞麦治疗组受试者的骨密度也显著高于安慰剂对照组。因此,狄诺塞麦可有效降低受试者脊柱、髋骨以及其他部位的骨折发生率。不过,狄诺塞麦对人体各部分的免疫系统可能有多方面的负面影响,常见的不良反应包括各种疼痛(后背、四肢、肌肉、骨骼等),高血脂和泌尿系统感染等,罕见但严重的不良反应有低血钙、皮肤感染(如皮炎、皮疹和湿疹等)。

10.中药

国内已有数种经 SFDA 批准的用于治疗骨质疏松的中成药。多数有缓解症状,减轻骨痛的疗效。中药尚缺乏关于改善骨密度、降低骨折风险的大型临床研究,长期疗效和安全性需进一步研究。

(三)药物的安全性问题

药物的安全性问题是我们着重要讨论的共性问题,其中许多问题,目前尚未得到解决。高剂量的钙摄入会导致肾结石以及心血管病的发生率增加。双磷酸盐可以导致自限性流感样症状,尤其好发于首次使用唑来磷酸时,据报道发生率约 10%。雷洛昔芬和激素治疗可以导致血管栓塞,甚至肺栓塞。甲状旁腺激素可以导致高尿钙和高血钙发生,但是性质相对温和,症状多可自行消失或者在停止补钙后消失。

双磷酸盐治疗骨质疏松症是否可以导致下颌骨坏死、非典型的股骨骨折,食管癌或者急性肾衰竭,目前依然存在很多争议。原发性骨质疏松症患者接受双磷酸盐治疗后出现下颌骨坏死相当罕见,发生率不足万分之一。风险相对来讲比较大的易患人群:①恶性肿瘤患者;②正在接受放疗和化疗的患者;③接受大剂量双磷酸盐和糖皮质激素的治疗的患者;④有糖尿病病史或口腔卫生较差的人群;⑤接受了微创口腔手术,如拔牙,植牙的人群。

非典型骨折是指那些发生在粗隆间或者股骨干部位的骨折。虽然说此症状在接受双磷酸盐治疗的患者中明显较高，但是二者之间的相关性还未最终明确。此类骨折多表现为横行或斜形"铅笔状"骨折。其中一部分患者出现了前兆性的大腿或腹股沟疼痛。X线检查，可发现骨折断端皮质增厚。骨扫描检查，可发现局部核素摄取增加，提示存在重塑增加的应力性骨折。对长期使用双磷酸盐治疗或者出现腹股沟疼痛的患者，都应该对其行X线和（或）骨扫描检查。

据FDA报道，从1995年10月份至2008年5月份接受双磷酸盐治疗的患者共计23例罹患了食管癌，但是同期未接受双磷酸盐治疗的患者罹患食管癌的统计情况未见报道，尚缺乏有效对照。亦有相关统计发现，接受与未接受双磷酸盐治疗的患者，其食管癌的发生率没有明显差异。最近两项大型的回顾性队列研究也得出了完全相反的结论。

2009年1月，FDA关于唑来磷酸上市后的安全性评价研究中发现，有5例患者在接受唑来磷酸治疗后死于急性肾衰竭。2011年4月关于唑来磷酸的安全性再次评价中发现，接受唑来磷酸治疗的患者中，有11例死于急性肾衰竭和9例患者出现肾功能损伤而需要接受透析治疗。因此，2011年9月1日FDA对唑来磷酸的标签进行修订，指出此药在肌酐清除率低于35mL/min的患者或者有急性肾衰竭病史的患者中禁用。

总的来讲，对未来10年骨质疏松性骨折风险较高的患者，药物治疗的益处大于其带来的潜在风险。对药物治疗的利弊应该在治疗前进行充分的讨论，以制订适当的治疗方案。

（四）用药建议

1.绝经后女性和老年男性骨质疏松症

近年来在国内外批准上市的抗骨质疏松症药物，既有抗骨吸收类药物（双磷酸盐、生物制剂、选择性雌激素受体调节剂、激素疗法、降血钙素等），也有促骨形成类的药物（甲状旁腺激素、特立帕肽），各药物的给药途径、剂量、频率均大相径庭。但都有相关的临床随机试验给出了相应的证据，证明这些药物都能够降低绝经期骨质疏松症女性（t≤−2.5）的椎体骨折发生的风险。亦有证据表明，对非椎体类骨折，譬如髋部骨折也是有效的，也明显降低了骨折高风险人群的病死率。总体来讲，抗骨质疏松药物治疗可以使椎体骨折风险降低30%～70%，其差别与患者执行治疗方案的依从性有关，且治疗效果因骨折部位的不同而异，在非椎体类骨折中相对差一些。据美国FDA批准的处方说明：对有脊柱骨折史的患者，使用阿仑磷酸钠3年以上能降低新的脊柱骨折发生率约50%；而对无脊柱骨折史的患者，可降低48%；使用伊班磷酸钠3年以上，能降低椎体骨折发生率约50%；对有椎体骨折史患者，使用利塞磷酸钠3年以上能降低新的椎体骨折发生率41%～49%。另有文献报道，降钙素和甲状旁腺激素都能降低椎体骨折发生率，同时又能缓解骨折引起的疼痛。目前，关于男性骨质疏松性骨折的发生率的研究较少。但已有文献证实，双磷酸盐往往能降低男性椎体骨质疏松骨折的发生风险。

2010年加拿大骨质疏松症诊断和治疗的临床实践指南推荐的绝经后女性及男性骨质疏松症患者的药物治疗方案。

（1）对需要骨质疏松症治疗的绝经后女性，阿仑磷酸盐、利塞磷酸盐、唑来磷酸以及狄诺塞麦均可以作为预防髋部骨质疏松性骨折、椎体及非椎体类骨质疏松性骨折的一线用药（推荐强度：A级）。

(2)对需要抗骨质疏松症治疗的绝经后女性:雷洛昔芬可以作为预防椎体骨质疏松性骨折的一线用药(推荐强度:A级)。

(3)对需要抗骨质疏松症治疗的绝经后女性:同时合并有针对血管舒缩的治疗时,激素疗法就可以作为预防髋部骨质疏松性骨折,椎体及非椎体骨质疏松性骨折的一线药物(推荐强度:A级)。

(4)对一线治疗药物禁忌使用的绝经后女性:降钙素和依替磷酸二钠可以作为预防椎体骨质疏松性骨折的药物(推荐强度:B级)。

(5)对需要抗骨质疏松症治疗的男性:阿仑磷酸盐,利塞磷酸盐以及唑来磷酸均可以作为预防骨质疏松性骨折的一线药物(推荐强度:D级)。

(6)其他:睾丸激素不推荐作为抗骨质疏松症的治疗药物(推荐强度:B级)。

2.糖皮质激素性骨质疏松症

接受糖皮质激素治疗的患者 3～6 个月就可以出现骨质的流失,用药剂量达到 2.5～7.5 mg/d 时,就可以导致骨质疏松性骨折的风险明显增加。长期使用糖皮质激素的患者(＞3 个月)发生骨折的概率为 30%～50%,尤其是那些年龄超过 40 岁以及使用剂量较大的人。阿仑磷酸钠,利塞磷酸盐和甲状旁腺激素均可以降低该类患者椎体骨折的风险和维持糖皮质激素使用者的骨密度。同样,依替磷酸钠、唑来磷酸和降钙素亦都有维持糖皮质激素使用者骨密度的作用。对接受长期糖皮质激素治疗的患者,治疗骨质疏松症的持续时间尚无定论。

2010 年加拿大骨质疏松症诊断和治疗的临床实践指南推荐的糖皮质激素骨质疏松症的患者药物治疗方案。

(1)对＞50 岁长期接受糖皮质激素治疗(泼尼松龙每日剂量≥7.5mg,持续使用 3 个月以上)的人群:双磷酸盐(阿仑磷酸钠,利塞磷酸盐和唑来磷酸)应该早期应用,且至少持续维持整个糖皮质激素治疗期间(推荐强度:A级)。

(2)对使用糖皮质激素治疗(泼尼松龙每日剂量≥7.5mg,持续使用＞3 个月)且具有骨折高风险的人群:推荐使用特立帕肽(推荐强度:A级)。

(3)对长期使用糖皮质激素治疗且禁忌使用抗骨质疏松症一线用药的人群:建议使用降钙素和狄诺塞麦(推荐强度:B级)。

(五)联合用药

联合治疗(通常是 1 种双磷酸盐加 1 种非双磷酸盐药物)比单一治疗能额外的小幅度的增加骨密度,然而其对骨折风险的影响,尚有待进一步研究证实。总体来说,联合使用抗骨质疏松药物,应权衡潜在不良反应与治疗效益的利弊关系,也应充分考虑医疗费用的问题。

(六)疗效监测

治疗过程中,应注意观察患者的依从性,良好的依从性有助于提高骨质疏松药物降低骨折的疗效。对接受抗骨质疏松治疗的患者,治疗后 1～3 年,对骨密度的持续,反复监测非常重要,有助于评价药物的疗效。在判断疗效时,应充分考虑骨密度测量的最小有意义的变化值(LSC),如何评价和计算 LSC 可以参考国际临床骨密度测量协会的网站。一旦确定治疗效果,那么监测的时间间隔可以适当延长。假如患者的骨密度增高或者维持不变,那么就可以认为治疗是有效的。如果出现了骨密度的持续下降或者出现了新发的骨质疏松性骨折,那么意味着患者可能对治疗的依从性较差或者治疗效果不佳,也有可能是存在先前未被认知的骨质疏松症的继发性病因。根据病情需要可适时重复骨密度测量,以监测疾病进展和药物疗效。

第二节　骨质疏松脊椎骨折的椎体成形术

原发性骨质疏松是以骨量减少、骨的微观结构退化为特征的,致使骨的脆性增加以及易于发生骨折的一种全身性骨骼疾病。不同种族和不同生活环境下的人群均可发病,且会导致严重的并发症,包括椎体压缩性骨折和髋部骨折等。由于骨量是随着年龄增长而不断减少。因此,老年人是骨质疏松性骨折的高危人群。据统计,每丢失一个标准差的骨量,便会使脊柱椎体压缩性骨折的风险成倍增加。此外,老年人中90%的髋部及椎体骨折是由于骨质疏松引起的。这种骨质疏松性椎体压缩性骨折导致的后果包括腰背痛、脊柱功能受限以及对患者精神的伤害。

一项最近在加拿大完成的研究,对50岁以上的女性骨质疏松患者进行了健康相关生活质量评估(HRQL评分)。在总体评分、症状、机体功能、活动、日常生活及休闲活动方面,骨质疏松性椎体压缩性骨折的患者均比正常的受试者HRQL评分低。骨质疏松性椎体压缩性骨折的急性并发症包括一过性肠梗阻、尿潴留、恶心、呕吐、腹痛及胸痛,而其远期会导致脊柱后凸畸形,心血管系统的去适应作用(指长期卧床后,心血管功能的一种改变),失眠和抑郁症。骨质疏松性椎体压缩性骨折的患者的其他改变包括显著的肺功能下降,而肺功能下降的程度与脊柱后凸的严重程度相关。另外,随着骨质疏松性椎体压缩性骨折的患者病死率也显著增加。Mayo Clinic的一项研究发现,老年人发生脊柱骨折后其5年生存率只有61%,远低于正常78%的预期值。因此,积极治疗骨质疏松,避免骨质疏松性椎体压缩性骨折的发生是很有必要的。

尽管大多医师都意识到骨质疏松及其导致的骨折的危险性,但对骨质疏松的诊断和治疗仍存在不及时和不彻底。一项调查研究发现,在对长期住院的老年患者进行治疗的过程中,虽然已经意识到骨质疏松的发生越来越普遍,但仍有45%的医师没有对其患者的骨质疏松程度做常规评估,26%的医师没有对患有骨质疏松的患者进行常规抗骨质疏松治疗。因此,现在有人认为是因为骨质疏松的预防性治疗措施的不足,从而导致骨质疏松性椎体压缩性骨折(VCFs)的发生率不断升高。研究表明,在≥50岁的女性中,这种压缩骨折的发生率已经达到26%。

在以往的治疗中,疼痛性骨质疏松性椎体压缩性骨折(VCFs)一般通过非手术治疗。手术治疗因其固有的风险、有创性以及患者较差的骨质,在治疗中的作用往往有限。伴有脊柱失稳以及神经损伤症状,是VCFs患者进行手术治疗的适应证。稳定性,无神经损伤的骨质疏松性骨折的非手术治疗措施包括卧床休息,支具矫形以及麻醉镇痛,都需要较长的治疗周期。而且所有这些措施都有并发症,即长期卧床会导致肌肉萎缩、骨密度进一步降低以及心血管系统的去适应作用,支具治疗患者的耐受性较差,而长期麻醉镇痛会导致患者情绪、精神和心理状态的改变。因此,临床上迫切需要找到一种更为有效的新型治疗措施来治疗此类骨折。目前已经成为广泛应用于治疗此类骨折的安全和有效的治疗方法。

经皮椎体成形术(PVP)是指经皮通过椎弓根或椎弓根外向椎体内注入骨水泥以达到增加椎体强度和稳定性,防止塌陷,缓解疼痛,甚至部分恢复椎体高度为目的的一种微创脊椎外科技术。1984 年首先在法国 Amiens 大学医学放射科由 Galibert 和 Deramond 开展,经穿刺注射骨水泥甲基丙烯酸甲酯(polymethyl－methacrylate PMMA)成功治疗了 1 例 C。椎体血管瘤患者,开创了经皮椎体成形术的先河。法国里昂大学附属医院的神经放射科和神经外科医师试用一种略加改良的技术(18G)给 7 例患者椎体内注射骨水泥,其中 2 例为椎体血管瘤(vertebral hemangiomas VHs),1 例是脊柱转移性肿瘤,4 例患者有骨质疏松性椎体压缩性骨折。结果 7 例患者的近期疼痛有所缓解,其中良 1 例,优 6 例。1989 年 Kaemmerlen 等报道,采用该技术治疗椎体转移瘤,20 例椎体转移瘤患者中,有 16 例取得显著疗效,2 例无效,有 2 例出现并发症。笔者认为,疼痛性溶骨性椎体转移瘤不伴有周围侵犯是经皮椎体成形术最佳适应证之一。除了脊椎血管瘤、骨髓瘤、溶骨性转移瘤外,更多应用于骨质疏松性骨折伴有顽固性疼痛的患者。随着肿瘤转移患者的生存时间延长,他们在生活质量和疾病的最好阶段能够活动的要求也随之提高。据报道,在脊柱转移瘤患者中 PVP 能够缓解疼痛并且在结构上加强被溶骨破坏的椎体,使患者的痛苦减轻而且能够继续日常负重活动。初期应用椎体成形术治疗骨质疏松性骨折可获得 70%～95% 的疼痛缓解率,其发挥作用的机制尚不明确,可能是因为其发挥的即刻稳定作用,也可能是由于在单体聚合过程中产热从而造成病变局部感觉神经末梢的毁损。

一、椎体成形术

PVP 需要在透视引导下进行。患者在意识清醒的镇静状态下取俯卧位于可透视的手术床上。手术操作开始前必须取得足够清晰的透视影像,这对骨水泥注入椎体过程的监视至关重要。接下来进行腰背部的消毒及铺单等准备,并对穿刺针穿刺的部位进行局部麻醉。在透视引导下,将 11G 的骨髓活检穿刺针经椎弓根置入骨折的椎体。在胸椎椎体的穿刺中,可采取椎弓根外入路,经由肋骨头和椎弓根外侧的间隙穿刺入椎体。接下来将穿刺针进一步置入病变椎体的前半部分,此时,可以选择经穿刺针注入静脉造影剂,以确定穿刺针没有置于静脉内,从而避免骨水泥注入静脉导致肺栓塞的危险,另外,静脉造影剂的显影有助于判断骨水泥在椎体中的弥散形式,从而预判是否会发生骨水泥泄漏。一旦证实穿刺针的位置正确,即可注入骨水泥。通过混入钡粉或钨粉,骨水泥可具有不透 X 线性,每包聚甲基丙烯酸甲酯(PMMA)骨水泥可以混加 5g 的钡粉和 2g 的钨粉。待骨水泥变为面糊状时,再将其注入椎体。在持续透视引导下,使用 1mL 或 3mL 的注射器将骨水泥注入椎体。当椎体的后 1/3 也开始被充填时,提示应该停止骨水泥注射,避免充填过度导致骨水泥泄漏。一般在胸椎骨水泥的注入量为 2～3mL,在腰椎为 3～5mL。通常椎体会获得较为均匀一致的充填,如果充填不均匀,可经由对侧椎弓根行进一步骨水泥注入。操作结束后,如果能够耐受,患者可以即刻下地行走。

二、PVP 的相关生物力学研究

各种优化 PVP 技术的研究都在不断地努力进行。生物力学专家和临床研究者进行了一系列研究,以确定各种骨水泥的特性、不同骨水泥注入量的作用及单侧椎弓根穿刺和双侧椎弓。根穿刺充填的不同效果。目前,丙烯酸骨水泥,如甲基丙烯酸甲酯在 PVP 中应用最广。经验证,在骨折的椎体中注入骨水泥,可以增加其强度和刚度。其他材料,如陶瓷玻璃基质、磷酸钙和羟基磷灰石也表现出与甲基丙烯酸甲酯相似的生物学特性。理论上来说,应用磷酸钙或羟基磷灰石会取得更好的临床效果,因为它们具有诱导成骨以及再塑形的作用,尽管骨质疏松患者病理状态的骨质是否仍然具有再生及再塑形的能力还尚待进一步探讨。

不同骨水泥注入量对于椎体生物力学的影响主要取决于骨水泥的种类。Belkoff 的研究发现,当使用 Orthocomp 骨水泥时,胸椎及胸腰段椎体需要 4mL 骨水泥,而腰椎椎体需要 6mL 骨水泥才能使椎体刚度恢复到其骨折前的水平。而如果使用 simplex P 骨水泥,则分别需要 6mL 和 8mL。通过精确的解剖学有限元模型研究发现,至少需要约 15% 的体积分数,或 3.5mL 的骨水泥充填量,才能使椎体的刚度恢复至其骨折前的水平,而过度充填则能够使其刚度比未发生骨折时还高。过度充填的缺点:可以导致骨水泥的不对称分布,从而引发单侧负荷转移,还可以导致骨水泥泄漏至硬膜外腔,而且从远期效果来看,它会导致相邻椎体应力的增加,从而增加相邻椎体发生骨折的风险。

采用经单侧还是经双侧椎弓根入路应该根据患者的个体差异进行选择。生物力学的对照研究结果表明,在椎体的强度和刚度方面,采用两种方法获得的结果比较,差异没有统计学意义。但是进一步的分析发现,尽管可以获得相同的强度和刚度,但是在均衡的载荷下,经单侧椎弓根入路的椎体会向未穿刺的一侧发生弯曲或载荷转移。这种变化的临床意义尚不明确。从临床效果上看,这两种入路能够获得相似的效果。在 96% 的病例中,单侧椎弓根入路亦能获得跨越椎体中线的骨水泥充填。两组中椎体的平均显影程度并无不同。最重要的是,两种入路所获得的疼痛缓解率没有差别。

三、临床效果

从美国、欧洲和亚洲的临床应用经验来看,PVP 可以获得 70%～95% 的疼痛缓解率。大多数相关报道属于临床回顾性研究,只有一小部分是前瞻性研究。采用 PVP 治疗的主要适应证是经非手术治疗无效的有顽固性疼痛症状的骨质疏松性压缩性骨折。甚至有一组病例报道了应用 PVP 治疗 4 例椎体爆裂骨折患者。大多数病例的骨折发生于胸腰段椎体。最大的一组回顾性病例研究是由位于美国的 7 个中心合作,对共计 488 例患者应用 PVP 治疗椎体压缩性骨折。通过电话对其中 245 例患者进行了问卷调查,平均随访时间为 7 个月。问卷内容包括疼痛评估、行走以及日常生活自理能力评估等。疼痛指数从 PVP 术前的平均 8.9 降至术后的 3.4。行走能力受限程度从术前的 72% 降至术后的 28%。术后的日常生活自理能力亦较术前有显著提升。其并发症发生率为 4.9%,均为一些轻微并发症。

在 Barr 等完成的另一项研究中,对 38 例患者的共计 70 个经非手术治疗无效,症状明显的骨折椎体进行了 PVP 治疗。手术后,63% 的病变节段疼痛完全缓解,另有 32% 亦获得了较为明显的疼痛缓解。Peh 等对应用 PVP 治疗的 37 例患者的共计 48 个节段的压缩骨折进行了回顾性研究,平均随访时间为 11 个月,完全疼痛缓解率为 47%,部分缓解率为 50%。

最近,对应用 PVP 治疗的前瞻性研究亦获得了同样肯定的治疗效果。规模最大的一项前瞻性研究报道了 100 例应用 PVP 治疗椎体压缩性骨折的患者,在平均随访时间到达 21 个月时,97%的患者获得了显著的疼痛缓解,视觉模拟评分法(VAS评分)由术前的平均8.9分降至2.0分。Cortet等对一组经3个月以上非手术治疗无效的16例患者共计20个节段的椎体压缩性骨折行PVP治疗,术后当时的VAS评分即较术前有显著性降低,并且在术后30d,90d及180d随访时评分差异仍然存在。而且,使用包括疼痛,行动力、情感反应、社会独立性及精神活力等内容的诺丁汉健康概况评估后,发现患者的总体健康状况亦较术前有显著改善。

随访时间最长的报道来自Perez Higueras等,对13例经PVP治疗的椎体压缩性骨折患者进行了不低于5年的随访。VAS评分由术前的平均9分降至术后当时的2分,术后3个月随访时降至1分,在术后5年随访时,VAS平均为2.2分。术后进行的麦吉(Mc Gill)疼痛问卷评分也较术前有显著改善。

Kallmes等对应用PVP治疗上胸椎压缩骨折的安全性及有效性进行了总结报道,41例患者,共计63个节段,骨折均发生于$T_{4\sim8}$椎体,VAS评分由术前的平均9.7分显著降低至术后的1.7分。其中1例患者出现椎弓根骨折,无气胸等并发症发生。

Kaufman等对应用PVP治疗的时机问题进行了回顾研究,在75例患者的共计122个节段的压缩骨折治疗中,行PVP治疗时的压缩骨折病史时间与术后疼痛程度及活动能力无独立相关性。无论骨折病史长短,PVP均可以有效地缓解疼痛并增加患者的活动能力。然而笔者发现,骨折病史的延长与PVP术后患者所需要的镇痛强度有独立相关性,也许是延后实施PVP的患者术前长期应用镇痛药,从而对其产生了耐受性和依赖性,导致术后对镇痛药的需要量增加,但是这种理论尚未被证实。

四、并发症

虽然大量相关临床研究报道均证实,PVP可以有效地缓解疼痛及改善功能,但这种手术操作并不乏风险及并发症发生。大多数文献报道,其并发症发生率在4%～6%。与穿刺针置入相关的并发症包括肋骨骨折,神经炎,椎弓根骨折以及感染。最值得担心的并发症是骨水泥可能发生椎管内泄漏或注入静脉。已有文献报道,一小部分患者出现无症状的骨水泥椎管内泄漏,也有部分患者出现一过性神经症状,最严重的1例患者在行T椎体PVP术后发生了截瘫。笔者曾经会诊过1例L椎体爆裂骨折患者,行PVP治疗后发生骨水泥椎管内泄漏,引发了椎管狭窄症状,最终患者进行了椎管减压手术,将骨水泥从椎管内移除。

骨水泥渗入静脉系统会造成各种不同的临床表现,部分患者没有任何临床症状,有些患者出现肺栓塞,也有1例卵圆孔未闭患者出现了脑动脉栓塞。在最近的一项研究中,17例经PVP治疗的患者术后立刻行CT扫描,48%的患者在实施手术的椎体相邻的硬膜静脉中发现骨水泥,但只有1例患者出现了一过性神经炎表现。骨水泥椎管内泄漏或渗入静脉的风险会随着骨水泥注入量的增加而增大。因此,一些学者主张PVP前先进行造影,以评估可能发生泄漏的风险。

造影可以反映骨水泥注射过程中可能发生泄漏的部位。在一项研究中,进行椎体成形术前实施造影术,并在术后回顾性分析其结果,证实造影术可以预测骨水泥在椎体中以及静脉结构中的弥散特性。对骨水泥向终板或者中央缺损区的泄漏情况,其预测率可达100%,但对静脉结构中的渗漏情况,只有29%的病例能够得到预判。而在另一项研究中,专门针对术前未行造影的137例患者的共计205个节段的PVP术进行分析,结果只有1例骨水泥泄漏造成了神经根症状。因此,术前造影的价值尚需进一步的前瞻性研究确定。

　　骨质疏松的患者行 PVP 术后发生新的椎体骨折是一个令研究者感兴趣的话题。在一组 25 例行 PVP 术患者的随访中发现了这个问题,其平均随访时间为 48 个月。笔者发现压缩性骨折的椎体行骨水泥强化后,其邻近椎体发生骨折的风险显著增加,相对危险度(OR 值)为 2.27,而对未行骨水泥强化的椎体,其相邻椎体发生骨折的相对危险度只有 1.44。在另一篇报道中,177 例患者行 PVP 治疗骨质疏松性骨折,随访时间最短 2 年以上。12.4%(22 例)的患者发生了共计 36 个新的椎体骨折,其中 67% 的新发骨折发生于前一次手术椎体的相邻节段。

五、骨质疏松性脊柱骨折的治疗新进展

(一)后凸成形术

　　椎体成形术固然存在各种风险及并发症,但确实可以显著缓解疼痛并改善功能。然而,它无法改善脊柱的矢状位平衡或骨折引起的后凸畸形。为了解决这一问题,一种新技术——后凸成形术出现了。后凸成形术引入了一种可扩张球囊,将其置入椎体并充气时,可将椎体撑开并试图恢复椎体高度至压缩前水平,椎体产生的空腔可用骨水泥进行充填。引用此技术时应采用经双侧椎弓根入路,对压缩的椎体进行双侧一致的高度恢复。后凸畸形的改善对骨质疏松性压缩性骨折患者的意义何在? 这是因为 OVCF 的患者的肺功能较未发生骨折的患者有显著降低,其肺功能的下降程度与脊柱后凸的程度显著相关。研究证实,如果不加干预,胸椎压缩性骨折会导致后凸畸形在 3 个月内进一步加重,并在 3 年内都会持续恶化。如果后凸能够及时纠正,则肺功能会得到改善,而且能够避免进一步的后凸加重。

　　一项体外生物力学研究将椎体成形术与后凸成形术进行了对比评估,结果发现,与起始的压缩性骨折状态相比,两种技术均可以使椎体得到显著强化。后凸成形术可使椎体恢复至原始高度的 97%,而椎体成形术对椎体高度的恢复能力明显较差,只能恢复原始高度的 30%。其他一些实验室研究结果也证实了后凸成形术对椎体高度的恢复能力。临床研究亦证实,后凸成形术可以恢复椎体高度,但无法达到在实验室中所实现的程度。Lieberman 等报道,一组 30 例疼痛性椎体压缩骨折患者,共计 70 个节段椎体行后凸成形术,平均症状持续时间为 5.9 个月,平均随访时间为 3 个月。70% 的患者椎体高度恢复至预期值的 46.8%,30% 的病例椎体高度无明显恢复。疼痛及机体功能在后凸成形术后均有显著改善。尽管没有结论表明,骨折病史的长短与椎体高度的可恢复程度相关,该作者依然认为,骨折病史在 3 个月以内的病例其椎体高度恢复的可能性更高。另外,报道中有 20% 的球囊扩张失败率及 8.6% 的骨水泥泄漏率。

　　自从 1998 年 FDA 批准后凸成形术应用于临床以来,美国一项多中心研究即开始实施,最终共对 1439 例患者,共计 2194 个节段椎体行后凸成形术治疗。在病史短于 3 个月的骨折患者中,平均椎体高度由术前 71% 恢复至术后的 92%。而在病史超过 3 个月的患者中,椎体高度由术前的平均 74% 恢复至术后的 84%。90% 的患者术后疼痛缓解至发生骨折前的水平。3 例胸段骨折患者因于第 7 胸椎椎弓根置入器械时穿破内侧壁,伤及脊髓并造成截瘫;1 例正在进行抗凝治疗的患者术后发生硬膜外血肿。这些并发症均发生于起初 100 个节段的骨折治疗中。随着技术的进步,其后未有神经损伤的病例报道。

　　后凸成形术发生骨水泥泄漏的比例较椎体成形术有所减少。当球囊置入并充气时,一个

可注入骨水泥的空腔随之形成。因为空腔的存在,骨水泥可以无阻力地注入并充填,而不会向周围的骨松质和静脉窦中灌注。在一项体内应用对比研究中,后凸成形术后骨水泥泄漏的风险较椎体成形术显著降低。近期来自美国研究者的报道,只有1例患者被发现形成骨水泥栓塞,而且未发生呼吸系统症状。

(二)椎体成形术中 Cortoss 充填材料的应用

Cortoss 是一种新型的合成骨充填材料,包含二甘油基甲基-丙烯酸甲酯、二联酚、聚乙二醇二醚二甲基丙烯酸酯、三乙二醇二甲基丙烯酸酯单体和生物活性陶瓷玻璃。通过一套双腔容器及特制的喷头进行混合。一旦其成分通过这些特制喷头释放并混合,聚合反应便开始进行,充填物即可准备应用。其单体不易挥发,而且 Cortoss 聚合物形成一种三维网状结合。因此,最大限度地降低了其泄漏的机会。混合后,这种充填材料形成黏稠如牙膏状物,并会在持续只有几秒钟的快速聚合过程之前一直维持这种性状。这种特性有利于在注射过程中产生均匀一致的触觉反馈,从而使注射过程平稳适量。这种材料的聚合过程相比 PMMA 有着低得多的放热曲线(63℃相对84℃),从而使骨组织热坏死的风险大大降低。Cortoss 材料的弹性模量与骨松质相当接近。这种成分具有生物活性,在动物实验研究中,随着时间的转移,其骨水泥-骨界面不断发生骨化而不是纤维连接,从而使其强度持续增加。因此,目前看来 Cortoss 材料非常适合应用于椎体压缩性骨折的治疗。一项前瞻性临床试验研究已经进行。患者的纳入标准:由骨折引起的疼痛 VAS 评分不低于50分/100分,且已经影响其生活方式或者活动能力丧失。患者随访时间点为术后4d,7d及1,3,6个月。每个治疗节段的椎体经双侧椎弓根置入两根直径10G的金属套管针。共纳入24例骨质疏松性压缩骨折患者,术前平均疼痛评分为69分,术后4d平均为38分。疼痛评分随着时间延长而持续降低,术后7d时平均为33分,术后1个月时降为29分,术后6个月时回升至33分,表明其术后6个月时疼痛缓解率为46%。生活质量评估采用 SF-12 问卷调查。下床活动能力的受限程度由术前的75%降为术后6个月时的28%,而术后日常生活自理能力较术前显著提升。轻微并发症发生率为3%,无椎管内骨水泥泄漏病例。研究结果提示,Cortoss 材料解决了 PMMA 作为椎体成形术充填材料的缺点。Cortoss 水泥成分固定、性状稳定,而且配合其等量输出系统后,可以精确地调整水泥的用量,避免多余材料的浪费。

(三)椎体成形术中骨替代物的应用

按照 Heini 提出的要求,椎体成形术中可应用的骨替代物需要具备的特性:可注射,不透X线,适当的黏滞性,较长的工作时间,良好的生物力学负荷性能(具备耐压强度及刚度),生物相容性,生物活性以及较缓慢的降解吸收速度。磷酸钙骨水泥较好地符合了这些标准。含磷酸氢钙羟基磷灰石的磷酸四钙以及无定形磷酸钙亦满足以上标准,而且容易制备。它们可以通过10G或11G的针头进行注射。动物实验已经获得了令人欣喜的结果,而体外实验研究也证实了其较强的抗压强度,达到45MPa。根据 Le Huec 的报道,这些可吸收磷酸钙可以为局部成骨提供钙质。因此,在治疗骨质疏松性骨折方面有极大的应用前景。这些材料在人体上的临床应用也在逐渐发展,但尚未有结论发表。而以骨形态发生蛋白作为载体,这种在促进骨折愈合方面颇具应用前景的技术,如果与这些可吸收的磷酸钙材料联合应用,是否能获得更好的效果,目前也尚无文献报道。

对经非手术治疗无效的骨质疏松性压缩性骨折,后凸成形术和椎体成形术是安全而有效的治疗方法。后凸成形术在恢复椎体高度,减少后凸畸形方面具有潜在的优势,但是目前尚需要前瞻性的随机对照试验来证实这两种技术的优劣。另一个需要探讨的问题是,对骨质疏松性骨折,是应该在骨折的急性期,即实施椎体成形术或后凸成形术,还是等到非手术治疗无效时再实施手术治疗。解决这个问题也应该依靠前瞻性随机对照试验,来验证非手术治疗和手术治疗的效果孰优孰劣。骨替代物在治疗骨质疏松性骨折方面具有较好的应用前景,但目前尚需要更多的实验室和临床数据来评估其应用效果。

第三节　骨质疏松脊柱内固定

脊柱螺钉(椎弓根螺钉)内固定是脊柱外科最常用、最重要的技术,被广泛应用于脊柱骨折及退变等疾病的治疗,脊柱螺钉在我国每年的使用量超过 150 万枚,并以每年 30% 的速度递增。我国现有骨量减低者 2.1 亿,骨质疏松患者约 7000 万,50 岁以上人群中,33.3% 的女性和20.0% 的男性均患有不同程度的骨质疏松症。每年约有 22 万例患者需要行脊柱内固定手术,其中有 10 万例患者存在螺钉松动脱出的风险,国内外报道,螺钉松动的发生率高达 11%～22%。因此,如何解决因骨质疏松所导致的脊柱螺钉固定强度下降的问题,已成为脊柱外科的难题和当务之急!

一、骨质疏松脊柱内固定的生物力学研究

(一)骨密度对椎弓根螺钉稳定性的影响

1.骨密度对椎弓根螺钉即刻稳定性的影响

骨密度(BMD)对椎弓根螺钉固定的稳定性具有重要影响,是预测螺钉固定强度的重要指标。骨结构是由胶原纤维和致密羟基磷灰石构成,骨的力学性能主要由骨密质提供,螺钉试验中拔出力主要来源于骨－螺钉界面之间的摩擦力,它反映了骨松质单位体积内骨的质量。Carter 研究表明,骨松质纵向压缩强度(S)与其表观密度(ρ)呈三次方关系(S$=68\varepsilon^{0.06}$螺钉抗拔出强度的下降)。有学者通过生物力学研究也证实,椎弓根螺钉拔出强度、扭矩与 BMD 之间呈明显的正相关。

在螺钉松动拔出过程中,骨－螺钉界面结合强度是螺钉松动的关键。国内学者李增春,将人椎体标本分为正常组和骨质疏松组进行螺钉稳定性研究。生物力学结果表明,正常组螺钉的最大轴向拔出力(F_{max})和扭矩为(1062.8±72.2)N 和 2.6Nm;在骨质疏松组则下降为(232±92.4)N 和 0.49Nm。Yamagata 等研究发现,BMD 每降低 100mg/cm^3(采用双能 X 线法测量),椎弓根螺钉的固定强度将减少 10kPa。Okuyama 等通过生物力学实验证实,F_{max} 与椎体BMD(用定量 CT 测量)之间存在线性相关关系。

2.骨密度对椎弓根螺钉长期稳定性的影响

国外研究证实,在脊柱内固定术后的康复过程中,患者脊柱 BMD 会进一步下降。因此,对 BMD 处于螺钉松动"临界值"的患者,尽管术中螺钉固定强度能够满足即刻稳定的要求,但

在脊柱融合期内，螺钉松动脱出的风险也会增加。Farey 等在行双光子吸收法测定后，证实脊柱内固定老年 Dynesys 内固定系统 6 个月后，钉棒松动与骨质疏松影响固定区域椎体骨小梁明显变细、孔隙增加，骨小梁连接率降低，符合骨质疏松的基本病理表现，固定节段内的椎体体积骨密度有显著差异。Smith 采用双光子吸收法测量脊柱术后离体椎体的骨密度变化。结果表明，在固定 3 个月及 6 个月后，固定节段椎体的骨密度与非固定组相比分别下降 14%，与对照组相比，差异有统计学意义。而且在早期的 Harrington，Luque 固定组中，植骨融合成功与植骨后假关节形成的椎体体积骨密度也有显著性差异，说明了固定伴成功融合组的骨密度降低最为明显。以上研究说明，由于固定器械的应力遮挡效应，会导致骨密度下降，而在固定成功的椎体上，骨密度下降更为明显。

Dalenberg 等运用双能 X 线法（DXA）观察了骨密度与固定时间的关系。在内固定组 3、6、9 个月的骨质密度分别是原始值的 79.1%、76.7%、79.3%。Craven 等选用不同强度的脊柱内固定研究时间与骨质密度的关系，在固定 6 周及 12 周后，两组的骨密度值有显著性差异，但在固定 24 周后，两组的骨密度值无显著性差异。且固定 12 周后，骨密度值无继续下降的趋势。两位学者的研究结果是相似的，固定后 3 个月后，固定区域椎体的骨密度有显著降低。随着固定时间的延长，至少在 6～9 个月其骨密度降低继续存在，但其骨密度值既无下降的趋势，也未有明显的恢复。

因此，国外有学者认为在影响螺钉长期稳定性的诸多可能因素中（如椎体水平、骨密度，内固定的结构差异），骨密度是唯一有显著相关性的因素。

（二）螺钉直径、长度对椎弓根螺钉稳定性的影响

椎弓根处是脊柱最坚硬的部分，Steffee 等称之为"力核"，其后端骨质的 BMD 最高，是螺钉发挥固定作用的主要部位。研究发现，椎弓根皮质下的 BMD 明显高于椎体 BMD，椎弓根螺钉纵向负载强度的 80%，拔出强度的 60% 均为由椎弓根处决定，椎体只占较小部分。同时，生物力学研究表明，椎弓根螺钉横截面积占椎弓根横截面积 70% 以上才有足够的固定强度，少于这个比例的螺钉则易疲劳松脱。生物力学研究证实，螺钉直径和长度之间存在一种协同效应，即在增加螺钉直径 1mm 的基础上增加螺钉的长度可以显著提高其稳定性。当螺钉的直径占椎弓根的≥70% 时，增加螺钉的长度可以显著提高螺钉的固定强度；但是当螺钉截面积增大到占椎弓根横截面积 90% 时，增加螺钉直径并不能显著增加固定强度，反而易使椎弓根爆裂骨折。Talu 也证实这种协同效应，单纯增加螺钉的长度或直径仅能将螺钉的 Fmax 分别提高 15% 或 33%，而同时增加螺钉的直径和长度可以将螺钉的 Fmax 提高 49%。

但是 Brantley 同时也指出：当螺钉直径超过椎弓根直径的 70% 时，骨质疏松症患者，尤其是 BMD$<0.7g/cm^2$，椎弓根处骨折发生率为 41.2%。由于螺钉置入人体后，将承受多方向应力力矩，并且椎弓根处为应力力矩作用的支点，在这些应力的作用下，椎弓根处的骨质受到的破坏要较其他部位大得多。Jostrom 等对术后 1 年取出内固定螺钉后的椎弓根进行 CT 分析，与术前椎弓根相比，有 64.6% 椎弓根的宽度增加，29.2% 椎弓根外壁变形，并有骨折的征象；螺钉直径超过椎弓根外径的 65% 时，85% 的椎弓根外径是膨胀的。

目前认为，螺钉的外径最大不应超过椎弓根横径的 80%。增加螺钉直径和长度来提高固定的稳定性存在局限性和血管神经损伤的风险。

(三)螺纹形状对椎弓根螺钉稳定性的影响

目前,国内外通常使用的椎弓根螺钉螺纹的形状主要有两种:外锥型螺钉和内锥型螺钉。

1.外锥型螺钉

是螺钉的外直径为锥形。进钉时,齿槽内嵌入骨质是均匀的,垂直拔钉时,嵌入的骨质以整体受力,当应力超过骨质的最大负荷强度时,整体破坏,螺钉松动,拔出。但由于螺钉的有螺纹和无螺纹交界处的螺钉杆径突然减小,造成应力集中,容易在此处断钉。

2.内锥型螺钉

是螺钉的外直径为圆柱型,内直径则为锥形,螺纹深度由钉尾至钉尖部逐渐增加。这种螺钉可以在进钉过程中,使嵌入螺钉齿槽的骨量越来越多,在克服剪力及扭转力下,有一定优势。在垂直拔钉的应力条件下,抗拔出力为齿槽间骨质对螺钉的阻力。但由于应力遮挡作用,切割的骨质没有以整体受力。受力时,应力首先集中于远端的螺纹,而被在拔出的过程中,应力逐渐移向近端的螺纹。因此,内锥型螺纹钉最大抗拔出力较外锥型螺纹钉减小,但是降低了螺钉断裂的风险。

此外,螺钉的单螺纹设计和双螺纹设计也能够对螺钉稳定性产生影响。单螺纹螺钉就是最常见的只有一种单一螺纹的螺钉。1984年,Herbert提出了双螺纹螺钉的概念。双螺纹螺钉是在单螺纹螺钉齿槽内再增加一圈螺纹高度较低的螺纹,通过它增加骨-螺钉界面的压力,从而增强螺钉的把持力强度。双螺纹螺钉在其他方法难以复位的舟骨脱位和骨折中取得良好效果。也有学者将双螺纹螺钉应用于脊柱内固定手术,并获得了满意临床效果。然而,Mum-manenl通过生物力学实验发现,双螺纹设计除对螺纹的扭入力矩有大约14.5%的增加外,并不能显著增加螺钉在拔出时的最大拔出力和拔出能量吸收值。Praveen也发现,在骨质疏松椎体的固定中,单双螺纹设计对最大轴向拔出力并无明显影响。因此,在螺钉拔出过程中,外螺纹与骨质间的剪切力是决定最大轴向拔出力的主要因素,附加螺纹仅为较小的影响因素。

(四)手术操作的技术因素对螺钉稳定性的影响

生物力学研究已经证实,椎弓根螺钉置入过程中所涉及的手术技术细节可以对螺钉的稳定性产生影响;尤其是在脊柱骨质疏松时,术者的手术操作在影响螺钉稳定性的诸多因素中往往占据更为重要的位置。手术操作的技术因素,包括进钉点的选择、钉道的方向,钉道制备的方法,预先攻丝与否、重复置钉以及横连安装等,都是需要每一位手术医师思考的问题。周密的术前计划,精细的手术操作是降低螺钉松动的最核心因素,其作用往往比内置物的选择或使用钉道强化方法更为重要。

研究证实能够提高螺钉稳定性的手术操作包括以下5项:

1.选择合适的进钉点

进钉点的确定是置入椎弓根螺钉的第一步。临床常用的置钉方法有3种:①Magerl法,椎体上关节突的外缘与横突的水平平分线的交点。②Roy-Camille法,上位椎体上关节突尖正下方1mm水平线与关节突关节垂直外切线的交点。③"人"字嵴顶点法,副突嵴和峡部嵴交汇形成了形似"人"字的嵴,称为"人字峰",其汇合处,称为人字嵴顶点。这些方法能够使螺钉从椎弓根通道的中央穿过。通常,进钉点的选择主要出于螺钉准确置入椎弓根内的安全考虑,降低神经损伤的风险。而在骨质疏松患者的手术中,选择恰当的进钉点能够提高螺钉的把持力。

对骨质疏松患者,可以将进钉点向椎体的头侧适当移动,使螺钉沿椎弓根上缘走行。进钉点具有两个优势:①沿椎弓根上缘走行可以使螺钉螺纹切入更多的椎弓根骨皮质和椎体上终板下优良的骨松质,从而提高螺钉稳定性;②椎弓根上缘无紧贴的神经根,故安全性也较螺钉走行于椎弓根下缘高。此外,在需要获得更大的内倾角度时,还可以适当将进钉点外移。

2.增加螺钉内倾角度

尽管椎弓根螺钉在置入过程中,其所能获得的安全调节范围有限。但是,有经验的脊柱外科医师仍可以将螺钉在水平面和矢状面内做角度调整。生物力学证实,这些细微的角度调整能够提高螺钉的稳定性。

增加螺钉内倾角度可以延长钉尖与椎体前缘皮质的距离,从而增加相应螺钉的长度,提高螺钉的固定强度。国内学者王正等将螺钉与矢状面呈 7°置入和平行置入比较,前者拔出力比后者大 20%,拔出位移增加 7%,螺钉拔出时释放的能量两者相差 18%,两者比较,差异有统计学意义(P<0.05)。Barber 等将螺钉与矢状面呈 15°置入和平行置入进行比较,前者的拔出力较后者平均增加 28.6%,螺钉松动前纵向载荷平均增加 101%。在生物力学上,连接固定棒及横连,内倾角度大的内置物框架结构稳定性是显著高于采用平行置入的框架结构,其力学原理类似于锁定钢板对骨质疏松骨皮质的固定。

3.利用"斜钉"效应以避免平行置钉

与增加内倾角的力学原理类似,非平行置钉同样能够提高螺钉稳定性。杨惠林等通过研究认为,最理想的螺钉位置是螺钉在位于椎弓根及椎体内的前提下,上位螺钉适当向上倾斜靠近椎体上位椎板、下位螺钉适当向下倾斜靠近椎体下位椎板,更符合力学平行四边形法则,并可减少螺钉承受的弯折剪力。螺钉在椎体内位置的高低和置入的深度对螺钉所受的弯曲力矩有明显影响。Mckinley 等通过测试螺钉位置在椎弓根内偏高或偏低时,所承受的弯曲力矩增加 20%～29%,螺钉尾部未完全置入而留于骨质外 3mm 和 5mm 时,所承受的弯曲力矩相应增加 33% 和 52%。

4.避免攻丝及重复置钉

国内外研究表明,攻丝置入的螺钉的拔出力较非攻丝螺钉的拔出力有显著降低,并且攻丝组的螺钉最大拔出力变异增加,标准差大,而未攻丝组的螺钉拔出力变异小,可重复性强。George 在生物力学研究表明,攻丝会使螺钉的最大拔出力下降约 11%。Pfeiffer 采用均质性好的聚亚氨酯泡沫块作为置钉材料,对临床最常用的 10 种椎弓根螺钉做了攻丝与不攻丝的对比,未见任何一种螺钉的拔出力会因攻丝而增加,相反,其中大多数螺钉都是攻丝后拔出力下降,而且螺钉的拔出力值的变异增大。因此,除非器械的操作指南有特殊明确的规定外,大多数情况下钉道不需要专门进行攻丝。

重复置钉是导致螺钉松动的重要原因之一。生物力学实验证实,即使在不改变钉道方向的情况下,取出原有螺钉后重新置入也将明显降低螺钉的抗拔出力。因此,改变进钉点、修正钉道方向等手术操作均会严重破坏钉道周围骨质完整性,导致螺钉的松动失败,尤其是在骨质疏松的椎体中。

5.术后佩戴支具

老年脊柱疾病患者,术后佩戴支具十分重要。胸腰骶支具可以限制患者脊柱的各个方向运动,减少过于集中的应力通过脊柱前柱传导,尽可能使应力通过脊柱的中柱及固定棒向下传导,避免了椎弓根螺钉过度承重,产生螺钉在椎体内"切割",引起螺钉松动脱出。对行内固定的骨质疏松脊柱患者,在植骨融合期内常规佩戴合适的支具以减轻内固定的应力,是防止螺钉松动、断裂的有效方法。

二、骨质疏松条件下提高螺钉稳定性的方法

(一)螺钉钉道的强化处理

钉道强化提高螺钉固定强度的原理是向钉道内填充强化材料,通过强化材料的黏结作用及填充作用提高螺钉固定强度。在骨质疏松椎体的固定中,钉道强化处理是最常采用的方法之一。

1.钉道强化材料的分类

(1)聚甲基丙烯酸甲酯(PMMA):PMMA 因机械强度高、固定牢靠,凝固迅速、操作方便等优点而成为目前临床上最常用的固化材料之一。生物力学研究表明,PMMA 可以显著提高椎弓根螺钉的最大轴向拔出力和抗屈性能,最大轴向拔出力可达到初始强度的149%,是恢复骨质疏松脊柱稳定性的一种有效的方法。国内外多项临床随访表明,PMMA 强化钉道方法可以显著提高椎弓根螺钉在骨质疏松患者体内的稳定性,有效地防止脊柱内置物的松动、脱出。此外,对脊柱翻修手术,PMMA 也可显著提高翻修时螺钉的固定强度。

尽管 PMMA 具有良好的螺钉强化效果,但也存在一些问题:①聚合反应时释放热量,造成周围骨组织不同程度的坏死,同时,可能损伤邻近的神经组织;②生物相容性差,在体内不与周围骨质发生生物性结合,并且难降解,长期存留在钉骨之间形成二次界面,严重影响螺钉的长期稳定性;③误注和渗漏的 PMMA 有损伤脊髓和神经根的危险,造成相应的并发症;④术中使用容易引起低血压和肺动脉栓塞等并发症。因此,在使用前一定要严格把握手术指征,权衡利弊,减少并发症的发生。

(2)磷酸钙骨水泥(CPC):与 PMMA 相比,CPC 的优点在于凝固时不发热,具有良好的生物安全性和生物相容性,同时,它还具有良好的可吸收性和骨传导性。实验发现,CPC 不仅可以显著提高初次置钉时螺钉的稳定性,也能显著提高翻修术中螺钉的稳定性和椎体的强度。体外生物力学研究表明,与普通螺钉相比,CPC 强化螺钉在术后 1、2、4 周的 F_{max} 和横向稳定性分别提高了 28% 和 54%、48% 和 71%、56% 和 68%。CPS 强化螺钉的 F_{max},随时间呈进行性的增加,这与螺钉周围新骨的生成有关。组织学研究显示,CPC 可预防钉骨界面的微运动及钉骨界面纤维组织的形成,降低内固定失败的风险。但是,由于 CPC 的初步固化时间较长,给临床应用带来不便,而且,由于 CPC 固化晚期出现降解,也可能会影响其强化螺钉固定的效果。

(3)硫酸钙骨水泥(CSC):CSC 具有良好的生物相容性、骨传导性和促进成骨的作用,其机械强度也得到许多研究的证实。体外实验发现,CSC 强化螺钉具有和 PMMA 强化螺钉相似的稳定性,但 CSC 没有脊髓损伤的风险。Derincek 等在体外翻修实验中发现,CSC 可提高翻修术中螺钉的稳定性,其强化效果明显优于改变置钉路径的方法。组织学研究表明,CSC 强

化螺钉后，其 F_{max} 在术后 1d、6 周、12 周时均显著高于空白对照组；6 周时 CSC 部分降解、吸收并被新骨替代，12 周时完全降解、大量新骨生成并紧密包绕螺钉，形成了良好的"螺钉－骨质"界面，很好地维持了螺钉在体内的动态稳定性，并为螺钉的远期稳定性提供了良好的骨质条件。

（4）其他材料：聚富马酸丙烯己二醇、生物活性材料 Cortoss（丙烯酸水泥与陶瓷的混合物）、碳酸磷灰石骨水泥、生物陶瓷 Biobone，NovaBone 等多种可吸收生物材料也曾应用于椎弓根螺钉的强化固定中。尽管体外实验以及少量的临床研究证实，上述材料均可不同程度地提高老年骨质疏松症（OP）条件下椎弓根螺钉的稳定性。但是，迄今为止，PMMA 提高螺钉稳定性的效果仍然是最显著，最稳定，仍被广泛地应用于提高螺钉的稳定性。可吸收的强化材料已经成为该领域的研究热点，然而，材料在体内降解吸收的过程中，钉道周围的骨质生长情况、钉骨界面的生物力学性能以及螺钉在体内的动态稳定性和远期稳定性尚需要进一步的动物体内研究。

2.钉道强化方法的分类

（1）钉道整体强化：钉道整体强化方法如下：向整个钉道内填充强化材料，通过螺钉拧入过程中挤压钉道内的强化材料和周围的骨质，使材料严密包裹螺钉。当强化材料凝固后，"螺钉－强化材料－骨质"三者成为一个整体结构，从而提高螺钉的固定强度，形成了即刻的稳定。该方法操作简单且效果明显，目前仍被广泛应用于临床。然而，此方法也存在缺点：①螺钉拧入过程中，材料向周围骨质的流动及分布不受控制，容易发生渗漏形成占位压迫。②钉道整体强化时，强化材料完全包裹螺钉全长，螺钉无法取出；强行取钉会导致钉道周围骨质的大量破坏，给翻修手术带来极大困难和风险。③骨水泥夹层形成，螺钉与骨质难以直接接触，无法形成"骨质－螺钉"的生物性结合。

（2）钉道局部强化：为解决钉道整体强化方法的不足，第四军医大学西京医院骨科雷伟等学者提出钉道界面局部点状强化理念，并发明了配套的空心侧孔丝攻及带侧孔的中空椎弓根螺钉。在不形成骨水泥夹层的条件下，对钉道界面进行"点状强化"处理，有效地提高了界面强度。

Micro－CT 对骨水泥空间分布的观察结果显示，钉道局部点状强化处理使得骨水泥呈点状分布在螺钉周围，骨水泥嵌入螺钉螺纹中，钉道呈现部分"骨质－螺钉"界面和部分"骨质－骨水泥－螺钉"界面，避免了骨水泥完全包裹螺钉，为螺钉与骨质之间形成良好的骨性愈合奠定了基础。

离体生物力学实验结果证实：钉道局部点状强化后，螺钉的最大轴向拔出力及拔出时的能量吸收值较钉道非强化组提高约 24％和 26％，钉道局部点状强化方法可以显著提高脊柱螺钉的即刻稳定性。在体组织学及力学研究也表明：钉道局部点状强化后，骨质与螺钉紧密连接，形成良好的"骨质－螺钉"界面。同时，骨水泥紧密嵌入螺钉螺纹内，有效增加螺钉把持力。钉道局部点状强化后的最大轴向拔出力，拔出能量吸收值均较非强化组显著提高，并可以达到与传统钉道整体强化方法相近的螺钉固定强度。

钉道点状强化的特点是"点状注射，局部强化，均匀分布，生物结合"。与传统钉道整体强化方法相比，钉道局部点状强化技术具有 4 个突出优点：①骨水泥局部填充，螺钉与骨水泥点状接触,避免螺钉被骨水泥完全包裹;②骨与螺钉间有效接触,无明显骨水泥界面,长期稳定性好,避免骨水泥二次界面形成所带来的远期骨水泥界面松动的问题;③骨水泥使用量小,产热排异反应小,术后螺钉可以安全取出,避免了骨水泥包裹螺钉后取钉时造成椎体结构严重破坏;④椎体内强化,避免了全钉道强化时骨水泥漏入椎管压迫神经。

(3)椎体的整体强化处理:对严重的 OP 患者,由于椎弓根骨皮质变薄,椎体内骨松质丢失严重,单纯的螺钉内固定或向钉道内填充强化材料对提高螺钉稳定性的作用非常有限。因此,常常需要对椎体进行整体的强化处理,提高椎体自身的整体强度,从而增强螺钉的稳定性。椎体的整体强化处理方法主要包括椎体成形术(VP)和球囊扩张椎体后凸成形术(BKP),VP 已用于强化椎弓根螺钉固定,而后者主要用于伴有 OP 的腰椎压缩性骨折患者。BKP 能够在恢复椎体高度、纠正后凸畸形的同时,显著提高螺钉的稳定性。此外,BKP 的 PMMA 渗漏和术中并发症均明显少于 PVP,所以更受临床医师的青睐。

用 PMMA 结合 PVP 强化不同 OP 程度椎体的力学实验证实,Ⅰ级、Ⅱ级、Ⅲ级 OP 椎体内螺钉的 F_{max} 比空白对照组分别增加 181%、206%、213%,该方法可显著提高不同程度 OP 条件下椎弓根螺钉的稳定性。Burval 等也发现,PMMA 经椎弓根强化和经 BKP 强化均能提高螺钉在 OP 椎体内的稳定性,但后者的强化效果要明显优于前者,且经 BKP 强化后螺钉的固定强度明显高于正常骨质中螺钉的稳定性,可以到达临床应用的要求。国内外许多学者将这项技术应用于治疗伴有 OP 的腰椎压缩骨折患者,术后患者椎体前柱和中柱的高度恢复良好,后凸畸形改善,形成了良好的骨性愈合,未出现任何并发症。同时,针对 PMMA 不降解、生物毒性等缺点,生物性能好,机械强度高的 CPC 被应用于临床,也取得了很好的疗效。

尽管椎体整体强化在提高螺钉固定强度中发挥了显著的作用,但是,在合并椎体压缩性骨折患者中行 PVP,骨水泥渗漏风险较高,注射骨水泥的剂量和位置需要谨慎选择,因此应严格把握手术指征,将手术风险降到最低。

(二)椎弓根螺钉结构的改进设计

1.膨胀式椎弓根螺钉

第四军医大学西京医院雷伟等根据机械膨胀原理,与山东威高骨科材料有限公司合作研发出"压入式膨胀式椎弓根螺钉"系列产品,已获得国家产品生产许可并应用于临床。它能够在不增加椎弓根处螺钉直径的基础上,使椎体内部分螺钉直径增加,达到提高把持力的目的。生物力学及临床研究表明,膨胀式椎弓根螺钉能够显著增加螺钉的固定稳定性,降低螺钉在骨质疏松椎体内的松动风险,其断钉的风险较普通椎弓根螺钉并无明显增加。

(1)结构设计特点:①压入式膨胀栓设计:操作简单,在压入固定棒的同时完成螺钉膨胀;避免在螺钉内部制备内螺纹时损伤螺钉根部结构,增加螺钉抗折断能力,提高内置物使用安全性;简化生产工艺和流程,降低了生产成本。②有限可控膨胀:螺钉膨胀角度过小,长度过短不能有效提高螺钉固定强度,膨胀角度过大,长度过长则会导致椎弓根处爆裂,损伤神经,产生严重安全隐患。压入式膨胀式椎弓根螺钉根据椎体解剖特点,采用调整螺钉膨胀裂隙长度、角度以及螺钉内部构造等多种方法,实现有限可控式膨胀的目的。③两瓣式膨胀部设计:经过反复生物力学实验比较验证,两瓣式设计具有前部膨胀均匀、螺钉结构切割少,机械强度高,抗疲劳断裂性能强,螺钉断裂的风险低等优点。

· 临床骨科疾病诊治技术 ·

上述设计实现了螺钉在椎体内膨胀,在有效提高螺钉稳定性的同时,避免了螺钉在椎弓根处膨胀导致椎弓根爆裂,具有有效性和安全性。

(2)生物力学性能测试:①力学强度测试:三点弯曲实验以及多载荷水平周期疲劳等实验证实,在满足人体脊柱负重载荷的条件下,膨胀螺钉抗折断强度与普通螺钉无明显差别。因此,尽管膨胀螺钉具有中空的结构,但对脊柱内固定所需要的力学要求,其机械力学强度和耐疲劳强度与其他普通螺钉无明显差别,其结构力学性能可以满足脊柱内固定的生物力学要求。②固定可靠性测试:轴向拔出实验,抗旋出实验结果显示,膨胀螺钉最大轴向拔出力较常用的几种脊柱螺钉提高 25%～48%,最大旋出力矩提高 94%～127%,旋出 180°能量吸收值提高 58%～108%,能够显著提高螺钉的固定强度。

(3)在体稳定性机制研究:①早期稳定:通过 Micro－CT 研究发现,膨胀螺钉在膨胀过程中挤压周围的骨松质使骨质密度增加,改善了骨－螺钉界面的疏松状态;同时,被挤压的骨质反作用于螺钉,进一步增加了骨和螺钉间的紧密接合,使螺钉的把持力提高和稳定性增加,从而实现早期机械性的稳定。②长期稳定:通过金属－硬组织切片、组织学染色等方法观察到,螺钉置入体内 3 个月后,骨小梁已经长入膨胀缝隙内,并且与界面骨小梁相连续,形成"骨中有钉,钉中有骨"的立体交叉嵌合结构,牢固地将螺钉"锁定"在椎体骨质内。Micro－CT 骨计量学结果表明,在螺钉膨胀段周围骨质的骨密度、骨体积分数、骨小梁厚度、骨小梁间隔率明显优于非膨胀段,进一步改善了骨－螺钉界面的疏松状态,实现了螺钉的远期生物性稳定。

(4)膨胀式椎弓根螺钉能否安全取出:膨胀式椎弓根螺钉通过增加椎体内的螺钉直径,显著提高了螺钉的固定强度。对骨质疏松脊柱患者,通常无须取出螺钉。对特殊情况,必须取出螺钉,其独特的设计是否会对螺钉的取出带来困难,也是临床医师关注的重点。对取钉过程的研究显示,直径为 6.5mm 的膨胀式椎弓根螺钉置入椎体后,位于椎体内的螺钉头部的最大直径可达 8.23mm。旋出螺钉后,再对钉道进行 Micro－CT 测量分析表明,钉道头部直径为 8.45mm(增加 1.95mm),钉道根部直径为 8.27mm(增加 1.77mm),而钉道中段直径仅为 7.43mm(增加 0.93mm),小于国人下腰椎的椎弓根宽度(9.0～13.0mm)。其原因在于,取钉过程中,螺钉膨胀部受钉道周围骨质的挤压出现回缩;同时,椎弓根钉道出现轻度扩张。因此,钉道直径仍小于椎弓根直径,不会破坏椎体原有形状和稳定性,能够安全取出螺钉。

(5)膨胀式椎弓根螺钉的临床应用:桑宏勋等应用 EPS 治疗各种合并 OP 的腰椎疾病患者 42 例,术后平均随访 12 个月发现,所有 EPS 位置良好,无螺钉松动,断裂,置骨融合良好。椎体间高度及滑脱复位满意,临床症状完全得到缓解。结果表明,EPS 能够提高螺钉在 OP 椎体内的固定强度,为脊柱融合提供了稳定的力学环境,取得了满意的治疗效果。吴子祥等对 125 例合并严重 OP 的胸腰椎疾病患者进行了 EPS 固定,术后平均随访 18 个月,通过下腰痛评分法(JOA),视觉模拟评分法(VAS)评分和术后 X 线及 CT 检查发现,EPS 能够在严重 OP 椎体内达到良好的稳定性,椎间置骨完全融合,EPS 是提高 OP 条件下和翻修术中内固定稳定性的一种新方法。高明暄等用 EPS 联合 PLIVIOS 椎间融合器治疗腰椎滑脱症 23 例,平均随访 17.8 个月后发现,JOA 评分的有效率为 82.61%,滑脱解剖复位率为 86.96%,椎间置骨融合率为 86.96%。对合并骨量减少或 OP 的腰椎滑脱患者,EPS 联合 PLIVIOS 椎间融合器可以达到有效的复位、固定和良好的椎间融合。

· 294 ·

此外,国内一些学者也发现,EPS 的稳定性显著高于临床上使用的普通椎弓根螺钉。对合并 OP 的胸腰段骨折患者,采用 EPS 进行内固定在恢复和维持胸腰椎高度及生理曲度方面的效果优于普通椎弓根螺钉。

2.空心结构式椎弓根螺钉

为提高螺钉的固定能力,国内外学者尝试将传统实心结构的椎弓根螺钉改进为空心结构的椎弓根螺钉。国内学者杨述化等设计出带有空心侧孔的椎弓根螺钉。该螺钉为空心结构,螺钉螺纹部分分布有侧孔。将椎弓根螺钉拧入椎体后,向螺钉中空部分灌注骨水泥,使骨水泥通过侧孔分布于螺钉周围骨质,进而达到强化螺钉固定的目的。体外生物力学研究表明,该螺钉能够明显改善螺钉在骨质疏松条件下的稳定性;同时,骨水泥外渗的发生率明显低于 PMMA 强化实心螺钉的方法。

此外,国外学者还尝试设计其他类型的空心结构螺钉,如德国 Aesculap 公司生产的 HMA 螺钉(Aesculap,Tuttlingen,Germany)。该螺钉在置入椎体过程中允许更多的骨质嵌入螺纹及螺钉中央的空心区域内,使得"螺钉—骨质"接触面积远远大于传统实心结构的椎弓根螺钉,进而在骨融合完成后形成更为牢固的骨—螺钉界面。该螺钉目前临床应用于椎体的前柱固定,有学者尝试将其改进应用于经椎弓根固定,但仍处于实验室阶段,临床未见相关报道。

(三)螺钉表面的涂层处理

羟基磷灰石(HA)是一种人工涂层材料,它具有良好的骨传导性,可以促进骨的生长和矿化,能够有效提高假体与骨质之间的结合强度。因此,已经广泛应用于人工关节假体中。国内外学者也将该材料喷涂于椎弓根螺钉表面,以期提高"螺钉—骨质"结合强度,进而提高螺钉远期稳定性。实验表明,在骨质疏松骨质和正常骨质中分别置入 HA 喷涂螺钉和非喷涂螺钉后,术后 4 个月时,两种骨质条件下的 HA 喷涂螺钉的最大旋出力矩均显著高于非喷涂螺钉,HA 喷涂螺钉与周围骨质紧密结合,未见间隙存在;而非喷涂螺钉与周围骨质接触不良,局部存在明显的间隙;两种骨质条件下,HA 喷涂螺钉的钉骨界面结合率显著高于非喷涂螺钉。组织学研究发现;术后第 10 天,HA 喷涂螺钉周围即可见新生的骨组织长入,钉骨之间界面结合良好。

Sanden 等对 23 例患者随机给予完全 HA 喷涂,部分 HA 喷涂、非喷涂的三种椎弓根螺钉内固定。术后 11~16 个月时,非喷涂螺钉周围的透亮带明显多于完全 HA 喷涂和部分 HA 喷涂的螺钉,并且完全 HA 喷涂和部分 HA 喷涂螺钉的最大旋出力矩均显著高于非喷涂螺钉。Sanden 证实,HA 喷涂处理可以显著提高螺钉的固定强度,减少螺钉松动的风险。因此,在 OP 患者中,HA 喷涂的椎弓根螺钉会提供较好的稳定性,并在术后早期呈现出螺钉与骨组织较好的结合。此外,国内学者俞杭平等对钛合金椎弓根螺钉喷涂厚度为 0.3mm 的生物活性玻璃,研究结果表明,生物活性玻璃涂层同样能明显提高椎弓根螺钉在人体胸腰椎中的即刻稳定性。

(四)特殊螺钉与钉道强化联合使用

对部分严重骨质疏松患者,单纯采用一种强化螺钉固定方法仍不能满足维持固定强度的要求时,就需要联合使用不同方法,以提高螺钉稳定性。两种方法均可提高重度骨质疏松条件下的螺钉稳定性。

1.与 EPS 结合使用

在严重 OP 的尸检腰椎中,Cook 等发现,使用 PMMA 强化 EPS 后可将 EPS 的平均 F_{max} 提高 250%,拔出能量和拔出刚度也有显著的提高,PMMA 强化 EPS 可能是严重 OP 条件下一种可行的内固定方法。杨彬奎等发现,钉道强化结合 EPS 的 F_{max} 显著强于钉道强化结合普通椎弓根螺钉和单独使用 EPS。吴子祥等对 36 例合并 OP 的单节段胸腰椎压缩性骨折患者进行了 PMMA 强化 EPS 和 PMMA 强化普通螺钉的临床对照研究,术后平均随访 2 年,通过 JOA,VAS 评分和 X 线,CT 检查发现:PMMA 强化 EPS 进行内固定可以显著提高 OP 条件下螺钉的稳定性,有效防止螺钉的松动,取得了较好的临床效果。

2.与空心侧孔类螺钉结合使用

Yazu 等使用 CPC 强化空心侧孔螺钉置入 OP 尸检腰椎标本内,研究发现,该方法可显著提高椎弓根螺钉在 OP 条件下的稳定性。Fransen 等设计的带侧孔的螺钉和 Takigawa 等设计的带外鞘的螺钉,通过结合 PMMA 均可明显提高 OP 条件下螺钉的稳定性。张亘废等设计出定向灌注椎弓根螺钉,向其内注入甲基丙烯酸甲酯后可显著增加螺钉的稳定性,并能减少甲基丙烯酸甲酯向椎弓根外或椎管内的渗漏,适用于螺钉松动和拔出的翻修术。Chen 等自行设计了侧孔数量不同、分布不同的空心侧孔螺钉,通过螺钉注射 PMMA 强化固定。实验表明:所有的空心侧孔螺钉经 PMMA 强化后的 Fmax 较普通螺钉均有显著提高,且 8 孔设计的螺钉的 Fmax 最大。然而,使用相同剂量的 PMMA 进行强化时,全钉道内灌注方法获得的螺钉稳定性显著强于经 2 孔设计的螺钉向钉道注射的方法。在他们的实验中,拔出后的螺钉被 PMMA 紧密包裹,断裂发生在"PMMA/螺钉"复合体与模块材料之间,这说明 PMMA 与螺钉之间界面的强度显著强于"PMMA/螺钉"复合体与模块材料之间的界面强度。

然而,上述空心侧孔类螺钉均是从改进螺钉的设计方面着手,螺钉的实心设计被破坏,可能会影响螺钉在体内的抗疲劳性能。另外,固化材料从螺钉内部和周围严密包裹螺钉,给螺钉的取出带来困难,容易造成钉道周围大量的骨质破坏。

三、骨质疏松条件下提高螺钉稳定性的系统解决方案及临床研究

目前,如何提高骨质疏松条件下螺钉稳定性已经成为老年脊柱外科的研究热点。国内外相关研究主要集中于运用不同方法来提高螺钉固定强度。但是,对老年脊柱疾病患者而言,个体的骨质疏松程度并不相同,而对所有患者均采用相同的螺钉强化方案不仅增加手术操作难度和发生相关并发症的风险,并且增加患者的医疗费用,加重其经济负担。因此,制订一套骨质疏松条件下提高螺钉稳定性的系统解决方案,针对不同患者选择个体化、最优化的螺钉强化方法势在必行。

在不同骨质疏松程度条件下,对目前临床最常应用的 4 种螺钉固定方法(普通螺钉、膨胀螺钉、普通螺钉+骨水泥强化、膨胀螺钉+骨水泥强化)进行生物力学研究表明:①随着骨密度降低,所有螺钉强化方法的固定强度均明显下降;②骨量减少条件下,膨胀螺钉的最大轴向拔出力较普通螺钉提高约 36.5%,与正常骨质条件下普通螺钉的固定强度相当;③骨质疏松条件下,膨胀螺钉的最大轴向拔出力较普通螺钉提高约 27.2%;而联合钉道强化后,膨胀螺钉和普通螺钉的最大轴向拔出力较普通螺钉提高 43% 和 18.5%;膨胀螺钉联合钉道强化的固定强度

与普通螺钉在骨量减少时的固定强度相当。

在上述研究基础上，雷伟等提出一种骨质疏松条件下提高螺钉稳定性的系统解决方案，即以临床骨质疏松诊断的"金标准"——腰椎骨密度测量为依据，根据骨密度的不同将脊柱骨质条件分为 4 个级别，并提供相应的置钉策略：正常骨量情况，采用普通椎弓根螺钉；骨量减少情况，采用膨胀式椎弓根螺钉或普通螺钉＋钉道强化；骨质疏松情况，采用膨胀式椎弓根螺钉＋钉道强化。从而为临床医师针对不同骨质疏松程度的患者制订个体化的解决方案提供理论依据，并使骨质疏松患者接受内固定手术治疗更为规范。

第四节　高龄腰椎管狭窄症的外科治疗

早在 1803 年，法国的解剖学家 Antoine Portal 通过尸体解剖观察到，脊柱畸形可产生 1 节或多个椎体相应的椎管狭窄，严重者可使原椎管缩小 50％，造成脊髓压迫症。1883 年，有学者对腰椎管狭窄和间歇性跛行进行了描述。1900—1925 年，有一些学者报道了由于椎管肥厚所致的腰椎管狭窄，脊髓压迫症状，但未进行进一步的研究。1910 年，Sumita 报道了软骨发育不良性椎管狭窄，这一诊断后来被许多学者所证实。1937 年，Parker 报道黄韧带肥厚产生的狭窄。1945 年和 1947 年，Sarpyener 报道先天性生长障碍和畸形导致的婴儿椎管狭窄，并多伴有远端的脊柱畸形。但真正把腰椎管狭窄症作为一种独立疾病阐述的是在 1954 年，荷兰神经外科医师 HenkVerbiest 系统研究了椎管狭窄症并提出，除发育性骨性椎管狭窄外，其他因素也可以造成椎管狭窄，并首先对其引起的双下肢神经根性疼痛、小腿感觉障碍与肌力减退、神经间歇性跛行进行描述，提出了对腰椎管狭窄症的现代病理学观点，使人们对腰椎管狭窄症有了真正意义上的认知。1955 年 Shlesinger 第 1 次提出骨性侧隐窝的概念。1972 年，Epstein 认为椎管狭窄可分发育性或退变性，退变性在临床常见，并详尽地报道了继发于创伤或退行性改变的关节突对神经根的卡压征（称为上关节突综合征），指出此症椎管的矢径与横径无异常改变，亦对侧隐窝的定义，解剖结构、发病机制作了介绍。1976 年 Arnold 和其他 20 位国际知名学者在《Clin Orthop Rel Res》杂志上联合提出了较全面的腰椎管狭窄症的定义和分类（即国际分类法）。因此，1975 年和 1976 年被认为是对腰椎管狭窄症认识较全面的一个里程碑，至此，腰椎管狭窄症已被认为是一种独立的疾病。

腰椎管狭窄症是指由各种原因引起的骨质增生或纤维组织增生肥厚，导致椎管或神经根管的矢状径较正常者狭窄，刺激或压迫由此通过的脊神经根或马尾神经而引起的一系列临床症状。它是导致腰痛或腰腿痛的常见原因之一。腰椎管狭窄包括 3 个部分，即主椎管、神经根管及椎间孔狭窄。腰椎管狭窄症典型的临床表现是间歇性跛行，表现为患者行走后（通常为数百米，严重时可为数十米），出现一侧或双侧腰酸、腰痛、下肢麻木无力，以至跛行；但若蹲下或坐下休息片刻，症状即可缓解或消失，患者继续行走，上述症状又会出现。如此情况反复出现，即为间歇性跛行。间歇性跛行的表现可逐渐加重，即能坚持行走的距离越来越短，需要休息的时间越来越长，常仅表现在步行过程中，骑车一般不受影响。退变性腰椎管狭窄症的现代概念是腰椎椎管、神经根管、侧隐窝或椎间孔因退行性变,导致骨性或纤维结构形态和容积异常,单一平面或多平面的一处或多处管腔内径狭窄,引起神经根、马尾及血管受压而出现临床症状。其中不包括单纯椎间盘突出及占位性病变,如感染、肿瘤。另注意,此症须与血管源性跛行及合并糖尿病性跛行相鉴别。与传统概念相比较,现代概念强调3方面:①神经根管(包括侧隐窝)狭窄的概念;②构成椎管的软组织在病程变化中的作用和神经以外的因素(血管)的作用;③由于退变因素导致椎管狭窄的同时可合并下腰椎稳定性丧失。

一、分型

(一)国际分型法

Arnold等在1976年提出腰椎管狭窄症分型(即国际分型法),将腰椎管狭窄症分为先天性(发育性)和获得性(继发性)两大类。

先天性(发育性)腰椎管狭窄指先天发育过程中,腰椎椎弓根短而致椎管矢状径短小,临床比较少见,约占3%。

获得性(继发性)腰椎管狭窄症指由于后天因素(退变,外伤、失稳、畸形、新生物、炎症等)造成腰椎管内径小于正常值,而产生一系列症状与体征,约占97%。获得性腰椎管狭窄可分为退变性腰椎管狭窄,混合性腰椎管狭窄、脊柱滑脱(峡部裂)性腰椎管狭窄,医源性腰椎管狭窄,创伤后腰椎管狭窄和其他类型腰椎管狭窄(如Paget病和氟中毒等)。其中退变性腰椎管狭窄症占老年人腰椎管狭窄症的绝大多数。退变性(老年性)腰椎管狭窄按病因又分为3型:①椎管中央狭窄;②椎管周边侧隐窝、神经根管狭窄;③退变性脊柱滑脱。

(二)Kirkaldy-Willis 分型

Kirkaldy-Willis分型(1983)将腰椎管狭窄症分为5型。

1.先天性-发育性:原发性、软骨发育不良。

2.获得性:退变性(老年性)先天-退变性、崩裂-滑脱性。

3.医源性:椎板切除、融合术。

4.创伤性。

5.代谢性。

(三)解剖学分型

解剖学分型沿用至今,可分为中央型、侧方型、混合型。

(四)Hansraj 分型

Hansraj等综合大宗样本做了认真分析,在2001年提出以临床为基础的新的分型方法,将腰椎管狭窄分为典型腰椎管狭窄及复杂腰椎管狭窄,其意义在于指导治疗方案的选择。

1.典型腰椎管狭窄

(1)患者既往无腰椎手术史。

(2)无腰椎不稳的影像学证据。

(3)有退变性滑脱者,滑脱为Ⅰ度。

(4)有退变性侧弯者,侧弯<20°。

对此类患者原则上采用减压术治疗。

2.复杂腰椎管狭窄

(1)患者有腰椎手术史。

(2)有腰椎不稳、术后关节狭窄的影像学证据。

(3)有退变性滑脱者,滑脱大于Ⅰ度,且腰椎不稳。

(4)有退变性侧弯者,侧弯≥20°。

对此类患者原则上应采用减压,融合,内固定术治疗。该分型方法特别强调腰椎不稳与腰椎管狭窄的关系。腰椎间盘退变导致椎间隙狭窄,关节突关节发生重叠、分离、半脱位、旋转,导致腰椎滑脱、侧弯,使腰椎丧失稳定性,在已经狭窄的节段会出现动态性椎管狭窄,使病变复杂化。

二、病因、病理及发病机制

老年腰椎管狭窄形成的原因一直有多种学说,多数学者认为,与退行性变形成的骨性因素和积累,软组织病理改变造成的椎管管腔及神经根通道的狭窄有关。退变性腰椎管狭窄主要由构成椎管的骨性与纤维结缔组织的退行性改变引起。病变的开始可以是反复轻微的损伤,退变性脊柱炎是这一病理变化的最终结果。病理演变的过程较漫长,可引起椎间盘突出、侧隐窝狭窄或中央椎管狭窄等。这种病变可能是单节段的,也有多节段的并伴腰椎不稳发生。腰椎退行性改变是腰椎管狭窄症的病理基础。

有研究通过对 50 具尸体腰椎标本的解剖观察认为,在每一椎间平面,关节突关节的反复旋转损害和椎体轻微压缩性骨折是导致三关节复合体退行性改变的基本病理因素。反复旋转损害可很快引起关节突关节和椎间盘的退变。椎体轻微压缩性骨折可在压缩损伤的同时伴有椎体软骨板撕裂,再导致椎间盘和关节突关节的退行性改变。最终这些退行性变化形成了腰椎管狭窄症的病理基础。

Farfan 认为:①在每一椎间平面,腰椎后方小关节突关节和前方椎间盘所形成的三关节复合体,可以造成相互影响,诸如小关节损伤后可使椎间盘受影响,而椎间盘损伤后同样也可使小关节受累;②下腰椎($L_{4/5}$ 和 L_5/S_1)后方小关节呈斜形排列,这种排列方式使小关节最易受到反复旋转应力的损害;③在下腰椎,椎间盘前高后低呈楔形,也是小关节易受损害的因素之一。通常在 $L_{4/5}$ 椎间平面发生退变,继而,由于有害应力的作用使该平面的上下椎节亦发生退变,并使之更加严重。

(一)椎间盘病理性改变

1.年龄与退变

儿童和青少年期的髓核呈胶状,随着年龄不断增长,到成年期可见髓核中纤维组织增多。6 岁男孩脊柱纵向剖面呈胶状髓核,17 岁男性椎间盘横截面中仍能清晰显示髓核与周边的关系,但 55 岁时髓核横截面便显示髓核纤维增加,周围胶原纤维向椎间盘中央延伸,75 岁时横截面上可见整个椎间盘显著纤维化并见有间断撕裂。由此可见,随着年龄增长,构成椎间盘主要的生物化学成分,如水和蛋白多糖的丧失,再加上反复轻微的损伤,可产生上述一系列变化。

2.纤维环撕裂

Ritehie 等认为,旋转损伤最早表现为纤维化的周边撕裂,常见于纤维化的后外侧部。反复轻微的损伤可造成这种撕裂范围的扩大,多处撕裂可联合形成一处或多处放射状撕裂。

3.椎间盘高度的降低

椎间盘内破坏、椎间盘吸收或者椎间盘切除、化学溶核也可导致椎间盘高度降低,椎间盘高度降低会引起一系列继发的病理变化。

Kirkaldy-Willis认为,腰椎三关节复合体的内在平衡可在椎间盘损伤后,因高度降低而遭到破坏。Dunlop就此对后方小关节负荷特点进行了力学研究,结果表明,随着椎间盘高度的降低,小关节的压力明显增大,可导致小关节的损伤。Butler对椎间盘退行性改变进行了MRI检查,并以CT对小关节骨关节炎做了扫描,330个椎间盘有144个发生退行性变,390个小关节有41对骨关节炎;在小关节骨关节炎的所有患者中,除了1例椎间盘正常外,其余均存在椎间盘退行性变;108例X线平片发现有椎间盘退变的患者,并未发现小关节骨关节炎。因此,认为椎间盘退行性变是发生在小关节骨性关节炎之前,小关节退行性变是由于小关节负荷增加,力学行为发生变化而引起的继发性病变,而小关节的退变是腰椎管狭窄症的重要致病因素。由此可见,椎间隙高度的正常与否,直接影响到中央椎管和神经根管(侧隐窝)的正常与否。

(二)关节突关节退行性变

含有软骨和滑液成分的可动性小关节后方为胶原纤维关节囊,而内侧和外侧小关节突关节囊是由黄韧带向侧方延伸所形成的,其中含80%的弹力纤维和20%的胶原纤维,内侧关节囊常常受到应力损伤。由于关节突关节负荷增加,力学行为发生变化引起一系列继发性病理变化:①滑膜反应;②关节软骨纤维形成;③关节软骨不规整和粗糙退变;④骨赘形成;⑤关节突骨折;⑥关节内游离体;⑦关节囊松弛性失稳。

在尸体解剖标本中可见到前后小关节有平滑的骨赘形成,关节上间隙可因扭转而增大。当韧带松弛时,反复扭转可导致关节突关节轻度的半脱位。长时间反复扭转可造成关节突关节囊肥厚,关节半脱位,关节增生肥大,椎板增厚,黄韧带肥厚及椎管后侧方骨性或非骨性组织结构的一系列病理变化。这些病理变化是临床常遇到的中央椎管狭窄和神经根管狭窄(包括侧隐窝狭窄在内)形成的主要原因。

(三)黄韧带增生肥厚

黄韧带是连接脊柱的重要结构,随屈伸运动变厚或变薄。除了对脊柱固定作用外,可维持脊柱正常弯曲度。在退行性腰椎管狭窄症中,黄韧带的病理变化及对椎管内神经组织的挤压作用已受到普遍关注。退变增厚的黄韧带,既可以与骨性组织增生一起致椎管狭窄,也可单独因自身肥厚而致病。

通过黄韧带组织学的观察发现,该韧带由排列较整齐的弹力纤维组成,纤维的走行方向与椎板垂直,所含弹力纤维粗而有力,而胶原纤维较为致密。在正常情况下具有较大的弹性,厚度为2.0~4.0mm。当黄韧带退变后,其弹力纤维明显减少,而胶原纤维却显著增加甚至成为韧带的主要成分,因而黄韧带的弹性明显下降并且增厚,从而引起临床症状或使原有症状加重。

研究表明,机械的牵张力可促进平滑肌细胞和肾小球膜细胞产生转化生长因子(TGF),Nakatani等应用腰椎管狭窄症患者的黄韧带细胞做体外培养试验也证实,机械的牵张力可明显促进黄韧带细胞产生TGF-β_1。TGF-β_1是一种对多种类型结缔组织具有较复杂生物学作用的生长因子,能调节细胞的增生与分化,增加细胞外基质的合成。$TGF-\beta_1$可促进黄韧带细胞胶原的合成。另有研究表明,其同分异构体 $TGF-\beta_2$、$TGF-\beta_3$和血小板源性生长因子等因子可能也参与了黄韧带的退变这一过程。因此,黄韧带的退变是一个十分复杂的过程,详细的机制还有待进一步深入的研究。

目前认为黄韧带增生肥厚,可能由两种因素造成:①脊柱及其周围组织的退行性变引起黄韧带逐渐纤维化;②脊柱过度伸屈运动导致黄韧带撕裂,纤维化形成,刺激黄韧带增生。而黄韧带的增生肥厚是非骨性退增生导致椎管狭窄的重要原因之一。当椎间盘膨出、突出与黄韧带肥厚同时存在时,可因体位的变化产生严重的神经组织受压。这种病变可见于中央椎管或者神经根管的入口区。

(四)马尾神经根松弛

当椎间隙的高度降低,椎管长度也明显缩短,椎管内容量进一步减少,使马尾神经根在运动中经常受到摩擦和压迫而引起炎性增生。一旦神经根增生肥大,不仅受到局部狭窄椎管的限制,还被相对狭小紧张的硬膜囊所束缚。因此,可能在局部变得松弛纤曲。

姿势和体位的变化也将对椎管与其内容物的关系产生不可忽视的影响,屈曲位时椎管容量增大可使马尾神经根在已经狭窄的椎管内获得相对较大的缓冲空间。如果椎管狭窄程度已十分严重,即使腰椎屈曲,马尾神经根的活动也受到限制而不能向头端移动,狭窄节段以上的马尾神经根将受到不断的牵拉而变长。而在脊柱伸展时,头端的拉力减低,马尾神经被拉长的部分逐渐松弛增粗,但又无法通过狭窄处向尾端移动,于是在局部盘旋纤曲,由此可能引起马尾神经根的周期性缺血,临床出现间歇性跛行的症状。对于为何有时仅有一两根马尾神经变长而不是所有马尾神经根都变长,为何有的变长的神经根增粗,而有的则无增粗的问题,目前尚不清楚。

(五)多节段病变

多椎节平面的退行性病理变化也是临床常见的一种退变类型。实验研究表明,在已发生异常活动或因固定等原因造成活动减少的椎节平面的上下相邻椎节也容易发生退行性的损害,这些椎节的退变模式与原发椎节(如 $L_{4/5}$、L_5/S_1)相似。在尸体解剖标本中可见,L_3到S_1后方骨融合后数年,融合段内各节段椎间盘形态基本正常,而紧接融合段的上一平面 $L_{2/3}$,发生了明显的椎间盘破损,脊柱后方小关节突关节退变性肥大,并从后侧凸向椎管,造成中央椎管狭窄。这一变化说明,被融合固定的脊椎节段不再参与腰椎活动,腰椎伸屈和旋转运动过于集中在固定与非固定交界平面,导致该椎间平面之三关节复合体退行性改变,此为医源性腰椎管狭窄的病因之一。腰椎多椎节平面退变,是腰椎退变的最终阶段,其结果常表现为腰椎的旋转侧弯畸形。可以同时造成中央椎管和侧隐窝的狭窄,严重嵌夹马尾和脊神经根。

(六)退变性椎体滑脱

中年以后,腰椎退变明显加快,椎间盘和两个小关节突关节软骨进行性退变,关节囊及棘上韧带松弛。由于腰椎前凸,使退变严重节段产生的剪切力增强。正常的腰椎关节突关节是下关节突由下一椎体上关节突自外和前方环抱,下腰椎小关节突与横断面近于直角,与冠状面呈$45°$,这种排列特点制约着腰椎旋转。长期磨损、刺激和非生理性压力及移动可引起上、下关节面相互撞击损害。退变后小关节突的相互制约能力逐步丧失,引起损害节段上位椎体向前滑动,但这种滑动通常不超过椎体前、后径的 30%。椎体前、后移动反过来又加重小关节的负荷。退变性椎体滑脱可引起局限性椎管狭窄,关节突变扁呈扇形,边缘骨赘形成并由后外侧突入椎管。当一侧关节突退变破坏比另一侧严重时,上位椎体相对下位椎体就会发生旋转,导致侧隐窝和椎管的变形及狭窄,引起相应的神经根压迫,这种病理性变化在腰 4/5 节段最为多见。

三、影像学表现

所有的老年患者在影像学上几乎均有退变表现,但即使有明显的腰椎管狭窄的影像学表现,也不一定出现相应的症状。这与其他老年性退变疾病(如骨性关节炎等)不同。研究也证实了影像学上的腰椎管狭窄和症状之间的不确定关系,同时,影像学上的不正常表现也不能预测数年后该患者是否会出现症状。因此,腰椎管狭窄症患者的影像学结果必须与症状相结合,且更多的是提供手术参考。

(一)X 线平片检查

在 CT 与 MRI 尚未问世或普及应用前,对腰椎正位与侧位 X 线片进行椎管径的测量,是评估腰椎椎管狭窄的主要手段。其具体方法:通过 X 线正位片进行椎管横径(双侧椎弓根内缘之间距)的测量和侧位片椎管矢状径(椎体后缘至椎板与棘突交界处的距离)的测量。腰椎管狭窄症患者,尤其是老年性退变的患者,其 X 线片可见增大且向椎管中线偏移的关节突关节,下关节突间距变小,椎板间隙狭窄为骨性结构退变后的一些表现。以往认为,横径<18mm,矢状径<13mm 提示存在有椎管狭窄。除了椎管径值测量法外,测算脊椎指数亦是以往许多学者研究并运用的方法:椎体横、矢状径乘积与椎管横、矢状径乘积之比>4.5,应考虑椎管狭窄。虽上述方法结合病史、体征对诊断中央椎管狭窄有一定意义,然而,也应注意到:①通过 X 线片测量往往不易定位,尤其是测量椎管矢状径困难(骨性标志的相互重叠,取测量点困难,且靶片距离不一样,X 线片的影像放大率也不一样),难以达到准确测量的目的;②不能反映出神经根管骨性侧隐窝的情况;③对椎管内软组织的病理性改变,X 线片也不能显示。近年来的研究认为,软组织的增生退变是椎管狭窄的重要原因之一。因此,目前认为单由 X 线平片测量法判断椎管狭窄的实用价值不大,但可做为排除其他脊柱病理性改变的手段。因此,在临床检诊中 X 线平片仍有其一定的价值。

(二)椎管内造影检查

将造影剂注入蛛网膜下隙,从正位,侧位,斜位多方位摄片,显示出的膜囊形态及形变,对腰椎椎管进行观察并取得狭窄椎管部位、范围、程度的可靠资料,不仅可明确诊断,亦可排除其他引起马尾神经压迫的原因,间歇性跛行的椎管内病变,故目前国内外仍普遍认为,椎管造影是腰椎管狭窄症诊断和指导治疗较为理想的方法。以往离子型(碘化油)造影剂对神经组织所造成的不良反应问题,已由近年问世并大量使用的非离子型(碘水)造影剂碘海醇(iohexol)和碘曲仑(iotrolan)所代替而较好地解决。Lasser,Katayama 曾对 532 例和 812 例患者进行的分析表明,不良反应发生率分别为 12.66% 和 3.13%。造影剂 1 次用量为 10~15mL,用量太少因硬膜囊下腔造影剂充盈不足易造成某些椎管内病变的假象。X 线摄片时应采用头高足低位,与水平面成 45°角,使造影剂集中充盈于下腰椎管段。

1.中央椎管狭窄正位像

通常影柱为节段性两侧对称性压迫,边缘不整齐或完全梗阻,位于椎间层面,提示黄韧带存在对称性肥厚。完全梗阻时,断面影呈梳齿状,与椎间盘突出的梗阻相似,不同的是梗阻平面以上往往同时表现有多节段性狭窄。

2.中央椎管狭窄侧位像

位于椎间层面可见影柱较细,多平面的整体表现为囊前,后缘压迹呈波浪形改变。硬膜囊矢状径值<8mm 即可诊断为椎管狭窄。硬膜囊前缘压迹为椎间盘突出或膨出造成,后缘为增厚黄韧带或增生肥大小关节突关节造成。然而,近年研究表明,椎管后结构增生退变亦可导致脂肪前移,挤压硬膜囊,椎体后缘唇样骨质增生退变,在侧位像上可得到清晰显示,因此造成的硬膜囊前缘压迹同样可以得到清晰显示。与椎间层面软性组织增生退变造成的硬膜囊影的改变不同点在于当腰椎伸展时,骨性压迫物不随体位的改变而加重对硬膜囊的挤压,屈曲时硬膜囊前缘压迹也并不见消失。而椎间层面软性组织增生退变造成的硬膜囊挤压正与此相反。笔者在临床实践中发现,真正由椎体缘唇样增生造成的硬膜囊硬性挤压并不多见,亦不严重。

3.腰椎管伸屈动态造影

伸屈动态造影有其独到的作用,可为临床诊断与治疗提供重要依据。1977 年 Sorltand 等应用水溶性非离子碘造影剂碘海醇对 60 例患者做了伸屈动态脊髓造影检查,发现硬膜囊矢状径在腰椎伸屈运动中形变间差值较大。继后,Penning,戴力扬等分别从影像学和新鲜尸体的不同角度,研究了伸屈运动对硬膜囊矢状径的影响,表明除椎管变异可产生硬膜囊矢状径改变外,人体正常椎管在腰椎伸屈运动中由于管壁的压力作用,也可造成硬膜囊一定程度的形变。这与椎间盘组织前、后运动,硬膜囊前间隙分布的静脉丛及硬膜囊生物力学性能有关。对硬膜囊这种形态正常变化的认识,可避免临床出现错误判断。

近年研究表明,引起硬膜囊矢状径变形的主要因素为椎管前壁椎间盘突出或膨出和后侧壁黄韧带、椎板增生。但以往多将注意力放在寻找椎管前壁的问题上,忽视后侧壁的病变。通常采用的普通脊髓造影,X 线平片,CT 扫描虽有一定诊断价值,但在判断椎管内软组织增生退变方面尚显不足。MRI 虽能清楚显示椎管各组织结构的变化,但诊断腰椎管狭窄符合率也次于脊髓造影。然而伸屈动态造影矢状面发现的一些问题,是其他检查方法所难以发现的,其主要优点在于能显示不同体位的动态变化,在中立位造影片上观察到于椎间平面硬膜囊前缘有一类似于椎间盘突出的弧形压迹,转至伸展位时该平面硬膜囊后方出现压迹甚至造影剂完全中断,再转至屈曲位时中断部位造影剂又完全恢复流通,且原硬膜囊前缘压迹也随即消失,矢状径基本正常。因此认为,除椎间盘突出或膨出挤压硬膜囊外,在腰椎伸展时黄韧带对硬膜囊的挤压同样相当严重,甚至在中立位也见后方有类似的严重挤压。此种位于椎板孔平面的硬膜囊后缘压迹是由黄韧带高度增厚造成的,具有重要的临床意义。据此,可充分解释,在站立或行走时由于腰椎前凸加大(伸展),已退变的软组织突入椎管,椎管容量显著减少,挤压脊髓神经组织,脑脊液和血液循环受到阻碍而引发间歇性跛行等症状。

腰椎间盘突出虽不属腰椎管狭窄范畴,但笔者经术中探查发现,大多腰椎管狭窄合并有腰椎间盘突出或膨出。为提高诊断的准确性,应注意识别单纯椎间盘突出在动态造影中的影像改变。Wellauer 认为,腰椎伸展时出现的硬膜囊前缘压迹转屈时仍然存在,则是椎间盘突出影,如果消失可视为膨出。

一些学者将腰椎伸展位硬膜囊矢状径在 13～15mm 定为椎管狭窄的临界线,低于 12mm 诊断为椎管狭窄症;伸屈位矢状径差值大于 6.7mm 为椎管严重狭窄,手术探查证实影像学诊断符合率为 92.9%。

(三)CT 扫描检查

自 1974 年 Ledley 首先采用 CT 扫描作为诊断脊柱疾病的方法,以后逐渐为众多的学者所应用。由于 CT 机性能的改善,具有较高的空间分辨率,能够清楚显示腰椎各横截面的骨性和软组织结构,尤其关节突、侧隐窝,椎间盘和椎管内外结构等变化,应用适当的窗宽都可获得满意的层面图像。骨性退变增生及上、下关节突的增生和肥大均可显示出来,对黄韧带增厚或骨化及结构重叠,椎间盘突出压迫脊神经及手术后残留的椎间盘组织等均能显示且不影响扫描图像。这种非侵入性检查技术,能从病变部位的横截面显示病变特点,为病理研究,临床治疗提供了新的手段,是 X 线平片和椎管造影检查无法比拟的。一些学者应用 CT 扫描所的得结果与临床符合率高达 96%～100%,并认为 CT 扫描对诊断腰椎病是一项极好的检查手段,可以取代其他侵入性检查方法。

CT 检查时,应依据腰椎管狭窄的病理特点,选取椎间盘中央切面和椎弓根上切迹切面,此两切面前方为椎间盘退变膨出之最高点,即椎管最狭窄的前界,相对应之后部为关节突增生和黄韧带增厚皱褶处,为椎管最狭窄的后界平面。软组织窗(W≤800)椎管矢状径,横径分别<11.5mm 和≤16.5mm,或骨窗分别<13mm 和<17mm 时,为中央椎管狭窄;当矢状径,横径分别<8mm 和<11.5mm 或<9.5mm 和<13mm 时为绝对狭窄;硬膜囊矢状径,横径,分别在 7mm 和 11.5mm 以下为椎管狭窄,而如<5mm 和<8.5mm 则为绝对狭窄。黄韧带正常厚度为 3.5mm 左右,若>3.5mm,亦可为导致硬膜囊矢状径变小的重要因素。椎管与椎体矢状径比值及硬膜囊与椎管矢状径比值在诊断腰椎管狭窄时有指导意义,前者在椎弓上切迹层面<0.6 时为椎管狭窄,如≤0.45 可确诊为椎管狭窄,而在椎间盘平面其比值则在 0.35 以下;硬膜囊与椎管矢状径比值如低于 0.75 则为相对狭窄,说明椎管狭窄的原因来自椎管内软组织,而在 0.6 以下则可确诊为椎管狭窄。

由于自身腰椎不同层面椎管的横截面形态差异很大,加之形成狭窄的病因复杂,使 CT 扫描横截面表现出的病理形态各异,因此,神经组织可受椎管某一方向径线变化的影响而发生相应形变及相关的症状与体征。以往对中央椎管狭窄的评估多以测量椎管中矢状径为主要方法。然而临床所见到的并非所有中央椎管狭窄都表现为椎管中矢状径的减少,诸如,椎间层面就极可能发生偏离中矢状径线的非骨性狭窄。因此,近年有学者利用 CT 对腰椎管横截面扫描,以计算机图形测量技术测量椎管横截面积(CSAC)和硬膜囊横截面积(CSADS)的变化,用以评估椎管狭窄症。Schonstorm 等通过对尸体的实验研究发现,当硬膜囊横截面积<7.5mm^3 时,马尾神经的正常功能将受到影响。Bolender 等通过 CT 测量硬膜囊横截面积,认为面积减小是椎管狭窄的可靠征象。硬膜囊横截面积<100mm^2 时诊断为椎管狭窄,100～130mm^2 时提示椎管狭窄。从理论上讲,测量圆柱体管腔的横截面积大小,以某一径线值的平方乘以某常数多可以表明,但人体椎管的横截面呈不规则几何形态,且常易受各种病理性因素的影响。因此,以某一径线测量椎管只能表明椎管单向径值的变化,而横截面积测量则能反映

椎管管腔空间的实际大小,且不受其形态和某一方向程度上退行性改变的影响,故通过对椎管、硬膜囊横截面积的测量以评估椎管狭窄性改变的实际意义是容易理解的。

值得指出的是,腰椎各层面椎管、硬膜囊大小各异,尤其椎间层面具有一定的动态变量,仅依靠单一数据评估易发生误差。贾连顺等曾对 12 具新鲜成年人尸体腰椎标本做了伸屈动态扫描 DCT(Dynamic CT scanning)。测量结果表明,腰椎无论在伸展位或屈曲位,CSAC 值均以腰 5 骶 1 层面为最大,$L_{1/2}$ 层面次之,$L_{3/4}$ 层面为最小;CSADS 值则自上向下逐渐递减;由上述两者横截面积之差值显示出在不同椎间层面储备容量(RSC)的大小,其中以 L_5S_1 层面最大。在伸屈平均 34.7° 范围内,屈曲位各层 CSAC 均较伸展位增大,当两组变化均值比较发现,$L_{4/5}$(增大 5.3%)和 L_5S_1(增大 5.4%)椎间层面变化比较,该差异具有统计学意义($P<0.01$),而其上各层面的差异无统计学意义。

这一变化特点表明:①腰椎主要伸屈运动发生在下腰椎骶椎段的椎间层面;②构成椎间层面椎管后壁的黄韧带常受上下椎板间嵌夹与分离的作用,是造成管腔空间改变的主要病因。$L_{1/2}$~$L_{4/5}$ 层面 CSADS 屈曲位较伸展位平均增加 11.90%,其中以 $L_{4/5}$ 层面最大(增大 22.14%),L_5S_1 层面变化不显著,分析认为,与该段层面 RSC 较大及囊前静脉丛力学作用有关。同时上、中段腰椎管各层面变化与各自同一层面硬膜囊变化并非呈平行关系,这点可以说明 CSAC 变化与不同节段伸屈运动的大小有直接关系,而 CSADS 变化的大小除部分受椎管变化作用外,亦由脂肪、血管和硬膜囊在伸屈中自身长度变化以及脑脊液对压力调节等综合因素共同作用的结果,但这种综合因素作用的详细机制目前尚不十分清楚,CSAC 和 CSADS 的动态变化值得注意。

年龄增长可使椎管发生程度不等的狭窄,但绝大多数并不出现临床症状,即使椎体滑脱,临床表现也不一定明显,这说明 RSC 的存在允许椎管发生一定量的狭窄,尤其可能表现在最大伸屈活动度。因此,不同椎节层面的狭窄性改变的临床意义可能各异。以往研究发现,当 CSADS 减小 25% 时,皮质诱发电位可出现异常,但神经功能不受任何影响;减小达 50% 以上才出现神经功能障碍,表明 CSADS 变化与神经受累程度呈正相关。因此,测量 CSADS 变化用于评估椎管狭窄对神经组织造成危害的实际价值可能大于测量 CSAC。

CT 扫描对侧隐窝狭窄的诊断有重要参考价值,它可以从横截层面观察其形态和结构的变化并能测量矢状径大小。骨性侧隐窝在每一椎弓根上缘的平面最窄,上关节突增生、肥大和内聚均可引起侧隐窝狭窄。路继科等认为,侧隐窝矢状径与硬膜囊面积呈显著正相关,说明侧隐窝狭窄往往与中央椎管狭窄同时存在。根据 Kirkadly 的测量结果,侧隐窝前后径 ≥5mm 为正常,4mm 为临界状态,≤3mm 为狭窄,但这是纯骨性标志的距离。

因为软组织因素未能考虑进去,故当患者表现有根性受累的临床表现,侧隐窝 ≥5mm 时,应注意其上椎间层面椎管前外侧角之盘黄间隙由软性组织退行性改变导致其间隙狭窄挤压神经根的可能性。这种由非骨性椎管段挤压并引发的根性受累症状与体征多有随体位变化的特点。神经根粗细也是必须考虑的因素。

(四)磁共振成像检查

普通 X 线摄片,椎管造影和 CT 扫描等是腰椎疾病常用的辅助检查手段,这些方法对人体均有不同程度的侵入性和放射性的伤害。目前,国内已较多应用磁共振成像(MRI)技术,这种非侵入性检查,具有三维成像能力。可以在受检查部位的矢状.冠状和横截面显示各种组织结构形态及其变化,为病理变化及与周围组织之间相互关系的研究提供了新的途径,对治疗方法的选择和预后的判断有很大价值。

应用磁共振成像仪进行腰椎常规检查时所取成像厚度在 $5.0\sim10mm$。矢状平面上应用 T_1 和 T_2 加权(T_1 或 $T_2-weighten$)即 TRITE 分别为 $500/30ms$,$1500/40.8ms$,横断层面厚度为 $100mm$,层距 0。一般来说,在 TR/TC 为 $500/30ms$(即 T_1 加权)条件下即能清晰显示腰椎椎体,椎间盘和椎管结构及其内容物的影像;而在 TR/TE 为 $1500/40.8ms$(T_2 加权)成像上,可观察到上述结构的信号强度的变化情况,对进一步识别影像有益。

根据腰椎结构的组织成分不同,MRI 所显示的信号强度产生的差别,构成了腰椎组织结构的不同影像,用以判断腰椎病变,包括椎间盘退变或突出,椎间盘突出物的大小,位置和方向,甚至纤维环破裂与否,以及与硬膜囊和神经根之间的关系等;也可显示椎管后结构变化,椎管矢状径大小及其形态变化等。

MRI 检查能够对骨性椎管、硬膜囊外脂肪、硬膜囊、脑脊液、脊髓等结构做出影像区别。T_1 加权 MRI 像上可显示椎体终板,后结构的骨皮质和韧带结构均为较低的信号强度;椎体本身属松质骨,其骨髓含脂肪量较多,故表现出中等强度信号,椎间盘组织显示的信号强度稍低,介于骨松质和骨皮质之间;椎间孔处的矢状面成像上可显示信号强度偏低的神经根断面或斜行断面,可与椎间孔内高信号强度的硬膜外组织影像相互区别。

在同一病例,采用 T_1 和 T_2 加权 MRI 成像,以便强化组织结构对比。在 T_2 加权图像上能够识别椎间盘含水状况并显示脑脊液与硬膜外组织的边界。因为脑脊液信号强度明显高于周围的硬膜外组织信号强度,包括椎间盘等。根据这种特征性图像表现,即能以硬膜囊形态变化和椎间盘组织间的位置关系来判断该部病变。

MRI 的横断层面与 CT 扫描图有类似之处。T_1 加权即可将腰椎椎间盘,椎体,椎管及其内容显示出来,由于骨皮质和黄韧带缺乏信号,而小关节和黄韧带与硬膜外脂肪层的较强信号,可加以分辨。椎间盘突出的位置、方向及其严重程度,椎管形态变化等均能在影像上体现出来。

腰椎椎管狭窄症 MRI 的临床检查效果,可与 CT 扫描和椎管造影相比,其影像组织结构清晰度和显示组织结构间的关系远优于后两者,诊断符合率为 $82\%\sim91\%$。

横断面固然能显示突出的椎间盘与椎管和神经根之间的关系,但由于该层面组织信号强度反差较小,尤其对于信号低的骨性组织,易引起识别困难。

MRI 虽是一种精良的辅助检查手段,为临床提供了无损害的影像学新技术,但在应用时必须密切结合临床,以提高 MRI 诊断腰椎管狭窄症的符合率。

四、临床表现

出生时,每个人的椎管大小,形状各不相同;随着年龄的增长,椎管的容积也随之减少。如果原有容积较大,通常不随年龄变化而引起症状,相反,则较易使管腔内神经组织受压而引起相应的临床症状。然而,腰椎管容积减少的发生是缓慢形成的,大多数患者均有充足的时间去适应这种逐渐狭窄的变化,即使有许多人提前发生这种退行性腰椎管狭窄性改变,但出现神经组织受压症状的并不多。因此,椎管狭窄与神经组织受压症状之间并无恒定的关系。

通常腰椎椎管狭窄症均具有下述表现：

(一)马尾性间歇性跛行

主要表现为徒步行走数十米或百米即出现下肢酸胀,乏力,疼痛甚至麻木,步态失稳,以至难以继续行走。坐或下蹲休息后症状可很快缓解或消失,但继续行走后又可重复上述表现。不少患者在骑车行进中则可不表现出上述症状。产生的原因与椎管实际空间的大小随体位发生相应变化——挤压或松解椎管内神经组织所产生的脑脊液与血液循环变化有关。近年有学者通过腰椎管动态造影和电刺激实验的观察与研究,将马尾性间歇性跛行分为两种类型:①姿势型,站立和腰椎伸展中症状可加重;②缺血型,支配下肢的神经在下肢运动时发生缺血。

(二)腰腿痛

退变性腰椎管狭窄症是老年腰腿痛最常见的原因。这种疼痛与椎间盘突出引起的疼痛相比常常较轻微,并且有慢性加重的趋势。有些患者不活动时出现疼痛,活动数小时反而减轻,但若活动过久反而可产生更加剧烈的疼痛。而椎间盘突出产生的疼痛以活动时为主,休息时则可缓解。由于腰椎管狭窄和椎间盘突出均累及腰骶神经根,故所引发的放射性下肢疼痛是相似的。但椎管狭窄常累及较高位神经根,以双侧根痛表现为主,并有下肢发冷,麻木,卧床休息时症状可大部或完全缓解,多喜屈髋,屈膝侧卧。单纯性腰椎椎管狭窄时,咳嗽、喷嚏不引起也不加重疼痛,当伴有椎间盘突出时则有坐骨神经刺激症状和体征。

(三)主诉多、体征少

部分患者行走后有尿急、排尿困难或大小便失禁等括约肌障碍症状,少数可见有性功能障碍。部分患者临床症状可突发性加剧,往往患者就诊时发现其主诉与实际检查结果不一致。这表明椎管狭窄具有体位性、动态性激发或加剧的特点。因此,对每一位患者都要进行全面细致的检查。物理检查可发现腰伸展疼痛加重;极少表现为坐骨神经牵拉试验阳性。趾长伸肌肌力减弱和特殊神经皮节分布区感觉减退。

五、诊断与鉴别诊断

(一)诊断

本病50岁以下者较少见。男性多于女性。起病缓慢,常有慢性腰痛史,疼痛常反复发作,一般比较轻。典型的临床表现:①腰痛伴间歇性跛行;②直立或行走时腰痛,下肢麻木,前屈位时疼痛及麻木缓解;③上坡容易下坡难;④腰部后仰时出现腰腿痛及麻木。

1.症状

(1)起病缓慢,常有慢性腰痛史,疼痛常反复发作,一般比较轻。

(2)中央型椎管狭窄主要为腰骶部或臀部疼痛,很少有下肢放射痛;患者常诉直腰行走困难,而弯腰骑车无障碍。该型患者最典型的表现是神经性间歇性跛行。

(3)侧隐窝狭窄与神经椎管狭窄的症状大体相同。表现为相应的神经根受刺激或压迫症状。根性神经痛往往比腰椎间盘突出症严重,可从腰臀部向下放射,常为持续性,活动后加重,体位改变对疼痛影响不如中央型明显,间歇性跛行也不典型。

2.体征

(1)检查时常可发现患者主诉的症状严重且多,体征却不明显。

(2)神经未受持续性压迫时,多无明显体征。腰椎无畸形,腰部可无压痛,而后伸或侧屈位时,可诱发症状。前屈时症状消失,直腿抬高试验阴性。

(3)发生持续性压迫后,可出现受压的马尾神经或相应神经根支配区的感觉及肌力减退,腱反射减弱或消失,直腿抬高试验可为阳性。

3.诊断依据

(1)病史与症状及体征是诊断的主要依据。

(2)影像学检查:

1)X线检查:X线平片只能提供间接征象。脊柱弧度改变,包括侧弯,生理性前凸加大或减小;椎间隙变窄;后关节突肥大,关节突间距减小;椎弓根变短,内聚;后纵韧带钙化;椎体边缘骨赘形成;椎间孔狭窄;假性椎体滑脱。

X线平片椎管测量:横径测量,在正位片上测量双侧椎弓根之间的距离,当<18mm 时考虑为椎管狭窄;矢状径测量,椎体后缘至椎板与棘突交界处的距离,当<13mm 时考虑为椎管狭窄;脊柱指数,腰椎管矢状径、横径的乘积与同一椎的椎体矢状径与横径乘积之比。

2)椎管造影:是确定椎管狭窄最有价值的方法,可了解狭窄的范围,硬膜囊和神经根袖受压程度,还可排除肿瘤等其他疾患;若造影显示前,后径<10mm,则一定出现椎管狭窄症状。

3)CT 扫描:对该病诊断价值较大,不仅可直接看到椎管的骨性狭窄,而且可以看到椎间盘、黄韧带等软组织的情况,并能对椎管、侧隐窝进行精确测量。

4)MRI 检查:其诊断价值不如 CT 扫描,但在鉴别诊断方面有一定意义,可以清晰显示椎管内肿瘤、血肿等病变。

(3)其他:电生理检查、超声波椎管测定等。

(二)鉴别诊断

本病神经功能检查常无明显异常,直腿抬高试验多为阴性。因此,强调在活动前、后进行反复多次检查。因腰神经根易受累,应注意检查趾长伸肌肌力。检查足部血供及足背动脉搏动,这对鉴别神经性间歇性跛行和血管性间歇性跛行很重要。尤其是老年男性患者血管性和神经性间歇性跛行常同时存在,会给诊断和治疗带来困难。应注意该病常与腰椎间盘突出症等退行性疾病同时存在,还应与椎管内肿瘤、神经根炎等疾病相鉴别。

六、治疗

(一)非手术治疗

腰椎管狭窄症非手术治疗是否最终有效,尚无确切的结论。大多数观点认为,神经组织受所挤压引起的病理改变,不可能通过非手术治疗而逆转,手术是唯一可增大椎管容积的有效方法。但非手术治疗可消除神经根,马尾,硬膜及硬膜外组织的炎症水肿,从而达到减轻压迫,缓解症状的目的,而且具有相对安全,不良反应小,患者易于接受等优点。尤其是针对老年腰椎管狭窄症患者,由于这些患者往往合并有多种内科疾病,手术治疗风险较大,非手术治疗能显著改善患者的生活质量,延长患者寿命。

1.一般性治疗

包括卧床休息,腰背肌锻炼、物理治疗等。一般性治疗的目的是,对于症状较轻的患者,通过适当休息、体育锻炼来纠正不良姿势,从而增加椎管相对容积,缓解神经压迫,恢复静脉回流,消除马尾神经根炎性反应,减轻或缓解症状。一般取屈髋、屈膝位侧卧,休息 3~5 周症状可缓解或消失,这对缓解严重椎管狭窄对神经根的挤压有一定的帮助。但老年患者长时间卧床易引起肌肉萎缩、深静脉血栓及肺炎等并发症,故最长卧床时间不宜超过2周。同时,不推荐推拿按摩,因为可能加重神经压迫症状,甚至造成神经损伤。

2.药物治疗

包括消炎镇痛,神经营养等药物治疗措施,可使多数轻型患者达到缓解症状的目的。目前最常用的消炎镇痛药物为环氧酶-2选择性抑制药。环氧酶-2选择性抑制药作为新一代的NSAID逐渐成为临床药物研究的热点,与传统NSAID相比,其最大优点是大大提高了胃肠道的安全性。研究显示,环氧酶-2选择性抑制药在骨中浓度能达到血药浓度的一半,明显优于同类药物,是治疗腰椎管狭窄引起的疼痛的首选药物。此类药物主要作用在后关节突,对改善后伸运动受限有明显效果。亦可选用中成药,起到镇痛和消炎作用,但应避免长期服用所造成对药物的依赖性。

也有报道提出,应用降钙素(每次100U,每周4次,连续4周)可使40%的腰椎管狭窄症患者的临床症状得到改善,其药理作用可能是降钙素降低了骨骼的动脉血流量,从而增如马尾的动脉血流量或可能改善了静脉血流,减少硬膜囊外静脉丛体积,进而改善了局部血供,增加了马尾神经的供氧。

3.功能锻炼

由于腰椎屈曲可使椎管容量和有效横截面积增大,从而减轻退变组织对马尾神经的挤压。此外,腹肌肌力的增强也可拮抗神经组织所受到的椎管机械性压力。因此,屈曲锻炼对缓解椎管狭窄症状有一定的帮助。

4.支具应用

在我国,腰围(或腰椎保护性支架)应用较普遍,这对短期内改善腰腿痛症状有一定作用,可能是由于支具减轻了脊柱运动时关节突及椎间盘对马尾神经根动态的牵拉及压迫。但若长期应用,因部分代替腰背肌和腹肌功能,容易造成肌肉萎缩等不良后果,不利于疾病的康复。

5.封闭治疗

针对轻度到中度腰椎管狭窄症患者,有学者认为硬膜外注射糖皮质激素封闭能缓解神经根与硬膜的粘连,减轻组织水肿,是一种有效缓解疼痛的方法。但该治疗手段不宜反复采用,以免导致局部损伤、血肿、椎管内感染、蛛网膜粘连等并发症。

6.针灸疗法

有关针灸治疗腰椎管狭窄症的报道不多,国内有报道用针灸治疗腰椎管狭窄症,取得了较好的临床效果。有学者对中医针灸进行研究,认为针灸治疗腰椎管狭窄症的可能机制:针刺可促进和加强神经传导的恢复,促使硬膜囊及周围软组织的充血和水肿消退,有利于缓解脊髓、神经根的压迫刺激。

(二)手术治疗

1.适应证

退变性(老年性)腰椎管狭窄多指退变的病理状态,而退变性(老年性)腰椎管狭窄症指临床发病。对此类患者首先仍应采用非手术治疗,相当多的患者经卧床休息、理疗和药物治疗症状有所缓解。研究表明,多数患者症状可自限,出现下述情况时可考虑手术治疗:①经较正规的非手术治疗无效;②自觉症状明显并持续加重,影响正常生活和工作;③明显的神经根痛和明确的神经功能损害,尤其是严重的马尾神经损害;④进行性加重的滑脱、侧凸伴相应的临床症状和体征。

2.治疗原则

近年多强调针对不同病因和有限化术式,不主张单一横式大范围减压的手术方法。主张采用以较小的手术创伤,达到彻底减压并维持术后腰椎的稳定性、保留小关节的扩大椎管减压术和椎板成形术。

3.目的

腰椎管狭窄症的手术治疗,目的是对受压的马尾和神经根组织进行充分、有效的减压。以往多采用将腰椎单一节段或多节段椎板全部或大部切除,以获得神经组织的松解。对于腰骶神经根受压者,手术重点在于探查并切除肥大的小关节突关节以扩大骨性侧隐窝,达到解除压迫神经根的病理因素。然而近年来,随着对腰椎椎管狭窄症致病因素和机制的深入研究,尤其是椎管、硬膜囊动态实验与临床研究的开展,人们逐渐发现,并非所有腰椎椎管狭窄均源于构成椎管的骨性组织构造的增生退变。部分患者以骨性组织增生退变为主要因素,以纤维结缔组织,如椎间盘退变、病损和黄韧带增生肥厚等为次要因素,表现为中央椎管或腰骶神经根管狭窄;部分患者则以椎管,神经根管的纤维结缔组织退变为主,而骨性组织构造可以是正常的。因此,术前若不加以认识并区分,试图以单节段或多节段全椎板或半椎板切除来实现减压之目的,势必导致腰椎稳定结构的大范围破坏,即使是使部分患者神经组织得到充分减压,但随之出现的许多新的临床问题使治疗更加棘手。

近年,国内外学者多强调针对不同致病原因和有限化术式的手术治疗原则,不主张单一横式大范围减压。争取以较小的手术创伤达到彻底减压并维持术后腰椎的稳定性,保留小关节的扩大椎管减压术和椎板成形术均可获得较好的效果。

4.骨性与非骨性中央椎管段狭窄的手术治疗

骨性中央椎管狭窄的主要病理变化特征是腰椎椎弓根层面椎管段中央径减小,属恒定性狭窄;而非骨性中央椎管狭窄的病理变化则表现在椎间隙层面以软性组织构造的椎管段,其中矢状径狭小多属非恒定性的。通常对骨性椎管狭窄,症状与体征表现在双下肢的患者,应在狭窄节段做全椎板,黄韧带切除,保留后关节突。对部分小关节显著肥大并向椎管中线内聚者,可将小关节的内侧份切除,以更好地扩大中央椎管,直到为减压而切除的组织缘与硬膜囊间关系正常,囊色及搏动良好为止。若切除松解不够,则效果不好,甚至椎管内组织继发水肿,可加重神经损害,导致瘫痪。由于全椎板切除后马尾神经完全失去骨性覆盖,可形成半环形瘢痕组织压迫神经。因此,须慎重考虑指征。此外,某些先天性小椎管,若症状与体征表现在一侧下肢者,应注意查看骨性侧隐窝是否狭窄和是否伴椎间盘突出,根据具体情况选择半椎板切除。半椎板切除术创伤小,对侧骨关节组织不受影响,脊柱稳定,可早日下床活动。中老年人均存在椎体后缘程度不等的骨质增生,虽构成一定程度的椎管内占位,但强行凿除极可能带来严重的后果。以往不少文献报道,对此不做处理,术后也均可获得满意效果。

非骨性中央椎管狭窄手术治疗应与骨性椎管狭窄有所不同,对此行大范围切除骨性构造是不妥的。采用保留棘突,棘上韧带,再对构成椎板间隙的上下椎板行适量切除,扩大显露椎板间黄韧带后,用带一定弧度的薄型骨膜剥离器紧贴椎板下行潜行分离,可完整剥离去除增生退变的黄韧带,再轻柔牵开硬膜囊探查并摘除突出或膨出的椎间盘,可有效扩大椎间隙层面非骨性椎管段中矢状径,增加管腔内容量,达到对神经组织的减压目的。对存在有下腰椎失稳(腰骶角度偏大)或有轻度椎体滑脱者,经上述处理后,撑开上下棘突间隙,放置髂骨骨块("H"形或"井"形),以维持椎管屈曲位的扩大,并能稳定下腰椎。

5.骨性与非骨性神经根管段狭窄的手术治疗

L_5 和 S_1(包括部分 L_4)神经根自硬膜囊发出后向下行走直至穿出椎间孔分为两个组织性质不同的区段:①椎间层面段,又称腰骶神经根管非骨性段(此段横截面表现为"盘黄间隙");②椎弓根层面段,又称腰骶神经根管骨性段(骨性侧隐窝)。此两段均可由自身的增生退变或以合并存在形式导致腰骶神经根发生嵌夹,引发相应的临床症状与体征。由于病变的部位和病变的组织性质不同,手术方法也不同。以往一些文献报道,对椎管狭窄症处理不够满意,疗效优良率仅为 60%~80%,其原因可能是对上述神经根管不同节段狭窄的认知不足有关。因此,强调术前认真细致地检查,弄清狭窄的真正原因,是确保手术获取满意效果的关键。

非骨性神经根管狭窄通常指发生在椎间层面椎管前外侧角之前椎间盘与后黄韧带所构成的盘黄间隙。手术治疗目的主要是切除构成这一间隙的小关节突关节腹面的黄韧带和向后侧方突出或膨出的间盘组织,以扩大这一间隙。术后即使是在腰伸展时,腰骶神经根也能免受嵌夹。手术本身难度不大,在适当切除患侧椎板间上、下缘后,逐步切除黄韧带。手术的关键在于剥切小关节突关节腹面附着的黄韧带。如果剥切困难,可小部分切除小关节突内侧份,认清其下神经组织后,再做进一步剥切。将神经根与硬膜囊一并向椎管中线轻柔地牵引,便可显露并摘除前方突出或膨出的椎间盘。

骨性神经根管狭窄指发生在 L_4、L_5 椎体的骨性侧隐窝的狭窄,此段为腰骶神经根穿越盘黄间隙至穿出椎间孔前必经的半封闭状骨性管道,上关节突的增生退变.倾斜或内聚是引起侧隐窝狭窄的主要骨性致压因素。因此,造成的神经根嵌夹多是恒定的,这与非骨性神经根管段狭窄多具有体位性变化不同。故侧隐窝的狭窄所引发的临床问题,只能通过侧隐窝切开减压手术得以根本解决。术中在将部分下关节突切除后,即可看见上关节突内侧缘增厚并向前内下陷,将上关节突内侧部及附着其下的黄韧带一并切除后,即可对嵌闭在侧隐窝内的神经根起到松解作用。若神经根仍然较紧,向内拔牵困难,可将椎板外侧部分行槽状切除。使整个侧隐窝开放。此外,可根据术中病理发现,选择减压术式。除非椎间孔显著狭小,否则,不主张大部或全部切除小关节突关节以扩大骨性神经根管。

6.植骨融合内固定术

应根据不同的临床表现及其病变特点决定手术方式,手术减压是对致压物而言,广泛切除椎板和关节突关节已不可取,必须的减压是必要的。植骨是应对原有的腰椎不稳和减压后可能出现的不稳的重要措施,尤其对较为广泛的减压术后,植骨术是维持疗效的重要措施。Grob 认为,对术前无腰椎畸形、失稳者,减压后不必行融合术。是否融合取决于减压范围大小;小关节(单双侧)全切除影响其稳定性;而临床实践证明,部分小关节(单双侧)切除对稳定性影响不大。同时行植骨融合术的适应证;同一平面复发性椎管狭窄,小关节切除过多,伴有退行性椎体滑脱或脊柱侧凸或后凸。对于植骨融合的同时是否应行内固定术,目前争议较多。

对腰椎管狭窄者行内固定术的目的：①增强脊柱稳定性；②提高融合率；③纠正下腰椎退变后的畸形；④维持椎管容量和形态，并保护神经组织；⑤缩短术后康复时间。因此，对以下情况可考虑行内固定术：①退变性畸形者，稳定或纠正侧凸或后凸畸形；②复发性腰椎管狭窄且伴有医源性椎体滑脱或不稳；③对两个或两个以上平面行较为广泛的椎板切除并有可能发生继发性不稳者；④腰椎不稳，腰椎伸屈位 X 线片示椎体平移超过 4mm，成角＞100°。

以短节段椎弓根固定为宜，可提高融合率，避免长范围固定。大量的不同类型内置物的出现，使下腰椎疾病的治疗获得进步，但我们务必严格掌握手术指征，不宜盲目、不加选择地滥用，以免引起不应出现的并发症。

7.非融合内固定

(1)非融合椎弓根系统：由于融合内固定后邻近节段椎间盘承受的应力增加导致退变加速，这种退变加速在融合后早期即可发生。为此，有学者提出腰椎管狭窄症患者可选用动态非融合固定技术，主要分为椎弓根螺钉和棘突间固定两种系统。基于椎弓根螺钉的动态稳定系统分为经椎弓根弹性系统和经椎弓根半坚强金属内固定系统。前者主要包括 Bronsard 韧带、Graf 韧带、Dynesys 系统(Zimmer)和 FASS 系统，而后者主要为 DSS 系统，这种系统借助椎弓根螺钉连接椎体的钛环组成的弹性结构限制了固定节段的伸屈，使运动节段保持合适的前凸并分散应力，缓解了椎间盘负荷。其中，Dynesys 系统用于腰椎管狭窄症治疗，我们开展得较多。初步的与融合内固定的临床对照研究已经肯定其疗效。但需要指出的是，针对由于小关节增生，肥厚导致的骨性狭窄，尤其是根管的骨性狭窄，应用该系统可能并不合适。由于 Dynesys 系统原则上需要保留后方小关节，甚至包括其关节囊，以保证此节段的活动度。因此，对上述需要切除增生小关节的腰椎管狭窄症的患者，没有使用 Dynesys 系统的必要。

(2)棘突间撑开装置：棘突间撑开装置在腰椎管狭窄症的治疗中有其独特的优势。它可以增加椎管，小关节下区域和椎间孔的大小和面积，对硬膜囊，神经根有间接减压作用，并且通过改变上述解剖结构的病理负荷模式，对腰痛也有潜在的治疗作用。同时，棘突间撑开装置相对于减压手术而言，均有微创的特征，有较少的手术并发症，比较适合老年腰椎管狭窄症患者。

棘突间撑开装置根据设计可分为静态固定和动态固定两种。静态装置包括 X-stop 棘突间固定器械、InSpace 和 Wallis 棘突间固定器械等，主要是通过刚性材料来实现棘突间节段撑开和限制后伸，增大椎管和椎间孔直径，卸载关节突和椎间盘的负荷。在临床上作为腰椎管狭窄症开放减压手术的辅助装置，用于动力性腰椎管狭窄症的初步治疗。其中 InSpace 装置更具有微创的特点，用于老年腰椎管狭窄症治疗的优势更为明显。这是一种圆柱形 PEEK，带有中央钛合金螺钉和四个翼的棘突间置入物。生物力学测试显示，该装置可以有效减少后伸而不影响侧弯运动。循环负重测试显示，通过 15000 次循环，该装置功能仍然有效，解剖结构的完整性也没受到影响，其临床疗效与 X-stop 相当。而 InSpace 装置比迄今为止上市的后伸制动器均更加微创，平均出血量少于 5mL。单节段的手术时间＜15min，无明显出血，具有更少的术中并发症，更短的学习曲线，可做为门诊手术开展。其在美国正在处于 IDE 试验阶段，主要应用于动力性老年腰椎管狭窄症的治疗。而我们自 2009 年以来开展其用于老年性腰椎管狭窄症的治疗，初步临床疗效已获肯定。

动态装置主要是利用带有弹性的置入物来维持棘突间的高度和柔韧性，如 Coflex 器械

（又称为棘突间 U 型固定器）是在棘突间插入一"U"形的金属片,同时具有保持高度和活动性的特性。Grob 等通过对 31 例行棘突间固定患者的回顾性研究发现,功能障碍指数从 56.8％降低到 21.4％,并且几乎所有患者的腰痛和坐骨神经痛症状得到缓解,间歇性跛行的患者 60％得到改善。

第十四章　小儿骨折与脱位

第一节　寰枢椎旋转半脱位

本病是儿童斜颈的常见原因。"寰枢椎旋转半脱位"是目前最广为接受的称谓,旋转半脱位和斜颈常表现为临时性,因而这类患者常可自愈或经简单治疗即可痊愈。

一、诊断标准
(一)临床表现
1.有明确外伤史:车祸伤、挤压伤,坠落伤等病史。
2.局部肿胀,疼痛、畸形。
(二)体征
1.斜颈表现为头部倾向一侧,下颌旋转向对侧,同时颈部尚有轻度屈曲。
2.急性期,患儿拒绝主动转动头部,被动转头时可致显著疼痛。
3.X线检查:颈椎开口位相。
4.CT 检查:可明确诊断。

二、治疗原则
1.病程少于1周、症状轻微时建议给予止痛药及软项托固定。
2.病程超过1周,症状较明显时应予以枕颌带牵引,并同时给予肌松剂及止痛药。
3.病程在1月之内的患儿,予以卧床、枕颌带牵引后,多可完全缓解。
4.病程持续1～3个月,宜采取头盆环牵引而逐渐复位。复位后寰枢关节常不稳定,需手术融合。
5.病程超过3个月,则畸形显著固定。当伴有 C1 前移时则可发生严重的脊髓损害,常常预后不佳。
6.慢性脱位经牵引、支具固定,偶可见效。可于头盆环上应用 Ilizarov 组件逐渐牵引及去旋转,复位后予以后路融合。

三、预防
加强对儿童及监护人的教育,减少外伤。

第二节　锁骨骨折

锁骨骨折通常指锁骨干骨折,80％的锁骨损伤发生于骨干部分。锁骨骨折约占儿童全身骨折的 8%～15.5%。

一、诊断标准

(一)临床表现

1.有外伤史或难产史。

2.局部肿胀,疼痛、畸形。

3.患肢拒动。

(二)体征

1.患肢活动障碍。

2.局部压痛、叩击痛阳性。

3.活动时可有触及骨擦音并有异常活动。

(三)影像学检查

1.X 线片可以明确诊断。

2.CT 诊断骨折及移位情况。

(四)分型

最常用的分型为 Allrnan 分型,包括:Ⅰ型为中 1/3 骨折,此型最为常见,约占全部锁骨干骨折的 80%;Ⅱ型为远端至喙锁韧带间的骨折;Ⅲ型为内侧 1/3 骨折。

二、治疗原则

(一)手术适应证

开放损伤需要清创;骨折压迫神经血管需要探查;骨折端有刺破皮肤的危险。如果手术切开复位,最好选用接骨板螺钉内固定。

(二)局部固定

儿童锁骨具有很强的愈合能力,骨折愈合后具有很强的再塑形能力。完全移位的骨折一般在 6～9 个月最多不超过 2 年即可得到完全塑形。

最常用的外固定方法为"8"字绷带固定,患儿直立或端坐挺胸双手叉腰,双腋部衬以棉垫保护腋部神经,以绷带"8"字缠绕双肩交叉于背侧,松紧度以双桡动脉搏动不受影响,双手无麻木感为限。现在有市售锁骨带,原理同"8"字绷带,并带预置弹性衬垫,使用方便,固定可靠。固定时间通常为 4 周,即可见连续外骨痂,届时去除外固定,保护下行功能训练,3～4 个月后骨性愈合,方可恢复体育运动。

(三)手术并发症

血管神经损伤;畸形愈合;迟延愈合和不愈合。

三、预防

加强对儿童及监护人的教育,减少外伤。

第三节 肱骨髁上骨折

在儿童全部肢体骨折中,肱骨髁上骨折的发生率为儿童最常见骨折的第二位。此骨折主要发生在 10 岁以内儿童,肱骨力上骨折的发病高峰出现在 5～10 岁,多有跌倒等外伤史。

一、诊断标准

(一)临床表现

1.有明确外伤史。

2.局部肿胀、疼痛、畸形。

(二)体征

1.活动障碍。

2.局部压痛、叩击痛阳性。

3.活动时有可触及骨擦音。

(三)影像学检查

1.X 线片可以明确诊断。

2.CT 可协助诊断轻微骨折及移位情况。

(四)分型

Gartland 根据骨折移位的程度提出分型方法,共分为 3 型:Ⅰ型:骨折无移位;Ⅱ型:有明显的骨折线,一侧骨皮质有连续,并有成角畸形和(或)轻微移位;Ⅲ型:完全移位,两骨折端之间无任何接触。

二、治疗原则

(一)儿童肱骨先上骨折的治疗

应以损伤较小的保守治疗为主,如闭合复位石膏固定、上肢牵引(Dunlop 牵引)等。一周后摄 X 线片观察骨折位置,以便及时发现肿胀消退后可能的位置移动。损伤后 3～4 周,允许患者在保护下进行主动功能活动。Ⅱ型的力上骨折可行手法整复矫正成角畸形,石膏固定3～4 周。

(二)完全移位(Ⅲ型)的骨折治疗方法

治疗方法如下闭合复位经皮穿针固定。以两根针从外侧交叉或平行穿入、内外侧穿针均可,同时用石膏后托保护肘关节于 90°屈曲位。

(三)手术切开治疗的适应证

基于切开复位手术可导致关节僵硬以及骨化性肌炎的危险,多反对用切开方法治疗力上骨折。手术的绝对适应证有:①开放性骨折;②严重的血管受损,特别是复位的操作导致血运障碍加重的病例。

(四)手术并发症

1.神经损伤

神经损伤总发生率大约为 7%,其中以桡神经损伤最为常见。

2.血管损伤

伸直型髁上骨折中发生血管损伤是儿童骨折中最严重的并发症。轻症可致肌肉纤维化,严重时可发生坏疽而需截肢。出现血管受损的体征,就应迅速处理如早期探查肱动脉。

3.活动障碍

轻微的活动丧失不会对患者的肘关节功能产生明显的影响。不恰当的切开复位造成的肘关节活动障碍在临床上屡见不鲜,而且这种功能障碍往往是永久性的,应引起临床医生的高度重视。

4.骨化性肌炎

骨化性肌炎经正规治疗后的发生率很低。临床上骨化性肌炎绝大多数为粗暴手法揉捏所致,延期手术切开复位也是容易引起骨化性肌炎的一个重要原因,对患儿肘部及上肢功能的影响非常大。

5.成角畸形

冠状面上的成角畸形不能塑型而产生肘内翻或肘外翻畸形。其中肘内翻最常见并造成很难以接受的外观畸形,发生率9％～58％。畸形的产生是远骨折段的成角和旋转所致,而不是生长发育的结果。大多数作者的研究均表明复位不良是产生肘内翻畸形的最重要因素。

三、预防

加强对儿童及监护人的教育,减少外伤。

第四节　肱骨外髁骨折

儿童肱骨外髁骨折较常见,在小儿肘关节骨折中,其发生率仅次于肱骨髁上骨折与孟氏骨折而居第三位。与髁上骨折相比较,外髁骨折的诊断和治疗上出现失误的机会更多。

一、诊断标准

(一)症状

1.有明确肘部、患肢外伤史。

2.局部肿胀、疼痛、畸形。

(二)体征

1.活动障碍。

2.局部压痛、叩击痛阳性。

3.活动时可有触及骨擦音。

4.肘关节活动受限。

(三)影像学检查

1.X线片可以明确诊断。

2.CT、MRI可协助诊断轻微骨折及移位情况。

二、治疗原则

(一)仅需制动的骨折

无移位骨折可用石膏后托制动而获得良好结果,可在前臂中立位和屈肘90°位石膏后托制动。但切记选择这种治疗是有风险的,医生应当对骨折发生继发性移位要有充分的认识并保持高度的警惕,同时必须向患儿家长详细地解释清楚继发性移位的问题,在家长充分理解的基础上方能获得配合。石膏固定后第3天、1周、2周患者必须返回医院拍片以确认骨折的位置,如骨折块出现继发性移位则及时采取措施,可行切开复位内固定以确保骨折得到良好位置。

(二)闭合复位和手法整复后经皮穿针

单独应用闭合方法即使获得复位也很难维持令人满意的复位位置,经皮穿针技术受到客观条件的制约(需在成像清晰的 X 线透视机下进行),并且操作困难,很难达到骨折块的解剖复位,而且手法整复的操作会造成进一步的损伤从而影响到最终的功能结果。对移位的外踝骨折,不应当使用闭合复位方法治疗,此时应立即通过手术而在直视下复位骨折块并内固定。

(三)需要切开复位的骨折

由于闭合复位方法导致患者的功能和外观结果不佳,现在绝大多数作者均推荐切开复位方法。约 70%左右的外髁骺骨折需要切开复位治疗,并且原始损伤即移位的外髁骺骨折应立即行切开复位内固定,这一点不存在任何争议。固定方式可采用三种类型:第一种是用某种类型的缝线;第二种为使用光滑的钢针;第三种类型是选择小型的松质骨螺丝钉。

1.缝线固定

缝线固定是最早使用的方法之一,不推崇此种固定方法。

2.钢针固定

光滑的钢针是固定骨折块的最常用方法,也应当是最佳的选择。为预防骨块旋转最少需要两根针固定。已证实直径 2mm 以下光滑的克氏针穿过骨骺不会造成生长紊乱,钢针可平行或交叉状固定骨块。新鲜骨折切开复位内固定 3 周后通常已有足够的稳定性,允许去除外固定石膏并鼓励患者开始保护性的肘关节主动活动练习,术后 6 周拍片证实骨折愈合后拔除克氏针。

3.螺丝钉固定

可使用一枚细的松质骨螺丝钉经骨折块的干骺端部分将其固定到近骨折段的干骺端,最好是不需预先钻孔的自攻螺纹钉。由于螺丝钉仅通过干骺端,极少产生继发的生长紊乱。

(四)手术并发症

1.延迟愈合、不愈合、畸形愈合。

2.缺血坏死、骺阻滞、外髁过度生长、成角畸形。

3.神经损伤(急性和迟发)。

4.骨化性肌炎、以及滑车的鱼尾样畸形。

三、预防

加强对儿童及监护人的教育,减少外伤。

第五节　肱骨内髁骨折

肱骨内髁骨折累及关节内和关节外两部分,为 Salter－Harris 损伤分型中的Ⅳ型。

一、诊断标准

(一)症状

1.有明确外伤史。

2.局部肿胀、疼痛、畸形。

(二)体征

1.活动障碍。

2.局部压痛、叩击痛阳性。

3.活动时可有触及骨擦音。

(三)影像学检查

1.X 线片可以明确诊断。

2.CT 可协助诊断轻微骨折及移位情况。

二、治疗原则

(一)无移位骨折

可选用功能位石膏固定。

(二)移位骨折

应首选切开复位内固定术。经后内侧切口可以显露骨折块,并可对骨折部位和尺神经直视观察。相对坚强的固定是绝对必要的,用光滑的克氏针即可获得满意的固定效果。必须用两根针固定。不要试图手法整复以达到骨折块的复位,这是非常困难的。即使骨折块得到复位,由于前臂屈肌的牵拉作用也很容易再次移位。

(三)并发症

①骨折不愈合;②肘内翻畸形。

三、预防

加强对儿童及监护人的教育,减少外伤。

第六节　桡骨头半脱位

桡骨头半脱位是一种很常见的损伤,此病的复发率高达 30％。患者平均年龄为 2～3 岁,最小的患者仅为 2 个月,7 岁以上儿童很少发生此病。性别无明显差异,大约 70％的病例为左上肢受累。

一、诊断标准

(一)病史

这些在确定桡骨头半脱位时很关键,通常都会有对患儿肘部的一个突然的纵向牵拉,部分患儿病史为跌倒时患肢压于身后。

(二)症状

1.肘部外侧疼痛,患儿不愿使用患肢。

2.上肢垂在侧方而前臂轻度旋前。

(三)体征

1.旋转前臂或屈肘动作可造成疼痛和抗拒。

2.桡骨头和环状韧带部位有局限性压痛,有些病例疼痛可向远侧扩散并涉及到腕部。

(四)影像学检查

X线照片均没有桡骨头移位的表现,MRI可协助诊断。

二、治疗原则

诊断明确后行手法整复,医生应采用各种方法转移患儿的注意,然后以轻柔的手法迅速完成整复动作。术者一手抓住肱骨远端向后牵拉,另一只手抓住患儿患手向下牵拉,旋后的同时屈肘可完成复位;复位困难时可加大旋后力度同时拇指向下挤压桡骨小头多可成功复位。当环状韧带复位时,都会听到或感觉到弹响。

三、预防

加强于监护人的教育,减少牵拉伤。

第七节　尺桡骨骨折

儿童尺桡骨骨折不论在治疗上还是预后上都与成人骨折有很大的区别,儿童有很大的生长塑形能力,保守治疗是儿童尺桡骨骨折首选的治疗方法,儿童尺桡骨远端骺损伤是涉及生长机制的损伤,处理不当会导致继发的生长发育畸形。

一、诊断标准

(一)症状

1.有明确外伤史。

2.局部肿胀、疼痛、畸形。

(二)体征

1.活动障碍。

2.局部压痛、叩击痛阳性。

3.活动时可有触及骨擦音。

(三)影像学检查

1.X线片可以明确诊断。

2.CT可协助诊断轻微骨折。

二、治疗原则

1.首选闭合复位、石膏或夹板外固定。

2.前臂尺桡骨双骨或单骨完全骨折要全在良好麻醉肌肉松弛条件下进行闭合复位。

3.前臂尺桡骨完全骨折切开复位内固定。手术切开复位内固定应当遵循以下原则:①严重的开放性骨折;②骨生长即将停止,生长塑形潜力不足以矫正残留畸形;③闭合复位失败;④由于骨折端组织嵌顿造成不能复位;⑤短期内多次再骨折;⑥再骨折后畸形明显加重;⑦病理骨折。最常用的方法如下接骨板螺丝钉内固定和髓内针内固定,此外还有应用外固定架的方法。

4.手术并发症:

(1)再骨折:即便愈合过程顺利也有发生再骨折的可能。常发生在 6 个月内,再骨折后往往畸形明显加重。

(2)肢体缺血:整复后石膏外固定物压迫,创伤后肌间隔内压力增加,骨折同时合并血管损伤,都是造成肢体缺血的原因。整复后患肢剧痛(缺血早期剧痛,晚期感觉丧失或活动能力丧失),明显肿胀,颜色苍白或青紫、手指感觉丧失或活动能力丧失,都是肢体缺血的表现,特别是当被动伸指时剧痛是肌膜间隔综合征 Volkman 缺血挛缩的早期表现。

(3)神经损伤:小儿前臂尺桡骨骨折同时合并正中神经,尺神经,骨间背侧神经损伤的病例均有过报道,多数为一过性神经损伤,以后多可恢复。

(4)尺桡骨融合:这是前臂骨折最严重的并发症之一,损伤本身有可能导致尺桡骨交叉愈合,手术切开复位也是可能的致病原因。

(5)感染:切开复位过程中污染是造成感染最常见的原因,创伤也可以造成局部的缺血停滞,导致创伤性骨髓炎。

三、预防

加强对儿童及监护人的教育,减少外伤。

第八节　儿童孟氏骨折

孟氏骨折是一种前臂与肘关节的复合损伤,1814 年意大利医生 Monteggia 首先对尺骨近侧 1/3 骨折合并桡骨头前脱位进行描述,以后人们即称此类损伤为孟氏骨折。

一、诊断标准

(一)症状

1.有明确外伤史。

2.前臂和肘关节肿胀、疼痛、畸形。

(二)体征

1.压痛限于尺骨骨折处及肱桡关节部位。

2.可以触及脱位的桡骨头。

3.肘关节屈伸和前臂旋转活动均受限。

(三)影像学检查

正侧位 X 线片可明确诊断。

(四)分型

孟氏骨折依损伤机制可分为四型:

Ⅰ型(伸展型):约占 73%,为尺骨骨折向掌侧成角,合并桡骨头向前脱位。

Ⅱ型(屈曲型):约占 3%,为尺骨干骨折向背侧成角,合并桡骨头向后脱位。此型多见于成人,儿童少见。

Ⅲ型(内收型):约占 23%,为尺骨干骺端骨折向外侧成角,合并桡骨头向外侧或前外侧脱位。此型常伴有桡神经损伤。

Ⅳ型:非常少见,仅占 1%,为尺桡骨骨折合并桡骨头向前脱位。

二、治疗原则

(一)新鲜孟氏骨折的治疗

1.闭合复位

可有两种方法。一是先整复尺骨,矫正尺骨畸形,恢复前臂长度,桡骨头大部可复位。二是先整复脱位的桡骨头恢复前臂长度,尺骨畸形也可大部矫正。Ⅰ型和Ⅲ型孟氏骨折整复后应用长臂石膏后托,屈肘小于 90°,前臂旋后位固定。Ⅱ型孟氏骨折整复后应用长臂前后托,肘关节于伸直位,前臂旋前位固定。

2.手术切开复位适应证

①桡骨头闭合复位失败;②尺骨斜行骨折极不稳定,整复后很容易在石膏固定过程中再移位。

(二)陈旧孟氏骨折的治疗

孟氏骨折超过两周者,则不能再进行闭合复位,应尽早做桡骨头切开复位,环状韧带成形或重建术。

三、预防

加强对儿童及监护人的教育,减少外伤。

第十五章 中医骨科

第一节 骨折整复手法

一、原理及目的

骨折整复手法是指用指、掌、腕、臂或身体其他部位的劲力,结合器械,随症运用各种手法技巧,作用于患者患部及穴位,以达到整复骨折的一种治疗方法。

通过学习掌握骨折复位基本手法及常见骨折复位手法。

二、适应证

1.绝大多数闭合骨折,特别是四肢骨折。

2.部分开放骨折,如伤口较小或伤口经清创关闭。

3.没有手法复位禁忌证者。

4.估计手法整复效果良好者。

三、禁忌证

1.年老体弱,对骨折功能恢复要求不高者。

2.病危或复合伤者,应以抢救生命为首要目的,暂不宜复位。

3.较严重的开放性骨折(包括伤口污染严重者)。

4.估计手法整复难以成功,或成功后难以维持固定者,如股骨干骨折严重缩短移位,某些斜形的不稳定骨折。

四、物品准备

准备骨折固定器具(如夹板、石膏、绷带、压垫等)外用药,复位床,麻醉用品等。

五、操作方法

(一)常用骨折复位手法

1.拔伸

主要用于矫正患肢的重叠移位,一般是由术者和助手分别握住患肢的远端近端,对抗用力牵引。

2.旋转

主要用于矫正骨折的旋转移位,一般是由术者手握骨折远段在拔伸下,围绕肢体纵轴向内或向外旋转以恢复肢体的正常生理轴线。

3.折顶

主要用于单靠牵引不易完全矫正的重叠移位。要点是先做加大骨折成角拔伸,至两断端同侧骨皮质相遇时,骤然将成角矫直,使断端对正。本法要慎用,操作要仔细,以免骨锋损伤重要的软组织。

4.回旋

主要用于有背向移位(即两骨折面因旋转移位而反叠)的斜形骨折。一般是术者一手固定近端,另一手握住远端,按移位途径的相反方向回旋复位。

5.分骨

主要用于尺、桡骨、掌、跖骨骨折,骨折端因成角移位及侧方移位而相互靠拢时。方法如下:术者用两手拇指及示、中、环指,分别挤捏骨折处背侧及掌侧骨间隙,使靠拢的骨折端分开。

6.屈伸

用于骨折脱位的整复。方法如下:术者一手固定关节的近端,另一手握住远端沿关节的冠轴摆动肢体以复位。

7.端提捺正

主要用于重叠成角及旋转移位矫正后还有侧方移位者。方法如下:在持续手力牵引下,术者两手拇指压住突出的远端,其余四指捏住近侧骨折端,向上用力使"陷者复起,突者复平"。或术者借助掌、指分别按压远端和近端,横向用力夹挤以矫正之。

8.纵压

主要用于检查横形骨折的复位效果。方法如下:术者两手固定骨折部,让助手在维持牵引下稍稍向左、右、上、下摇摆远端,术者双手可感觉到骨折的对位情况,然后沿纵轴挤压,若骨折处不发生缩短移位则说明骨折对位良好。

(二)常见骨折复位手法

1.锁骨骨折整复方法

患者坐位,挺胸抬头,双手叉腰,术者将膝部顶住患者背部正中,双手握其两肩外侧向背部徐徐牵引,使之挺胸伸肩,此时骨折移位即可改善,如仍有侧方移位,可用捺正手法矫正。但此类骨折不必强求解剖复位,稍有移位对上肢功能也妨碍不大。

2.肱骨外科颈骨折整复方法

患者坐位或仰卧位,一助手用布带绕过腋窝向上提拉,屈肘90°,前臂中立位,另一助手握其肘部,沿肱骨纵轴方向牵拉,纠正缩短移位,然后根据骨折不同类型再采用不同的复位方法。

(1)外展型骨折:术者双手握骨折部,两拇指按于骨折近端的外侧,其他各指环抱骨折远端的内侧向外捺正,助手同时在牵拉下内收其上臂即可复位。

(2)内收型骨折:术者两拇指压住骨折部向内推、其他四指使远端外展,助手在牵引下将上臂外展即可复位。如成角畸形过大,还可继续将上臂上举过头顶,此时术者立于患者前外侧,用两拇指推挤远端,其他四指挤按成角突出处,如有骨擦感,断端相互抵触,则表示成角畸形矫正。

3.肱骨干骨折整复方法

患者坐位或平卧位。一助手用布带通过腋窝向上,另一助手握持前臂在中立位向下,沿上臂纵轴对抗牵引,一般牵引力不宜过大,否则易引起断端分离移位。待重叠移位完全矫正后,根据骨折不同部位的移位情况进行整复。

(1)上1/3骨折:在维持牵引下,术者两拇指抵住骨折远端外侧,其余四指环抱近端内侧,将近端托起向外,使断端微向外成角,继而拇指由外推远端向内,即可复位。

(2)中1/3骨折:在维持牵引下,术者以两手拇指抵住骨折近端外侧推向内,其余四指环抱远端内侧拉向外,纠正移位后,术者捏住骨折部,助手徐徐放松牵引,使断端互相接触,微微摇摆骨折远端或从前后内外以两手掌相对挤压骨折处,可感到断端摩擦音逐渐减小,直至消失,骨折处平直,表示已基本复位。

(3)下1/3骨折:多为螺旋或斜形骨折,仅需轻微力量牵引,矫正成角畸形,将两斜面挤紧捺正。

4.肱骨髁上骨折整复方法

(1)患者仰卧,两助手分别握住其上臂和前臂,做顺势拔伸牵引,术者两手分别握住近段相对挤压,纠正重叠移位。若远段旋前(或旋后),应首先纠正旋转移位,使前臂旋后(或旋前)。纠正上述移位后,若整复伸直型骨折,则以两拇指从肘后推远端向前,两手其余四指重叠环抱骨折近端向后拉,同时用捺正手法矫正侧方移位,并令助手在牵引下徐徐屈曲肘关节,常可感到骨折复位时的骨擦感;整复屈曲型骨折时,手法与上述相反,应在牵引后将远端向背侧按压,并徐徐伸直肘关节。

(2)患者仰卧,助手握患肢上臂,术者两手握腕部,先顺势拔伸,再在伸肘位充分牵引,以纠正重叠及旋转移位。整复伸直型尺偏型骨折时,术者以一手拇指按在内上髁处,把远端推向桡侧,其余四指将近端拉向尺侧,同时用手掌下压,另一手握患肢腕部,在持续牵引下徐徐屈肘。这样,桡偏或尺偏和向后移位可以同时矫正。尺偏型骨折容易后遗肘内翻畸形,是由于整复不良或尺侧骨皮质遭受挤压,而产生塌陷嵌插所致。因此,在整复肱骨髁上骨折时,应特别注意矫正尺偏畸形,以防止发生肘内翻。

5.桡、尺骨干双骨折整复方法

患者平卧,肩外展90°,肘屈曲90°,中、下1/3骨折取前臂中立位,上1/3骨折取前臂旋后位,由两助手拔伸牵引,矫正重叠,旋转及成角畸形。桡尺骨干双骨折均为不稳定时,如骨折在上1/3,则先整复尺骨;如骨折在下1/3,则先整复桡骨;骨折在中段时,应根据两骨干骨折的相对稳定性来决定。若前臂肌肉比较发达,加之骨折后出现血肿,虽经牵引后重叠未完全纠正者,可行折顶手法加以复位。若斜行骨折或锯齿形骨折有背向侧方移位者,应用回旋手法进行复位。若桡尺骨骨折断端互相靠拢时,可用挤捏分骨手法,术者用两手拇指和示、中、环三指分置骨折部的掌、背侧,用力将尺,桡骨间隙分到最大限度,使骨间隙恢复其紧张度,向中间靠拢的桡、尺骨断端向桡、尺侧各自分离。

6.桡骨下端骨折整复方法

患者坐位,老年人则以平卧为佳,肘部屈曲90°,前臂中立位。整复骨折线未进入关节、骨折段完整的伸直型骨折时,一助手把住上臂,术者两拇指并列置于骨折远端背侧,其他四指置于其腕部,扣紧大小鱼际肌,先顺势拔伸2~3min,待重叠移位完全纠正后,将远端旋前并利用牵引力骤然猛抖,同时迅速尺偏掌屈,使之复位;若仍未完全整复,则由两助手维持牵引,术者用两拇指迫使骨折远端尺偏掌屈,即可达到解剖对位。整复骨折线进入关节或骨折块粉碎的伸直型骨折时,则在助手和术者拔伸牵引纠正重叠移位后,术者双手拇指在背侧按压骨折远端,双手余指置于近端的掌侧端提近端向背侧,以矫正掌背侧移位,同时使腕掌屈,尺偏,以纠正侧方移位。整复屈曲型骨折时,由两助手拔伸牵引,术者可用两手拇指由掌侧将远段骨折片向背侧推挤,同时用示、中、环三指将近段由背侧向掌侧压挤,然后术者捏住骨折部,牵引手指的助手徐徐将腕关节背伸,使屈肌腱紧张,防止复位的骨折片移位。

7.股骨干骨折整复方法

患者取仰卧位,一助手固定骨盆,另一助手用双手握小腿上段,顺势拔伸,并徐徐将患肢屈髋90°,屈膝90°,沿股骨纵轴方向用力牵引,矫正重叠移位后,再按骨折不同部位分别采用下列手法:

(1)上1/3骨折:将患肢外展,并略加外旋,然后由一助手握近端向后挤按,术者握住远端由后向前端提。

(2)中1/3骨折:将患肢外展,同时以手自断端的外侧向内挤压,然后以双手在断端前、后外夹挤。

(3)下1/3骨折:在维持牵引下,膝关节徐徐屈曲,并以紧挤在腘窝内的两手做支点将骨折远端向近端推按。

若股骨干骨折重叠移位较多,手法牵引未能完全矫正时,可用反折手法矫正。若斜行、螺旋骨折背向移位,可用回旋手法矫正,往往断端的软组织嵌顿亦随之解脱。若有侧方移位,可用两手掌指合抱或两前臂相对挤压,施行端提捺正。

8.髌骨骨折整复方法

(1)无移位的髌骨骨折:其关节面仍保持光滑完整,筋膜扩张部及关节囊亦无损伤者,在患肢后侧(由臀皱纹至足跟部)用单夹板固定膝关节于伸直位。

(2)有轻度分离移位的骨折:可在局麻下,先将膝关节内的积血吸干净,患肢置于伸直位,术者用两手拇、示、中指捏住断端对挤,使之相互接近,然后用一手的拇、示指按住上下两断端,以另一手,触摸髌骨,以确定是否完整,如完整者可用抱膝环固定或弹性抱膝兜固定,后侧长夹板将膝关节固定在伸直位四周,外敷活血祛瘀、消肿止痛药物。

9.胫腓骨干骨折整复方法

患者平卧,膝关节屈曲20°～30°,一助手用肘关节套住患者腘窝部,另一助手握住足部、沿胫骨长轴做拔伸牵引3～5min,矫正重叠及成角畸形。若近端向前内移位,则术者两手环抱小腿远端并向前端提,一助手将近端向后按压,使之对位。如仍有左右侧方移位,可同时用捺正手法推近端向外,推远端向内,一般即可复位。螺旋、斜形骨折时,远端易向外侧移位,术者可用拇指置于胫腓骨间隙,将远端向内侧推挤;其余四指置于近段的内侧,向外用力提拉,并嘱助手将远端稍稍内旋,可使完全对位。然后,在维持牵引下,术者两手握住骨折处,嘱助手徐徐摇摆骨折远段,使骨折端紧密相插。最后以拇指和示指沿胫骨前嵴及内侧面来回触摸骨折部,检查对线,对位情况。

10.踝部骨折整复方法

患者平卧屈膝,助手抱住其大腿,术者握其足跟和足背作顺势拔伸,外翻损伤使踝部内翻,内翻损伤使踝部外翻。如有下胫腓关节分离,可在内外踝部加以挤压;如后踝骨折合并距骨后脱位,可用一手握胫骨下段向后推,另一手握前足向前提,并徐徐将踝关节背伸。利用紧张的关节囊将后踝拉下,或利用长袜套套住整个下肢,下端超过足尖20cm,用绳结扎,作悬吊滑动牵引,利用肢体重量,使后踝逐渐复位。若手法整复失败或系开放性骨折脱位,可考虑切开复位内固定,陈旧性骨折脱位则可考虑切开复位植骨术或关节融合术。

11.肋骨骨折整复方法

单纯肋骨骨折,因其有肋间肌的保护和其余肋骨的支持,所以多无明显移位,且较稳定,一般无须手法整复。

(1)立位整复法:此法令患者站立靠墙,医者与患者相对,并用双足踏患者双足,双手通过患者腋下,相叉抱于背后,然后双手扛起肩部,使患者挺胸,骨折断端自然整复。

(2)坐位整复法:根据上法原理,嘱患者正坐,助手在患者背后,将一膝顶住患者背部,双手握其肩,缓缓用力向后方拉开,使患者挺胸,医者一手扶健侧,一手按定患侧,用推按手法将高凸部分按平。若后肋骨骨折,助手扶住胸前,令患者挺胸,医者立在患者背后,用推按手法将断骨矫正。

(3)卧位整复法:用于胸前肋骨骨折,且患者身体衰弱时。患者仰卧,背部垫高,医者仍按坐位时的手法进行整复。

12.脊柱骨折脱位整复方法

(1)屈曲型脊椎骨折:屈曲型脊椎压缩骨折时,椎体前部坚强有力的前纵韧带往往保持完整,但发生皱缩。通过手法整复,加大脊柱背伸,前纵韧带由皱缩变为紧张,附着于韧带的椎体前部及椎间盘有可能膨胀,恢复其压缩前的外形。

1)双踝悬吊法:此法复位前可给止痛剂(哌替啶 100mg 肌内注射)或局部麻醉(1%普鲁卡因 40~60mL 注入椎板附近)。患者俯卧,两踝部衬上棉垫后用绳缚扎,将两足徐徐吊起,使身体与床面约成 45°角。术者用手掌在患处适当按压,矫正后凸畸形。复位后患者仰卧硬板床,骨折部垫软枕。

2)攀索叠砖法:此法是一种过伸位脊椎骨折复位法。先令患者双手攀绳,以砖 6 块,分左右各叠 3 块,双足踏于砖上,然后抽去足下垫砖,让身体悬空(足尖触地),脊柱呈过伸位,医者在患者腰后,将后凸畸形矫正。适用于体格健壮屈曲型单纯性胸腰椎压缩骨折患者。

垫枕法:此法患者仰卧硬板床,骨折部置软枕,垫枕可逐渐加压,使脊柱过伸。此法配合练功疗法效果更好,适用于屈曲型单纯性胸腰椎压缩骨折以及过伸复位后维持整复效果。

3)攀门拽伸法:此法令胸腰椎骨折患者俯卧在硬木板上,患者双手攀住木板上缘,用 3 个人在下腰部与双下肢拔伸牵引,医者用手按压骨折部进行复位。这是一种非过伸位脊柱骨折复位法,适用于不稳定性的屈曲型胸腰椎压缩或粉碎骨折以及年老体弱的患者。

4)持续牵引法:这是我国古代整复颈椎骨折的拔伸牵引法。近代对于轻度移位、无关节交锁的颈椎骨折,一般采用枕颌布托牵引。将枕颌布托套住枕部与下颌部,通过滑车进行牵引,头颈略后伸,牵引重量 2~3kg,持续牵引 4~6 周。若颈椎骨折伴有关节交锁者,需用颅骨牵引。牵引重量应逐步增加,并及时摄片了解复位情况,一般采用 5~10kg 即可将交锁整复,牵引方向先略加前屈,复位后,牵引方向改为后伸,后换带颈托或石膏围领保护。

(2)伸直型脊椎骨折:伸直型脊椎骨折极少见。颈椎部损伤时,可采用颈椎中立位枕颌布托牵引,必要时可使颈椎稍向前屈曲。无脊髓损伤者,持续牵引 4~6 周后,换带颈托或石膏围领保护。腰椎部损伤时,应避免脊柱后伸,根据需要将脊柱安置于伸直或略屈曲的位置。

13.股骨颈骨折屈髋屈膝整复方法

患者仰卧,助手固定骨盆,术者握其腘窝,并使膝、髋均屈曲90°向上牵引,纠正缩短畸形,然后伸髋内旋外展以纠正成角畸形,并使折面紧密接触。复位后可做手掌试验,如患肢外旋畸形消失,表示已复位。

六、注意事项

1.复位前应充分了解病情(特别是认真阅读 X 线片),研究确立最佳整复方法,预计和考虑整复过程及整复后可能遇到的困难、问题和相应处理措施。

2.手法要及时,稳妥、准确、轻巧,避免因反复整复而加重损伤。

3.复位后监视:①观察体形,触摸肢体轮廓,与健侧对比,初步确认复位满意度。②X 线摄片复查,鉴定复位标准。③血液循环检查。④感觉活动等神经检查。

第二节　脱位复位手法

一、原理及目的

脱位复位手法是指用指、掌、腕、臂或身体其他部位的劲力,结合器械,随症运用各种手法技巧,作用于患者患部及穴位,以达治病疗伤、整复骨折、脱位、强壮身体的一种治疗方法。

二、适应证

1.新鲜外伤性脱位。

2.全身情况较好,无昏迷或其他脏器损伤和危重休克患者。

3.经 X 线确诊为关节脱位者。

三、禁忌证

1.开放性关节脱位,创口未经清创手术者。

2.复合性创伤,患者有进行性出血,生命体征有危象的危重患者。

3.精神病患者,不能与医师合作时。

4.诊断未明确,未摄 X 线片检查确诊者。

5.陈旧性脱位超过 3 个月,关节严重粘连,或已明显有骨化性肌炎的患者。

四、物品准备

1.复位治疗床,备宽布带。

2.麻醉药物,如普鲁卡因等。

3.外敷药物和固定器材,如夹板、绷带等。

五、操作方法

(一)一般方法

1.拔伸牵引,欲合先离,术者与助手顺势对抗牵引,力度适中恰当。

2.让脱出之远端从原路返回,在足够的牵引后,用端提等手法,徐徐屈曲关节使其入白。

3.利用杠杆原理,以脱位肢体的远端为力点,脱位关节囊为支点,通过旋转、内收、外展或伸屈等活动,利用杠杆作用使其入臼。

4.入臼后认真检查关节的外形,关节活动功能是否完好,并借助关节的特殊检查体征,确认已入臼,如肩关节之搭肩试验(Dugas征)。

(二)常见关节脱位复位法

1.颞颌关节脱位口腔内复位法

患者低坐,术者面向患者,用双手拇指伸入患者的口腔内,按于两侧下臼齿上,其余四指在外面托住下颌,两拇指先往下按,待下颌骨移动时再往里推之,余指同时协调地将下颌骨向上端送,听到滑入关节的响声,说明脱位已复位,此时拇指速向两旁滑开,随即从其口腔内退出。

2.肩关节脱位拔伸足蹬复位法

患者仰卧,用拳大的软布垫于患侧腋下,以保护软组织,术者立于患侧,用两手握住患肢腕部,并用足(右侧脱位用右足,左侧脱位用左足)抵于腋窝内,在肩外旋、稍外展位置沿伤肢纵轴方向缓慢而有力地牵引,继而徐徐内收,内旋,利用足跟为支点的杠杆作用,将肱骨头挤入关节盂内,当有回纳感觉时,复位即告完成。在足蹬时,不可使用暴力,以免引起腋窝血管神经损伤。若用此法肱骨头尚未复位,可能系肱二头肌长头腱阻碍,可将患肢内,外旋转,使肱骨头绕过肱二头肌长头腱,然后再按上法进行复位。

3.肩关节脱位拔伸托入复位法

患者坐位,术者站于患肩外侧,以两手拇指压其肩峰,其余四指插入腋窝(左侧脱位,术者右手握拳穿过腋下部,用手腕提托肱骨头;右侧脱位,术者用左手腕提托)。第一助手站于患者健侧肩后,两手斜形环抱固定患者,第二助手一手握患侧肘部,一手握腕上部,外展外旋患肢,由轻而重地向前外下方作拔伸牵引。与此同时,术者插入腋窝的手将肱骨头向外上方钩托,第二助手逐渐将患肢向内收,内旋位继续拔伸,直至肱骨头有回纳感觉,复位即告完成。

4.肘关节脱位拔伸屈肘复位法

患者取坐位,助手立于患者背后,以双手握其上臂,术者站在患侧前面,以双手握住腕部,置前臂于旋后位,与助手相对拔伸,然后术者以一手握腕部继续保持牵引,另一手的拇指抵住肱骨下端向后推按,其余四指抵住鹰嘴向前端提,并慢慢将肘关节屈曲;若闻入臼声,说明脱位已整复。或平卧位,患肢上臂靠床边,术者一手按其下段,另一手握住患肢前臂顺势拔伸,有入臼声后,屈曲肘关节。

5.小儿桡骨小头半脱位复位法

不需麻醉,家长抱患儿正坐,术者与患儿相对。以右侧为例,术者左手拇指放在桡骨头外侧处,右手握其腕上部,并慢慢地将前臂旋后,一般半脱位在旋后过程中常可复位。若不能复位,则右手稍加牵引至肘关节伸直旋后位,左手拇指加压于桡骨头处,然后屈曲肘关节,常可听到或感到轻微的入臼声。或可屈肘90°向旋后方向来回旋转前臂,也可复位。

6.月骨脱位拇指整复法

患者在麻醉下(如臂丛麻,局麻),取坐位,肘关节屈曲,两助手分别握住肘部和手指对抗牵引,在拔伸牵引下前臂旋后(即仰掌),腕关节背伸(四指向上一拗),使桡骨与头状骨之间的关节间隙加宽,术者两手握住患者腕部,两手拇指用力推压月骨凹面的远端(捺在骨陷之所),迫使月骨进入桡骨和头状骨间隙,然后逐渐使腕掌屈(掌往下捺,微带拽势),当月骨有滑动感,中指可以伸直时,多数表明已复位。

7.髋关节脱位回旋复位法

患者仰卧,助手以双手按压双侧髂嵴固定骨盆,术者立于患侧,一手握住患肢踝部,另一手以肘窝提托其腘窝部,在向上提拉的基础上,将大腿内收、内旋,髋关节极度屈曲,使膝部贴近腹壁,然后将患肢外展,外旋、伸直。在此过程中,其髋有响声者,复位即告成功。因此法的屈曲、外展、外旋、伸直是一连续动作,形状恰似一个反问号,亦称划问号复位法。

回旋法应用杠杆原理整复脱位,当屈髋牵引,内收内旋髋关节时,使股骨头与髋臼上缘分离,然后继续屈髋屈膝,使股骨头向前下方滑移,再外展外旋髋关节,利用髂股韧带为支点,依靠杠杆作用使股骨头移至髋臼下缘,最后伸直大腿,使股骨头向上滑入髋臼。由于回旋法的杠杆作用力较大,施行手法时动作要轻柔,不要使用暴力,以免导致骨折或加重软组织的损伤。

8.髋关节脱位拔伸足蹬复位法

患者仰卧,术者两手握患肢踝部,用一足外缘蹬于坐骨结节及腹股沟内侧(左髋脱位用左足,右髋脱位用右足),手拉足蹬,身体后仰,协同用力,两手可略将患肢旋转,即可复位。

六、注意事项

1.在整复时牵引未充分,关节重叠未牵开,切勿过急屈曲关节,易造成人为的骨折损伤,尤其老年骨质疏松患者。

2.利用杠杆原理复位法,切忌用力粗暴,以免引起骨折和加重损伤。

3.一般新鲜脱位,整复操作适当,可不须麻醉,若患者肌肉发达,或复杂性脱位,或患者疼痛难受,可用针麻、臂丛麻醉、硬膜外麻醉等,以减轻患者痛苦。

4.脱位合并近关节骨折者,原则上先整复脱位,再处理骨折。

第三节 膝痹病(膝骨关节炎)

一、中西医病名和诊断标准

(一)病名

中医病名:膝痹病,中医编码:BNV500。西医病名:膝骨关节炎,CD编码:M17。

(二)疾病诊断

1.中医诊断

是指因劳损或增龄,膝部失去精血充养、经气不利所致,以膝部长期固定疼痛,活动时关节内有响声等为主要表现的肢体痹病类疾病。

2.西医诊断

(1)疾病诊断:参照中华医学会骨科学分会《骨关节炎诊治指南》(2007年版)。

1)临床表现:膝关节的疼痛及压痛、关节僵硬、关节肿大,骨摩擦音(感)、关节无力,活动障碍。

2)影像学检查:X线检查:骨关节炎的X线特点表现为非对称性关节间隙变窄,软骨下骨硬化和囊性变,关节边缘骨质增生和骨赘形成,关节内游离体,关节变形及半脱位。

3)实验室检查:血常规、蛋白电泳、免疫复合物及血清补体等指征一般在正常范围。伴有滑膜炎者可见 C 反应蛋白(CRP)及红细胞沉降率(ESR)轻度升高,类风湿因子及抗核抗体阴性。

(2)具体诊断标准:①近 1 个月内反复膝关节疼痛;②X 线片(站立或负重位)示关节间隙变窄、软骨下骨硬化和(或)囊性变,关节边缘骨赘形成;③关节液(至少 2 次)清亮、黏稠,白细胞<2000 个/mL;④中老年患者(≥40 岁);⑤晨僵≤30min;⑥活动时有骨擦音(感)。

综合临床、实验室及 X 线检查,符合①+②条或①+③+⑤+⑥条或①+④+⑤+⑥条者,可诊断膝关节骨性关节炎。

(3)疾病分级分期。

1)根据单腿站立下 X 线片,包括膝关节的正侧位及髌骨的轴位片。根据 Kellgren-Lawrence X 线片上的表现分为 5 级:

0 级:正常。

Ⅰ级:关节间隙可疑变窄,可能有骨赘。

Ⅱ级:有明显骨赘,关节间隙可疑变窄。

Ⅲ级:中等量骨赘,关节间隙变窄较明显,有硬化性改变。

Ⅳ级:大量骨赘,关节间隙明显变窄,严重硬化性病变及明显畸形。

2)根据临床与放射学结合,可分为以下 3 期:

初期或早期:可见骨赘、骨硬化像,无关节间隙狭窄(K-L0～Ⅱ级)。

中期:关节间隙狭窄(K-LⅢ级)。

晚期:胫骨负重面的磨损或缺损(K-LⅣ级)。

(4)临床特点。

1)膝痛特点。

起步痛:坐起或刚下床起步行走时膝部疼痛较明显,活动后稍缓解,可以行走一段平路。活动痛:行走平路一段时间后出现患膝疼痛加剧。

负重痛:膝部在负重状态下加重,如上下楼梯、上下坡或下蹲起身时膝痛加剧,或无法单腿上下楼、下坡等。静息痛:极少部分人出现膝部在静息状态下疼痛,以夜间明显。

2)功能受限:膝关节功能随着疼痛加剧逐步加重,表现为膝关节屈伸功能受限。

体征:急性发作,膝部肿胀,浮髌试验阳性,主动检查膝关节功能差,被动不负重时膝关节功能改善,中后期可出现膝内外翻畸形,膝部骨骼形态改变如骨性膨大,骨突边缘或韧带附着处压痛,膝关节周边肌肉萎缩、肌力下降。

发病特点:起病隐匿,发病缓慢,多见于中老年。

3.证候诊断

(1)瘀血阻滞(气滞血瘀)证:关节疼痛,以刺痛为主,痛有定处,夜间痛甚或伴有关节畸形,活动不利,发病多有外伤史。兼有面色晦暗,舌质紫暗,脉沉或细涩。

(2)风寒湿痹证:肢体关节疼痛重着,遇寒湿天气加重,恶风寒,怕冷喜暖,夜间及晨起痛甚,活动后好转。有如刀割或有明显重着感或患处表现肿胀感,关节活动欠灵活,畏风寒,得热则舒兼有畏寒,肢体困重。舌质淡,苔白腻,脉紧或濡。

(3)肝肾亏虚证:关节疼痛以隐隐作痛为主,或伴有腰膝酸软,腰腿不利,俯仰转侧不利,遇劳更甚。兼有头晕,耳鸣,耳聋,目眩。舌淡红,苔薄白,脉细。

(4)肾阳虚衰证:肢体关节厥冷,疼痛,屈伸不利,天气变化加重,昼轻夜重,遇寒痛增,得热稍减。兼有形寒,四肢不温。舌淡,苔白,脉沉细缓。

二、治疗方案

(一)治疗原则

采用筋、骨、肉并重的中医特色治疗,强调在治疗膝骨关节及筋(韧带)等病变的同时,指导患者以科学的不负重为主的功能锻炼、肌力训练以提升肌力和膝关节周围肌力的平衡,实现筋肉病变的逆转,打破膝骨关节病的恶性循环。

突出膝关节患部的直接治疗,同时结合全身用药调治,以求标本兼治。直接治疗以病位中药针剂注射,膝部的中药硬膏(痹痛膏)外敷、中药五籽散封包和中药熏药、理伤推拿手法、针灸及温热式理疗仪(如 TDP 等)。

全身调治包括全身辨证用药内服,或使用专科制剂以达到标本兼治的作用。临床上按辨证分型进行治疗。

(二)应急处理措施

如患者膝关节出现肿胀明显,浮髌试验阳性,考虑关节内大量积液时,采取穿刺抽出关节内积液,必要时予注射曲安奈德 1mL,并用弹力绷带固定。症状十分严重者予以石膏托外固定 1 周。如膝关节反复出现上述症状时,给予关节镜检查并进行关节滑膜清理、关节冲洗手术治疗。

(三)中医外治疗法

1.理伤推拿手法:早期以轻柔手法松解局部紧张的肌肉筋膜组织,并可以循经取穴镇痛,待局部炎症改善后,给予关节松动、推髌、夹胫牵膝手法治疗。

2.患膝外敷痹痛膏(中药硬膏),每天 1 次。

3.中药五籽散封包(药熨)治疗患部,每天 1～2 次。

4.中频或低频治疗患肢,每天 2 次;TDP 照射治疗患肢,每天 1～2 次;联合超声治疗、激光穴位照射治疗,每天 1 次。

5.肌力训练(运动疗法):根据病情轻重选择适宜的专科运动康复操锻炼。不负重主动双下肢蹬腿以锻炼股四头肌为主的肌力训练,循序渐进,逐步加大运动量,在不负重状态下适当在患肢踝关节处持重(1～2kg)锻炼。器械抗阻力股四头肌、股二头肌肌力训练,逐渐增加重量和运动量。

6.痛点明显者,采用小针刀治疗。

(四)中药及中成药辨证分型论治

1.瘀血阻滞(气滞血瘀)型

(1)治则:活血祛瘀,通络止痛。

(2)中成药:选用活血化瘀中成药如银杏叶提取物或脉络宁注射液等局部穴位注射治疗,每膝两处,每处用药量为银杏叶提取物或脉络宁注射液 2.5mL＋2％利多卡因 0.2mL,每隔 5d

注射 1 次。可静脉点滴活血化瘀药物如银杏叶提取物、脉络宁、疏血通注射液等,每天 1 次;静脉滴注鹿瓜多肽、骨瓜提取物或骨肽以改善骨代谢、消炎镇痛。

(3)内服专科制剂:跌打散瘀胶囊(批文 YZB2002－003),每天 3 次,每次 3 粒,口服。

(4)内服中药:以身痛逐瘀汤为基础方加减(《医林改错》)。

当归、川芎、桃仁、红花、秦苏、羌活、牛膝、地龙、香附、甘草、赤芍。

2.风寒湿痹型

(1)治则:祛风散寒,除湿剔痹。

(2)中成药:穴位注射每处用药量鸡矢藤注射液 2.5mL＋2％利多卡因 0.2mL,每隔 5d 注射 1 次。内服追风透骨胶囊,每天 3 次,每次 3 粒;静脉滴注鹿瓜多肽、骨瓜提取物或骨肽以改善骨代谢,消炎镇痛。

(3)内服中药:以乌附麻辛桂姜汤为基础方加减(《伤寒论》)。

川乌头、附子、干姜、甘草、远志、麻黄、桂枝、细辛、薏苡仁、牛膝、木瓜、白芍。

3.肝肾亏虚型

(1)治则:补益肝肾,通络止痛。

(2)中成药:选用参麦注射液局部穴位注射治疗,每膝 2 处,每处用药量参麦注射液 2.5 mL＋2％利多卡因 0.2mL,每隔 5d 注射 1 次。可静脉点滴参麦注射液,每日 1 次;静脉滴注鹿瓜多肽、骨瓜提取物或骨肽以改善骨代谢、消炎镇痛。

(3)内服专科制剂:补肾强筋胶囊,每日 3 次,每次 3 粒(批文 YZB2002－005)。

(4)中药内服:以左归丸为基础方加减(《景岳全书》)。

熟地黄、山药、山茱萸、杜仲、菟丝子、牛膝、威灵仙、独活、赤芍药、甘草。

4.肾阳虚衰型

(1)治则:温阳补肾,散寒剔痹。

(2)中成药:选用参附注射液局部穴位注射治疗,每膝 2 处,每处用药量参附注射液 2.5 mL＋2％利多卡因 0.2mL,每隔 5d 注射 1 次。可静脉点滴参附注射液,每日 1 次,30～50mL;静脉滴注鹿瓜多肽、骨瓜提取物或骨肽以改善骨代谢、消炎镇痛。

(3)内服专科制剂:温阳通络胶囊,每日 3 次,每次 2 粒(批文 YZB2002－012)。

(4)中药内服:以右归饮为基础方加减(《景岳全书》)。

熟地黄、山药、山茱萸、杜仲、菟丝子、牛膝、威灵仙、独活、赤芍药、甘草、熟附子、鹿角、巴戟天、锁阳、骨碎补。

(五)手术治疗

对于病情较重,具有相应适应证的患者,可以选择关节镜清理、截骨、软骨移植和膝关节表面置换术或单冗置换术等治疗。

三、疗效评定标准

(一)评价标准

1.临床治愈

膝痛、肿胀完全消失,行走及上下楼梯无不适感。

2.显效

静息无膝痛,无肿胀,偶有活动时疼痛,行走时无疼痛,不影响工作及生活。

3.有效

膝痛时发时止,行走时仍有轻度疼痛,上下楼稍感不便,关节活动稍受限。

4.无效

膝痛、肿胀及活动时疼痛无明显改善。

(二)疗效评定方法

采用计分的方法对治疗前后效果进行评定。

1.膝关节疼痛及压痛的 VAS 评分

采用目测模拟标尺法(VAS),请患者根据自我感觉膝关节疼痛的程度在标尺上相应位置标出。

2.WOMAC 骨关节炎指数

WOMAC 量表即 Western Ontario 大学和 Mc Master 大学关节炎量表,是目前国际上较通用的评价骨关节炎药物疗效的方法,中华风湿病学会 1999 年 3 月 25 日在北京召开的全国治疗关节炎药物疗效评价标准研讨会第 1 次会议上也推荐骨关节炎采用 WOMAC 评价标准。指导患者回答 48h 内关节的每一个情况。

第四节　腰痹病(腰椎间盘突出症)

一、中西医病名和诊断标准

(一)病名

中医病名:腰痹病,中医编码:BNV300。

西医病名:腰椎间盘突出症,ICD 编码:M51.202。

(二)疾病诊断

1.中医诊断

腰痹病是指因劳损或增龄,腰部失去精血充养、经气不利,筋脉闭阻所致,以腰部疼痛酸软,常伴有下肢痹痛麻木等为主要表现的腰椎四肢痹病类疾病。

2.西医诊断

(1)发病特点:有腰部外伤、慢性劳损或受寒湿史;好发于中老年人,中青年患者多为腰部扭伤引起。

(2)临床表现特点:腰痛向臀部及下肢放射,腹压增加如咳嗽、喷嚏时疼痛加重。脊柱侧弯,腰生理弧度消失,病变部位椎旁有压痛,可向下肢放射,腰活动受限。下肢受累神经支配区有感觉过敏或迟钝,病情严重者可出现肌肉萎缩。直腿抬高或加强试验阳性,膝、跟腱反射减弱或消失,足拇趾背伸或跖屈肌力减弱,甚至消失。

(3)X 线摄片检查:脊柱侧弯,腰生理前凸消失,病变椎间隙可前宽后窄,日久形成

Schmorl结节,相邻边缘有骨赘增生。CT或MRI检查可显示椎间盘突出的部位及程度。

(4)疾病分期。

1)急性期:腰腿痛剧烈,活动受限明显,不能站立、行走,肌肉痉挛。

2)缓解期:腰腿痛缓解,活动好转,但仍有痹痛,不耐劳。

3)康复期:腰腿疼痛症状基本消失,但有腰腿乏力,不能长时间站立、行走。

(5)病理分型。

1)根据突出物在椎管内的位置分为以下3种:

侧突型:髓核从后纵韧带旁突出压迫神经根,多数为单侧突出,少数可发生双侧突出。

中央型:髓核从椎管中央突出压迫马尾神经和双侧神经根。

极外侧型:髓核突出于关节突下面或其外侧,压迫同一节段神经根。

2)根据突出物的程度分为以下3种:

膨出型:髓核突出于纤维环内,使之膨隆,但纤维环未完全破裂,椎间隙未变窄,粘连少,可还纳。

脱出型:髓核已突破纤维环,其状态为纤维软骨性实体,与周围组织可有粘连,椎间隙变窄,还纳困难。

游离型:髓核完全脱离椎间隙,进入椎管内,成为游离组织,与周围组织有粘连,椎间隙变窄,无还纳可能性。

3.证候诊断

(1)肝肾亏虚证:腰酸痛,腿膝乏力,劳累更甚,卧则减轻。兼有咽干口渴,面色潮红。舌红少苔,脉弦细数。

(2)肾阳虚衰证:腰腿冷痛,活动不利,喜揉按,天气变化加重,昼轻夜重,遇寒痛增,得热稍减。兼有形寒,四肢不温。舌淡,苔白,脉沉细缓。

(3)湿热痹阻证:腰部疼痛,腿软无力,痛处伴有热感,恶热口渴,小便短赤。兼有遇热或雨天痛增,活动后痛减。苔黄腻,脉濡数或弦数。

(3)湿热痹阻证:腰部疼痛,腿软无力,痛处伴有热感,恶热口渴,小便短赤。兼有遇热或雨天痛增,活动后痛减。苔黄腻,脉濡数或弦数。

(4)风寒湿痹证:腰腿冷痛重着,转侧不利,静卧痛不减,受寒及阴雨加重。兼有肢体发凉,四肢不温。舌质淡,苔白或腻,脉沉紧或濡缓。

(5)气滞血瘀证:腰腿痛如刺,痛有定处,日轻夜重,痛处拒按。兼有腰部板硬,俯仰旋转受限。舌质暗紫,或有瘀斑,脉弦紧或涩。

二、治疗方案

采用骨筋肉并重专科特色疗法,方法如下:

(一)三位动"正"整脊手法治疗

通过整合多个名家整脊手法的优点,结合自己的多年临床经验,笔者创立了三位动"正"整脊手法,包括站位整脊、坐位整脊和卧位整脊,集徒手骨盆牵引、旋扳、冲压手法于一身,此外在整脊全过程更强调患者主动按要求配合活动,以求动中求"正",更有利于改变腰椎间盘和神经根或硬膜囊之间的毗邻关系,迅速减轻或缓解突出椎间盘对神经的压迫程度,实现快速见效。

特别是发明并研制了整脊床,运用该整脊床整脊能迅速解除病椎疼痛,高效、安全。三位动"正"整脊手法治疗腰椎间盘突出症标准操作如下:

1.坐位旋转整脊

患者先端坐于整脊椅上,调好坐姿,使大腿内侧挡板正好舒适卡顶住患者双侧大腿内侧根部,不适可通过自动升降泵升高或降低,双下肢自然垂直踩踏于脚踏板上,双上肢屈肘交臂于胸前,$L_{4/5}$椎间盘突出症患者保持身体屈曲约 $45°$,L_5/S_1椎间盘突出症患者则保持身体屈曲约 $60°$,医者站立于患者健侧偏后,医者一手紧握住患侧肘后部,另一手掌正好顶压患节病椎部,先嘱患者上半身主动向健侧旋转,患者旋转至极限时,医者顺势牵拉患者肘部,同时另一手掌用力顶压病椎部,此时可触及"咯咯"声,连续整脊 3 次,同法整脊对侧。

2.站位反向整脊

患者站立于诊床旁,先用一枕头垫放床边后躯体趴压其上,以整脊右腰腿痛患者为例,先嘱患者右上肢屈肘、上举后伸并右手掌抱住后枕部,左手按住床边,右下肢屈膝约 $90°$,一助手双手紧握患者右侧踝部并向后下方用力牵拉,施术者站立于患者左侧旁提起右下肢屈膝将膝部顶住患者右腘窝部稍上,左手握住患者右肩部,右手掌顶压病椎棘突上,让患者腰背部向右后上方旋转活动,在患者旋转过程,术者利用身体重量用力向下顶压患者右下肢,左手握住右肩向患者背侧用力扳拉,同时右手用力按压腰部,即可听到"咯咯"声,同法整脊对侧。

3.侧卧斜扳整脊

取侧卧位,下位肢体伸直,上位肢体屈曲,术者在患者前侧,屈双肘,一肘放于髂骨后外缘,一肘放于患者肩前,双肘对抗扳动使腰部旋转,然后更换体位,另一侧再做 1 次。

(二)辨证中药穴位注射治疗

创新性应用痛点封闭,神经阻滞、椎间孔注射等西医技术,将中药针剂(参麦、银杏叶提取物等注射液)直接注射到病位组织,对病变组织发挥治疗作用。腰椎间孔注射疗法标准操作规程如下。

患者采用俯卧位,若行 L_5/S_1椎间孔注射则先将对侧髂前上棘部用枕头垫高。注射穿刺点选择:病节椎间隙(L_3/L_4或 L_4/L_5)棘突旁开 6~10cm 处;无菌操作,用牙科穿刺针经穿刺点快速入皮向内倾斜 $35°$~$45°$直达椎骨后,在往头方向下压 $10°$~$15°$继续缓慢推进,一旦阻力消失,针尖可能进入椎间孔外口处,病节椎间隙 L_5/S_1注射穿刺点为棘突旁开 1cm 处往骶部方向呈 $5°$~$10°$穿刺进入 1cm 后,往外侧倾斜继续缓慢推进,若有落空感后即已接近椎间孔,稍往前推进 0.5cm,回抽无脑脊液回流即可注药,若触及神经根产生下肢神经放射痛,应将针头略后退至神经放射痛消除后注药。注射参麦注射液 0.5mL+2%利多卡因 0.2mL,注药后观察 15min,无不适方可离开。治疗周期:每 5 日注射 1 次,连续注射 6~12 次为 1 个疗程。

(三)微创针刀疗法

广泛开展小针刀治疗脊柱,四肢部位之筋膜组织病变,特别对筋膜粘连、挛缩,神经卡压等病变疗效显著。此外还广泛开展各种针刺疗法如腹针、平衡针、电针、温针、围针、子午流注等治疗各种病症,取得了较好疗效。小针刀治疗腰椎间盘突出症标准操作如下。

患者取俯卧位,寻找病变椎间盘的棘间点和横突间压痛点及腰臀部压痛点,常规消毒。棘突间施术:刀口线与脊柱纵轴平行,垂直刺入,超过棘突顶端,进入棘间,将刀口线调转 $90°$,在棘间韧带切开剥离 3~4 刀。横突间施术:在病变间隙(棘突间)水平旁开 3~3.5cm 处定点,刀口线与脊柱纵轴平行,垂直刺入,先达横突骨面,将刀锋移到横突下缘,调转刀口线90°,与横突下缘平行,紧贴横突下缘骨面,由外向内切开横突间韧带和横突间肌直到横突根部和椎弓根部,刀下有松动感出针刀。腰部和下肢压痛点施术:在患侧臀部及下肢寻找敏感压痛点,针刀垂直于皮面,施术部位避开重要神经和血管,垂直刺入后,患者有明显的胀感,即纵行切割数刀再予横行剥离,若患者有触电或疼痛感时,稍微退一下针刀,改变方向后再进针刀,以免损伤神经或大血管。

(四)中医外治疗法

1.患膝外敷痹痛膏(中药硬膏),每日1次。

2.中药五籽散封包(药熨)治疗患部,每日1~2次。

3.中频或低频治疗患肢,每天2次;TDP照射治疗患肢,每日1~2次;联合超声治疗、激光穴位照射治疗,每日1次。

4.肌力训练(运动疗法):根据病情轻重选择适宜的专科运动康复操进行锻炼。

(五)中药及中成药的辨证使用

1.肝肾亏虚证

(1)治则:补益肝肾,通络止痛。

(2)中成药:选用参麦注射液局部穴位注射治疗,每处用药量:参麦注射液2.5mL+2%利多卡因0.2mL,每隔5日注射1次。可静脉点滴参麦注射液,每日1次;静脉滴注鹿瓜多肽、骨瓜提取物或骨肽以改善骨代谢、消炎镇痛。

(3)内服专科制剂:补肾强筋胶囊(批文YZB2002-005),每日3次,每次3粒。

(4)内服药方:以左归丸为基础方加减(《景岳全书》)。

熟地黄、山药、山萸肉、杜仲、菟丝子、牛膝、威灵仙、独活、赤芍药、甘草。

2.肾阳虚衰证

(1)治则:温阳补肾,散寒剔痹。

(2)中成药:选用参附注射液局部穴位注射治疗,每处用药量参附注射液1.5mL+2%利多卡因0.2mL,每隔5日注射1次。可静脉点滴参附注射液,每日1次;静脉滴注鹿瓜多肽、骨瓜提取物或骨肽以改善骨代谢,消炎镇痛。

(3)内服专科制剂:温阳通络胶囊(批文YZB2002-012),每日3次,每次2粒。

(4)内服方药:以右归饮为基础方加减(《景岳全书》)。

熟地黄、山药、山萸肉、杜仲、菟丝子、牛膝、威灵仙、独活、赤芍药、甘草、熟附子、鹿角、巴戟天、锁阳、骨碎补。

3.湿热证

(1)治则:清利湿热,通络止痛。

(2)中成药:选用苦碟子注射液局部穴位注射治疗,每处用药量:苦碟子注射液2.5mL+2%利多卡因0.2mL,每隔5日注射1次。可静脉点滴苦碟子注射液,每日1次;静脉滴注鹿瓜多肽,骨瓜提取物或骨肽以改善骨代谢、消炎镇痛。

(3)方药:以四妙散为基础方加减(《丹溪心法》)。

黄檗、知母、白术、革藓、苍术、牛膝、赤芍、甘草。

4.风寒湿痹证

(1)治则:祛风散寒,除湿剔痹。

(2)内服药:追风透骨胶囊,每日3次,每次3粒;静脉滴注鹿瓜多肽、骨瓜提取物或骨肽以改善骨代谢消炎镇痛。

(3)方药:以乌附麻辛桂姜汤为基础方加减(《伤寒论》)。

川乌头、附子、干姜、甘草、远志、麻黄、桂枝、细辛、薏苡仁、牛膝、木瓜、白芍。

5.气滞血瘀证

(1)治则:活血祛瘀,通络止痛。

(2)中成药:选用舒血宁,脉络宁等注射液局部穴位注射治疗,每处用药量:中药注射液2.5mL+2%利多卡因0.2mL,每隔5日注射1次。可静脉点滴银杏叶提取物、脉络宁等注射液,每日1次;静脉滴注鹿瓜多肽、骨瓜提取物或骨肽以改善骨代谢、消炎镇痛。

(3)内服专科制剂:跌打散瘀胶囊口服(注册号:粤YZB2002-003),每日3次,每次3粒。

(4)方药:以身痛逐瘀汤为基础方加减(《医林改错》)。

当归、川芎、桃仁、红花、秦艽、羌活、牛膝、地龙、香附、甘草、赤芍。

(六)手术治疗

对于病情较重、具有相应适应证的患者,可以选择腰椎间盘射频+臭氧消融、椎间孔镜、单纯椎间盘摘除和椎管减压脊柱后路内固定术等治疗。

第五节　项痹(颈椎病)

一、中西医病名和诊断标准

(一)病名

中医病名:项痹病,中医编码:BNV400。西医病名:颈椎病,ICD编码:M50。

(二)疾病诊断

1.中医诊断

项痹病是指因劳损或增龄,颈部失去精血充养、气血不通、筋脉闭阻所致,以颈部疼痛不适,常伴有头晕或者上肢部分区域痹痛麻木无力等为主要表现的颈椎痹病类疾病。

2.西医诊断

(1)临床表现特点:颈,肩背疼痛,头痛头晕,颈部板硬,上肢麻木。颈部活动受限,病变颈椎棘突,患侧肩胛骨内上角常有压痛,可摸到条索状硬结,可有上肢肌力减弱或肌肉萎缩;臂丛牵拉试验阳性,压顶试验阳性。

(2)发病特点:多发于40岁以上中年人,长期低头工作或习惯于长时间看电视者,或有颈椎先天性畸形、颈椎退行性病变;往往呈慢性发病。

(3)病因病机特点:因长期低头工作或年老正虚,使经气不利,脑髓失养,致颈部疼痛、麻木,连及头、肩、上肢,并可伴有眩晕等。本病属本虚标实证。

（4）X线摄片检查：正位摄片显示，钩椎关节增生，张口位可有齿状突偏歪，侧位摄片显示颈椎曲度变直，椎间隙变窄，有骨质增生或韧带钙化，斜位摄片可见椎间孔变小。CT及磁共振检查对定性定位诊断有意义。

3.证候诊断

（1）肝肾亏虚证：眩晕头痛，耳鸣耳聋，失眠多梦，肢体麻木。兼证有面红目赤；舌红少津，脉弦细。

（2）肾阳虚衰证：肩臂部冷痛，活动不利，喜揉按，天气变化加重，昼轻夜重，遇寒痛增，得热稍减。兼有形寒，四肢不温，面色苍白。舌淡，苔白，脉沉细缓。

（3）风寒湿痹证：颈、肩、上肢窜痛麻木，以冷痛为主，颈部僵硬，活动不利，遇寒冷加重，得热缓解。兼有头有沉重感，恶寒畏风，形体虚胖。舌淡胖嫩，边有齿痕，苔薄白，脉沉迟。

（4）气滞血瘀证：颈肩部、上肢刺痛，痛处固定。兼有肢体麻木；舌质暗，脉弦。

4.病理分型

按临床表现分为：神经根型（颈臂型）颈椎病、脊髓型颈椎病、椎动脉型（颈脑型）颈椎病、交感型颈椎病、混合型颈椎病等。

二、治疗方案

采用骨筋肉并重的专科特色治疗，方法如下：

（一）手法治疗

三位动"正"整脊手法治疗：通过整合多个名家整脊手法的优点，结合自己的多年临床经验，笔者创立了三位动"正"整脊手法包括站位整脊、坐位整脊和卧位整脊，集徒手骨盆牵引，旋扳、冲压手法于一身，此外在整脊全过程更强调患者主动按要求配合活动，以求动中求"正"，更有利于改变颈椎间盘和神经根或硬膜囊之间的毗邻关系，迅速减轻或缓解突出椎间盘对神经的压迫程度，实现快速见效。特别是发明并研制了整脊床，运用该整脊床整脊能迅速解除病椎疼痛，高效、安全。

三位动"正"整脊手法治疗颈椎病操作方法：患者先仰卧于治疗床上，胸背部垫薄枕，头略后仰，术者站于或坐于患者头端。先在颈肩背部行轻柔揉、捏、推、拿等松筋手法，缓解局部肌肉紧张。术者一手托牵下颌部、一手放置于枕部，同时助手扳扶患者双肩做对抗，术者顺势一松一紧的水平拔伸牵引，力量由轻至重逐步加大，以患者能耐受为度，反复施法约1min，然后屈颈10°～15°。在维持旋转的同时左右旋转各1次，顺势而为，注意速度与力度，先健侧后患侧，以能听到"咯嗒"声为佳。患者再分别取左（右）侧卧位，实施同上手法，此时助手双手抱拉患者右（左）肩做对抗牵引。最后取俯卧位旋拉，患者胸前垫枕，术者先行上述旋牵，再实施推旋手法，即患者俯卧位，头转向一侧，术者立于其头侧，一手推顶患者肩部，另一手托牵患者下颌部施法。术者双手交叉同时用力操作，以能听到"咯嗒"声为佳。同样注意顺势而为，避免粗暴强硬手法，不强求小关节摩擦音。此外，取俯卧位颈椎旋扳整脊手法：上颈椎整脊采用俯卧仰头位，下颚部顶压枕头，施术者站立患者头顶部一侧，一手拇指按压颈2或颈3棘突处作为支点，另一手掌顶压患者头额部使颈椎与胸椎相对"锁定"，让患者主动向两侧旋转摇晃头颅，在患者旋转到一侧极限时，两手同时相反用力扳压整脊，此时往往听到"咔哒"响声，施术者站立患者头顶部另一侧同法整脊对侧（施术者左右手按压、顶扳患者位置调换）。下颈椎整脊，患者采用自然状态俯卧位(即头略屈曲 25°),鼻嘴趴睡于枕头上,施术者站立患者头顶部一侧一手拇指按压颈 5 或颈 6 棘突处作为支点,另一手掌顶压患者头额部使颈椎与胸椎相对"锁定"让患者主动向两侧旋转摇晃头颅,在患者旋转到一侧极限时,两手同时相反用力扳压整脊,此时往往听到"咔哒"响声,施术者站立患者头顶部另一侧同法整脊对侧(施术者左右手按压、顶扳患者位置调换)。

(二)中医外治疗法

1.患膝外敷痹痛膏(中药硬膏),每日 1 次。

2.中药五籽散封包(药熨)治疗患部,每日 1～2 次。

3.中频或低频治疗患肢,每日 2 次;TDP 照射治疗患肢,每日 1～2 次;联合超声治疗、激光穴位照射治疗,每日 1～2 次。

4.肌力训练(运动疗法):根据病情轻重选择适宜的专科运动康复操进行锻炼。躺在床上进行不负重背伸运动如五点式支撑、四点式支撑、三点式支撑及飞燕式腰背伸主动功能锻炼;器械腰背伸抗阻肌力量训练;条件好转后,可逐步开始进行负重运动,如慢步跑、练习投篮动作等;吊高球练习打羽毛球;往背后挥绳练习跳绳运动;游仰泳等,逐渐增加运动量,以增强腰背肌的力量和各肌群的协调协作性,从而起到代偿保护作用,达到治疗和预防的功效。

(三)针刀疗法

广泛开展小针刀治疗脊柱、四肢部位之筋膜组织病变,特别对筋膜粘连、挛缩、神经卡压等病变疗效显著。此外还广泛开展各种针刺疗法如腹针、平衡针、电针、温针、围针、子午流注等治疗各种病症,已取得较好疗效。

小针刀治疗颈椎病操作标准如下:患者取坐位低头,在颈椎棘上或两侧横突周围寻找压痛点,常规消毒,使刀口线和大血管,神经及肌肉纤维走向平行。将针体和进针部位骨平面垂直进针,使刀口线和颈椎棘突顶线平行,进针后在颈椎痛点处寻找酸胀感,在酸胀感处行平行于棘突纵向切开 3～5 刀,然后在椎板和横突上横排切开 3～5 刀,针刀切忌超过横突切割,避免损伤神经根。在胸锁乳突肌、斜方肌、前斜角肌,肩胛提肌及大小菱形肌等处寻找压痛点,常规消毒,针刀与骨面垂直进针,在骨面上寻找到酸胀感后,纵向、横向各切开 3～5 刀,感觉切开处肌肉及筋膜松弛即可。

(四)辨证使用中药及中成药

1.肝肾亏虚证

(1)治则:补益肝肾,通络止痛。

(2)中成药:选用参麦注射液局部穴位注射治疗,每处用药量:参麦注射液 2.5mL＋2％利多卡因 0.2mL,每隔 5 日注射 1 次。可静脉点滴参麦注射液,每日 1 次;静脉滴注鹿瓜多肽、骨瓜提取物或骨肽以改善骨代谢、消炎镇痛。

(3)内服专科制剂:补肾强筋胶囊,每日 3 次,每次 3 粒(批文 YZB2002－005)。

(4)中药内服:以左归丸为基础方加减(《景岳全书》)。

熟地黄、山药、山萸肉、杜仲、菟丝子、牛膝、威灵仙、独活、赤芍药、甘草。

2.肾阳虚衰证

(1)治则:温阳补肾,散寒剔痹。

(2)中成药:选用参附注射液局部穴位注射治疗,每处用药量参附注射液 2.5mL＋2％利多卡因 0.2mL,每隔 5d 注射 1 次。可静脉点滴参附注射液,每日 1 次;静脉滴注鹿瓜多肽、骨瓜提取物或骨肽以改善骨代谢,消炎镇痛。

(3)内服专科制剂:温阳通络胶囊,每天 3 次,每次 2 粒(批文 YZB2002－012)。

(4)内服方药:以右归饮为基础方加减(《景岳全书》)。

熟地黄、山药、山萸肉、杜仲、菟丝子、牛膝、威灵仙、独活、赤芍药、甘草、熟附子、鹿角、巴戟天、锁阳、骨碎补。

3.风寒湿痹证

(1)治则:祛风散寒,除湿剔痹。

(2)内服药:追风透骨胶囊,每天 3 次,每次 3 粒;静脉滴注鹿瓜多肽,骨瓜提取物或骨肽以改善骨代谢、消炎镇痛。

(3)内服方药:以乌附麻辛桂姜汤为基础方加减(《伤寒论》)。

川乌头、附子、干姜、甘草、远志、麻黄、桂枝、细辛、薏苡仁、牛膝、木瓜、白芍。

4.气滞血瘀证。

(1)治则:活血祛瘀,通络止痛。

(2)中成药:选用舒血宁,脉络宁等注射液局部穴位注射治疗,每处用药量中药注射液 2.5mL＋2％利多卡因 0.2mL,每隔 5d 注射 1 次。可静脉点滴舒血宁、脉络宁等注射液,每日 1 次;静脉滴注鹿瓜多肽,骨瓜提取物或骨肽以改善骨代谢,消炎镇痛。

(3)内服专科制剂:跌打散瘀胶囊口服,每日 3 次,每次 3 粒(注册号:粤 YZB2002－003)。

(4)内服方药:以身痛逐瘀汤为基础方加减(《医林改错》)。

当归、川芎、桃仁、红花、秦艽、羌活、牛膝、地龙、香附、甘草、赤芍。

第六节　肩周炎

肩关节周围炎是指肩关节的周围肌肉、肌腱、韧带、关节囊等软组织的无菌性炎症,以肩关节疼痛和功能障碍为主要特征,简称肩周炎。因好发于中老年人,尤以 50 岁左右年龄人发病率最高,故又称五十肩,老年肩;晚期肩部功能障碍又称冻结肩、肩凝症等。

一、病因病理

中医学认为本病多由于年老体弱,肝肾亏损,气血不足,筋肉失养,若受外伤或感受风寒湿邪,导致肩部经络不通,气血凝滞,不通则痛。西医学认为外伤或劳损及内分泌紊乱等原因引起局部软组织发生充血,水肿,渗出,增厚等炎性改变,若得不到有效治疗,久之则肩关节软组织黏连形成,甚至肌腱钙化导致可肩关节活动功能严重障碍。

二、诊断要点

(一)主要病史

患者常有肩部外伤、劳损或着凉史。

（二）临床表现

1.好发于中老年人,尤其是50岁左右者,女性多见。

2.多数为慢性起病,患者先感到肩部、上臂部轻微钝痛或疫痛。

3.肩部疫痛逐渐加重甚至夜间痛醒,部分呈刀割样痛,可放射到上臂和手。

4.肩部疼痛早期为阵发性,后期为持续性,甚至穿衣梳头受限。

5.晨起肩部僵硬,轻微活动后疼痛减轻。疼痛可因劳累或气候变化而诱发或加重。

6.若身体营养状态不良,单侧起病后可出现双侧性病变,或病痛治愈后又复发。

（三）体征检查

1.肩部广泛压痛,压痛点位于肩峰下滑囊,肱骨大、小结节、结节间沟,肩后部和喙突等处。

2.肩关节各方向活动均受限,但以外展、外旋、后伸最明显。黏连者肩关节外展时,出现明显的耸肩（扛肩）现象。

3.病程长者可见肩部周围肌肉萎缩,以三角肌最为明显。

（四）辅助检查

X线检查一般无异常。后期可出现骨质疏松,冈上肌钙化,肱骨大结节处有密度增高的阴影,关节间隙变窄或增宽等。

三、鉴别诊断

（一）神经根型颈椎病

主症为颈项部疼痛伴上肢放射性疼痛麻木,肩部无明显压痛点,肩关节活动无异常,椎间孔挤压试验、分离试验、臂丛神经牵拉试验阳性,颈椎X线片多有阳性改变。

（二）风湿性关节炎

多见于青少年,疼痛呈游走性,常波及其他多个关节,且具有对称性特点。肩关节活动多不受限,活动期血沉,抗链"O"升高,严重者局部可有红肿、结节,抗风湿治疗效果明显。

（三）冈上肌肌腱炎

肩部外侧疼痛,压痛点局限于肱骨大结节（冈上肌止点）处,当患侧上臂外展至60°～120°范围时出现明显疼痛,超过此范围则无疼痛。

（四）项背筋膜炎

主症为项背痛,肌肉僵硬发板,有沉重感,疼痛常与天气变化有明显关系,但肩关节活动无障碍,压痛点多在肩胛骨的内侧缘。

四、治疗

本病多能自愈,但时间较长,患者痛苦。其治疗应贯彻动静结合的原则,早期患者以疼痛为主,应减少肩关节活动;中后期以活动障碍为主,以手法治疗为主,配合药物、理疗及练功等方法。

（一）手法治疗

治则为消除疼痛,松解黏连,恢复肩关节活动功能。

1.按法

点按肩髃、肩井、天宗、缺盆、曲池、外关、合谷等穴。

2.推法

医者一手抬起患肢前臂,另一手掌指部着力从前臂外侧经肩部向背部推数次。再从前臂内侧向腋下推数次。

3.揉法

医者一手扶住患肢上臂部,另一手拇指着力按揉上臂和肩部,重点揉肩部。

4.拨法

医者用拇、示、中指对握患侧三角肌,做垂直于肌纤维走行方向拨动数遍;然后,医者一手按拨肩关节痛点,另一手将患肢做前屈、后伸及环转活动。

5.摇肩法

医者一手扶住患肩,另一手握住前臂远端作环转摇动拔伸。

6.提拉法

医者立于患者背后,一手扶住健侧肩部,另一手握住患肢前臂远端,从背后向健肩牵拉上提,逐渐用力,以患者能忍受为度。

7.搓抖法

嘱患者患侧上肢放松,医者双手紧握患侧腕部,稍用力拔伸,做上下波浪状起伏抖动数次,再由肩部到前臂反复搓动数遍,从而结束手法治疗。

(二)药物治疗

1.中药治疗

(1)风寒型:肩部疼痛,关节活动轻度受限,感受风寒后疼痛加重,得温痛减,舌质淡,苔薄白,脉浮紧或弦。治宜祛风散寒,舒筋通络。可用三痹汤或桂枝加附子汤加减。

(2)瘀滞型:肩部疼痛或肿胀,入夜尤甚,肩关节活动功能受限,舌有瘀点,苔薄白或薄黄,脉弦或细涩。治宜活血化瘀、行气止痛。可用身痛逐瘀汤加减。

(3)气血亏虚型:肩部干痛,劳累后痛剧。关节活动受限,部分患者伴有肩部肌肉萎缩,舌质淡,苔薄白,脉细弱或脉沉。偏气虚者症见少气懒言,四肢无力,治宜益气舒筋,通络止痛,可用黄芪桂枝五物汤加减。偏血虚者症见头晕眼花、心悸耳鸣等,治宜养血舒筋,通络止痛,可用当归鸡血藤汤加减。外用药常用海桐皮汤熏洗,外贴狗皮膏或奇正消痛贴等。

2.西药治疗

疼痛剧烈时可内服解热镇痛剂及解痉止痛药,如双氯芬酸钠、复方氯唑沙宗片等。

(三)其他疗法

1.练功疗法

早期疼痛较重,要适当减少活动。中后期要加强肩关节各个方向的运动,如手指爬墙法,环绕练习法、手拉滑车法等。

2.针灸疗法

取阿是穴、肩井、肩髃、肩髎、臂臑、条口等穴用温针灸,也可使用热敏灸,疗效较佳。

3.封闭疗法

醋酸泼尼松龙25mg加1%利多卡因5mL行痛点封闭,每周1次,3～5次为1疗程。

4.穴位注射疗法

在肩部取阿是穴、秉风、天宗、肩髃、肩髎等穴,使用祖师麻、夏天无等注射液注入。每日或隔日1次,7~10次为1疗程,每疗程结束后休息3~5d。

5.物理疗法

可酌情应用各种热疗,中药离子导入治疗等。

6.小针刀疗法

在肩周痛点行切开剥离法或通透剥离法。

五、预防调护

1.急性期以疼痛为主,肩关节被动活动尚有较大范围,应减轻持重,减少肩关节活动;慢性期关节黏连要加强肩部功能锻炼。

2.平时注意保暖防寒,并经常进行肩关节的自我锻炼活动。

参考文献

[1]王文革,新苏雅拉图,王胜涛,等.现代骨科诊疗学[M].济南:山东大学出版社,2021.

[2]王轩.现代中医骨科理论与临床应用研究[M].长春:吉林科学技术出版社,2020.

[3]夏庆泉.骨科创伤与运动损伤治疗策略[M].郑州:北京名医世纪文化传媒有限公司,2021.

[4]王勇,等.临床骨科疾病诊疗研究[M].长春:吉林科学技术出版社,2020.

[5]沈尚模.骨科疾病临床诊疗思维[M].昆明市:云南科技出版社,2018.

[6]吴修辉,孙绪宝,陈元凯.实用骨科疾病治疗精粹[M].北京:中国纺织出版社,2020.

[7]朱定川,等.实用临床骨科疾病诊疗学[M].沈阳:沈阳出版社,2020.

[8]宰庆书.临床骨科疾病诊治基础与进展[M].昆明市:云南科技出版社,2018.

[9]孟涛,等.临床骨科诊疗学[M].天津:天津科学技术出版社,2020.

[10]周华江,等.实用骨科诊疗学[M].天津:天津科学技术出版社,2020.

[11]张钦明,等.临床骨科诊治实践[M].沈阳:沈阳出版社,2020.

[12]葛磊.临床骨科疾病诊疗[M].北京:科学技术文献出版社,2020.

[13]于学海,等.现代骨科创伤与疾病[M].长春:吉林科学技术出版社,2020.

[14]邹天南.临床骨科诊疗进展[M].天津:天津科学技术出版社,2020.

[15]潘月兴.实用骨科诊疗学[M].哈尔滨:黑龙江科学技术出版社,2020.

[16]刘顺法,等.实用骨科疾病诊疗技术[M].长春:吉林科学技术出版社,2017.